人类的生命依存于脉搏的律动中。十种型式的脉搏，宛如十种颂赞的曲调。所以，要进行疗愈就必须熟悉各种脉搏，然后才能知道该使用何种曲调来治疗。

透过手可以赐予智慧。早在旧约时代的摩西，就是透过他的手按在乔舒亚身上，赐给乔舒亚智慧。在犹太圣经《托拉五书》中记载：“乔舒亚，嫩之子，因为摩西的手按在他身上，使他充满了智慧之灵。”乔舒亚因此成为一个充满圣灵的人。

这表示圣灵示现在脉搏中，而透过脉搏，可以测知每个人圣灵的存在。

本段故事源自犹太圣经教师，

布莱斯洛的拉比 · 纳赫曼

当代中医脉诊精华手册

（美）里昂·汉默（Leon Hammer）
（美）凯伦·毕尔顿（Karen Bilton） 著
张文淮 许毅豪 译 曾淑媛 审阅

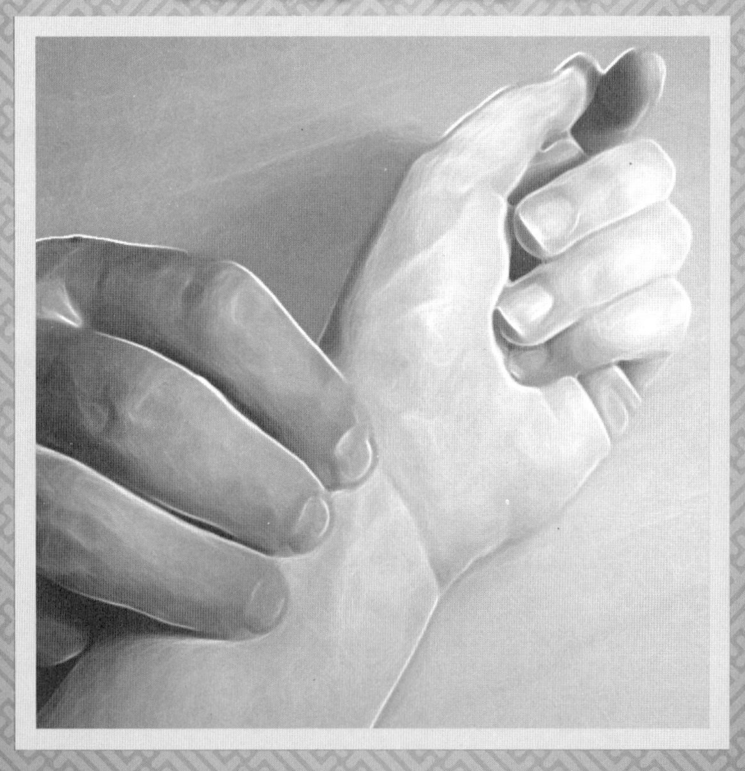

Handbook of Contemporary Chinese Pulse Diagnosis

中国中医药出版社
·北京·

图书在版编目（CIP）数据

当代中医脉诊精华手册/(美)汉默(Hammer,L.),(美)毕尔顿 (Bilton,K.)著;张文淮,许毅豪译.--北京:中国中医药出版社,2016.8（2022.6 重印）

ISBN 978-7-5132-3395-8

Ⅰ.①当… Ⅱ.①汉… ②毕… ③张… ④许… Ⅲ.①脉诊-手册 Ⅳ.①R241.2-62

中国版本图书馆CIP数据核字(2016)第104104号

中国中医药出版社出版
北京经济技术开发区科创十三街 31号院二区 8 号楼
邮政编码 100176
传真 010-64405721
三河市同力彩印有限公司印刷
各地新华书店经销
*
开本 787×1092 1/16 印张 31 字数 470 千字
2016 年 8 月第 1 版 2022 年 6 月第 5 次印刷
书号 ISBN 978-7-5132-3395-8
*
定价 135.00元
网址 www.cptcm.com

服务热线 010-64405510
购书热线 010-89535836
微信服务号 zgzyycbs
微商城网址 https://kdt.im/LIdUGr
官方微博 http:/e.weibo.com/cptcm
天猫旗舰店网址 https://zgzyycbs.tmall.com

协编及译者

协编

凯伦·毕尔顿 Karen Bilton, L. Ac.

张文淮 C.M.D., D.D.S

里昂·汉默 Leon Hammer, M.D.

奥利佛·纳许 Oliver Nash, L. AC., M.B.Ac.C.

杰明·尼克尔 Jamin Nichols, A.P.

罗斯·罗森 Ross Rosen, L. Ac

汉弥顿·罗特 Hamilton Rotte, A.P.

布蓝特·史帝克里 Brandt Stickley, A.P.

译者

张文淮 博士

当代中医脉诊国际认证讲师

辽宁中医药大学 博士班

中国医药大学 中医研究所 硕士

奥克兰理工大学 针灸研究所

中国医药大学 学士后中医系

台北医学大学 牙医系

纽西兰中医学院教师

当代中医诊所院长

许毅豪 医师

审阅

曾淑媛 医师

原作者中文版序

这本《当代中医脉诊精华手册》的中文翻译版能够出版，我要感谢张文淮医师以及许毅豪医师，在他们的努力之下完成了如此出色的工作。

这套曾经是秘传的中医脉诊系统，张文淮医师已深切掌握个中精髓。根据沃克·谢德（Volker Scheid）[1]最近的研究，本脉诊的起源可以追溯到公元15世纪，其后传承于孟河学派，特别是其中的丁氏和费氏两家。我自1974年开始师从沈鹤峰医师，直到2001年他过世为止，这套脉法始终只有极少数的人有机会学到。它主要是在学派中经由父子相传的方式承袭着，直到20世纪30年代由丁济万先生在上海中医专门学校中，传给了一小群学生，包括沈医师在内。

多年来张医师跟随我以及其他指导老师，学习沈－汉默氏脉诊系统。他对本脉诊系统的全心投入，念兹在兹地浸淫其中，终于使得他有能力成为本脉诊系统的指导教师。虽然我知道学习本脉诊的知识，对初学者很快就会产生裨益，但是娴熟的技巧则需要像张医师这样，投入大量的时间和精力才能达到。

本精华手册其完整版本《中医脉诊：当代观点》英文版，由Eastland Press发行，很快将以电子书的形式问世，读者可以在他们的网站上购得，该书会更详细地讨论本脉诊系统的所有层面。

我要再一次对本书的中文翻译者，他们所完成的杰出成就，表示由衷的感谢。最重要的是，他们让如此高雅而精确的诊断方法，重新回归到它所属的中华文化的根源所做的贡献。

里昂·汉默 医师

（Leon I. Hammer， M.D.）

---

1 Volker,Scheid：中医流派 1626—2006；Eastland Press,2007

陈序

脉诊乃中医之特色，以脉诊行医的记载可追溯至公元前7世纪。马王堆出土帛书《脉法》《阴阳脉死候》乃迄今发现的最早相关医学文献，成于秦汉之际（公元前3世纪末）。《灵枢》《素问》《难经》《伤寒论》与《金匮要略》等经典无不阐述脉诊及其临床运用。三国时期王叔和撰《脉经》，在脉学历史上承前启后，影响深远。明代李时珍《濒湖脉学》对脉象体状描述清晰，条理分明，言简意赅，由博返约，为后世所宗。在数千年的历史长河中，医家经验不断积累，以师承方式传承，其中不乏对脉诊的独特心悟，但终为锦囊秘诀。

孟河乃江苏常州之小镇，历代医家辈出。自清而降，又以马、费、丁、巢四家名声鹊耳，各有特色，亦精脉诊。考孟河医派脉诊法，始自费伯雄（字晋卿，1800–1879），其所著《医醇賸义》将脉法列为第一篇，其晋卿脉法深得蒋趾真先生秘传脉诀之精要。而孟河丁派之祖丁甘仁（字泽周，1865–1926）在其《脉学辑要》序中说："先兄松溪，儒而习医，从学于晋卿先生之门，得趾真先生脉诀抄本，泽周咀嚼玩味，得其奥穷。"该书以李时珍、陈修园、蒋趾真三家脉学参合个人经验而成，丁甘仁脉学传于其嫡孙丁济万（字秉臣，1903–1963）。沈鹤峰医师（1914–2000）在丁济万先生任院长时，就读于上海中医学院，毕业后一直追随丁先生。抗战时上海沦陷，两人同赴香港，沈老更是随侍在侧，深得孟河医派之真髓。丁氏家传古代脉学秘诀，在学院正式课程中不轻易示人，借此因缘，丁先生授秘诀予沈老。

里昂·汉默医师乃美国康奈尔大学毕业的精神科医师，一次偶然机会结识沈老，为其神奇诊治效果所折服，从此涉足中医领域，竟然随侍孟河医派丁门传人沈鹤峰医师长达27年，实在是难能可贵，其对沈老以及丁门脉诊尤感兴趣，并深入研究。在美国中医界，汉默医师以脉诊而著名，他根据沈老脉学经验以及其本人探索，逐渐形成了一套“沈－汉默脉诊系统”。2001年出版了厚达八百多页专著《中医脉诊的现代应用》（*Chinese Pulse Diagnosis: A Contemporary Approach*），洋洋洒洒。汉默医师同时也是中医与心理学结合之典范，1990年撰写《龙飞凤舞：心理学与中医》（*Dragon Rises, Red Birds Flies: Psychology & Chinese Medicine*）。这些著作在当地中医界均有相当影响。

汉默医师是美国中医界具有代表性的人物之一。他曾是全美针灸学校鉴定认证委员会最早委员之一（1981），也是全美中药考试蓝丝带委员会委员，启动了全美中药考试（1995）。1991~1998年担任主管针灸执照的纽约州教育厅针灸委员会委员，2001年任飞龙中医学院院长并获得全美中医公会“年度教育家”称号。古稀之年后弃舍诊务，专注教学并著书立说。如今年愈九旬，老当益壮，仍勤于笔耕。

汉默医师言必称孟河，认其学术渊源宗于孟河，并以传承孟河医派而自豪。他虽不精中文，这并不影响他对中医经典的钻研，对《内经》《难经》与《脉经》的熟悉程度不亚于中国人。他崇敬孟河，熟悉孟河，除了丁家以外，他能清晰地说出孟河医派其他几家，更知晓家族之间联姻的故事，这些能出自一位美国医生之口，简直难以令人置信。可喜的是，2013年底孟河医派家乡“常州孟河医派传承学会”正式接纳汉默医师为会员。

虽与汉默医师交往仅数年，但对其学术成就极为景仰。欣闻汉默医师《当代中医脉诊精华手册》汉译本即将出版，可庆可贺。应邀为序，诚惶诚恐，但恭敬不如从命，略述一二，以飨读者。曾有位中国学者赠汉默医师对联，佳句深合吾意，故殿于后。

术传孟河千秋业

心涵慈悲万象春

陈业孟 于美国纽约中医学院

2014年初冬

译者序

对“当代中医脉诊”而言，沈鹤峰医师在美国以27年的时间，将其毕生精华传授给出身于西医背景的里昂·汉默医师（Dr. Leon Hammer），也就是译者的恩师。使它如浴火重生的凤凰，从一个古老、神秘、口传心授的秘技，一跃而登上世界的舞台，并且换上了新世纪的羽翼，以海纳百川般开放的态度，蔚为全球中医脉诊的主流，更蜕变为契合时代脉动，经得起各方考验的一套客观的、实证的脉诊系统。

当代中医脉诊在台湾的发展，肇始于2009年布莱恩·拉福吉亚医师（Dr. Brian Laforgia）来台教学，他与笔者亦师亦友，上课方式生动活泼，令人耳目一新。2010年由笔者接续教学任务，至今共有72名优秀的中医师曾参与学习。当时称为“飞龙脉法”，因为本脉法是以汉默医师在美国创立的“飞龙东方医学院”，必修7学期总计165小时的脉诊课程为大纲，故以名之。现在根据本书原文的书名，它在美国以及世界上通用的名称，正名为“当代中医脉诊”。

本书有几大特色，译者愿与大家分享：

•全书内容编排，简明而系统化，无论是否熟悉脉诊的同道，都可以获得清晰的观念；与传统脉诊著作相较，大家会有豁然开朗的感觉，并培养出触类旁通的能力，此点实为本脉诊系统极为可贵之处。虽然自古脉诊传承“心中了了，指下难明”的事实依然存在，透过“当代中医脉诊”全球性的、独特的手把手教学课程设计，辅以本手册的说明，读者很快就可以对脉诊的掌握达到心手合一，体用兼备。

•经由脉诊的实际感知，中医五脏六腑、气血阴阳、经络三焦的生理、病理，寒、热、痰、食等之变化，不再是虚幻的理论，而是一种可以触及的实象，更使得病因、病机和治则的推衍，变得有迹可循。透过书中本脉诊系统对身体各部位的脉象说明，读者对中医的全盘理论，会有更深入的、实证的了解。

• 手册中重视代表阴阳分离、气乱的脉质，并再三提醒隐遁脉与肿瘤生成的关系，基于脉象先于症状出现的原则，在现今强调预防医学、亚健康的医疗概念下，可以为大众的健康提供一项简便却极有价值的参考指针。

• 虽为传统脉诊，但举凡现代文明病所表现的血热、血浓脉，毒素的血浊脉以及环境毒素的脏层涩脉、滑脉，与毒品在左寸、左关等脉位的不同影响，以及使用某些西药造成的压抑脉波形等，书中不胜枚举的、随着时代而累积的最新数据，处处可见本脉诊系统与时俱进的“当代”性。

• 心理脉质，较少见于传统脉诊的专书中。由于恩师的精神科医师的专业背景，各种心理病症的脉诊成为本书的特色之一。笔者实际应用，收获颇多。例如心阴虚所致的焦虑、恐慌可以生脉饮加活血药化裁，作为入手参考处方。

• “一脉一方”的迷思，至今影响我中医同侪不浅。但恩师的观点，如书中所言，“一个脉质不会对应一个必然的身心表现，反之亦然，一个病症不见得一定会出现某个具有代表性的脉质”，此语发人深省。笔者的看法亦然：脉诊是四诊之一，再加上现代医学的各种生化、免疫、影像，甚至基因检查；脉诊虽然极具参考价值，但吾辈中医实应广纳科学新知，深入研究脉诊在微观辨的意义，使旧瓶新酒，别有一番风味。实不应抱残守缺，继续往死胡同里钻。

本精华手册能够不负使命定稿付梓，过程颇为艰辛。回首来时路，东西方整体团队努力的足迹，让人倍觉温馨。汉默医师年逾九十高龄，仍然孜孜不倦地教学和写作，多年来最让他老人家念念不忘的，是对沈医师无尽的感恩，以及如何能够将此经过时代巨流洗涤的智慧精华，回馈给它的发源之地。因缘际会，笔者有幸得到恩师汉默医师的亲授，也以如何将在美国最新出版的《当代中医脉诊精华手册》翻译成中文为职志，以祈共飨全球华人中医爱好者。更令人感动的是，恩师将他在完整版所做的修正（例如新增的第 18 章病例 1），委交奥利佛·纳许整理后，由笔者同步在中文版而非英文版的精华手册做更改，意即中文译本较原书的数据更新、更正确。这种不分国界的博爱胸襟，令人由衷敬佩。

许毅豪医师是完成本书的重要支柱，他对于医学、牙医学、中医学、针灸、生物能信息医学的专业学养，无论是翻译或校对各方面，都对本书提供了最大的帮助。他的敬业精神，使笔者也不敢懈怠，一路上始终感受到吾道不孤的鼓励。

曾淑媛医师具有丰富的中医临床经验，于国学及本脉诊系统更有深厚的素养，她对本书的校阅及指正，为此精华手册的内容及可读性，提供了许多宝贵的意见。林晃医师拥有双博士学位，从本脉诊系统初次来台，即钻研学习，并热心赞助其发展，实为不可多得之栋材。戴盛华小姐对最前页的颂赞诗篇，其美丽的诠释，增添了本书的意境。合记图书出版社的郑巧怡、陈碧云小姐在技术上协助本书的出版，贡献良多。

笔者对上述所有玉成此书的人，致上最诚挚的谢意。更要感激的是各位读者您的参与，使“当代中医脉诊”能在这个世上散发出光芒。期待本书所介绍的知识与技术，能够经由您的手，帮助需要的人。

张文淮 博士

2014 年孟春于台湾 当代中医诊所

如何学习沈－汉默氏脉诊

本书名为“当代中医脉诊精华手册”，乃恩师汉默医师所传承的“沈－汉默氏脉诊系统”之精华，本书从英文版、繁体中文版到今日简体中文版的发行，已在国内及广大的华人同胞中，引起了广大的回响。因为这套脉法是恩师汉默医师累积27年追随沈鹤峰医师学习的精髓，再加上多年在欧美教学经验，以及系统化整理，累积三四十年功夫凝聚而成的结果。因缘际会，经过加拿大唐绍华及夏一天医师在电子媒体的热心介绍，已经有越来越多的同道对本脉法有高度的兴趣。读者最常问的问题就是在哪里可以学习正统的“沈－汉默氏脉诊”（旧名：飞龙脉法），特别是在中国国内？

恩师汉默医师是一位术德兼修的学者，现年九十二高龄的他，仍念兹在兹地希望将“沈－汉默氏脉诊”回传中国，它的发源地。笔者秉承师命，以本书的出版作为一个滥觞。但是本套脉诊迥异于其他脉法之处，也是本脉诊的特色，就是特别重视手感的传承。因此读者关切的问题，也正是我们要努力达成的使命。

首先向读者说明，本套脉诊正统的各级培训班，正陆续在国内展开。为保障您的学习质量，无论承办单位为何，我们唯一使用的名称是“沈－汉默氏中医脉诊传承学会”，课程名称是“沈－汉默氏中医脉诊系统（各）级培训班”。更重要的是，一定是由本学会认证的专业老师负责教导，传承最正确的指感。

草创之初，百废待举。如何让充满热忱希望学习正统传承脉诊的读者，能够学到，学好并发扬沈－汉默氏脉诊，济世助人，是我们最高的理想与目标。网络世界的发达，使得天涯若比邻。读者若希望知道国内的课程信息，请联络:

QQ群号：沈－汉默氏中医脉诊 511037407

张文淮 医师　电子邮件地址：whchang7@yahoo.com.tw

Dr. Karen Bilton 电子邮件地址：karenbilton@mac.com

汉默医师医学心得免费学习网站（英文）：http://leonhammer.gr8.com/ 登入订阅

沈－汉默氏中医脉诊传承学会是恩师里昂·汉默医师（Dr. Leon Hammer, M.D.）为了本脉法在中国的推广及教学而设，他本人任会长，张文淮医师任理事长。实际教学由张文淮医师及凯伦·毕尔顿医师统筹规划，与国内各机构配合举办培训班。师资阵容初期由他们二人负责，汉默医师认证的国外教师可应邀支持。我们更期待通过各种层次的培训班，国内会有越来越多我们认证的“沈－汉默氏脉诊系统”的教师，如此本脉诊必能真正在国内扎根，让古人的智慧，今人的努力，再创中华文化的光辉。

张文淮

2016年4月

导论

本书是将完整版的《中医脉诊：当代观点》一书的精华浓缩，汇集为方便携带的手册。它是一个合众人之力，大家辛苦付出，将脉诊各领域去芜存菁的集成。这些编撰者的名字，会出现在各有关章节。对于他们，我怀着无限的感恩，特别是凯伦·毕尔顿 L.Ac.，对于本书的编写她所做的整体贡献，我和她从头到尾共事着。除了凯伦，其他的编撰者包括奥利佛·纳许、杰明·尼克尔、罗斯·罗森、汉弥顿·罗特和布蓝特·史帝克里。

特别要指出，来自台湾的张文淮（Richard）医师，CMD，DDS，他竭尽心力地负责《中医脉诊：当代观点》和本精华手册二书之间的比较回顾，同时提供了许多很有价值的不同观点和建议，我们也都收纳在本书中。

我要对 Eastland Press 的约翰·欧康诺致上最诚挚的问候、尊敬和感激，他透彻地了解本书的想法。我也要感谢克力士·法兰纳根和奇拉·艾沙克夫，他们清楚而正确的编辑成果。

同样的，对于那些虽然没有直接参与撰写本书，但他们多年来在脉诊上的努力，加深扩充了我们对脉诊的认识，对于他们我觉得亏欠良多。这些无名英雄是欧洲的赛比尔·惠森以及史考特·道尔，加州的伊莉萨白·培尔姿纳、布莱恩·拉福吉亚及赛丽亚·德蒙，在中西部的海伦·米勒，佛罗里达的莉萨·坎奈儿，纽约的卢碧·费昂及费丽丝·布隆。

对跟随我最久的学生兼同事罗伯特·贺福隆医师，他和玛莉·道恩海默一起完成书中的主要脉质示意图，我希望表达特别的感谢之意。我也非常感激布鲁斯·王，他描绘的各种把脉指法的图案。

我要再一次感谢凯伦·毕尔顿，她所完成的关于本脉诊系统独一无二的信度研究，这也是她在澳洲的悉尼科技大学的博士论文[1]，这篇论文建立了

1 毕尔顿·凯伦：当代中医脉诊的信度研究 *Australian Journal of Acupuncture and Chinese Medicine*；volume5，Issue 1,2010.

本脉诊系统在不同的诊脉者之间，与诊脉者自身内的信度资料。

虽然《中医脉诊：当代观点》与本书内容略有差异，这本手册应视为更正确的版本，这是因为本书纳入最新的资料，并改正旧版的疏漏。例如，在第 3 章以及整本手册中，我已经修正了关于脉搏的强度与振幅长久以来的错误，过去我一直用“脉搏强度”来表达，实际上应该是“脉搏振幅”的概念。同样的，与脉搏宽度有关的问题，我们也改用宽度来描述（参考第 10 章）。

我希望说明一件事，在两本书中，当我说“从实而来的热”时，我指的就是“实热”，当我说“从虚而来的热”时，我指的就是“虚热”。“从……来的热”有病因的含意，而实际上我要说的是病证。在这个版本中，我开始去掉某些特殊的名词，例如“心大”，这是我的老师沈鹤峰医师使用的，但临床上让人不知所云，而且同义的中医证型名词早已沿用多年。这些沈医师的专门用语，在书后的名词解释仍有说明。

在《中医流派 1626–2006》（暂译）书中，沃克·谢德对沈医师的传承起源，追溯到数百年前，著名的丁氏孟河学派。书中有沈医师的照片和生平简介，我们也将数据源放在《中医脉诊：当代观点》的参考书目和附注中[1]。虽然多年来沈医师经常提到他在丁家所创设的上海中医专门学校求学以及实习的经历，但是他从来没有详细说明，到底他引用了多少从那儿传承得来的知识。譬如说，哪些取材自丁甘仁的著作（参考第 2 章）。

本书介绍的脉诊系统，是以“当代中医脉诊”这个名称，亦称为沈－汉默氏系统，在全世界流传。在我们的网站：Dragon Rises Seminars， www.dragonrises.org.，可以找到已经在本脉诊系统接受过完整训练，成为认证教师的名单。

本书若有错误，一旦被发现，很快会更正。疏漏在所难免，它们在我从学习过程和临床经验琢磨而来的整体知识中，占了很小的百分比。能够在原始矿石中发现黄金的人，以及能够帮我找出错误的人，他们知道在我的年纪，已经没有人有时间追求完美，如果把完美设为标准，将会是非常沉重的负担。

1 Volker Scheid，中医流派 1626–2006（Seattle：Eastland Press，2007）：393–94，481，494.

我们将关于脉质的完整表格，其中附有指下感觉的简单描述，以及目前所知的临床解析，放在 Eastland Press 的网站的资源栏中（译者注：中文译本经原出版社同意，已将这部分纳于本书附录中）www.eastlandpress.com/resources/

最后，请将我在本书以及其他地方的作品，视为仍在进行中的工作，因为我仍然继续在学习和传承知识。本脉诊系统的脉诊所见，往往是疾病的早期征兆，可能现代生物医学的检查尚无法发现。涩脉逐渐风行，它在过去很少见而现在很普遍，是我们生活环境中化学和吸入性毒素迅速窜升的警讯；此外，革硬脉反映出我们周遭电磁场的大量增加，它们都是中医脉诊必须随着社会的变迁而做调整的实例。这也是为什么本脉诊系统虽然拥有古老的传承，我们仍然把它称为“当代”的原因。

里昂 · 汉默 医师

目录

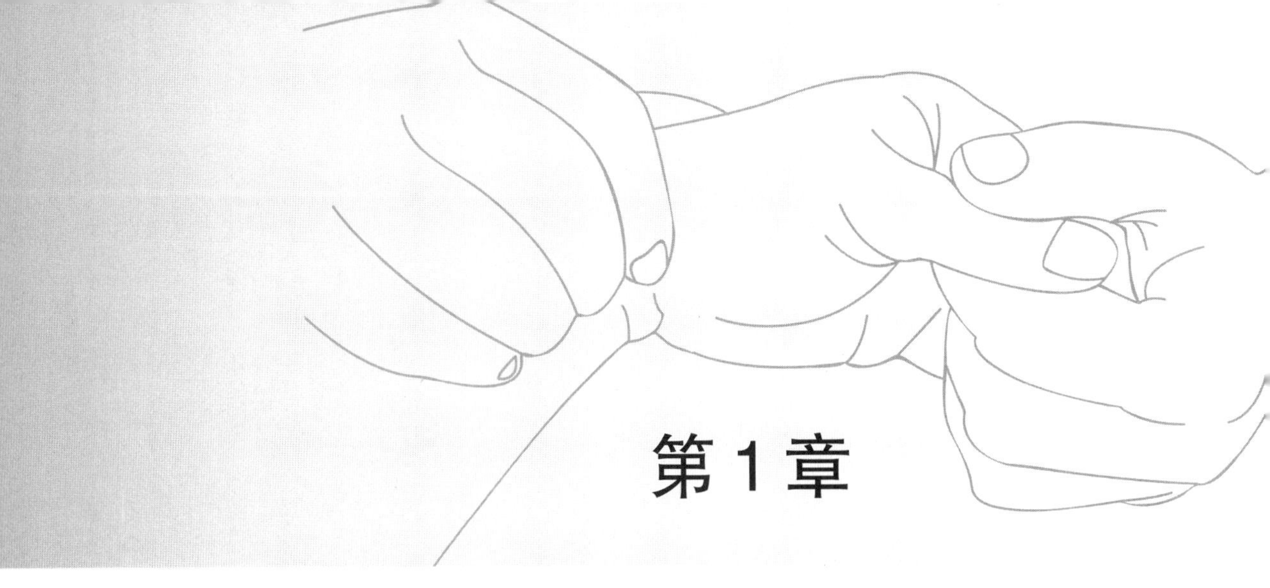

第 1 章

初步的省思

Preliminary Reflections

奥利佛·纳许 *Oliver Nash, L.AC., M.B.Ac.C.*

根据经验，我们将本书所介绍的这套脉诊方法，称为当代中医脉诊，它在探索病人的生理和心理层面时，以其卓越的特质可以显示出最多的信息。本脉诊系统被冠以“当代”之名的原因，是因为它符合了脉诊必须随着时代而演化的内涵。在 20 世纪时，当代中医脉诊在脉诊大师沈鹤峰医师与他的高足里昂·汉默医师的努力耕耘下，已经更忠实地反映了我们这个时代的生活形态。我们希望在不断改变的世界潮流中，借由未来一代又一代的使用脉诊的人持续地发展和修正，让本脉诊系统可以永远与日俱进。

传统与创新（TRADITION AND REVISION）

本脉诊系统是从传统中医（表 2-1）中汲取知识，对此我们要表达最大的敬意。然而，我们也极为用心，数个世纪以来口传心授的中医逐步发展，得以见证本脉诊系统显著的蜕变。

举例来说，在工业化之前的农业社会时期，那些古代严重的急症——例如疟疾和内寒阻滞的疾病——如今在西方社会从事医疗的人员，大部分都没见过；我们居住在遮蔽良好并有中央空调的房子，减少了暴露在大自然中的机会。取而代之的，当今医疗人员所面对的，是源于各种压力所致的慢性病：包括情绪的、身体的、化学的。此外，大多数的急性病今日多以现代生物医学处理。当我们的主要工作由治疗急性病，转化成治疗慢性病时，对于像是次紧脉、紧脉和弦脉的临床解释，也随之改变。

尽管我们强调传统中医的重要，但是以不符合现代生活的脉质的解释为基础，所衍生的治疗是危险的。如果我们仍把紧脉解释为急性的寒凝气滞，而事实上它代表慢性的阴虚发热，我们显然会陷病人于不利。我们相信本书介绍的脉质分类与解析，更符合现代的临床经验，也因此可据以拟定较合乎逻辑及较合理的治疗计划。

不单是某些脉质的解析改变了，脉质的命名也清楚多了。从王叔和对涩脉的描述，或可瞥见一隅。在他完成于公元 3 世纪，影响后世深远的《脉经》一书中，王氏说到涩脉“细而迟，往来难且散，或一止复来”[1]。后世的脉学评注者也一字不漏地沿用了将近两千年[2],但是这个评注本身就令人非常困惑。为了描述涩脉的指下感觉，王氏用的词汇本身又各自代表不同的脉质，它们和涩脉的意义明显不同。虽然这些被用来描述的脉质——细、迟、散、歇止脉——或许有时候和涩脉并存，但它们涵义各自不同。它们可能代表不同的病因，或是与涩脉有关但是不同的病症[3]。

王叔和认为涩脉和血瘀有关，但是用“迟”这样的脉质去描述指下感觉，会造成误导。迟脉通常是心气虚，造成循环障碍。因为气为血之帅，我们可以说气虚是血瘀的原因之一。但这种关系不能引申为迟脉（代表气虚）因此之故，反而比涩脉（代表血瘀）更能代表血瘀，就像涩脉不能代表气虚一样的道理。很显然，对于一个气虚的病人，却把他当作并不存在的血瘀来治疗，可能会对他的健康造成很大的伤害。

我们试图将容易混淆不清，特别是用以描述脉质指下感觉的传统词汇清楚地定义，以及对某些脉质使用我们认为临床上较为贴切的解释。

专业术语（TERMINOLOGY）

只有脉质，特别的辅助脉位，以及西医学中器官的名称，在本书中会使

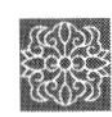

用大写。沈鹤峰医师使用的特殊名词，譬如“气乱”和“心神紧张”，我们用引号括起来，在书末的名词解释中会有简短说明。

所谓“主要脉位”是指传统的六个重要脉位：在双手桡动脉的寸、关、尺三部。所谓“辅助脉位”，则是指桡动脉上代表身体某特定部位的解剖和生理功能的相应点，它可以位于主要脉位的近心侧、远心侧、内侧、外侧，或是在寸、关、尺之间。

所谓“水平位置”是指三焦：上焦、中焦和下焦。“深度”则是指垂直方向的不同层面——气、血、脏——由上而下，由皮肤之下，到最底层的骨头之上。“功能”是指生命体自然的机能，或是生命体的某部分。“阴脏”是指实心的器官，“阳腑”则是空心的器官。

分类与命名（CLASSIFICATION AND NOMENCLATURE）

一般的论点（GENERAL COMMENTS）

表 1-1 比较了使用最普遍的主要脉质的英文翻译，同时也显示出中医术语的各种不同的命名所造成的困扰。本书是以指下感觉为基础，用浅显易懂的语言，为各种脉质统一命名。

书中许多脉质，并没有出现在表 1-1 中。原因之一是某些我们用以描述脉质的词汇或是脉质的解释，与表中所用的文字不同，另一个原因是我们认定的脉质种类，比表中所列多得多了。任何一个当代中医脉诊（CCPD）所定义的脉质（指下感觉），多年以来都由许多位脉诊专业人士确认过。

以指下感觉或是病证分类（CLASSIFICATION BY SENSATION OR BY CONDITION）

脉质的分类应该是以临床医师的感觉经验来分门别类，诊脉者接触到脉搏时，首先是透过他的指下感觉，然后再对这个感觉形成心中的想法。因此，本书对脉质的命名，是根据指下感觉来分类。例如，我们先感觉到紧脉，再诊断为阴虚发热，虽然经验的累积会使得这两个过程几乎是同步的。

我们的命名方式与其他系统命名的不同，试举宽脉为例来说明。传统文献中它被称为“大脉”，但是用来描述它的感觉却强调宽，例如王叔和书中形容它“是正常脉的两倍宽”[4]。本脉主要的指感辨识特征，很清楚应该是宽而非大，所以我们用宽脉将之正名。事实上，我们就是用宽脉和细脉来形容指下感觉在脉搏宽度这个类别下的两个极端。

表 1–1 脉诊专有名词英文翻译比较

中文	《脉经》 王叔和 （译者：Yang Shou–Zhong）	浑然天成的网 泰德・凯普洽克	《实用中医诊断学》 邓铁涛 （译者：马奈・尔吉）	《濒湖脉学》 李时珍 （译者：Hoe Ku Huynh）
浮	Floating	Floating	Floating	Floating
沉	Deep	Sinking	Deep	Deep
迟	Slow	Slow	Slow	Slow
数	Rapid	Rapid	Rapid	Rapid
虚	Vacuous	Empty	Vacuous	Empty
实	Replete	Full	Replete	Full
滑	Slippery	Slippery	Slippery	Slippery
涩	Choppy	Choppy	Rough	Choppy
长	—	Long	Long	Long
短	—	Short	Short	Short
洪	Surging	Flooding	Surging	Flooding
大	—	Big	Large	Big
微	Faint	Minute	Faint	Minute
紧	Tight	Tight	Tight	Tight
缓	Moderate	Moderate	Moderate	Leisurely
弦	Bowstring	Wiry	String–like	Wiry
芤	Scallion–stalk	Hollow	Scallion stalk	Hollow
革	Drumskin	Leather	Drumskin	Leather
牢	—	Confined	Confined	Firm
濡	Soft（？）	Soggy	Soggy	Soft
软	—	—	—	—
弱	Weak	Frail	Weak	Weak
散	Dissipated	Scattered	Scattered	Scattered
细	Fine	Thin	Fine	Fine
小	—	—	Small	—
伏	Hidden	Hidden	Hidden	Hidden
动	Stirring	Moving（Spinning bean）	Stirring	Moving
促	Skipping	Hurried	Skipping	Hasty
结	Bound	Knotted	Bound	Knotted
代	Interrupted	Intermittent	Regularly Intermittent	Intermittent
急	—	—	Racing	—

·续表·

中文	中医诊断精华 曼佛列·波克	中医脉诊 Wu Shui-Wan	针灸：历史悠久的疗愈法 菲列斯曼	C.S. Cheung 与珍妮·波露米妮
浮	Superficial	Floating	Floating	Floating
沉	Submerged	Deep	Sunken（Deep）	Sinking
迟	Slowed down	Slow	Slow	Slow
数	Accelerated	Rapid	Rapid	Rapid
虚	Exhausted（Depleted）	Empty	Vacuous	Empty
实	Replete	Full	Full	Excess
滑	Slippery	Slippery	Slippery	Slippery
涩	Grating	Choppy	Choppy（Rough）	Difficult
长	Long	Long	Long	Long
短	Brief	Short	Short	Short
洪	Flooding	Overflowing	Overflowing	Tidal
大	Large	Big	—	Large
微	Evanescent	Minute	Minute	Diminutive
紧	Tense	Tight	Tight	Tight
缓	Languid	Slowed-down	Slowed-down	Leisurely（relaxed）
弦	Stringy	Wiry	Bowstring	Bowstring
芤	Onion stalk	Hollow	Hollow	Leek stalk
革	Tympanic	Leather	Leather	Leather
牢	Fixed	Firm	Firm（Hard）	Prison
濡	Frail	Weak-floating	Weak-floating	Soft
软	Soft	—	—	—
弱	Infirm	weak	Weak	Weak
散	Dispersed	Scattered	Scattered	Scattered
细	Minute	Thin	Fine	Small
小	Small	—	—	Small
伏	Recondite	—	Hidden（Buried）	Hidden
动	Mobile	Moving	Moving	Agitated
促	Agitated	Hasty	Hasty	Accelerated
结	Adherent	Knotted	Knotted	Nodular
代	Intermittent	Intermittent	Intermittent	Replacement
急	Racing	—	Fast（Hurried）	Rushing（Swift）

大多数的脉诊文献，会列出十九到二十八种脉质。表 5-2（第 5 章）总括了我们这个系统，根据指下感觉所做的脉质分类，以及根据临床经验所组织的架构（第 5 章的表 5-3，脉质又再根据证型来分类）。乍看之下，我们的系统描述了更多的脉质，似乎比其他的脉诊系统更复杂。事实上它反而更简单，因为本系统与诊脉时的指下感觉相应，特别又和临床辨证契合。在我们的教学经验里，学生学会分辨这些脉质的速度，比我们预期的快，同时会

持续地应用，且越用越体验到它的好处。本脉诊系统这些繁复的细节，一开始可能会让人望而生畏，但是从中获得的好处——即便是新手，只要能坚持下去，很快就可以明显地看出来。

现代医疗架构下的当代中医脉诊（CONTEMPORARY CHINESE PULSE DIAGNOSIS IN THE CONTEXT OF MODERN PRACTICE）

需要的时间（TIME REQUIREMENTS）

需要花多少时间，才能够正确判断病人的各种脉质，其本益比的大小，是现代烦忙的诊务工作下，一定会考虑的问题。在脉诊的训练课程中，初诊的病人大约需时三十到四十五分钟，其后的回诊大约是五到十分钟。沈医师只需要不到五分钟的时间，有些学生则用了不到十分钟。脉诊所用的时间，似乎因人而异。可以肯定的是，随着脉诊能力的增加，其本益比一定越来越好，因为我们可以非常快速地获得大量的、正确的，以及高质量的病人信息。

重要性（SIGNIFICANCE）

从不同针灸门派来的学生学习后发现，本脉诊系统都能符合他们临床应用的需求。我们要留意在脉诊发现的所有信息都是真实的，然而某些信息会比其他的信息，和病人当下的问题关系更密切。根据治疗师本身的经验，将脉诊结果结合病人的病征与症状交互参考，我们可以决定哪些脉诊结果是重要的。

脉诊结果包含脉搏速率、节奏、脏腑、物质、身体的系统和区域、病理、活动性（寒热）及功能等不同层面的讯息。诊脉者可以将脉诊视为病人由生到死的旅程的一张实时快照，以避免被这些庞大的信息淹没而不知所措。

本系统的编排组织，是让初学者也能应用那些最容易获取的信息，即便他的经验还不足以判读脉质更深层的细节。初学者应该能够从脉诊获得病人身体的基本物质（气、血、阴、阳、精），以及活动性（寒热）的相关讯息，用以帮助他拟定更适当的治疗。

脉诊的潜力（POTENTIAL FOR PULSE DIAGNOSIS）

没有一个单独的诊断方式，可以提供关于病人健康状态的所有信息，但是对于一个有经验的诊脉者，脉诊可以提供大量的讯息。它能显示病人的过去：体质、生命历程、过去的疾病、情绪状态，生活形态中的各种习惯，例如工作、运动、营养、使用药物，以及性行为；也能显示病人现在的生活形态中的各种习惯、整体身体状态、各器官系统之间的相互关系，以及身体的各种基本物质的状况。

此外，脉诊也能提供病人过去或现在各种伤害（身体或情绪的）的信息，他的心智状态和行为模式，以及疾病的过程。它也可以用来评估治疗的进展，即使只有很细微的改变。因为脉诊可以揭露过去和现在的信息，所以它也可以用来预测未来可能的异常变化，也因此可以落实预防医学的实践。（参考第 16 章）

能够发挥脉诊潜力的关键，是本书所介绍的正常脉质。它包括了各种的特征，例如脉搏速率、节奏、稳定性、波形、体积、深度、宽度、弹性、形状和脉位。指下感觉只要稍为偏离正常脉的标准，就很容易被侦测出来，通常早在临床症状出现之前。因此造就了本脉诊系统，成为一个预防疾病非常精密的工具。

随着时代的变迁，现代文明所衍生的新的疾病和新的问题，开始出现在脉诊中。涩脉过去很少见，现在非常普遍，主要是因为暴增的环境毒素（存在于水、食物和空气中）。从前革脉除了在接受放疗的癌症病人中诊到外，非常罕见，但是现在因为我们暴露于电磁场（无线网络、手机的电磁波辐射等）的机会增多，而变得很常见。

衷心地希望，本书所提供的信息，以及在脉诊训练班养成的技术，能够让中医药从业人员得到更好的利器，来探索新世界和服务未来的世代。

脉诊的极限（LIMITATIONS OF PULSE DIAGNOSIS）

脉诊是一门独立发展的艺术、一种冥想的形式、一种将人的最深的层面和另一个人的内在同时联结的桥梁。它受到很多暂时事件的影响：情绪、急性病、活动、胀满的膀胱、饮食、药物、月经将至或正在持续、生理时钟、季节，甚至每天不同的时间。它也（短暂的）受到诊脉者的能量的影响。不过，随着经验增加，诊脉者能够把那些短暂的影响与较持续的且真实本态的脉质区别开来。

脉质也依身体状况、问题第一次出现时身体领域的状态、事件的严重程度、发生的位置，以及从发生到现在经过的时间而有所不同。外伤发生在身体虚弱时，和它发生在身体强健时，所表现的脉质不同。譬如说，胸部外伤发生在一个强健的人身上，会在上焦出现气球脉，若它发生在一个虚弱的人身上，则出现扁平脉。

脉质的解释也随着它所在的脉位，以及是否同时并见其他脉质（无论是在同一个脉位，或是其他脉位）而有所不同。左关部脏层深度的滑脉，可能是肝的感染性疾病；滑脉见于血层深度，可能代表血中毒素或血液黏稠度过高（高血脂）；若见于气层深度，它须视脉搏速率的快（译者按：血糖高）、慢（译者按：气虚）而不同；滑脉若出现在整体脉，可能表示怀孕或是心气虚。

脉诊与其他诊断方法
（THE PULSE AND OTHER METHODS OF DIAGNOSIS）

设计脉诊的初衷并非要单打独斗，而是要和其他的诊断工具整合：望诊、闻诊、问诊，以及脉诊之外的其他形式的触诊。有时候脉诊和其他诊断工具的结果会不一致，万一发生，通常有经验的治疗者从脉诊的临床解释所得的讯息比较正确，除非其他诊断工具所得结果更符合临床症状。举一个不一致的例子，当脉诊结果显示是里虚寒证，但其他症状和舌象都强烈地指向热证。

寒热证可以并存，我们的治疗计划或许希望双解，同时较偏重病征和症状较严重的那部分。当然，某些情况下，可能是假寒或是假热。无论是哪种情况，脉诊都可以用来厘清用其他诊断方法所得到的结果。

最后，如果大家愿意专注、练习、研究和坚持，脉诊可能是中医从业人员所能使用的最重要的诊断工具。

治疗者（THE PRACTITIONER）

在中医领域中，治疗者的感官、知觉、聪明才智、直觉、经验和常识都可以成为诊断工具，提供一个与另一个人的内在世界沟通的窗口。虽然它们确实经常会出现不相干和不一致的讯息，脉诊亦然。如同安博先生观察到的，诊脉“可能需要某些机械性的技巧，但是如何解释它所蕴含的故事，则是一门艺术”[5]。

西方科学化的模式既不鼓励也不发展那种在看似不相关的片段讯息中，寻找它们的关系，并予统合成一个关于该个人的整体写照[6]。例如，目前的西医师的教育训练中，并没有教他们去寻找痔疮和狭心症之间的关系，但这两种疾病有可能只是同一个全身性病症的两种不同的表现而已，譬如说血瘀。就是因为具备找出这种联结关系的能力，让中医师能够运用脉诊作为诊断这门艺术中的辅助工具。

脉诊有赖于触觉的能力，但是就感官而言，某些人就是会比别人好。每一个人都各有千秋，虽然所有的诊疗者都应该尽量发挥他的天赋，但也不应该受限于天赋。如果某人发现自己的触觉能力低于标准，千万不要自暴自弃，认为自己不适合把脉。发展脉诊反过来可以提供一个在今生增加自己能力的机会。

使用本书时有件事不能忘记，那就是由千年的经验所累积的智慧和简单的教条之间只有一线之隔。知识并不是一个将人禁锢其中的死板框架；它是一个受到个人的洞察力和经验的启发而不断成长的工具。

省思（REFLECTION）

中医的各种诊断方法之间的差异极大。但是我下面的说法，应该是公平之论，那就是中医历经长久的实践证明，脉诊可以视为是探索病人的一般状况和特别病症的最有效的模式。如果我们循序渐进地学习和应用脉诊，它所带来的乐趣将与日俱增，并且会让使用中医的诊疗者，获得最大的满足。

希望透过个人的感官和智慧，让自己与工作达到统合[7]和深度联结的诊疗者，以及那些将没有个人色彩的解离，视为是一种诅咒的人们，都会被中医临床的特质，以及它最重要的诊断瑰宝——脉诊，所吸引并乐在其中。

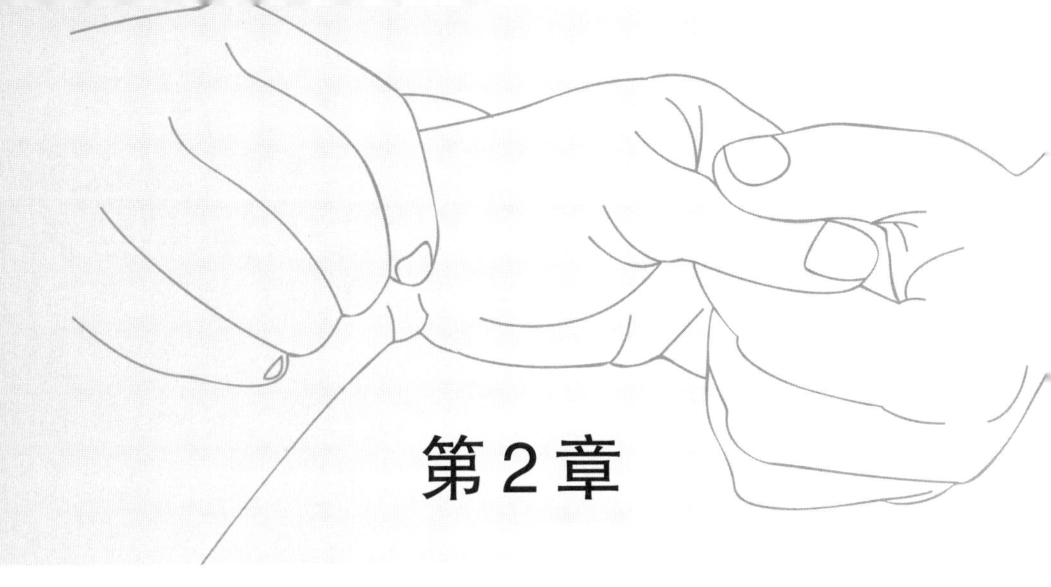

第 2 章

脉位的历史沿革

Pulse Positions through History

奥利佛·纳许 *Oliver Nash L.Ac., M.B.Ac.C.*

从历史的角度思考（HISTORICAL CONSIDERATIONS）

自两千年前《黄帝内经》的时代直到今日，对于六个主要脉位所代表的意义，有许多种不同的看法。如表 2-1 所示，主要的分歧在于：首先，脉到底是有两层深度还是三层深度；其次，每个脏腑和身体的区域在桡动脉上正确的对应位置。

在 21 世纪初，我们注意到目前脉诊分为两派主流。第一种，主要流行于欧洲和部分的美洲地区，倾向于两层深度系统以及王叔和对脉诊的解析；另一种，流行在中国，采用三层深度，并且以著名的医家李时珍的观点为基础。

王叔和（WANG SHU-HE）

透过完成于 3 世纪的《脉经》[1] 这本书，王叔和对脉诊的应用有着深远的影响。在王氏的脉诊系统中，六个脉位各自和不同的五行相联结，每个脉位有两层深度。各个脉位的深层对应与其五行相属的阴脏（实心器官），浅层则对应于与其相表里的阳腑（空心器官）。

李时珍（LI SHI-ZHEN）

李时珍是《濒湖脉学》的作者，《濒湖脉学》成书于16世纪。李时珍对于脉诊的发展，其影响不亚于王叔和。书中介绍的脉诊系统，将六个脉位和五个实心的阴脏，一对一地结合。每个脉位有三层深度：最表层代表该脏腑气的层面，中层深度是血的层面，最深的那层代表阴——物质的层面。

《难经》[CLASSIC OF DIFICULTIES（NAN JING）]

在这本重要的古籍中，对于脉诊有非常生动的讨论，包括什么情况用六菽的压力、何时用九菽的压力，二者今天都已很少使用，书中还包括启发后世王叔和的诊脉方法的讨论。

丁甘仁和孟河学派（DING GAN-REN AND THE MENGHE LINEAGE）

沈医师年轻时，就读于上海中医专门学校，该校于1916年由一位儒医丁甘仁先生创立。丁氏是自17世纪初期兴起，在中医界极负盛名的“孟河学派”的一支。孟河是以该学派位于江苏省东边的发源村落命名。该学派的医学思想，由此向四面随着各家族以及他们的社会网络散播开来，产生了多位在19到20世纪极具影响力的名医。在他们的众多专长中，又以脉诊闻名遐迩。

丁甘仁自己也撰写过一本书称为《脉学辑要》[2]。丁氏在书中前言提到，他的脉学乃汇集李时珍、陈修园和蒋趾真三家之长。前二者都是脉学名著的作者。蒋趾真据说是费晋卿家族秘传脉诀手抄本的作者。另一位孟河名医马（Ma Guan-Qun）也写了一本脉诊的书，在书中他提到有一位姓蒋的医家（Jiang Zi-Yang）对其影响甚巨，同时也影响了孟河学派其他的传人。因此我们可以合理地假设，沈鹤峰医师身为孟河医学的传人之一，在他就读于上海中医专门学校时，也得到了脉学的传承，当他移民美国后[3]，继续将脉学发扬光大并教授门徒。

在我们的时代，要解释单一脉位的脉质时，历史告诉我们，可以有两种选择：一种是如李时珍、沈医师和《黄帝内经》所主张的，该脉位代表某个阴脏的气、血、阴——物质的状态；或者是如王叔和的看法，该脉位代表某

表 2-1 脉位与脏腑相应关系的历史沿革

左右手	部位	深浅	《内经》公元前 100 年	《难经》公元 200 年	《脉经》王叔和 3 世纪后期	《濒湖脉学》李时珍 公元 1564 年	《景岳全书》张介宾 公元 1624 年	沈鹤峰医师 * 20 世纪后期
左手脉位	寸部	浅层	胸骨	手太阳	小肠	–	心包	**
		深层	心	手少阴	心	心	心	心 / 心包
	关部	浅层	横膈	足少阳	胆	–	胆	**
		深层	肝	足厥阴	肝	肝	肝	肝 / 胆
	尺部	浅层	腹	足太阳	膀胱	–	膀胱 / 大肠	**
		深层	肾	足少阴	肾	肾（命门）	肾	肾 / 大肠
右手脉位	寸部	浅层	胸	手阳明	大肠	–	膻中	**
		深层	肺	手太阴	肺	肺	肺	肺
	关部	浅层	脾	足阳明	胃	–	胃	**
		深层	胃	足太阴	脾	脾	脾	胃 / 脾
	尺部	浅层	腹	（书中未明述）	三焦	—	三焦 / 小肠	**
		深层	肾	（书中未明述）	肾（命门）	肾（命门）	肾	膀胱 / 小肠

* 以上所列，不包括沈氏脉位系统的辅助脉位。

** 在沈氏脉位系统中，表浅层属气，中层属血，深层属阴脏的器官实体。

图 2-1 汉默氏脉位图，以沈医师模式为基础。箭头表示欲取得该脉位时手指滚动方向。

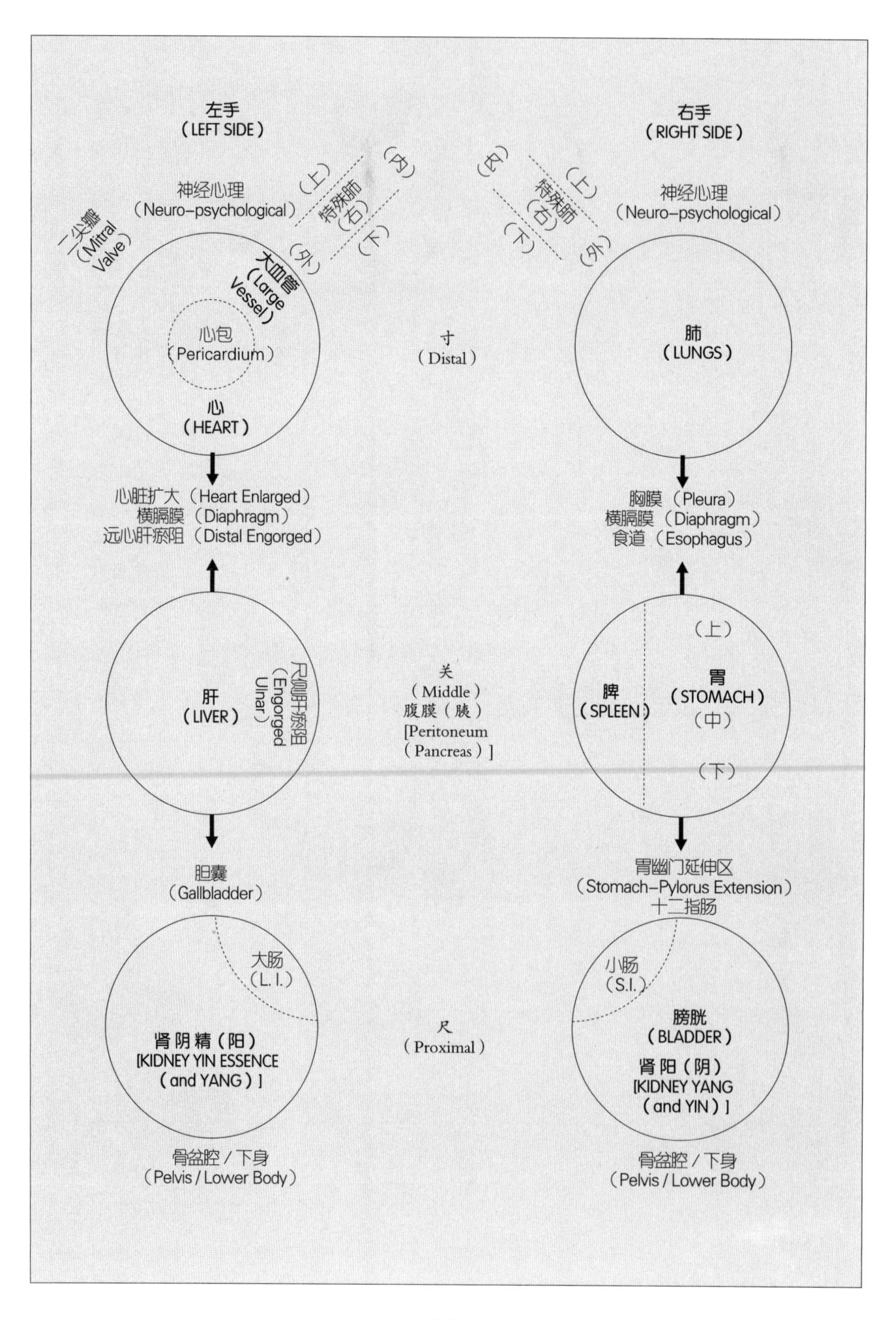

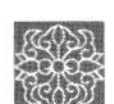

图 2-2　沈氏脉位图（星号表示脉位须由脉质决定）

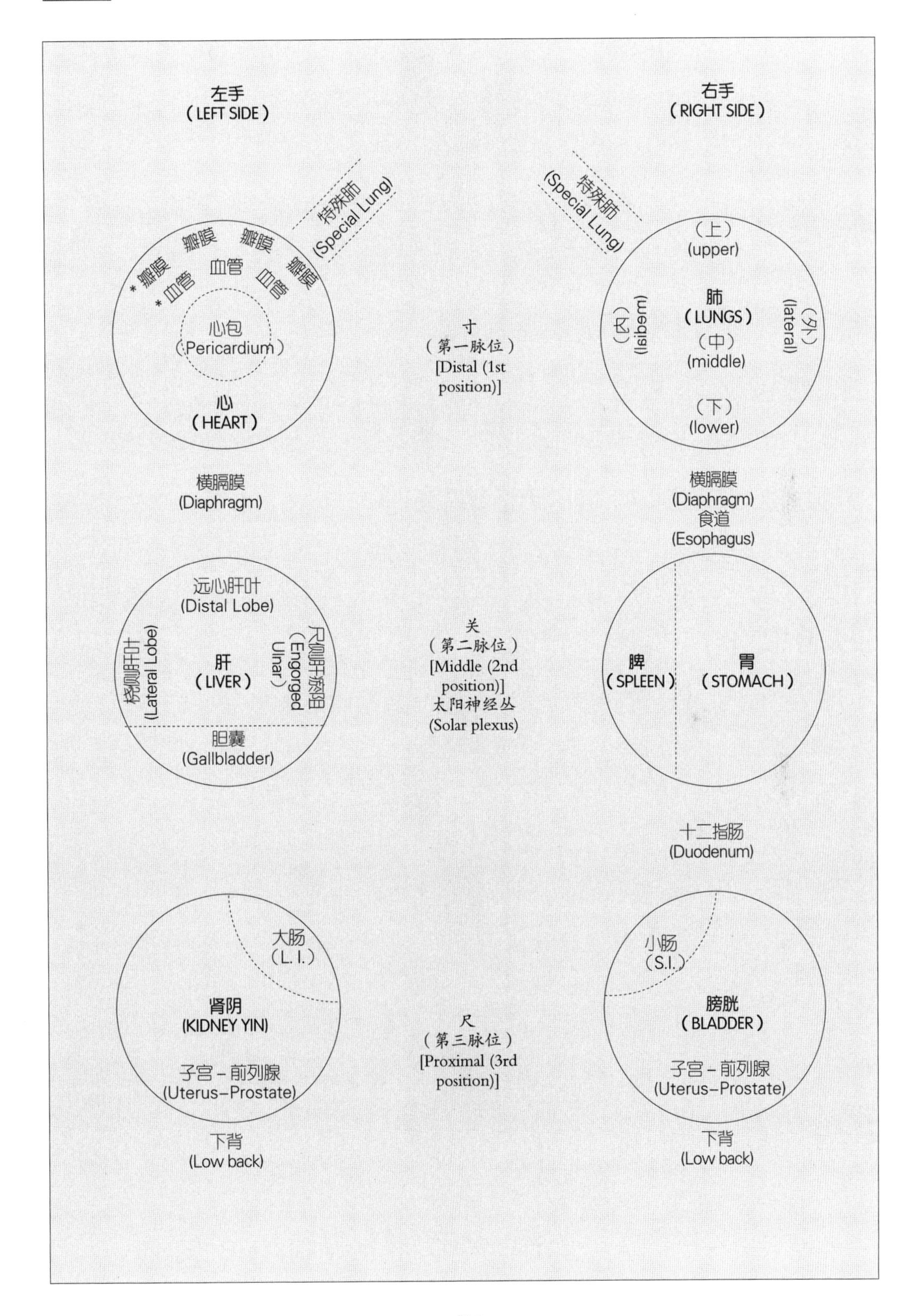

特定的五行，所相应的表里脏（实心器官）腑（空心器官）。

其他可信度也很高的脉诊系统，有些完全不诊桡动脉的脉搏，有些是综合桡动脉和身体其他部位的脉搏，譬如说颈动脉和足动脉。作为一个生命体，身体会用很多种方式表达内在的讯息。我们是否能听到这些讯息，远比为了怎样才是接受讯息最好的方法而争论不休来得重要多了。

本书介绍的当代中医脉诊系统，是根据沈医师所传授，较偏向于李时珍的理论，同时撷取了一部分张介宾的解说和《黄帝内经》的看法（参考表2-1）。

主要脉位与辅助脉位（PRINCIPAL AND COMPLEMENTARY INDIVIDUAL POSITIONS）

根据沈医师的理论，本脉诊系统有两种单一脉位：主要脉位与辅助脉位（图2-1、图2-2）。

主要脉位（PRINCIPAL POSITIONS）

主要脉位就是六个传统的脉位，左右各三，某些特殊的变异在第4章讨论。每个脉位代表一个重要的阴脏，但有两处例外：右关部，它一部分代表胃（较偏实证）；尺脉，它代表同一个脏腑的不同层面（肾阴和肾阳）。尺脉也可以表示肠子和膀胱的实证（参考第4章）。除了寸部只有深、浅两种深度，其他的脉位都有九层深度：气、血、脏（再细分为脏之气层、脏之血层、脏之物质层）、牢脉、伏脉、浮脉和棉花脉层。最后的四种深度，是根据它所相应的脉质命名。牢脉和伏脉层深度较靠近骨，除了在很极端的情况可见，平常不易见到，浮脉深度则正在皮肤之下。虽然浮脉通常出现在整体脉，在外邪入侵的早期，它也可能只出现在右寸（肺）。棉花脉深度介于皮肤和气层深度之间。

值得一提的是，当我们把脉时，可能会注意到在关部（中焦）的脉质，会超出本位而越位到其他的脉位，特别是寸部。解剖上，关部所代表的腹腔区域，比起胸腔（寸部）的受限程度的确小多了，同时它也比骨盆腔（尺部）

的受限较小。因此中焦的气，比较容易膨胀。导致关部的脉质容易越位的其他原因，是胃中之气原本就具有容易膨胀的特性，以及肝藏血的事实，因为血中多少带些热，它会容易造成与肝相应的脉位膨胀。这也是为什么在把寸部上焦的脉时，必须向远心处滚动手指以进入脉位（参考第 4 章）。

右关部主要反映脾的状态，特别是在虚证的情况。在实证的情况下，它也代表胃的状况，譬如说，实热和湿热，以及气滞、食积、痰阻时。

尺部，传统上右手是肾阳，左手为肾阴。临床上，尺部（单侧或双侧）都可以表示肾阴虚、肾阳虚，或是阴阳两虚。最可能看到的状况是，左尺部容易出现和肾阴、精虚有关的硬的脉质（例如紧或弦脉）。但是，如果左尺是软弱或消失脉，它也代表肾阳虚。

当膀胱或小肠有活跃的病理现象时，右尺部也会出现有力冲击脉和洪实脉。大肠的病理活动则是在左尺部出现类似的有力的脉质。

若是肾阴虚和肾阳虚同时存在，左手或右手的尺部都可以表现这种阴阳两虚的状态，其表现的方式就是脉质不稳定，由紧脉到软弱脉变来变去。但是，如果阴虚和阳虚的程度相等，则代表阴虚的紧脉和弦脉，有可能会在单手或双手的尺部，掩盖了代表阳虚的软弱或是消失脉。

辅助脉位（COMPLEMENTARY POSITIONS）

本脉诊系统有二十一个辅助脉位，代表阳腑（空心器官）、身体的某个构造或是区域。这些脉位，有一部分是双侧的。辅助脉位包括神经心理脉位、心包脉位、二尖瓣脉位、大血管脉位、心脏扩大脉位、横膈膜脉位、特殊肺脉位、胸膜脉位、肝瘀阻脉位（远心和尺侧）、大肠脉位、食道脉位、胆囊脉位、脾的脉位、胃幽门延伸脉位和小肠脉位。胰脏 / 腹膜以及十二指肠的病变，是由不同的辅助脉位的脉质组合而成的。最后还有骨盆腔下身脉位（包括骨盆腔、下背、下肢、卵巢、输卵管、子宫和前列腺）

辅助脉位只有两个层次：浅层和深层。同一个脉质出现在辅助脉位，有时候它的临床解释与出现在主要脉位时不同。举例来说，紧脉出现在大肠脉位，代表肠道的过度活动、激躁不安，或是发炎，而不是阴虚（参考第 4 和

12 章，关于辅助脉位的讨论）。

在脉上滚动手指（ROLLING THE FINGERS ON THE PULSE）

辅助脉位通常位于主要脉位的内侧或外侧，近心或远心端，把辅助脉位时要滚动手指。学习如何正确滚动手指的技巧，是很重要的事；它是沈医师在临床脉诊时，不可或缺的部分。图 2-2 说明沈医师的脉位分布，在这些脉位上，他向着上下或是两旁滚动手指[4]。

这类技巧在乔治·索里·迪·莫伦所翻译的针灸方面的书中有提到[5]，虽然它们在中国大陆渐渐被忽略了，但是这些技法早在 20 世纪初就已流传和使用。它的应用在《难经》中也都有提示[6]。王叔和[7]及邓铁涛也都引用《难经》的观念，邓氏在其中医诊断学的著作中，还引用《诊家枢要》的话“持脉之道有三，曰举、按、寻”[8]。

当代中医脉诊（CONTEMPORARY CHINESE PULSE DIAGNOSIS）

沈医师教导我们，正常状态下，某些脉位没有脉质。这条规则至今适用于大血管脉位（该脉位如果没有感觉到任何脉质是最好的）、二尖瓣脉位、横膈膜脉位、肝瘀阻脉位和脾的脉位。相反，如果特殊肺脉位是消失脉，则可能是危险的征兆。

根据沈医师的说法，辅助脉位的脉质，要与其相关的主要脉位的脉质相同，才可以视为正常。虽然我们发现这条潜规则对胃幽门延伸脉位是正确的，但是我们认为对胆囊脉位、骨盆腔下身脉位，以及大、小肠脉位而言，则应该独立于其相关的主要脉位来考虑。

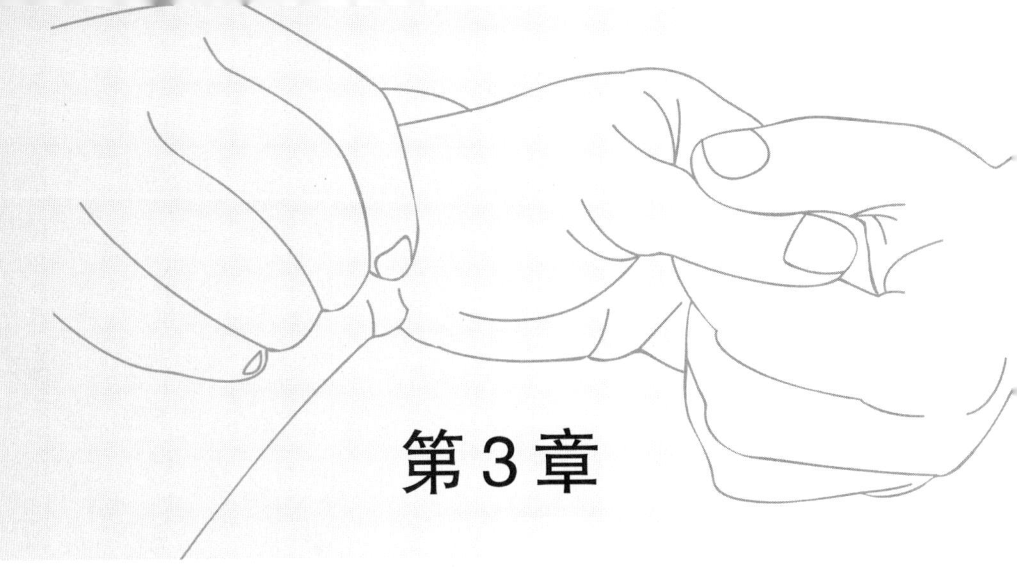

第3章

基本原则与其他注意事项

Basic Axioms and Other Considerations

罗斯·罗森 *Ross Rosen, L.Ac*

脉诊与中医生理学(THE PULSE AND CHINESE PHYSIOLOGY)

看似矛盾的脉质组合

(COMBINATIONS OF PULSE QUALITIES THAT SEEM PARADOXICAL)

我们经常会遇到，互相矛盾的脉质出现在同一个脉位和深度。譬如说：血层深度的空心脉，它可能代表血虚或出血，当我们的手指由气层深度往脏层深度逐渐加压时，可以感觉出来。同时，另一个代表血热的、宽的脉质，当我们的手指由脏层深度往气层深度逐渐减压时，可以感觉到。

因此，在同样一个血层深度，我们有两种截然不同的感觉，端视在把脉过程中，我们是加压还是减压。我们能够了解脉质可以传达多种不同的信息，可以帮助我们更客观、更能够看到事物的本体，而不是自以为是地认为它应该是什么。

矛盾性是疾病的征兆 (PARADOX AS A SIGN OF ILLNESS)

当脉质和疾病相符合——譬如在急性病把到有力冲击脉，慢性病出现减弱的脉质——这些情况的预后，比它们不相匹配或是互相矛盾来得好[1]。矛盾现象存在的实例：像是高烧时脉搏速率很慢，或是体温低但脉搏速率非常快，这些都是生理功能严重紊乱的征兆：“气乱”。

脉质是预测疾病的指标（PULSE QUALITIES AS PREDICTORS OF PATHOLOGY）

诊脉可以感知生理和病理很细微层次的变化，这种层次可能是在使用现代生物医学的诊断工具所能侦测到的病症的感应阈之下。二者间的时差，一直持续到脉质开始显示死亡的威胁，这时各种病征和其潜在的病理变化终于同步了。因为脉诊显示的变化，比生命体表现出的疾病征兆提前了好几步，所以脉诊可以作为疾病的预防和预后的指标（请参考第16章，关于这个主题更详细的讨论）。

正面和负面的征兆（POSITIVE AND NEGATIVE SIGNS：A LIFE RECORD）

脉诊记录是一个人从生到死整个过程身心状况的自白书。它凸显出我们的弱点，但是也告诉我们关于自己的长处。良好的尺脉（下焦脉）说明我们有根，在这个根基上我们可以挺立于世上，并且从疾病中恢复健康。良好的关脉（中焦脉）说明我们能够修补和净化自己。良好的寸脉（上焦脉）说明我们能够觉知自己生命的本体，并向外延伸与世界接壤，同时有能力与这个本体沟通并保护它，即使在需要不断地面对生命中从天而降的“命运矢石无情的挑战”时，仍然可以保持心智和情绪的稳定性。

虽然心脏已经出现病征，一个正常的心脏节奏告诉我们，病人仍有气力复元。主要脉位有病兆，而其相关的辅助脉位正常，提示病情不像乍看之下那么严重，病人恢复健康的机会很大。

最重要的是，请记得这一点：一个正确的脉诊记录，是在生命中某个特定时间点，病人的生理和病理状态精确而忠实的写照。它是通往早期诊断和预防医学的康庄大道，能够反映我们真实的情况，对于治疗处置的指导意义，优于其他任何诊断工具。

软和硬的脉质与急慢性疾病的关系（RELATIONSHIP BETWEEN HARD AND PLIABLE QUALITIES IN ACUTEAND CHRONIC CONDITIONS）

通常急性病的脉质会掩盖慢性病的脉质。举例来说，和肾虚有关的沉脉、软弱脉、消失脉或是减弱的脉质，可能会被急性感染性疾病，像是猛爆性结肠炎、膀胱炎或前列腺炎，所呈现出的紧脉、数脉、洪实脉、有力冲击脉或滑脉遮蔽了。

一般而言，阴供给身体的物质和柔软性；阳提供身体的膨胀性和力量。阴虚时，脉会变硬。阳（气）虚时，脉变得软弱无力。当这两种情况在同一个脉位同时存在时，硬的脉质会盖过软弱无力（软）的脉质，甚或可能二者交替出现，反映出两种情况。要记住的是，虽然某种脉质可能被遮盖住了，但其病症依然存在。

刻意隐瞒（OBFUSCATION）

病人如果不想揭露自己，可以在一定的时间内隐藏他的脉质，或是不断地改变它们，让脉质在左、右手之间变换，或使用其他扰乱的手法。该病人当下凌驾一切的想法——隐藏自己——这个念头本身可以短暂地遮盖所有其他脉象所能传达的讯息。附注中的引用文章对此有详细说明[2]。

脉诊与西医生理学（THE PULSE AND WESTERN PHYSIOLOGY）

多年来，关于中医以及脉诊的西方生理学理论，如雨后春笋般兴起，虽然至今没有一个经得起时间的考验。我们认为企图用一种生理模式来解释另一种生理模式，以沟通两者之间的差异，这样的做法忽略了一个重点，那就是中西医两种模式是互补的，然而它们无论在理念上或实务上都是不同的，但是可以互相弥补对方的缺点[3]。就像爱因斯坦对真理的看法，他将真理比喻为一只可以观察，而永远无法打开的手表，解释真理的模式不可以和真理本身混为一谈；模式唯一的价值就是它的实用性，而非它的吸引力。

大区段与小区段的脉诊病征
（LARGE SEGMENT AND SMALL SEGMENT PULSE SIGNS）

大区段（LARGE SEGMENTS）

脉诊的大区段包括节奏、稳定性、脉搏速率和整体脉的共同脉质、三焦的共同脉质或是左、右手单侧的共同脉质。大区段还包括整体脉的气、血、脏各层深度。虽然研究单一脉位和个别脉质是很重要的，但是一个成功诊断的关键在于较大的层面。病症会最先出现在这种层面，也正是在此层面我们可以评估其对整个生命体的影响（参考第 14 章）。

在诊断和治疗上，节奏、稳定性和脉搏速率比其他的脉质或脉质的组合更需要优先考虑。这几个参数如何偏离常模，通常会成为决定病情的严重性和治疗成果的最重要因素。临床上，常见将节奏、稳定性和脉搏速率调整到规律而平衡时，其他的脉质也会随之自我调整。

节奏（RHYTHM）

节奏是评估心与循环功能最重要的参数，应该最优先加以考虑。君主之官（心）不稳定，相当于整个国家的行政部门和人民，都生存在无政府状态的混乱中。节奏的不规则评估分为病人是处在静态时和运动时，脉搏速率是否可以测量、速率的改变量的大小以及不整脉是固定还是偶尔出现的（参考第 6 章）。

脉搏速率（RATE）

传统上，脉搏速率反映的是寒热问题，譬如说整体脉中的数脉解释为实热或功能过亢；而整体脉中的迟脉解释为寒证或功能过低。但是，临床经验显示：脉搏速率和影响心与循环功能的各种因素更有关系。脉搏速率偏离常态，往往是因为在子宫内、出生时遭受震惊打击，生命过程中的情绪伤害，及（或）心以外的因素，最终影响到心，而造成气、血循环的改变。要注意的是，脉搏有时候会短暂地变得很快——尤其是在运动时——那是因为气的不稳定，特别是心气。

稳定性（STABILITY）

所谓稳定性是指生命体在受到压力后，快速的回复平衡的能力，随着时间的迁移，也有能力维持身体运作的功能，在合理的参数指标内。除了脉搏的规律性之外，稳定性指的是：脉搏振幅、脉质、脉搏速率的稳定、以及阴阳的平衡、与脉位间的平衡（参考第6章）。

阴阳分离（SEPARATION OF YIN AND YANG）

我们要考虑阴阳相合的脉质与阴阳分离（虚证中较严重的类型），它们之间的差异。这些脉质可以出现在整体脉或者是单一脉位上。

软弱脉发生在阴阳仍然相合的情况，它代表严重的虚证。相反的，空脉发生在阴阳分离的情况，如果出现在单一脉位，是该脉位相应脏腑功能严重失调的征兆。若空脉发生在整体脉，表示整个生命体都阴阳分离了，这就是“气乱”。一旦某个脏腑阴阳分离，它最终会使整个系统失调，而导致整个生命体都处在“气乱”的状态。

“阴阳分离”是一个在子宫内就开始的过程，随着日常生活的损耗而不断增长，直到最后阴阳完全分离时，即死亡（参考第6章）。

脉质不稳定（CHANGES IN QUALITIES）

脉质不稳定代表较严重的阴阳分离。如果是单一脉位的脉质不稳定，它是该脉位相应脏腑功能严重失调的征兆。如果脉质不稳定表现在许多脉位上，它代表“气乱”状态下的严重失衡状态（参考第6章）。

脉搏振幅不稳定（CHANGES IN AMPLITUDE）

脉搏振幅是脉搏从脏层深度到气层深度，或其上的高度，它是阳气强度的指标，约略相当于基础代谢功能热。振幅高表示阳气强，振幅低则是阳气与基础代谢功能热减弱。固定、持续的脉搏振幅不稳定，可以出现在整体脉，或是特定的区域。若是它固定的出现在整体脉第一印象中，代表循环或心的问题；如果是不固定的，表示肝气的问题。如果只出现在单一脉位，多反应该脉位相应脏腑，轻度到中度的阴阳分离。

图 3-1 正常脉波形

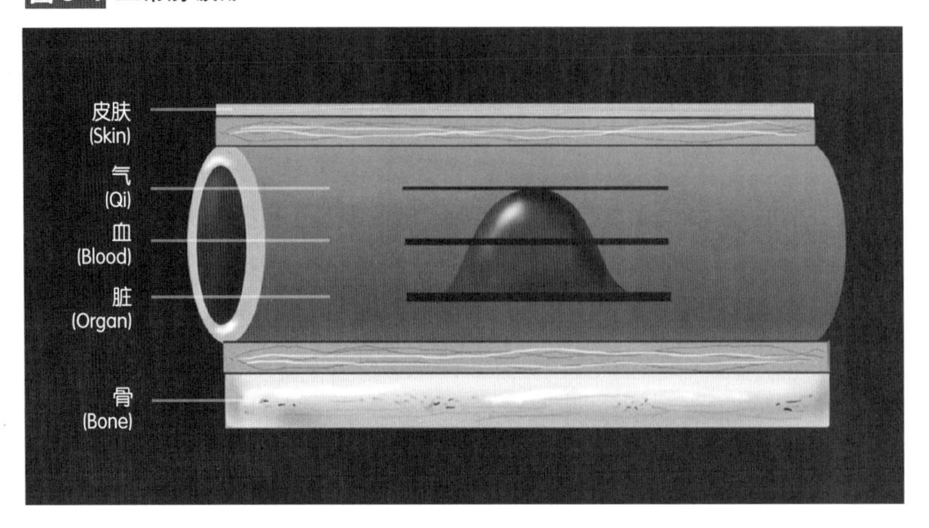

波形（WAVE FORM）

正常脉的波形是一个正弦波或钟形曲线，如图 3-1 所示。波形偏离正常形态表示有病理变化，这些情况在第 4、8、13 章有较详细的讨论。

小区段（SMALL SEGMENTS）

主要脉位的各层深度都代表其相应脏腑的健康状态。脏层深度是该阴脏的气、血和阴——物质的数据库；气层深度表示该脏对整体真气的贡献程度；血层深度则表示该脏对整体血液的贡献程度。当某个脉位的气层与血层深度都把不到时，代表该阴脏对身体的整体功能不再做最大程度的输出，而保留气与血以供自家的生存所需。

定量对定性（QUANTITY VS. QUALITY）

许多脉诊系统只看各脉位的脉搏强度的定量，譬如说用“2 +”或“2 -”来描述中等强或中等弱的脉，却鲜少注意脉的定性，譬如说次紧脉或软弱脉。这种方式很容易造成误导，因为只有定量的描述而不详审脉质的细微，将失去脉诊成为中医盘石的重要意义。因此，研究并记录脉质的各种细节以保存脉的精微特性是本书的重点。

 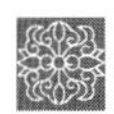

此外，有时候脉“强”的感觉，可能会被误诊为实证。举例来说，减弱冲击脉因其冲击脉的特质会被解释为实证，而减弱这个细微的特质被忽略了；脉质减弱代表身体为了能继续运作，努力代偿虚的状态。同时，像紧脉和弦脉这样的硬质脉——看似实证或有力——但其实是阴和阴精虚。根据脉象错误的解释所做的治疗，对疾病的疗愈可能造成极大的伤害。

姜京（JIANG JING）的论述，似乎也支持这个观点：脉诊的学生经常犯一个很基本的错误，他们认为强的脉就代表强的脏腑。……事实不然，强的脉需要仔细的探讨，看看身体发生了什么样重大的变化[4]。

通常脉质的定义已经隐含，并说明了定量的层面，譬如说洪实脉或全形溢脉，其定义就有过度充实的定量特性；消失脉或空脉，则同样说明量的不足。许多脉质，譬如说有力冲击脉或脉搏振幅不稳定，我们可以加上数字，来表示其不同程度，从 1 到 5 的刻度，1 表示最轻，5 表示最重。

影响脉质及其解释的病症与环境（CONDITIONS AND CIRCUMSTANCES THAT AFFECT PULSE QUALITIES AND THEIR INTERPRETATION）

环境与病因（ENVIRONMENT AND ETIOLOGY）

环境和文化因素在中医的形式和本质上都扮演着非常重要的角色。在工业化之前的社会，风、寒、暑、湿的异常，很容易造成气、血循环障碍。虽然时至今日，这些问题已少见，但是如果见到像是脉搏速率快、体温升高、急性疼痛，以及有力冲击脉和洪实脉波形这些征候，还是要考虑可能是受到上述这些致病因素异常的影响。在工业化的数字时代，新的致病因素，譬如毒素和辐射，取代了传统的致病因素[5]。

气虚发生的年龄（AGE AT ONSET OF QI DEFICIENCY）

气虚的原因往往是混合了体质虚弱和环境苛刻、过度工作、超过体能的过度运动、药物滥用、性生活过早或过度，或是毒素和辐射。暂时不管体质虚弱这项因素，上述的其他原因严重影响生活的时间越早，病人在尔后越可能会出现表示能量紊乱和严重虚证的脉象。

年龄和脉质解析（AGE AND THE INTERPRETATION OF QUALITIES）

通常要花超过半辈子的时间，才会发展出虚证。万一年轻人出现像软弱消失脉（气虚）或紧脉（阴虚）这类脉质，我们就必须要搜寻正常老化所造成的磨耗之外的解释。若是没有其他极端的环境剥夺因素，青少年出现软弱消失脉，可能是因为体质虚弱。年轻人若出现广泛性的非常紧的脉，可能不是阴虚，而是一般性的疼痛所致。

此外儿童脉象的解读，应该与成人不同。相同程度的紊乱，在儿童或许并不代表严重的疾病，而只是反映了他们不成熟并且持续改变的状态。每一个病人都必须单独的衡量，我们曾经遇到过脉象显示紊乱状态，也确实代表严重疾病的儿童。

性别（GENDER）

细脉出现在男生，比出现在女生，代表更虚、更严重的病症。女生出现宽脉，比同样的脉出现在男生，有更多的实热。

身体状况（BODY CONDITION）

某种脉质在诊断上的重要性，受到其他因素的影响。其中两个重要的因素是：身体状况（领域）和压力（在下一节讨论），还有生活形态（紧接其后讨论）。

易感性：领域和压力（VULNERABILITY：TERRAIN AND STRESS）

如果其他条件相等，疾病会首先侵犯较虚的脏腑，且造成较严重的疾病。举例来说：假如病人在吃饭后从事剧烈的体力劳动，胃的脉位或肠的脉位可能出现气球脉，具体视哪个器官较虚而定。同理，如果一个人生气，而他的

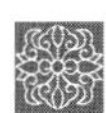

肺比肝虚，肺会首先受到影响，虽然生气大多与肝有关。

脏腑系统的易感性，决定于三种因素。第一种因素是体质，沈医师认为体质又分三个层面：遗传、怀孕和生产。第二种因素是身体状况或领域，着重在成年之前，即由婴幼儿到儿童期生活的压力经验，彼此之间的长期交互作用决定。第三种因素是生活，具体来说就是造成压力的成年生活习惯和生活形态，譬如说工作、性生活、药物使用、运动和营养。

如果一个人的各种活动适合自己的能力，同时也会注意过度使用体力时身体发出的警讯，那么他可以保持不生病。反过来说，如果一个人工作超过他本身能量（领域）的负荷，免不了一定会生病。生命的各种层面，都是由外来压力和身体领域两者之间，不同的关系所决定。

根[6]（FOUNDATION）

所有人类的生命功能的根基，建立在肾气、肾阴、肾阳和肾精的基础上。肾阴和肾阳由肾精衍生而来。肾气是肾阴精和肾阳精两者合并的功能表现。肾气是人的一生中，所有脏腑系统功能所倚赖的，以及从其而出的基础（请参考本书的完整版，对于各系统所依靠的肾功能的状况，有详细的说明）。

滥用根基（ABUSE OF THE FOUNDATION）

肾这个脏腑受到体质和先天因素的影响，作为所有其他脏腑系统的根基，肾气、肾阴、肾阳和肾精，在生命中若遭到过度滥用，会很快耗尽，通常的表现为尺部沉脉。

尺脉和根（PROXIMAL PULSES AND THE FUNDATION）

我们临床的印象，肾精、肾阴和肾阳虚，都可以出现在左尺、右尺或双尺部。它们之间的鉴别诊断，要由出现在哪儿的脉质来决定：紧脉代表肾阴虚；软弱消失脉是肾阳虚；弦脉和逐渐增加的革硬脉是肾精虚。阴虚倾向于先表现在左手；气阳虚则先出现在右手尺脉。如果两种情况同时存在，左手可能是紧脉，右手为软弱脉，或者是左右手都是脉质不稳定，从紧脉变到软弱脉。

软弱消失脉除了在老年人出现，在其他人群出现通常都与体质因素有关，而紧脉的病因则是生命较晚期的因素——多是思虑过度，以及“神经系统”过劳所致[7]（参考第15章）。弦脉和极度的阴精虚有关，或是胰脏功能异常（糖尿病），及（或）循环的问题（高血压），或者是下焦严重的疼痛。

情绪与根（EMOTIONS AND THE FOUNDATION）

容易忧郁的倾向根源于肾中能量亏虚。生命早期就发作的忧郁症与后天的情境无关，这种内源性忧郁，主要根源于体质、子宫内的窘迫和非常早期的悲惨命运的折磨。有关肾与情绪的这方面以及其他的讨论，请参考第15章。

疾病史（HISTORY）

疾病史是指特殊的生活经历，包括在子宫内及生产时。举例来说：左寸扁平脉可能是产程的并发症，当胎儿头部已经探出母亲体外，但被脐带绕颈所致，通常伴有尺部软弱消失脉。

寸部扁平脉还有许多其他原因，包括情绪伤害（“心闭锁”）、身体创伤或震惊打击。真正的致病原因在治疗时非常重要，它可以经由检视疾病史，或透过其他的诊断方式所见病征、症状与脉诊合参来决定。

器官系统与身体区域（ORGAN SYSTEMS AND BODY AREAS）

一个通则是：在身体的不同部位或区域有病变，譬如胸部或骨盆腔，虽然脉质相同，但意义不同。当它发生在双侧对等脉位、双侧的寸关之间（横膈膜），或是所有相邻脉位之间的外侧（肌肉骨骼病变），都有不同含义，进一步的讨论请参考第14章。

脉位，指下感觉和类似脉质（POSITION， SENSATION， AND SIMILARITY）

相同的脉质其指下感觉通常都是一致的，但是有些脉质在不同的脉位上，会有不同的感觉。心包脉位的紧脉，感觉上像是一个尖锐的点刺着手指，但

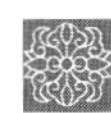

是在左关部和左尺部，它则是一长条像琴弦般紧紧的感觉。

指下感觉类似的脉质（例如粗糙脉），有时候不容易辨别。如震动脉（蜂鸣状）和涩脉（磨擦状）都属于粗糙脉，但其脉质解释完全不同。分开脉，即是有“分散”感的脉；以及从下方涌上的冲击脉，它在受到手指压力时，脉波会向两个方向移动（假性滑脉），它们都很容易和滑脉的感觉混淆，滑脉在指下只会朝着一个方向跑（各相关脉质的详细说明，请参考当代中医脉诊完整版）。以上这些脉质，只要稍经指导，其实都很容易分辨。

脉位和脉质解析（POSITION AND INTERPRETATION）

脉质解析通常都是一致的，但是相同的脉质，在不同的脉位，有时候会有不同的解释。左关部脏层深度的滑脉，代表感染；在二尖瓣这个辅助脉位，滑脉显示因二尖瓣脱垂造成血液逆流；滑脉在左寸表示痰“迷”心窍；在右关和胃幽门延伸脉位，它反映脾湿或食积；滑脉出现在整体脉所有深度，代表怀孕、寄生虫或血脂升高；在血层深度，它表示血管中的乱流（请参考当代中医脉诊完整版，对同一脉质在不同脉位的意义有详细说明）。

立即的干扰因素（IMMEDIATE OBSCURING FACTORS）

有力冲击脉、脉搏速率非常快、不规则和规则不整脉，以及药物（无论是兴奋性或是镇静性的药物）、有氧运动、身体或情绪的伤害，或是搬重物，都会暂时遮蔽真正的脉象。吃得过饱也会暂时遮蔽真正的脉象，只是没有其他因素影响那么大。解决这种情况的方式，很明显首先要探讨造成遮蔽现象的原因。

娱乐性药物（毒品）[RECREATIONAL SUBSTANCES（DRUGS）]

迷幻药、大麻和海洛因都是凉性物质，会造成左关部空脉。具有兴奋性的古柯碱和安非他命会造成次紧脉、有力冲击脉和洪实脉。它们首先出现在左关，再到左寸脉，最后在左关和左寸变成紧弦脉（完整版对于特殊药物对脏腑的影响，以及相关的脉质有详细说明）。

疾病的起源（ORIGIN OF DISHARMONY）

严重的（通常是慢性的）病症 [SERIOUS（OFTEN CHRONIC） CONDITIONS]

在过去以实证为主的时代，有一条用来追溯严重的及（或）慢性病的病因非常实用的准则：那就是在相应脉位具有软弱消失脉的脏腑，或是出现最大紊乱（“气乱”）的脉位，就是疾病的终点站；而具有硬的脉质（略紧脉、次紧脉、紧脉或弦脉）的地方，为疾病的居所和起始点。但是在我们的时代，虚证当道，代表气虚的软弱消失脉、物质减少脉、弥漫脉、沉脉和“气乱”，会在疾病开始的时候就出现在很年轻的人身上。古老的教条已不再适用，虚证的脉质成为了问题的起始点而不是终点。

轻微的（通常是急性的）病症 [MILD（OFTEN ACUTE） CONDITIONS]

轻微的通常是急性的病症，会表现不同的脉象。和急性问题的起源有关的脉位，通常比其他脉位，具有较明显的次紧脉、数脉、紧脉、有力冲击脉或洪实脉。在外邪入侵的早期，浮脉会出现在整体脉上，只有在少数的情况下，它会只出现在单一脉位，譬如右寸（肺）。

脉诊解析的焦点（FOCUS OF INTERPRETATION）

想要探讨哪一个脏腑功能障碍最严重，就把焦点集中在出现最大紊乱的脉位上，它们会表现有：脉搏振幅不稳定、脉质不稳定、或者是空脉。

病症与脉质的重叠（OVERLAPPING PATHOLOGIES AND QUALITIES）

当疾病朝向气虚和血虚变化时，相关脉质如减弱脉、细脉或软弱脉，可能和代表阴虚的脉质，如紧脉和弦脉，同时存在。前面已经解释过，这时硬的脉质会遮蔽住软的脉质。这种情况在经过治疗后，如解除了肾阴虚，紧脉随之消失了，我们可能会很讶异地发现，尺脉出现了软弱脉，需要我们再去治疗肾气虚的问题。这类情况更常见的现象是，脉质在软弱脉和紧脉之间变来变去，显示两种病证同时存在。

急性病（ACUTE）

在治疗方面，急性病优先于慢性病，除非慢性病出现对生命有立即危险的状况。在急性病时，应该减少或暂停慢性病原本进行中的治疗，直到急性病被解决了。但是慢性的虚证突然恶化时，必须比急性病更优先处理。

在急性的病征中，也有优先级的排列。革空心脉（特别是脉数）代表即将出血，对生命有立即的威胁，要比其他脉质，最优先处理。其他反映严重急性病脉质——除了洪实脉、革空心脉、非常紧的空心全形溢脉和紧脉（疼痛）外——还包括：动脉如豆；突然出现非常明显的细震动脉（突发极端的烦恼担心）；突然出现非常强烈的整体脉粗震动脉（心的震惊打击）；脉搏速率非常慢（40次/分）（失温状态）；脉搏速率非常快（发烧或心的震惊打击）；脉搏速率突然非常快，但体温非常低；脉搏速率突然非常慢，但是体温非常高；以及突然出现的空心不规则不整脉和脉搏速率无法测量（严重的急性心衰竭）。

慢性病（CHRONIC）

慢性病脉质所反映的严重性，视其代表的紊乱、虚或阻滞的程度而定，因此空脉（“阴阳分离”）比沉脉或软弱消失脉严重。在出现最严重的紊乱或最虚的脏腑，最有可能找出引起慢性病的病因。

在慢性病的治疗方面，如果有好几个病证，通常可能需要同时治疗。举例来说，虽然左寸隐遁脉（忧郁）没有不规则、不整脉那么严重，但如果是它引发主要的临床症状，那么在心脏的节奏完全恢复规律之前，也必须要先改善隐遁脉所代表的同时存在的气滞。

在骨盆腔下身脉位的隐遁脉（4-5），也可能比整体脉的空脉，需要更优先处理——因为它可能是一个严重的征兆——如我们怀疑有骨盆腔的恶性肿瘤。

风水与社会因素（FENG SHUI AND SOCIAL FACTORS）

我们觉得某些脉质在地球的某处，出现的频率比其他地方高。譬如说，在容易发生地震的旧金山湾区"气乱"的脉质较多；在加州西北边的几个地区，神经心理脉位的滑脉多；在北卡罗来纳州的艾西维尔市，医师报告当地居民耳朵的感染特别多，他们找不出其他原因，除了该城市附近的毒素水平居全国之冠。这类和风水有关的问题，必须进一步探讨和观察，现有的数据太少，无法做出任何假设。

病症的严重度（THE SERIOUSNESS OF DISHARMONY）

脉质的固定性与对治疗和休息的反应（CONSISTENCY AND RESPONSE TO TREATMENT AND REST）

一般而言，固定出现的脉质比偶尔出现的脉质较严重。对适当时间（1～2周）完全休息有反应的病症，或经过短期治疗就会改变的病症，比较偏向于气（功能的）疾病，而不是脏腑实质的病变，也就是西医所定义的"疾病"。沈医师认为，疾病的疗愈是一个如海浪般"上下起伏"的过程，只不过是以向上转好的成分为主。

气滞（STAGNATION）

气滞常出现的脉质是略紧脉和次紧脉。这些脉质出现的机转是身体及（或）心理流动的气，这股不可抗拒的力量，被不会移动的东西阻挡，譬如说压抑的情绪。这种情况代表两股通常是非常强的力量，在某脏腑或区域相抗，例如肝气郁结，气机希望舒畅条达，但是遭到阻挡和限制，大多数是因为情绪压抑的力量。

其他代表气滞的脉质包括：

气球脉：当身体处于实的状态时，气或热被困在某区域或脏腑出不来的征兆。

扁平脉：当身体处于虚的状态时，气无法进入某区域的征兆。

棉花脉：表浅气滞的征兆，反映压抑或无奈，或身体创伤。

隐遁脉或死脉：显示潜在的、即将发生的或现在已发生的肿瘤形成或其他对生命构成威胁的疾病。

转动如豆脉：严重的惊恐或疼痛的征兆。

牢脉，伏实脉：与严重的里寒有关。

短实脉：与阴脏之间的气滞、血瘀或食积有关。

重建平衡以及和病症分期有关的脉质（RESTORATION OF EQUILIBRIUM AND QUALITIES ASSOCIATED WITH STAGES OF DISHARMONY）

每个脉质都反映身体企图重建平衡的努力，或是无法重建平衡的结果。脉搏速率快或减弱冲击脉可能代表生命体尝试代偿，因超过身体能量负荷的过度工作形成的状态；空脉说明这些代偿修复的方式失败了。

慢性病早期，是因为正常功能受到干扰，我们称为阻滞。企图消除这些阻滞，造成体内代谢热的累积，反映在次紧脉和轻度的有力冲击脉上。如果身体无法清除这些热——透过肠道、小便、皮肤和肺——有些过剩的热就会进入血中，表现出血热脉。这种现象最终会演变成血浓脉、空心全形溢脉和数脉，这些是高血压的病理指标脉象。

如果这些热无法清除，身体就必须供应液体（阴）来平衡它，这个过程慢慢会造成阴的耗竭，特别是肾阴，脉质也会转变成紧脉和弦脉，或许脉搏速率也会稍快。血层深度会出现滑脉，反映血管中的乱流，到了后期，热影响到血管壁，血层深度会出现粗震动脉，这个过程持续下去，到最后绳索脉和革硬脉——这种整体脉硬的脉质也会出现。当热不断累积时，会发生血瘀，表现出涩脉，特别是非常依赖血的区域，譬如骨盆腔。

随着时间的迁移，企图清除热的努力会耗气伤阴，导致脉质产生一系列的变化，从气虚、血瘀，一路到最后的“阴阳分离”。

平衡（BALANCE）

平衡和稳定性，是指身体的各部分在整体上维持着和谐关系的状态。各个脉位之间，能够维持一个和谐的关系，主要仰赖三焦的功能。稳定性是指功能的恒定性，譬如说，脉搏的节奏、速率、振幅和脉质，以及阴阳之间的关系。

通常当脉诊和其他诊断工具所见差异极大时，说明我们可能碰到比较严重的状况。同样的，脉质在不同脉位和三焦，以及不同的深度之间差异很大，代表三焦功能紊乱，潜藏着所有病变中最严重的疾病。心为君主之官；三焦则总理着帝王的天下。

生态环境（ECOLOGY）

症状及其伴随的脉质，不仅仅告诉我们有问题存在了，也同时告诉我们问题的本质和身体如何试图化解它。因此，腹泻而有大热的脉象，可能是生命体想要清除热毒，以免它进一步地伤害更重要的阴脏（实心器官）。治疗时不要只会止泻而已，还要寻找热源从何而来[8]。

疾病发展过程中心血管系统的特殊重要性（THE PREEMINENCE OF THE CARDIOVASCULAR SYSTEM IN THE DISEASE PROCESS）

汉默医师四十年的临床经验显示，心与肾是承受先天不足和后天失调恶果的两大系统。最重要的是，比起其他系统（包括肾）来，对于气、血、阴虚，心血管系统会在更年轻的年纪表现出更严重的病征。汉默医师也观察到，许多不同层面的病变，包括妇科疾病、神经疾病、头痛、关节痛以及慢性疲劳综合征，主要都是因为心（心血管）的虚证导致功能失调。

本小节特别提出心血管系统，是因为使用当代中医脉诊的人，都会注意

到这个脉法所显示的早期心的病变的各式各样的脉象。如果我们知道心和循环的疾病是我们国家本世纪最主要的死因，那有关心与循环的脉象，就应该被视为最重要的脉象。

脉象是疾病发展的最早期的预警指标。应用如此精密的脉诊系统，让我们能够在大多数疾病（包括心脏病）刚萌芽或是很早期的阶段，就可以预防处置。

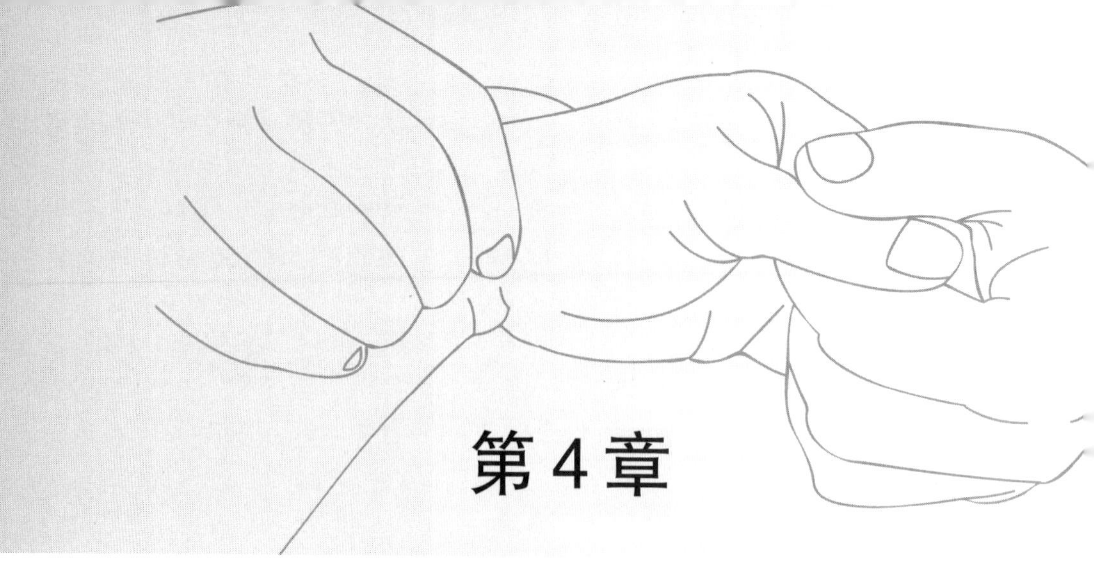

第 4 章

上手诊脉：方法学
Taking the Pulse: Methodology

布蓝特·史帝克里　*Brandt Stickley, A.P.*

初步的考量（PRELIMINARY CONSIDERATIONS）

“当代中医脉诊”在诊脉时需要考虑的因素，包括诊脉当时的时间、诊疗时间的长短、病人与诊脉者的位置，以及适当的布指。

初次诊脉要敏锐地搜集到脉象所揭示的全部讯息，需要 30 ~ 45 分钟，后续的回诊需 5 ~ 10 分钟[1]。病人与诊脉者都需要放松并且安静下来。

在符合安全的前提下，病人应该尽量不要吃药，或食用刺激物，如咖啡和茶，当然也不要过饱或过饥。每次脉诊前，都要提醒患者这些注意事项。

病人与诊察者的舒适很重要，特别是在一个漫长的检查过程中，虽然它常被忽略。传统上病人的双手要与心脏同高，这表示诊察者的双手要尽可能支撑在桌上。有些需要手指滚动探测的脉位，诊察者可视情况抬高手臂，但仍然要注意保持舒适。

上手诊脉（TAKING THE PULSE）

诊脉首要考虑是掌握主要脉动，我们要把到脉搏表现出最强、最清晰的

图 4–1 脉诊记录表

当代中医脉诊脉诊记录表

日期：					
姓名：	性别：	年龄：	身高：	体重：	职业：

节奏：	脉搏速率 / 分：开始：结束：运动：改变： 检查时其他的脉搏速率变化：
共同脉质的第一印象 左手：　　右手：	深度 浮脉层： 棉花脉层： 气： 血： 脏： 脏之血： 脏之物质： 脉搏波形：
主要脉位	辅助脉位
左：　寸部　右： 心包：	左：　神经 – 心理　右： 左：　特殊肺　右： 胸膜： 心 二尖瓣： 心脏扩大： 大血管：
左：　关部　右：	左：　横膈膜　右： 肝 肝瘀阻 远心：　尺侧： 胆囊： 脾 – 胃 食道：　脾： 胃 – 幽门区： 腹膜腔 / 胰脏： 十二指肠：
左：　尺部　右：	大肠：　肠　小肠 左：　骨盆腔 – 下身　右：
三焦 上焦： 中焦： 下焦：	评注： △ = 改变　(1) → (5) = 低→高 程度

地方。没有在主要脉动上诊脉，是造成不同诊察者之间结果不一致的（通常也是错误的）主要原因。桡动脉的位置可能会有稍偏内侧或外侧的变异，诊脉时花一点时间去找出脉动最清楚的位置是非常重要的。

我们记录出现在脉搏搏动最高点的脉质，因为它是最清晰也最正确的位置。唯有大家都遵循相同的法则，不同的诊察者之间才可能明确沟通。

当代中医脉诊的另一个特色，就是在探测某些脉位时必须滚动手指。诊察寸部时要滚动手指，以校正因中焦（有时候是横膈膜脉位）脉搏溢流到相邻脉位所产生的误差。辅助脉位也需要用特别的手法滚动手指以正确定位。

某些辅助脉位在没有病症时，把不到脉质。包括大血管、二尖瓣、横膈膜、肝瘀阻和脾的脉位等。胃幽门延伸区脉位的脉质，应该和右关部相同。胆囊、骨盆腔下身及肠的脉位，则必须与其相关的主要脉位分开，独立诊察其脉象。

特殊肺脉位、神经心理及骨盆腔下身脉位，它们代表对侧脏腑的讯息：左特殊肺脉位显示右肺的病变，左神经心理脉位与右脑有关，左骨盆腔下身脉位则会反映右边卵巢的状态。

当代中医脉诊的临床技术
（CONTEMPORARY CHINESE PULSE DIAGNOSIS TECHNIQUE）

脉诊分为三个阶段：巨观、近观和微观。巨观包括节奏、脉搏速率，以及整体脉的共同脉质，包含浮脉。近观则涉及不同深度，左、右手侧，以及三焦的共同脉质。微观则是各主要脉位和辅助脉位有关的问题。

我们从巨观和近观开始，运用双手把脉：诊疗者的左手把病人的右手，以此类推。与所有的检查开始时相同，双手是用来探索整体脉的共同脉质，协助比较左、右手的不同，以及对大区段的脉质，提供一个概念。脉诊首要考虑的像是脉搏速率、节奏和波形，都是在双手诊脉时获得最佳的讯息。物质（气、血、阴、阳、精）、稳定性、心与循环、平衡、强弱、浮脉层深度，以及其他潜在的严重疾病的征兆，也都可以在这个阶段评估。微观是稍后的阶段，它提供个别脏腑整体状态的信息，而不是关于该脏腑各种片段的讯息总和，如此可以让我们的治疗策略更有效。

在初步的巨观时期，也可以比较脉质与身体状况，藉以发现是否有互相矛盾的情形。在男性的细脉，就是可能有重大疾病的征兆。同样的，女性的脉很宽，也是要注意的事。

在巨观出现的脉质，或整体脉第一印象的脉质，也可以用来作为在其他较细微的观察时的必要的比较基准。举例来说，如果整体脉是细而软的脉，却在某单一脉位出现相对较宽或较硬的脉质；或者是整体脉较软，而在某单一脉位出现硬的脉质；这两种情况与整体脉是正常脉，而在某单一脉位出现上述脉质相比较，其临床意义显然不同。

布指（FINGER PLACEMENT）

我们建议以舟状骨作为食指桡侧的放置参考点，作为大家遵循的原则。因为有些人其韧带在桡骨茎突的附着部位，会有解剖上的变异，所以舟状骨是脉诊布指较可靠的地标。中指放在中间，继食指之后的位置，通常会正好在桡骨茎突上或是它的附近。无名指放在中指的近心处。拇指放在手背的阳溪穴（LI-5），便于诊察者调控。

为了获得最敏锐的感觉，布指时要将指甲到指腹之间的区域放置在脉搏上。诊察者还要根据病人身材大小调整指间的距离，如果病人较魁梧，就将手指分开些；如果病人较瘦小，就将手指靠拢些。在关部及尺部，是顺着桡动脉的纵轴诊脉，在寸部则是由外侧到内侧，由水平方向检视脉搏。

深度和水平位置（DEPTH AND LEVEL）

手指压力和九层深度（FINGER PRESSURE AND NINE DEPTHS）

深度是指脉搏在垂直轴向的大小。要训练出能够正确而且可以保持一致地把到九层深度的能力，特别是主要的气、血、脏三层。是非常重要的事。诊察者用太大、太小或不太一致的压力，是司空见惯的事，这些都会扭曲脉诊的结果。能够正确到达各层深度的关键在腕部、手和手指；问题在于调整压力——这种技巧我们称为“正确刻度”——最好的学习方式就是参加上手练习的训练课程。

三层深度位于一定的规范下的固定位置，从体表到气层深度之间的距离小于三十二分之一英吋，各层深度之间的距离又比这个数值再少一点。这距离要依照身材的大小比例调整，譬如说：脉搏在胖的人较沉，在瘦的人较浮。

浮脉层深度是最表浅的一层，只要把手搭在桡动脉上方的皮肤，不要加压就到位了。气层深度是第二表浅的，不见得就是脉搏刚出现的那个位置，而是在一定压力下把到的深度。如果在那儿什么也没有，我们就说气层深度是消失脉。血层和脏层深度在气层深度之下。这些深度的定位是根据我们施予桡动脉的压力，而不是根据脉质在那儿是否出现或没出现。这些压力的大小，是很客观的工具，病人的脉能够被没有偏差地测量，因而可以在不同的病人之间或不同的诊察者之间客观地比较。

辅助脉位、脉质和三层深度
（COMPLEMENTARY POSITIONS， QUALITIES， AND THE THREE DEPTHS）

三层主要的深度——气、血和脏——并不适用于辅助脉位和寸部，虽然这些脉位中的任何一个脉位，都会出现感觉上较表浅或是较深的脉质。在特殊肺、胆囊、胃幽门延伸区和骨盆腔下身脉位，我们一定要移动手指去探究该脉位不同的部分。尤其是特殊肺脉位，在它的深、浅两层，或是近、远心处，可能会发现不同的脉质。同样的道理，因为在神经心理脉位和二尖瓣脉位所出现的脉质，本质上都是短暂的，所以诊脉搭手的动作不但要轻，而且要有耐心。

水平位置（LEVEL）

水平位置是指脉搏分布在从腕到肘水平轴向的位置，它和上、中、下焦有关。很重要的是，关部（中焦）的脉质会主宰并扩张到邻近的脉位，特别是寸部。这种扩张性有解剖上、生理上，以及能量上的考虑，所以在方法上，诊察者要从传统的上焦脉位，朝远心方向滚动手指，以便正确的把出上焦的脉质。请记住，寸部的把脉方法，是沿着食指的桡侧，从外侧（桡侧）到内侧（尺侧），水平横向来探测脉象。

脉质（QUALITIES）

为保持一致性，诊脉时是截取在某个深度（气、血、脏）的脉搏波动、或振幅的最高点的脉质，同时也是脉动最强的地方。

脉质的分类是根据指下感觉而定：

- 脉的硬度或柔软的程度反映阴的功能。
- 脉的力量（有力或无力）反映气或阳的功能。
- 脉的宽度（窄或宽）主要反映血和热的功能。

一个脉质的表现程度，以一到五的度量来表示，一代表最轻的程度，五代表最大的程度，例如细脉（1-5）。

再强调一次，某些共同脉质会干扰或掩盖其他脉质，或是让它们不容易表现出来。这些脉质是有力冲击脉、共同次紧脉，脉搏速率非常快、非常慢，隐遁脉、重度棉花脉、非常细的脉、非常紧的脉、绳索脉、非常沉的脉，不规则不整脉和规则不整脉。某些药物或物质，也会有相同的影响。

步骤（PROCEDURE）

前文已述，脉诊方法学包括三个阶段：巨观、近观和微观。

我们用介于指腹和指甲之间最敏感的区域来把脉，只有需要滚动手指的脉位是例外情形。在此要特别提醒大家注意以下事项：

- 把特殊肺脉位，用食指指腹的部分。
- 把寸部，用食指桡侧往舟状骨下方滚动，然后稍微放松手指压力，来探测上焦。最重要的是，能够区别来自中焦由食指尺侧感知的脉，与来自上焦而由食指桡侧感知的脉。
- 把胆囊和胃幽门延伸区脉位，用中指的尺侧。
- 把骨盆腔下身脉位，用无名指（第四指）的尺侧。

• 把神经心理、二尖瓣和特殊肺脉位，都只用到食指。

巨观（BROAD FOCUS）

性别和年龄（GENDER AND AGE）

在第 3 章中已讨论过，这些因素和脉诊所见有密切的关系，特别是有矛盾现象存在时。

节奏和速率（RHYTHM AND RATE）

真性不整脉和假性不整脉（TRUE ARRHYTHMIAS AND PSEUDO-ARRYTHMIAS）

当我们同时把病人的双手脉去感觉脉搏速率时，可以注意到左、右手之间，或是三焦之间，出现不规则的节奏或差异。节奏方面的问题包括：静态时脉搏速率不稳定，以及规则和不规则不整脉。

通常，脉搏速率是正常的、快的或慢的。值得注意的是，在现代社会，脉搏速率主要反映的是心与血液循环或是情绪的状态，而非外邪，譬如说，寒、热。

脉诊结束时要再次测量脉搏速率，包括病人坐着时及刚刚做完运动时。测量运动时的脉搏速率的方法是：请病人用力地绕着肩关节旋转手臂十到十五下，然后计算十秒的脉搏数，再乘以六即是。从静态到运动，如果脉搏速率有很大改变，或没什么改变，都表示心的功能有问题（细节请参考第6章）。

假性不整脉包括竖立脉、脉搏振幅不稳定，以及不稳定脉，它们的指下感觉都很像真性不整脉。

整体脉的共同脉质（UNIFORM QUALITIES OVER THE ENTIRE PULSE）

当我们同时把病人的双手脉，可以得到整体脉共同脉质的第一印象。它可以提供关于虚实的整体评估，使用的参数有：脉沉、正常或是脉浮？脉细或宽，冲击脉有没有神和力（有力或减弱）？很有反弹力或容易被压扁，是连续的或柔肠寸断的（长脉、散脉、短脉）？或者是软弱消失脉、空脉、空心全形溢脉、洪实或洪虚脉、在三层深度及六个主要脉位之间，平衡还是不平衡？

整体脉的共同脉质包括：浮脉、次紧脉、紧脉、冲击脉、细脉、棉花脉、沉脉、细及粗震动脉、涩脉、革硬脉、滑脉、物质减少脉、绳索脉、隐遁脉、分开脉、脉搏振幅不稳定，或是脉质不稳定，血浊、血热、血浓脉、空心全形溢脉、压抑脉、洪实脉、洪虚脉和竖立脉。

医源性的脉质（IATROGENIC-RELATED QUALITIES）

药物可以从很多角度影响脉质。某些常用的利尿剂和压抑脉有关，表现为波峰被砍平。某些心脏和抗高血压药会造成脏层深度的有力冲击脉（通常因为实热）和血层及气层深度的脉搏减弱。类固醇会导致脉滑。抗忧郁剂可以减少或消除棉花脉，隐遁脉可能和抗精神病药物有关。乙型阻断剂和钙离子通道阻断剂可以造成脉搏速率戏剧性地变慢，甚至在不同的脉位会出现不同的脉搏速率。

稳定性或不稳定性（STABILITY OR INSTABILITY）

脉质严重不稳定及空脉出现在一侧或双侧，反映气机功能极端损坏，表现为功能紊乱（“气乱”状态）[2]。整体脉固定的脉搏振幅不稳定和心的功能有关，这与偶尔的脉搏振幅不稳定代表肝气郁结的情况有所区别。

宽度和硬度（WIDTH AND HARDNESS）

前文已述，评估脉搏的软硬度必须把常见脉搏宽度的整体正常变异性考虑在内。某些宽度和硬度的普遍性变异可以视为正常。女性的脉和男性的脉相比较，倾向于更细、更紧（更硬）；男性的脉较宽（次紧脉），也较软些。脏层深度应该是最宽、最充实的，随着手指往上逐渐减轻压力，脉搏的充实感和宽度在血层和气层深度递减。

脉搏波形（WAVE FORM）

正常脉的波形，是一个从脏层深度到气层深度之间的正弦波或是钟形波。异常的脉搏波形包括：空心全形溢脉、洪实脉、洪虚脉、压抑脉和竖立脉。空心全形溢脉具有正常脉的波形，但其高度超过气层之上。波形必须是在脉搏的最高点进行评估。

图 4-2 各种脉搏波形的比较

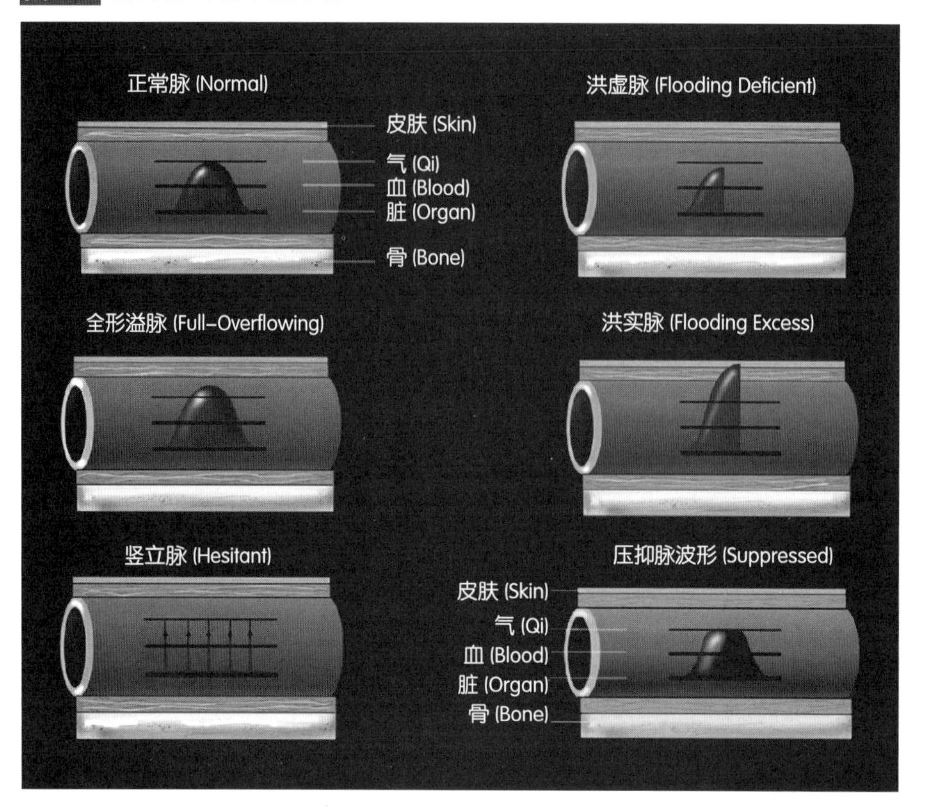

近观（CLOSER FOCUS）

左侧的共同脉质（UNIFORM QUALITIES ON THE LEFT SIDE）

左手脉最常见的共同脉质有：次紧脉、紧脉、无阻力脉、分开脉、弥漫脉、物质减少脉、细和粗震动脉、沉脉、软弱脉、空心脉、空心全形溢脉、滑脉、涩脉、脉搏振幅不稳定及棉花脉。一个轻度的软弱而沉的脉，在其最表浅层有细紧脉，表示“神经系统”影响了“器官系统”。如果左侧整体脉是细震动脉，其原因是中度的持续的担心与烦恼。只出现在左侧单边的粗震动脉，表示重要的阴脏（包括心、肝、肾）有脏腑实质的损伤。

右侧的共同脉质（UNIFORM QUALITIES ON THE RIGHT SIDE）

右手侧常见的脉质包括：次紧脉、紧脉、无阻力脉、物质减少脉、沉脉、软弱脉及棉花脉。滑脉也可出现在整体右手脉，但较为少见。如果一个人吃

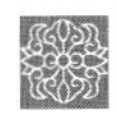

饭速度太快，则在右手脉最表浅层会出现细紧脉。

脉搏振幅在左、右手间变化不稳定
（AMPLITUDE ALTERNATING BETWEEN SIDES）

同时诊察左、右手双侧脉，如果先只在一只手出现脉搏振幅忽高忽低不稳定，后来这种情况又变成只出现在另一手的脉搏上，最常见于当下人际关系的重大冲突，也可能是因（较少见）在诊脉之前，持续数周的超过病人能量所能负担的过度工作或运动。

脉质在左、右手间变化不稳定
（QUALITIES ALTERNATING BETWEEN SIDES）

在整个脉诊检查的过程中，脉质在左、右手之间变来变去不稳定，这是阴阳分离的征兆，表示有严重的“气乱”（细节请参考第 6 章）[3]。

深度（DEPTHS）

虽然我们常说三层深度，在我们的脉诊系统中，事实上有九层深度（图 4-3），它们是：紧邻皮肤之下，气层之上的浮脉层（浮脉）；位于浮脉层下方的棉花脉层（棉花脉）；气层深度；血层深度；脏层深度（有三层分部）；牢脉层（牢脉），介于脏层深度和骨之间；紧贴在骨上方的伏脉层（伏脉）。

图 4-3 九层深度

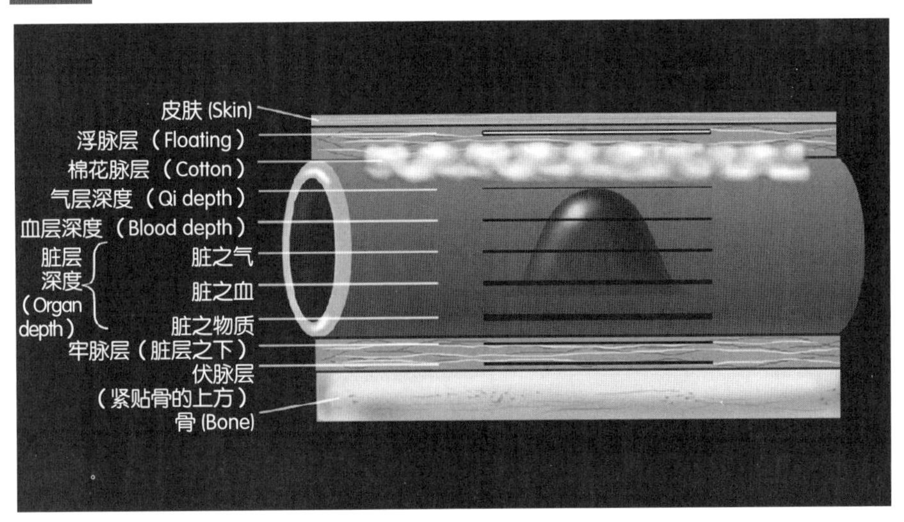

正确地定位各层深度是值得反复强调的事。每层深度之间只有微小的区

隔，不同的深度是借着手腕非常细微地增加或减少压力导至指下压力的轻微变化来探测。秘诀都在手腕的功夫，必须经过老师不断示范直到真正掌握个中技巧。这个技术对于能够正确地判断某些脉质的存在与否，非常关键。譬如说，有些脉质的存在是因为在气层深度的感觉，或是气层与血层深度的感觉不存在而确认的。脏层深度通常是最宽、最饱满的，当手指往上减压时，脉搏应该渐渐变窄，内含物质也减少。最轻、最窄的脉搏应该出现在气层深度。

气层之上（ABOVE THE QI DEPTH）

出现在气层之上的脉质有浮脉、洪实脉、空心全形溢脉，和最常见的棉花脉。浮脉是在紧邻皮肤之下的浮脉层轻压就能把到。棉花脉出现在介于皮肤和气层深度之间的棉花脉层，其强度决定于结缔组织的阻力大小；或是在会超过气层深度的波形（洪实脉等）的侧面把到。

气层深度（QI DEPTH）

将三指放在三个主要脉位上检测气层深度是否有脉质存在。在这儿最常见的脉质是：次紧脉、紧脉、细脉、无阻力脉、减弱脉或物质减少脉、消失脉、滑脉和细震动脉。

血层深度（BLOOD DEPTH）

血层深度会表现出实证或虚证。虚证的表现是：当我们的手指由气层向血层深度加压时，如果气层深度是消失脉，血层深度是分开脉（分散开来），代表气血两虚。如果气层深度和血层深度都是消失脉，但脏层深度存在，这样的情况则代表更严重的气虚和血虚；细脉则表示更严重的血虚。如果气层深度存在，血层深度分开或消失，脏层深度受压会分开，这种脉象是空脉。如果气层深度完好，血层深度受压分开或消失，继续施压到了脏层深度却又清楚呈现，这就是空心脉，代表血虚或出血（参考第9章）。

血的实证可以用下压脉搏至脏层深度，再逐渐向表面的方向放松压力来探测。正常情况下，当手指放松压力时，脉搏应该渐渐变窄和变弱。如果脉搏在血层深度反而变得饱满，回到气层深度时又变小，代表血浊或血热的病证（及脉质）存在。如果手指放松压力回到气层深度时，脉搏的内容物质感没有减少，这种情况（及脉质）可以视为血浓；如果脉搏的内容物质感一直增加到气层之上，并具有完整的正弦波形，则是一个空心全形溢脉，代表血热。

图 4-4 脉位

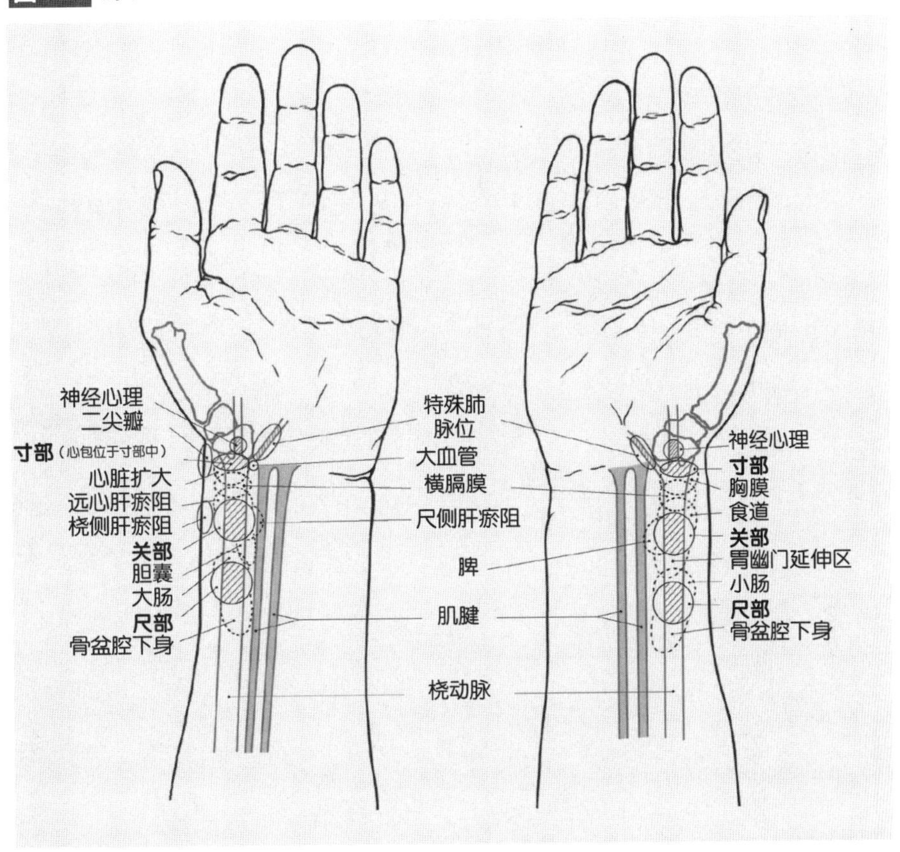

脏层深度（ORGAN DEPTH）

在脏层深度脉搏通常是最宽最饱满的，反映脏腑的功能和物质层面的状态。脏层深度常见的脉质是：略紧脉、次紧脉、紧脉、细脉、弥漫脉、物质减少脉、软弱消失脉、滑脉、涩脉、冲击脉、粗震动脉和分开脉。

在脏层深度内，很细心地透过触觉，我们可以再分出气、血和物质（阴）层，后者相当于生物医学中的器官实质本体。在脏之血层（O-B）和脏之物质层（O-S），可以找到残余毒素的有力证据。

脏层之下（BELOW THE ORGAN DEPTH）

牢脉和伏脉出现在脏层之下，牢脉介于脏层深度和骨之间，伏脉则紧贴在骨的上方。

图 4-5 双手脉诊

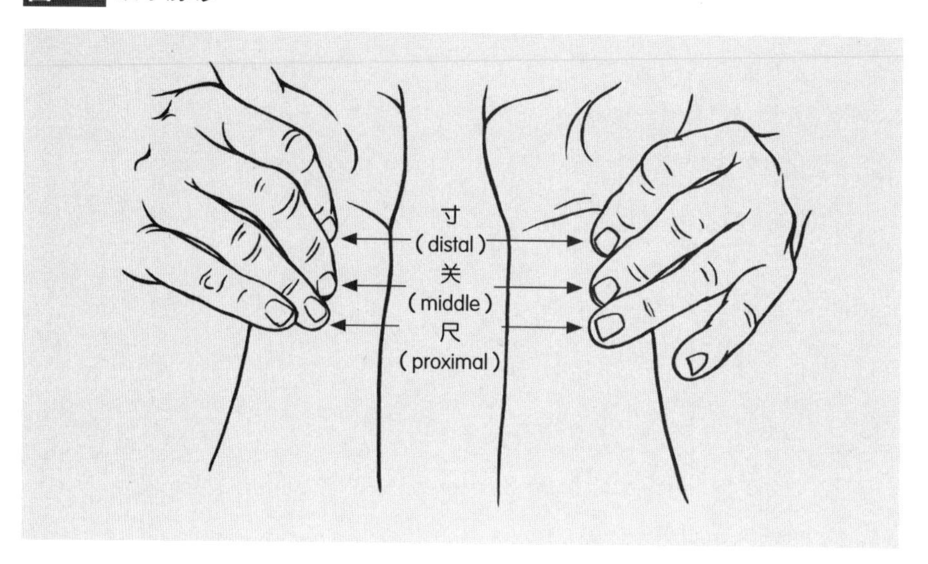

微观（CLOSEST FOCUS）

左手主要和辅助的单一脉位

（LEFT PRINCIPAL AND COMPLEMENTARY INDIVIDUAL POSITIONS）

图 4-6 左特殊肺脉位

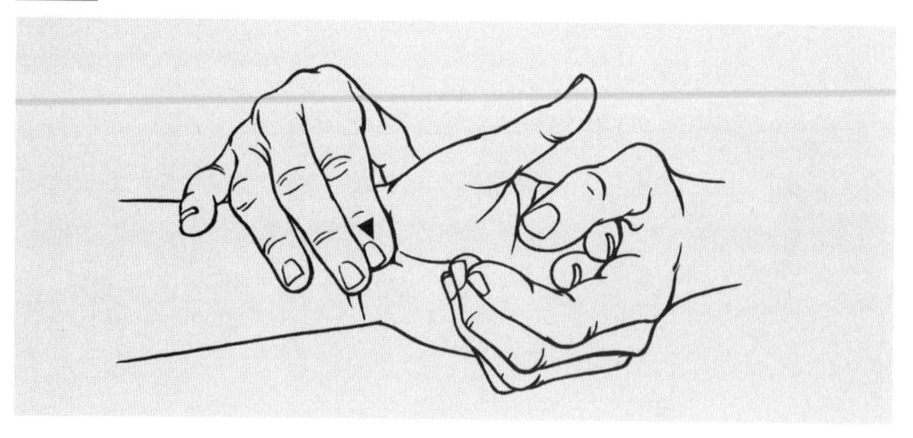

左特殊肺脉位（LEFT SPECIAL LUNG POSITION）

左手特殊肺脉位位于桡动脉的一个小分支（掌侧表浅支）上，介于太渊穴（LU-9）和大陵穴（PC-7）之间。用右手食指指腹轻轻压在这个桡动脉内侧的小分支上来感觉它的脉动。左手特殊肺说明右肺实质器官的状态和病史，以及在能量层面右肺病症的位置所在。右手特殊肺脉位显示左肺的状态。在特殊肺脉位常见的脉质有：次紧脉、紧脉、弦脉、窄脉、限制脉、滑脉、震动脉、浮脉、气球脉、隐遁脉、脉搏振幅不稳定、消失脉及涩脉。

左神经心理脉位（LEFT NEURO-PSYCHOLOGICAL POSITION）

用右手食指探索左神经心理脉位，在手腕舟状骨上的凹陷的里面、上方或周围，就在寸部的远心端。沈医师临诊会应用此脉位，但从未对此脉位做过完整的系统性解析。虽然对此脉位的临床解析，已有少数结论，但它与病症更进一步的关联性，则仍需努力探索。

对于这个脉位汉默医师仍在继续研究其脉质与症状的关系，并试图解释其涵义。此脉位与中枢神经及头部有关。本脉位可发现的脉质有：细震动脉、涩脉、面团脉、脉搏振幅不稳定、紧脉、滑脉、细与粗脉有力冲击脉和隐遁脉。沈医师认为此处的细震动脉代表“心神紧张”的心气不宁；涩脉可能表示头部创伤。无法区分的脉质是面团脉，暂时被认为和神经系统的问题有关，包括头痛（参考第 12 章）。

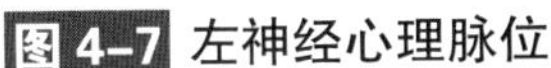
图 4-7 左神经心理脉位

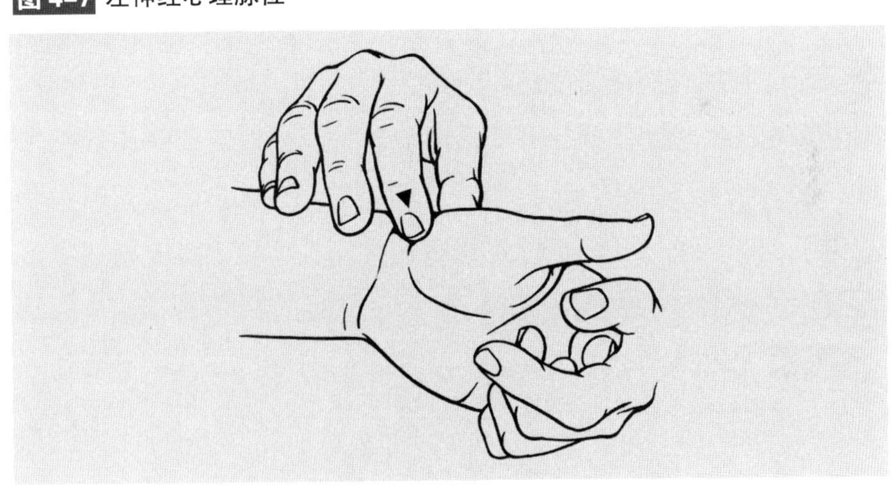

左寸部、心包和大血管脉位
（LEFT DISTAL，PERICARDIUM，AND LARGE VESSEL POSITIONS）

左寸是以水平横向的方式把脉，沿着桡、尺侧，内、外侧的轴线，刚好在舟状骨下方，诊脉时可以将食指的桡侧滚动取脉。在此，我们并不是要评估桡动脉的脉动，而是要感觉当桡动脉突然分成许多小分枝时，流体动力的状态。它会形成一种波，透露出心（左手）和肺（右手）的生理状态。我们用食指的桡侧，而非指腹来把脉。手指就位后朝着内、外侧，而非近、远心的方向滚动食指的桡侧。一旦进入脉位，很重要的是要稍微减轻指下压力，以避免压垮了脉动。因为此脉位空间的局限性，左寸只有两层深度，也就是浅层和深层较容易把到。

图 4-8 左寸脉位

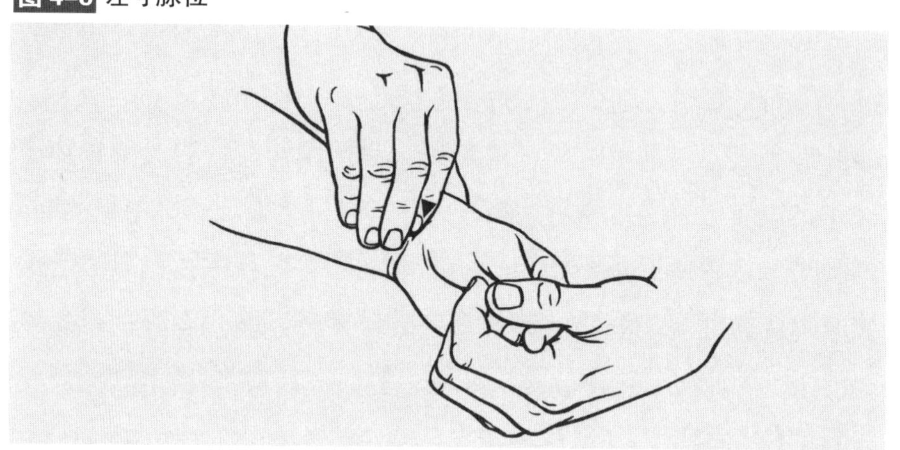

在左寸脉位之内，感觉到另一突出的脉质，有时候藉由食指的桡侧面，由外而内地在左寸滚动，再由内到外地滚动回来可以确认。这就是心包脉位，它位于左寸的正中央。在心包脉位最常见的是一个很清楚的紧脉，偶尔伴有滑脉。

向内侧的尺骨滚动食指，寻找大血管脉位。它位于桡侧屈腕肌腱和舟状骨之间的凹洞或下陷之处，用食指的远心外侧面去感觉。虽然下列两种脉质都很少见，相对常见的是气球脉（代表动脉瘤），更少见的是次紧到紧的空心全形溢脉（表示心因性高血压）。

图 4-9 大血管脉位

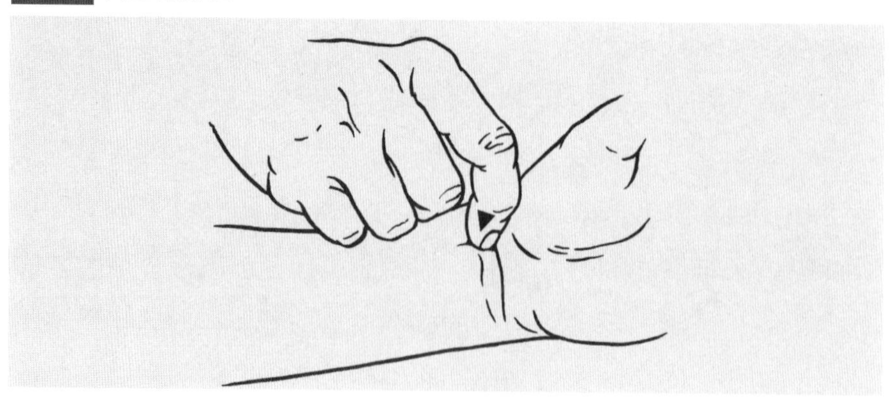

二尖瓣脉位（MITRAL VALVE POSITION）

用右手食指轻轻地触压，二尖瓣脉位是在左手外展拇指肌腱联结桡骨茎突和舟状骨的地方。此处常见的脉质有震动脉和滑脉。与神经心理脉位类似的是，这里出现的脉质都是短暂的、细微的，有时候会在脉位附近移动。

图 4–10 二尖瓣脉位

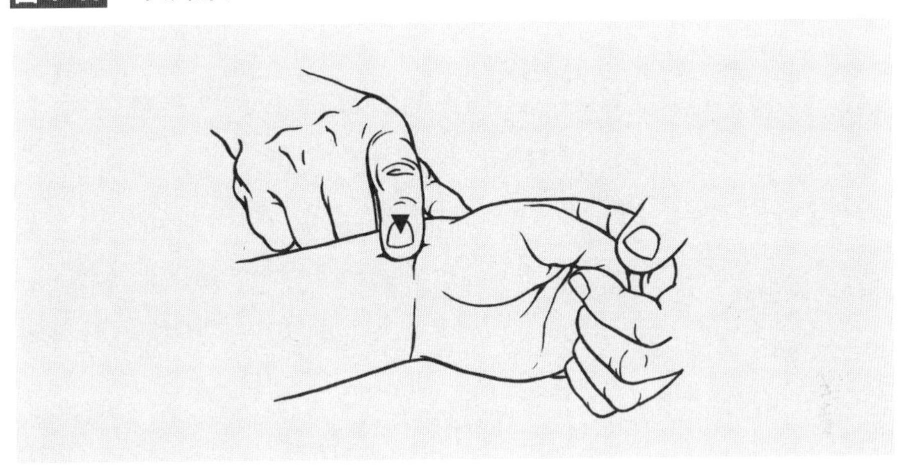

横膈膜脉位（DIAPHRAGM POSITIONS）

左、右手在寸、关之间都有横膈膜脉位。把本脉位时，食指由寸部稍下向近心滚动、中指由关部朝远心滚动来诊脉。

气球脉在横膈膜脉位常见，它的感觉是手指由远心向近心滚动时，指下有如爬上小山丘的感觉，再继续朝着关部的近心方向滚动时，又有下坡的感觉。轻度的气球脉（2），可以视为是正常的。大于二（3-5）的气球脉则为胸膈气滞。左手大于三（3）的气球脉，表示亲密关系破裂必须要把感情收回来时，被压抑的爱慕之情转而成为愤怒。左横膈膜脉位消失或非常低，表示一个人没有任何的亲密关系，或者是生活过得非常和谐的人。

右手气球脉通常反映搬重物的程度，同样大于二的气球脉表示举物过重超过一个人的能力（气）。但是，太剧烈的情绪冲突，如同上文在左横膈膜脉位的说明，在右手也会出现很严重的气球脉。

心脏扩大脉位和远心肝瘀阻脉位
（HEART ENLARGED，AND DISTAL LIVER ENGORGEMENT POSITIONS）

如果左手横膈脉位的远心侧比近心侧更鼓胀或粗糙[4]，就表示心脏扩大脉存在（病症及其脉质），这是值得注意的情况。

图 4-11 心脏扩大脉位

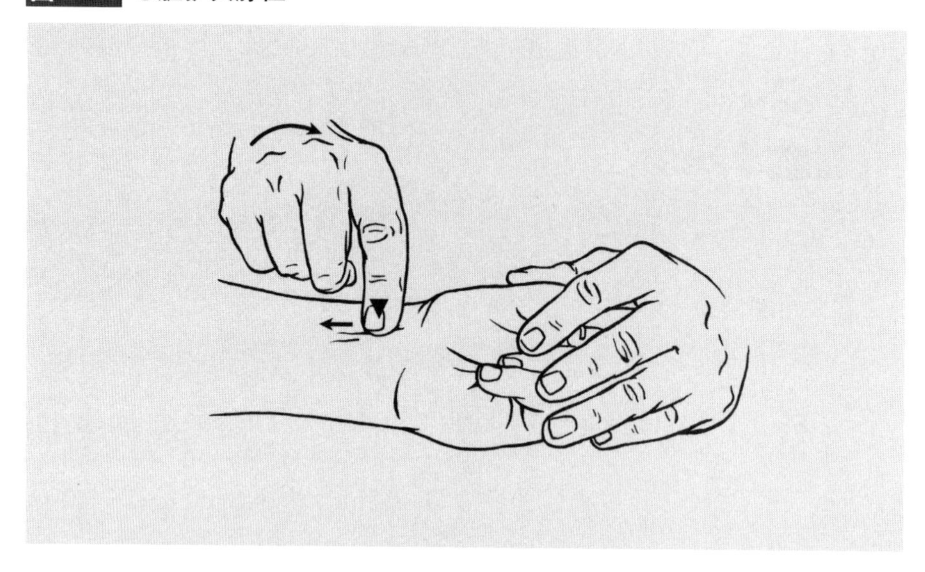

如果用右手中指滚动时，左横膈脉位的近心侧比远心侧更鼓胀或粗糙，我们就诊断为远心肝瘀阻脉位存在。

图 4-12 远心肝瘀阻脉位

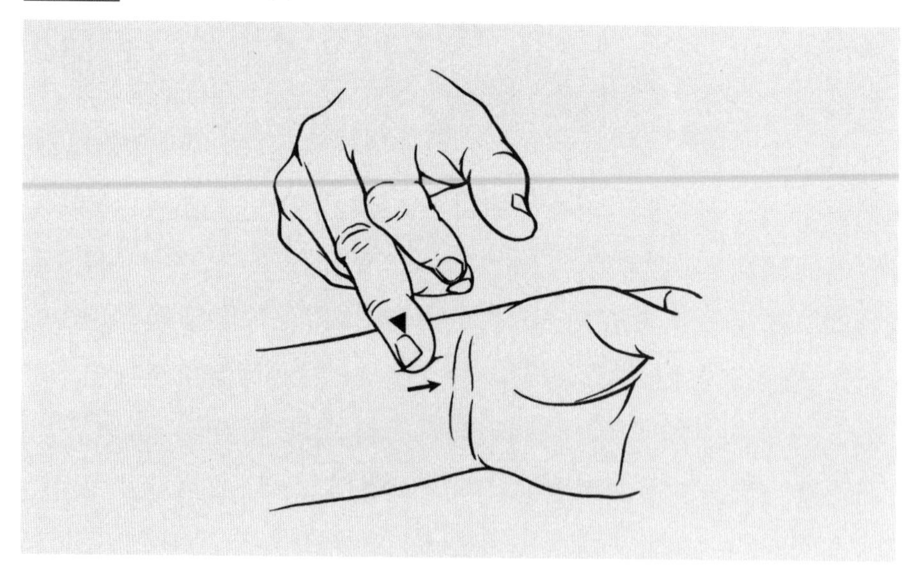

左关部（PRINCIPAL LEFT MIDDLE POSITION）

用右手中指把左关部。很重要的是，我们一定要把到主要脉动，它常常偏于内侧。本脉位常见脉质有：次紧脉、紧脉、弦脉、细脉、冲击脉、空心

全形溢脉、洪实脉、滑脉、沉脉、软弱脉、空脉、空心脉、震动脉、弥漫脉、物质减少脉、涩脉、隐遁脉、脉质及脉搏振幅不稳定。要把到血浊、血热、血浓脉，最好的方法是将手指由脏层深度，慢慢减压至气层深度，它反映肝及其藏血功能的关系。

图 4-13 左关脉位

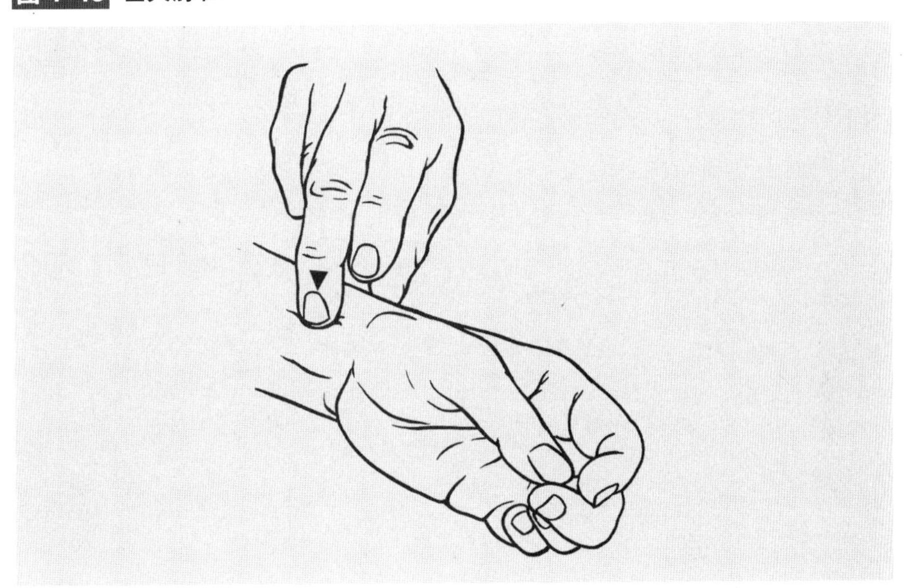

尺侧肝瘀阻脉位（ULNAR ENGORGEMENT OF THE LIVER）

我们有两个肝瘀阻脉位可以显示肝血瘀的程度。从左关部开始，中指向着桡侧腕屈肌腱滚动来轻触本脉位。在手指靠近指甲的部位，如果有很表浅的气球脉，表示尺侧肝瘀阻脉位存在。因为空间有限，这儿的气球脉只有很细微的鼓胀感。另一个肝瘀阻脉位，是前文已说明的远心肝瘀阻脉位。

图 4-14 尺侧肝瘀阻脉位

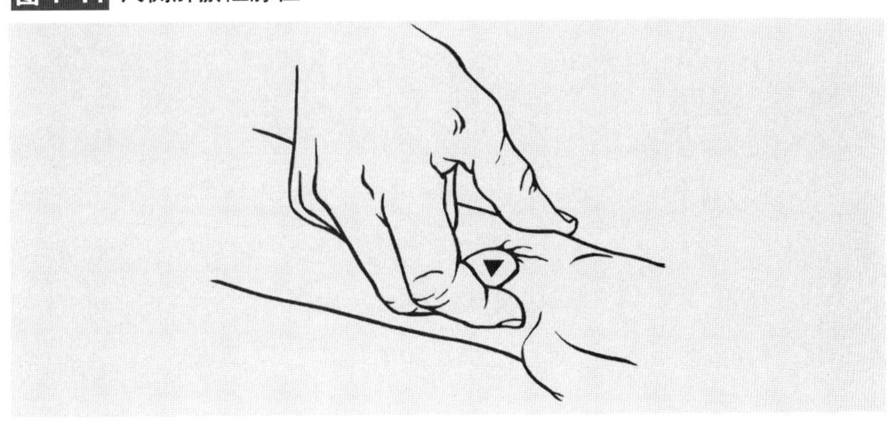

胆囊脉位（GALLBLADDER POSITION）

要把胆囊脉位，我们将整个右手中指从左关部朝着近心，向内侧移动平放在动脉上，用远心指骨间关节附近的尺侧去感觉，我们可能需要向内、外侧滚动，来找出最大脉动。常见脉质有：紧脉、次紧脉、弦脉、气球脉、滑脉、有力冲击脉、涩脉、隐遁脉，以及脉搏振幅不稳定。

图 4–15 胆囊脉位

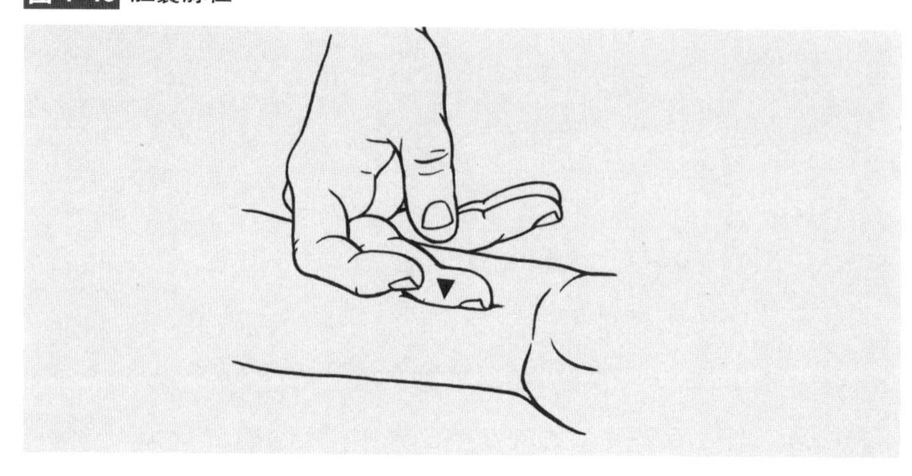

左尺部（LEFT PROXIMAL POSITION）

用右手无名指靠近中指来把左尺部。为了把到主要脉动，右手无名指可能须要稍微向内侧移动，以符合血管走向。

图 4–16 左尺部

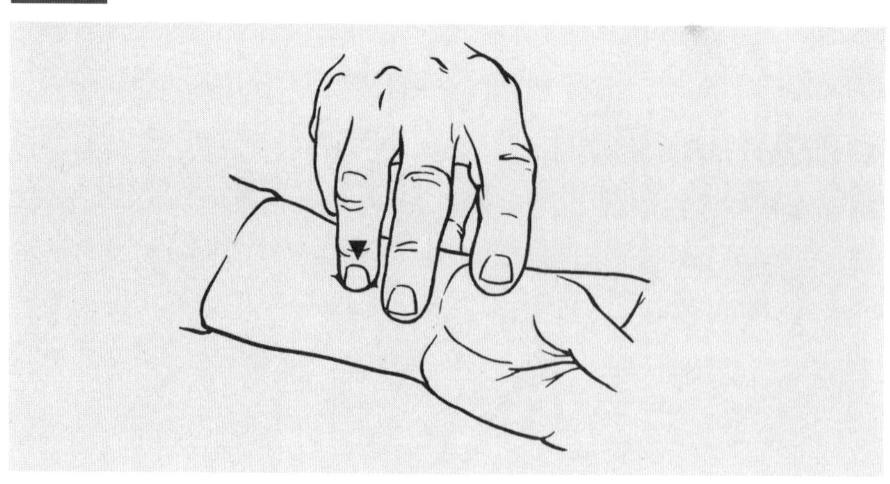

常见的脉质有：次紧脉、紧脉、弦脉、物质减少脉及减弱冲击脉、沉脉、

软弱脉、消失脉、隐遁脉、涩脉，以及脉质和脉搏振幅不稳定。在此脉位，较硬的脉质表示肾阴精虚，它会凌驾并掩盖那些较软的代表肾气和肾阳虚的脉质。弦脉表示较严重的肾精不足、早期糖尿病、高血压、下背痛或骨盆腔疼痛。

大肠脉位（LARGE INTESTINE POSITION）

将右手无名指由左尺部开始，朝着远心及很偏内侧方向的桡侧腕屈肌腱滚动，也就是说无名指由垂直而后向远心成 30° 来探测大肠脉位。这时我们用无名指指尖的桡侧去感觉大肠脉位，且避开左尺的脉动干扰。常见脉质有：次紧脉、紧脉、滑脉、紧咬脉、粗震动脉、气球脉、涩脉、脉搏振幅不稳定及隐遁脉。

图 4–17 大肠脉位

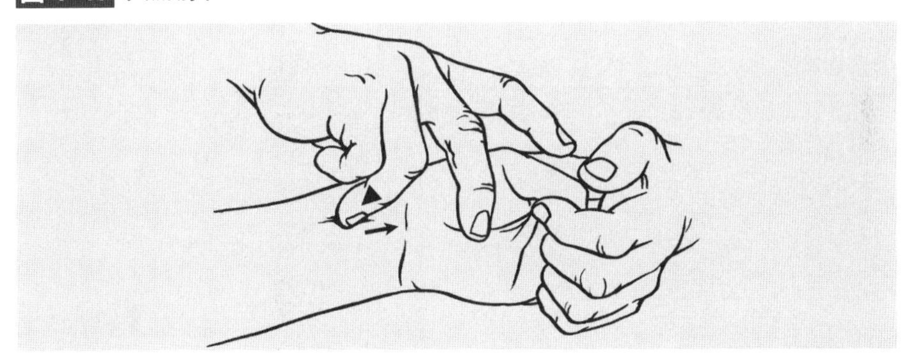

左骨盆腔下身脉位（LEFT PELVIS/LOWER BODY POSITIONS）

双手都有骨盆腔下身脉位。要把左骨盆腔下身脉位，将右手无名指由左尺部沿着动脉向近心端平放。用远心指骨间关节附近的尺侧去感觉，我们可能需要沿内、外侧滚动，来找出最大脉动。本脉位常见的脉质包括：涩脉、滑脉、紧脉、次紧脉、隐遁脉，以及脉搏振幅不稳定。

图 4–18 左骨盆腔下身脉位

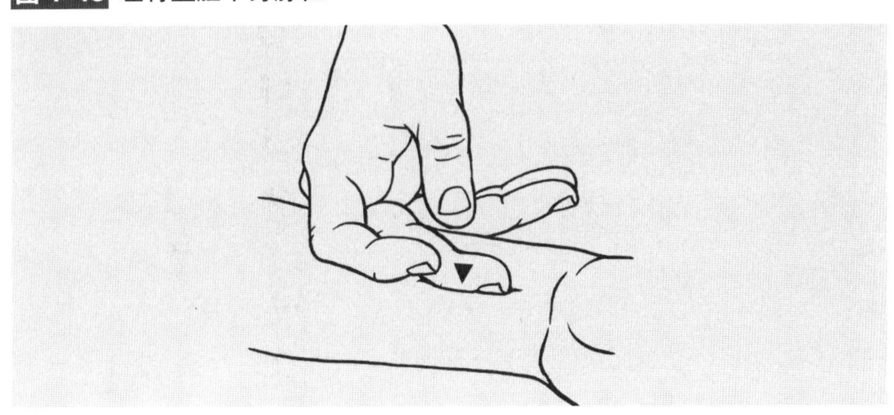

右手主要脉位和辅助脉位

（RIGHT PRINCIPAL AND COMPLEMENTARY POSITIONS）

右特殊肺脉位（RIGHT SPECIAL LUNG POSITION）

在右侧首先要把的是右特殊肺脉位，定位的方法与左侧相同（太渊穴到大陵穴之间），只不过换成用左手食指指腹。可以发现与左侧相同的脉质，右特殊肺脉位说明左肺器官实质的状态和病史（同时显示能量层面的左肺、病症的位置所在），包括内部、外部、上部和下部，这些部位都可以藉由朝着适当的方向滚动手指而探得（细节请参考第 2 章图 2-1）。

图 4-19 右特殊肺脉位

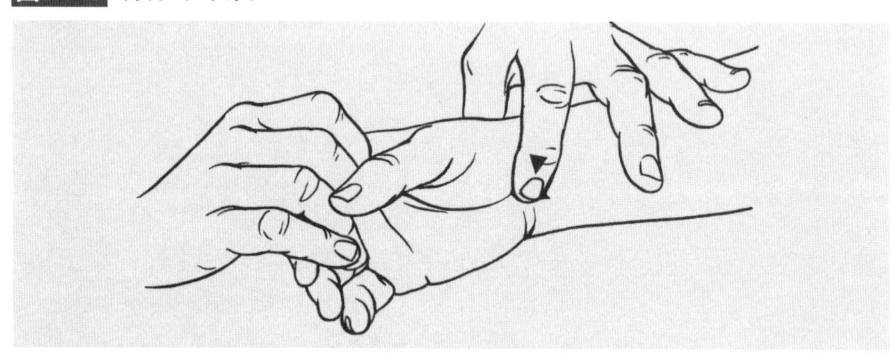

图 4-20 右特殊肺脉位，不同角度

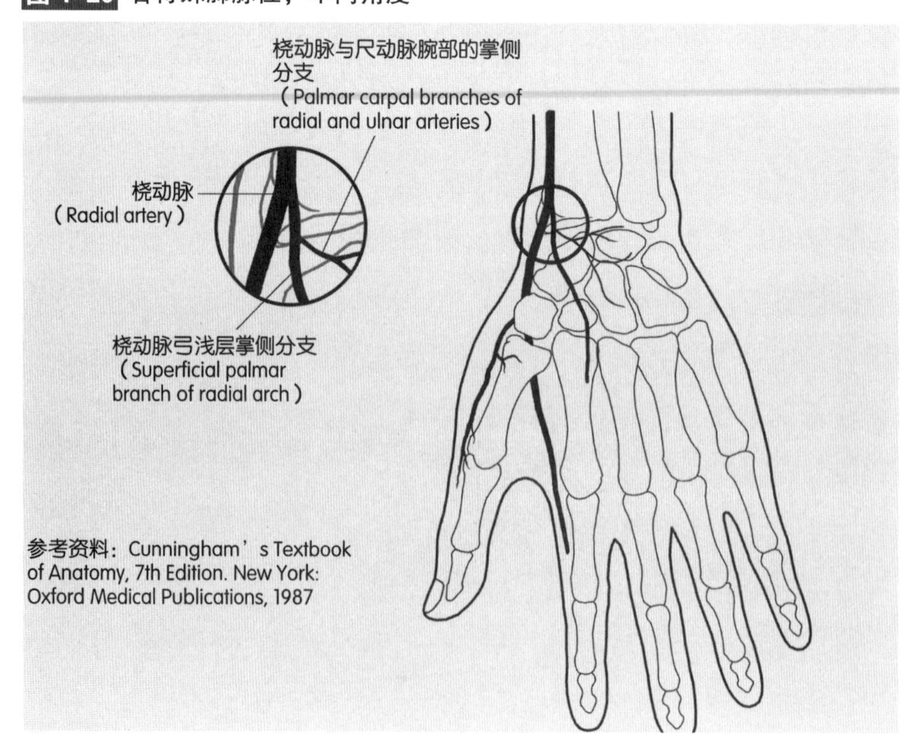

右神经心理脉位（RIGHT NEURO-PSYCHOLOGICAL POSITION）

用左手食指探测右神经心理脉位，方法与左侧相同，出现的脉质与解释也类似。

图 4-21 右神经心理脉位

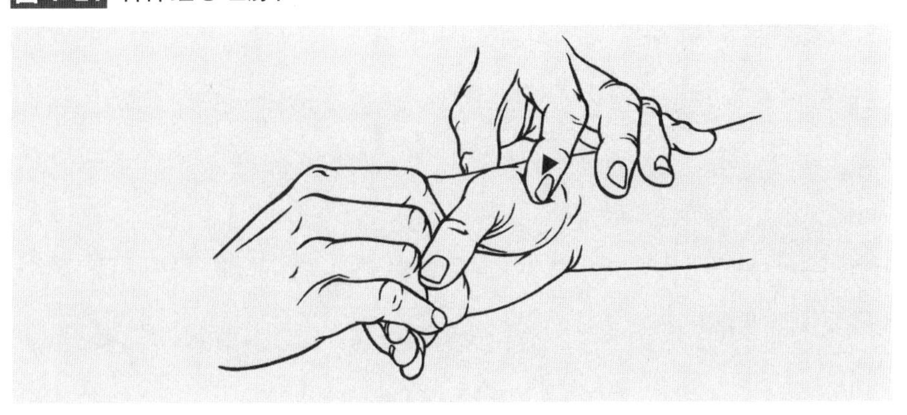

右寸部（一般肺）[RIGHT DISTAL（REGULAR LUNG） POSITION]

脉诊方法与左寸相同，只不过换成用左手食指，朝着远心稍偏桡侧，并且向右舟状骨下方滚动。本脉位常见的脉质有：次紧脉、气球脉、紧脉、弦脉、滑脉、震动脉、涩脉、浮脉、软弱消失脉、隐遁脉，脉搏振幅和脉质不稳定。如果出现死脉，通常和肺癌有关。

图 4-22 右寸脉位

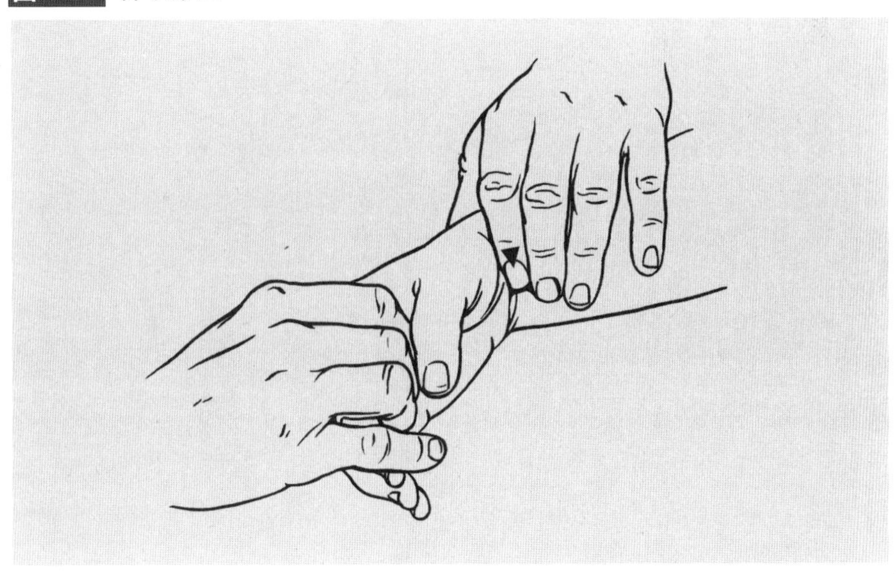

右横膈膜、胸膜和食道脉位

（RIGHT DIAPHRAGM， PLEURA， AND ESOPHAGUS POSITIONS）

把右横膈膜脉位时，左手食指由寸部向近心滚转，中指由关部朝远心滚转来诊脉。

图 4-23 胸膜脉位

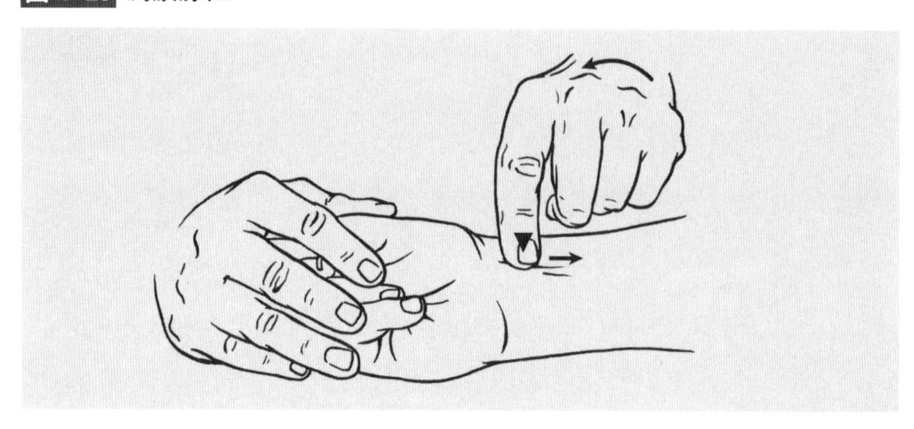

图 4-24 食道脉位

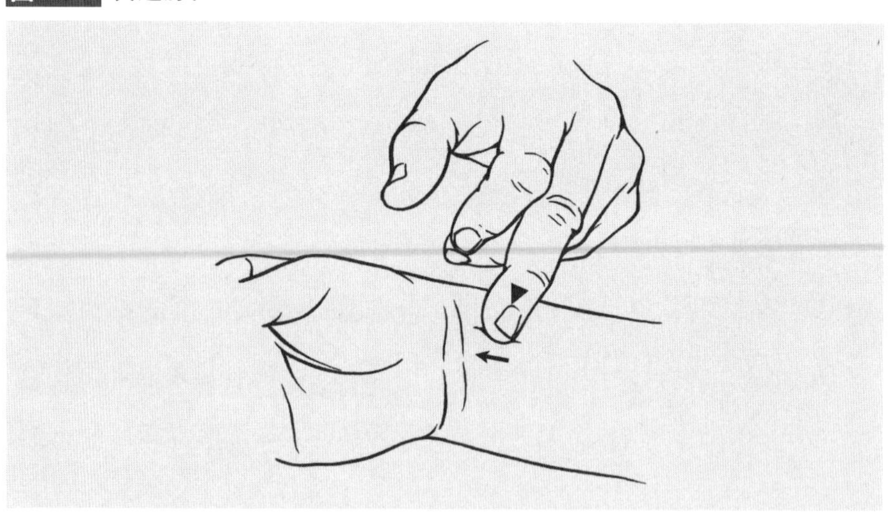

气球脉在横膈膜脉位常见，它的感觉是手指由远心向近心滚动时，指下有如爬上小山丘的感觉，再继续朝着近心方向的关部滚动时，又相反有下坡的感觉。轻度的气球脉（2），可以视为正常的。更严重的气球脉则为胸膈气滞。大于三（3）的气球脉，表示举物过重超过一个人的能力负荷；较少见的原因则是因与人分离所造成的情绪压抑。

如果右手横膈脉位的远心侧比近心侧更鼓胀或粗糙，表示胸膜脉位存在，而且有胸膜的病变（急性或慢性）。

如果右手横膈脉位的近心侧比远心侧更鼓胀或粗糙，说明有食道气滞。食道脉位若出现滑脉而非粗糙的脉质，表示食道附近有食积。

右关部（RIGHT MIDDLE POSITION）

右关部主要脉位，如左手相应脉位同样的诊脉法，换成用左手中指来把本脉位。右关出现硬的脉质（次紧脉、紧脉、有力冲击脉）与胃热有关；软的脉质（分开脉、沉脉、物质减少脉、弥漫脉、减弱冲击脉、软弱消失脉和空脉）则是与脾虚有关。在右关部，软和硬的脉质可能同时存在，以脉质不稳定的形式表现，显示相应的脾和胃都有严重的病变。隐遁脉代表肿瘤生成。

图 4–25 右关脉位

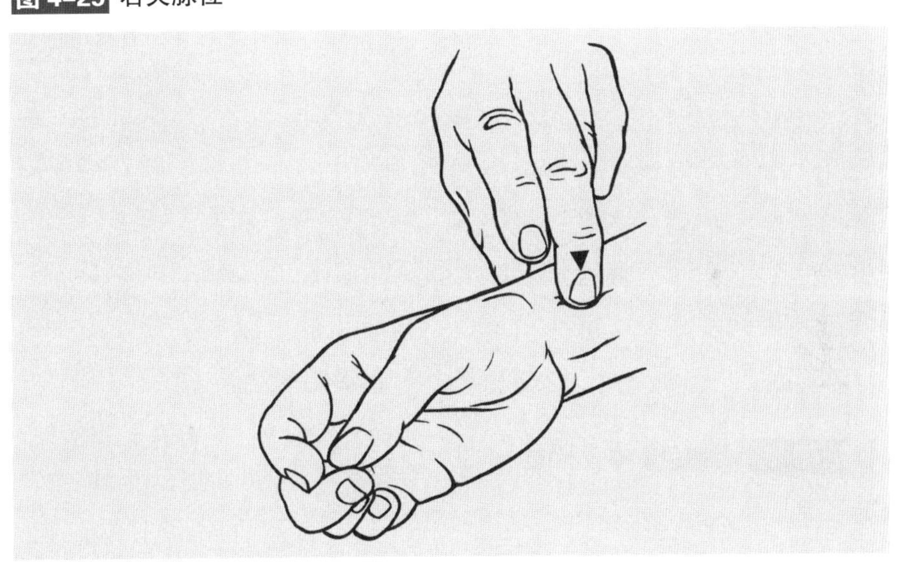

脾的脉位（SPLEEN POSITION）

左手中指放置在右关部，手指向着内侧浅层的尺侧面滚动，来探测脾的脉位。它位于桡动脉与桡侧腕屈肌腱之间，用手指靠近指甲的区域来感觉很表浅的气球脉。

图 4-26 脾的脉位

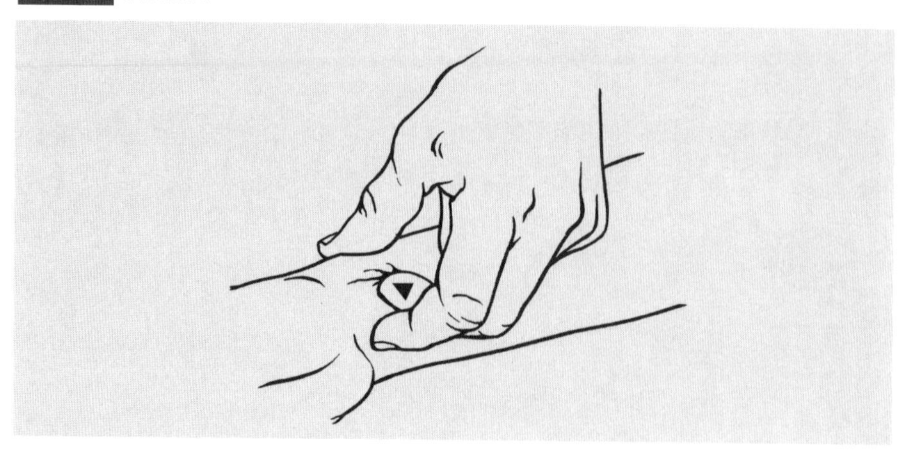

胃幽门延伸区和十二指肠脉位
（STOMACH-PYLORUS EXTENSION & DUODENUM POSITIONS）

用整个左手中指从右关部朝着近心，向内侧平放在动脉上，与把左手胆囊脉位相同的方法来诊脉。我们可能需要向内、外侧滚动，以找出最大脉动。

本脉位可见：次紧脉、紧脉、涩脉、滑脉、气球脉、隐遁脉、紧咬脉、粗震动脉，以及脉搏振幅不稳定。较少见的是空心脉或滑脉，代表胃十二指肠溃疡。

如果胃幽门延伸区脉位和小肠脉位的脉质相同，我们就诊断十二指肠脉有病变，常见的有紧及（或）滑脉，它表示十二指肠溃疡及（或）该区能量异常。本脉位的气球脉，代表较不严重的能量和实质病变。

图 4-27 胃幽门延伸区脉位

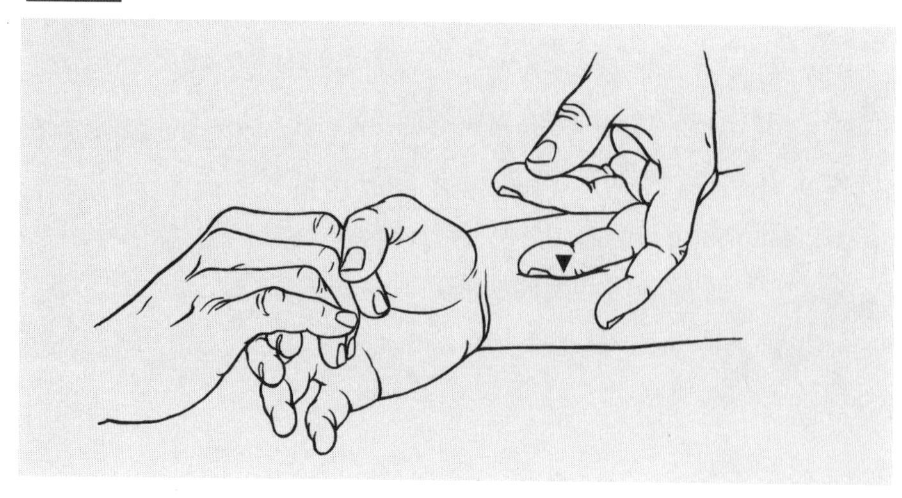

腹膜—胰脏脉位（PERITONEAL-PANCREATIC POSITION）

如果尺侧肝瘀阻脉位和脾的脉位同时存在，通常是出现气球脉，显示腹膜腔有病变。胰脏的炎性疾病或肿瘤、酶的功能耗竭、腹膜腔的其他肿瘤（包括肠道的）及腹水都是此种脉象代表的可能病变。

右尺部（RIGHT PROXIMAL POSITION）

右尺主要（膀胱）脉位。用左手无名指靠近中指来把右尺部。本脉位的临床意义是，软的脉质（物质减少脉、软弱消失脉、脉质或脉搏振幅不稳定脉）代表肾阳虚。然而阴虚或是较少见的严重疼痛，在此会表现出硬的脉质，像紧脉、弦脉等，并且会掩盖软性脉质。如果膀胱有感染，或是小肠或骨盆腔器官有猛爆性的感染，这个脉位更会表现出一片实证，譬如说：洪实脉、有力冲击脉（3+ 到 5 级）。

图 4-28 右尺脉位

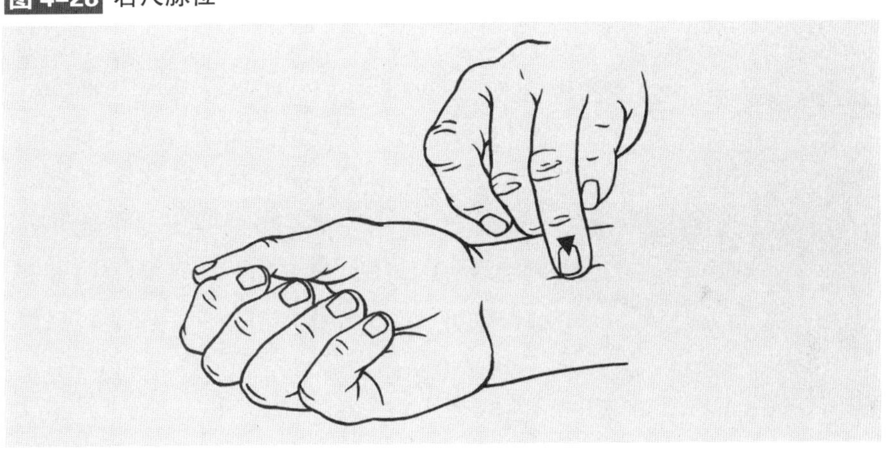

小肠脉位（SMALL INTESTINE POSITION）

将左手无名指由右尺部开始，朝着远心尽量偏内侧的方向，对着右关部，来探测小肠脉位。常见脉质有：次紧脉、紧脉、紧咬脉、滑脉、有力冲击脉及隐遁脉。偶尔可见粗震动脉、气球脉和涩脉。

右骨盆腔下身脉位（RIGHT PELVIS/LOWER BODY POSITION）

把右骨盆腔下身脉位的方法与左手相应脉位一样，唯一的不同是，诊脉者将左手无名指沿着动脉向近心端平放。手指可能需要向内、外侧滚动，直到找出主要脉动。与左侧相同，本脉位常见的脉质有：次紧脉、紧脉、滑脉、隐遁脉、脉搏振幅不稳定，以及涩脉。

图 4-29 小肠脉位

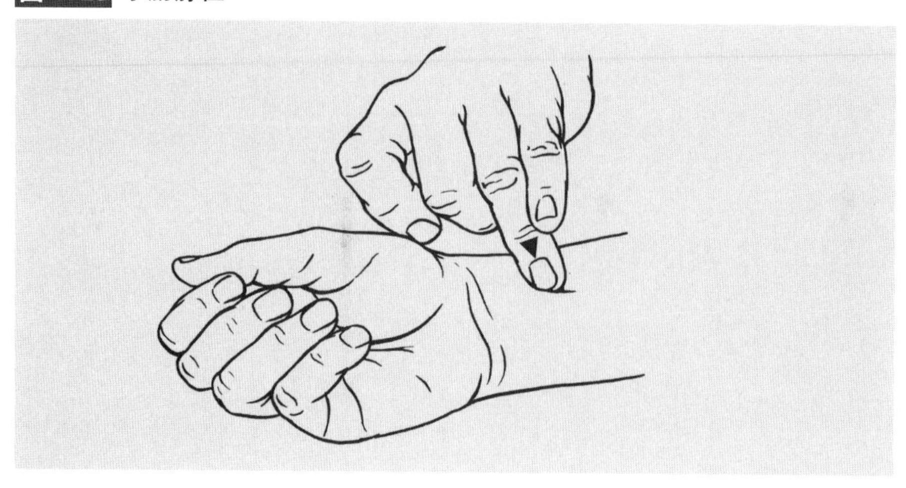

图 4-30 右骨盆腔下身脉位

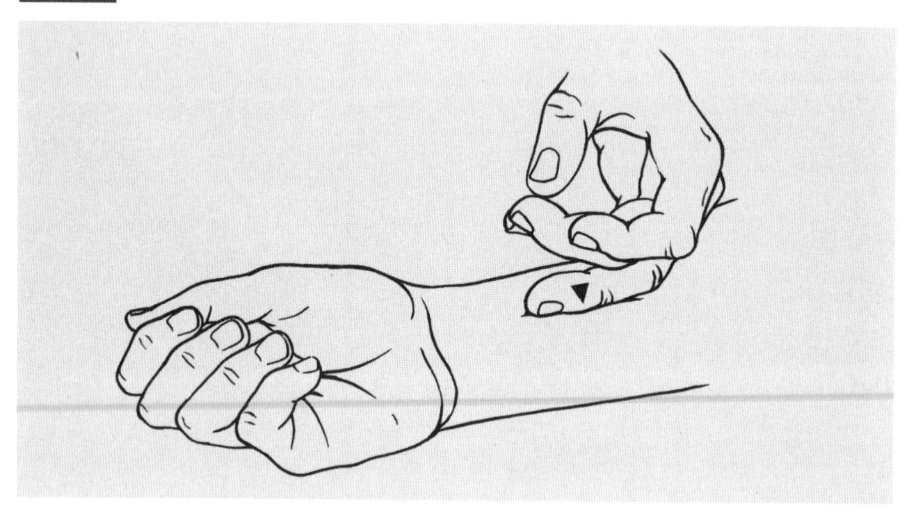

两侧对应脉位的共同脉质（三焦）

[SIMILAR QUALITIES FOUND BILATERALLY AT THE SAME POSITION（BURNER）]

两侧的对应脉位或三焦出现相同的脉质，在临床上有特别的意义，将在第 14 章及表 14-1 详细说明。双侧常见的共同脉质有：浮脉、棉花脉、空心全形溢脉、气球脉、扁平脉、次紧脉、紧脉、弦脉、滑脉、细脉、软弱消失脉、空脉、空心脉和震动脉。

肌肉骨骼脉位（MUSCULOSKELETAL POSITIONS）

肌肉骨骼脉位介于三焦之间的区域，向桡侧滚动手指，可以诊察肌肉骨骼的病变。紧脉代表这些区域的疼痛。在寸部的远心桡侧面，可以诊察颈部的问题。寸、关部之间的桡侧，代表肩带。关、尺部之间的桡侧，反映臀部，尺部和骨盆腔下身脉位间的桡侧，代表膝关节区。

运动时的脉搏速率（RATE ON EXERTION）

脉诊结束时，记录完静态时的脉搏速率，我们请病人以手臂绕着肩膀用力转动，停止时马上记录十秒钟当中脉搏的跳动次数，将这个数字乘以六，就得到运动时的脉搏速率。如果这个动作能做两次，就可以取其平均值，以避免误差。这个方法用来测量心气、阳、血虚（细节请参考第 12 章）。

脉质和心理状态（THE PULSE AND PSYCHOLOGY）

每一个“观”（巨、近、微观）都可以揭示心理状态。巨观时，心的震惊打击这种心理问题（整体脉粗震动脉）、心气不宁（静态时脉搏速率不稳定）的问题，都表现在这个阶段。近观时，棉花脉（无奈）及“神经系统紧张”（气层深度的紧及细脉）就是例子。微观时，每个脉质各有不同的心理含义（参考表 15-1）。

针灸治疗后的脉诊评估（PULSE EVALUATION FOLLOWING TREATMENT WITH NEEDLES）

沈医师从临床经验清楚地知道（汉默医师亦然），治疗后立即用本脉诊系统评估脉质是错误的做法，也会徒劳无功，因为针灸后，要经过好几天的持续改变，脉象才有可能看出不同。

小叮咛（A REMINDER）

我们如果希望获得最好的疗效，就必需明白：在大区段所透露的讯息及其相关病症，必须优先处理，才有可能达到明显而持续的治疗效果。这些讯息包括：节奏与脉搏速率、第一印象脉质、与大区段的共同或一致的脉质、三层深度，以及不稳定的征兆或功能紊乱。

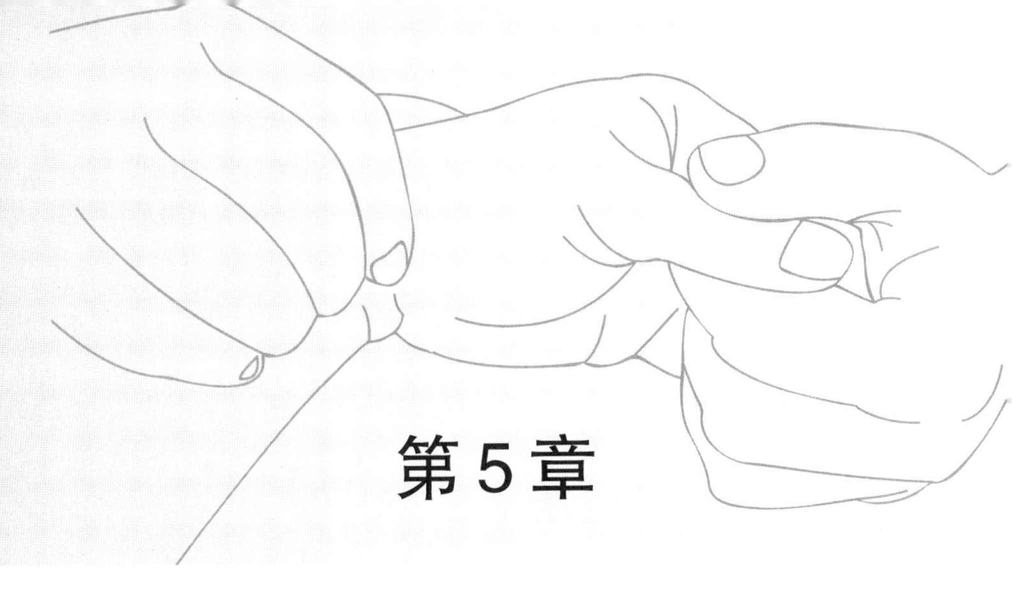

第5章

脉质的分类与命名

Classification and Nomenclature of Pulse Qualities

罗斯·罗森　*Ross Rosen, L.Ac*

本章主要介绍脉质（脉象）的命名和分类的各种形式，进一步的细节会在第6章到第11章详细解说。我们先从正常脉质的讨论开始，以正常脉质为基础展开关于其他各种脉质的说明。

因为本章谈的是脉质，请读者要记得一件很重要的事，那就是我们所记录的脉质是位于主要脉动的脉质，同时也是在不同深度的最高振幅所表现的脉质。只有在这些地方，脉质才是最清楚和最正确的。我们大家都同意遵守相同的判断标准，因为唯有如此，不同的诊脉者之间才能清楚地沟通。

正常脉（THE NORMAL PULSE）

正常脉可视为一个敏锐、精确，以及可量度的健康标准，让我们可以更早察觉身体偏离健康的状态，也因此可以预防疾病的发生。

正常脉的特质（ATTRIBUTES OF THE NORMAL PULSE）

节奏（RHYTHM）

一致的规律性。

稳定性（STABILITY）

在不同的脉位，不同的时间点，脉质和振幅是稳定的。

速率（RATE）

符合年纪（参考第7章）。女性和儿童的脉搏速率通常比男性快。运动员大多脉搏速率较慢。脉搏速率的测量，应该用有秒针的手表，不要再用传统的病人或诊脉者的呼吸计数的方法。因为呼吸的速率快慢会改变，所以不可靠。

波形（WAVE FORMS）

正常脉的波形是正弦波，它从脏层深度开始，慢慢地上升到气层深度，再沉降下去回到脏层深度。

图 5-1 正常脉波形

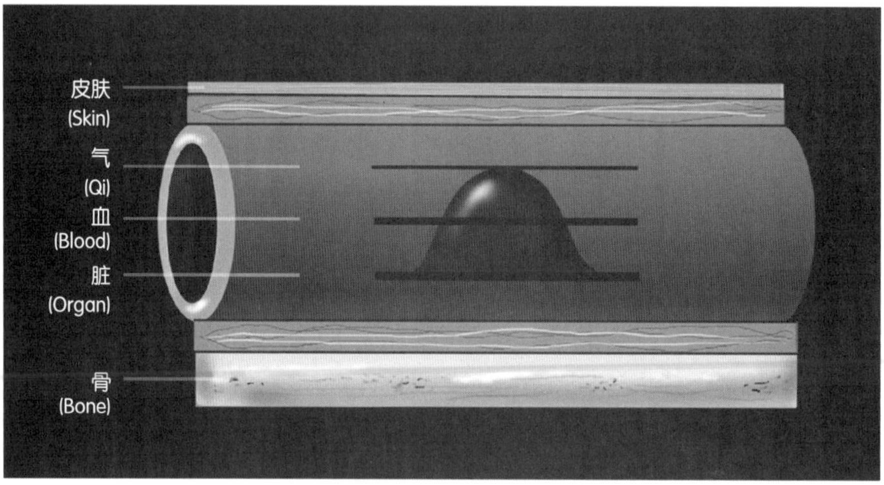

体积（VOLUME）

中等强度且有神，依体格强弱而定。

柔和度（BUOYANCY）

可反弹、可压缩，有弹性且具有充盈的物质感。儿童（和素食者）的正常脉通常表现无阻力，女性的脉比较细，男性的脉比较宽。

形状（SHAPE）

连续而长，平滑地流动着没有乱流，怀孕妇女的脉象通常比较滑而速。

表 5–1 正常脉的特质

下列特点属于正常脉，可以作为健康检测的基准线。

1. 节奏

规律而一致。

2. 稳定性

在不同的脉位，不同的时间点，脉质和振幅是稳定的。

3. 速率 – 符合年龄层

沈鹤峰医师的年龄与脉搏速率表：

年龄	每分钟脉搏速率
出生→4	80 ~ 90
4→10	78 ~ 84
10→15	78 ~ 80
16→40	72 ~ 78
41→50	72
51→70	66 ~ 72

4. 波形

正弦波（钟形波）

5. 体积

中等的强度和神，视体格而定。

6. 柔和度

可反弹、可压缩、有弹性和充盈的物质感。

7. 形状

长而平滑，连续而没有乱流。

8. 平衡

深度

- 在浮、中、沉之间是平衡的。
- 气层深度是最轻、最窄的，往下至脏层深度，物质感渐增，直到脏层深度，它的物质感最强，因此有“根”。
- 胖的人脉沉，瘦的人脉浮。

脉位

- 关部向寸部及尺部溢出扩张。
- 寸部受限最大。
- 关部受限最小。
- 尺部受限程度介于两者之间。

平衡（BALANCE）

深度（DEPTH）

浮、中、沉等不同的深度之间是平衡的。气层深度是最轻、最窄的。由此往脏层深度按下去时，脉搏的宽度和强度逐渐增加。体形较胖的人脉搏较沉，瘦的人脉比较表浅。正常脉在气层之上，应该没有感觉。

脉位（POSITION）

不同脉位之间是均匀而平衡的。一般情况下，关部的脉搏会向寸、尺两端扩张。（参考表 5-1）

胃、根、神的正常特质（NORMAL CHARACTERISTICS RELATED TO QI，SPIRIT，AND ESSENCE）

胃气（STOMACH QI）

在文献中，胃气相当于真气或正气，是身体功能总和的表现。在本书当代中医脉诊的概念中，平衡、稳定和适中的感觉，就是专门用来描述胃气的。

我们从右手的关部及其附近的辅助脉位（参考第 4 和 12 章），以及右手脉的共同脉质或“消化系统”（参考第 14 章）诊断胃（土）的状态（关于文献中对胃气更详细的描述，请看当代中医脉诊的完全版）。

所谓“土”这个特质的平衡，无论是在脉象中或机体功能上，是经由三焦的“内在网络系统”来调和的，同时视上、中、下三焦之间，个别脉位之间，脉质的平衡程度来决定（参考第 12 章）。除了秉承于先天之气外，脾、胃、肝（主各器官之气的舒畅条达，在消化系统中主气之下行）功能的完整协调及三焦之气，都与全身的气、血、阴、精的消化、吸收、运输及储存有关，是不可或缺的要素。

神（SPIRIT）

在当代中医脉诊的模式中，神是由脉搏的振幅来测量的，这个振幅是脉搏的体积和阳气功能的表现。（欲知细节，请再次参考当代中医脉诊完全版，

关于各种文献对神的解释）

精（“根”）[ESSENCE（“ROOT”）]

“当代中医脉诊”把精或“根”视为肾气的表现。在第 2 章我们曾说明，精分为阴精和阳精。阴精虚主要出现紧弦脉（紧反映阴，弦反映精），通常位于尺部；阳精虚则易在尺部出现软弱 / 消失脉或空脉，并可能在神经心理脉位把到面团脉（这是一个我们仍在深入探索的课题）。（更详细的说明，请见当代中医脉诊完全版）

四季的变化（SEASONAL VARIATIONS）

从当代中医脉诊的经验我们注意到，只有少数的人在季节变化时，脉象会改变并有轻微的不适。沈鹤峰医师并没有谈过这方面的相关议题。季节性的细微变化，很容易就被代表较严重的不平衡和病症的脉象所掩盖。（更详细的说明，请见当代中医脉诊完全版）

性别差异（GENDER VARIATIONS）

汉默医师的经验：正常人的脉象，女生右手脉稍强，男生左手脉稍强。任何病理现象都会很轻易地改变这个趋势。

年龄（AGE）

当代中医脉诊发现，十八岁之前，若出现一些非常不稳定的脉质，在成人它们代表身体有严重的失衡和机能紊乱，在此可能只是快速生长和改变的生理性变化，并不是病理性变化。这一点我们在把年轻人的脉时，一定要谨记在心。此外，年轻人的脉通常也比较柔软。

至于先天性的疾病，无论是出生前、生产时或新生儿时期出现的，除了左手的寸（心）和尺（肾）之外，其他的脉位通常看不到什么特别脉象。若是较后天才出现的疾病，则依病邪与身体抗病能力的强弱，可

能在任何一个脉位观察到虚或实的变化。（其他的观点请参考当代中医脉诊完全版）

怀孕（PREGNANCY）

当代中医脉诊根据沈医师的说法认为："妇人左尺（近心脉位）脉滑[同时尺脉和寸脉（远心脉位）有点儿紧]，月经不来，可能是怀孕了。"怀孕期间，从3天到3个月，整体脉通常都很滑。若怀的是男孩，沈医师认为左寸会有明显的次紧脉，如果是女孩，则该处没什么特别变化。

理察·范布仁则持相反的看法，他认为若是男胎，左尺脉会很紧，女胎则右尺脉很紧。汉默医师的经验，认为这个观点对胎儿性别的判断有90%的正确率。关于流产的先兆，根据沈医师的说法，怀孕妇女的流产先兆是：脉搏速率会突然变快，同时左尺脉变成软弱/消失脉或者非常紧；同时可见舌上紫色纵纹，下背痛及腹痛。

偏离正常的脉象（ABERRATIONS FROM THE NORMAL PULSE）

正常脉（事实上很少把到，因为现代生活中，各方面的压力太大了）是测量健康状态的敏感风向球，它指导诊脉者正确地评估病人出现了哪些需要注意的问题，以便重新回到平衡状态。药物通常会让脉象变得看似一致而且正常，但有经验的手指，还是可以察觉到这种假正常脉的顶端好像被削平（压抑脉），其中潜藏的失衡状态仍有迹可寻。

某些脉象（参考第4章）看起来好像是正常脉，因为它们的脉质具有一致性。常见的有整体脉表现一致性的次紧脉，这种脉象汉默医师把它称为"神经系统紧张"。另一种具有一致性的是与血热有关的空心全形溢脉（参考第8、10、11、13、14章）。脉质的一致性也可能代表刻意伪装，病人可以藉此短暂地隐藏脉搏的细微变化，使他们潜在的问题和已知的病变不会被诊察出来。

脉质异常的程度，在脉诊记录表上用1至5的刻度（数值）来表示，5代表最严重的偏差和异常。脉诊记录表上的数字符号就写在脉质的旁边括号内，例如，粗震动（5）。

脉质的分类与命名
（CLASSIFICATION AND NOMENCLATURE OF PULSE QUALITIES）

中医专有名词的不统一，数世纪以来，在不同医家对脉质的描述存在着巨大差异性中，表露无遗（参考第 1 章的表 1-1）。

在当代中医脉诊的体系里，脉质是依照指下的感觉来分类（参考表 5-2），指下感觉是亘古以来极其珍贵的介质，经由指感的传达，身体的内在讯息得以向外界透露。这是必要且无法取代的第一步，没有了它，一切都只是臆测和空谈。脉质的解释当然非常重要，但先决条件是指下感觉必须是正确的。精确的指感，只有靠不断地上手练习来达成。

脉诊的指下感觉我们称为脉质。各种脉质的详细讨论，可以参考当代中医脉诊完全版（译者注：即《中医脉诊：当代观点》）一书；各个脉质的重要定义性特质，在我们这本手册中都有介绍。（为了内容的完整性，我们罗列了表 5-3，脉质的证型分类）

脉质分类的格式简介
（ORIENTATION TO THE STYLE USED IN THE CLASSIFICATION OF QUALITIES）

本手册中对脉质描述的格式及复合脉的名称，在此须稍加说明。例如，我们记录无阻力空线状脉时，个别脉质之间不需要加上逗点。当代中医脉诊系统不使用一连串的逗点来区隔脉质，当个别脉质同时呈现的时候，我们喜欢保留那种指下感觉不断传递的流畅性。唯一的例外是涉及脉搏速率时——快与慢——我们会用“和”或“并”与其他脉质分开，以强调脉搏速率在整个脉诊中的重要性。例如，我们说无阻力空心全形溢脉并迟脉，它与无阻力空心全形溢脉并数脉的病因是完全不同的。

有些脉质在英文原稿中有连字符号，例如全形 – 溢脉，它是从沈医师的习惯用法衍生出来的，沈医师喜欢用“溢”这个字来形容古典文献中的实脉。

脉质的九大主要类别
（THE NINE PRINCIPAL CATEGORIES OF QUALITIES）

本章末尾的表 5-4 列出脉质的九大主要类别，其他的各种脉质都附属其中。这九大类别分别是脉搏的节奏、稳定性、速率、体积、深度、宽度、长度、波形和形状。

脉质的说明和讨论的格式
（FORMAT FOR PRESENTATION AND DISCUSSION OF THE QUALITIES）

本手册中对各种脉质的讨论，除了脉搏的速率和节奏外，遵循以下的规律：主要类别（较大的纲领）、指下感觉（实际的指感）、综合性脉质解析（根据沈医师、汉默医师及其他学者的心得）、复合脉、脉位（包括双手上、中、下焦共同脉质，左手脉、右手脉、主要单一脉位及辅助的单一脉位）。

再一次说明，每个脉质记录之后，会有一个括号及从 1 到 5 的数字数值。它表示脉质异常的程度，1 最弱，5 最强。这个数值也反映该脉质所影射的征候的严重程度。

表 5-2 依指下感觉之脉质分类表（汉默医师）

正常脉
- 中等强度
- 缓和的
- 放松的
- 迟缓的
- 长
- 中等宽度

节奏（循环失控）
- 静态时：
  - 脉搏速率可以测量，没有脉搏歇止。
    - 静态时脉搏速率不稳定：
      - 偶尔的
        - 小
        - 大
      - 固定的
        - 小
        - 大
  - 脉搏速率可以测量，有脉搏歇止
    - 规则不整脉
      - 固定的规则不整脉
        - 经常有歇止脉
        - 偶尔有歇止脉
      - 不规则的规则不整脉
    - 不规则不整脉
  - 脉搏速率无法测量
    - 不规则的
      - 固定出现
      - 偶尔出现
      - 突然出现暂时性的
      - 文献中
        - 促脉
        - 结脉
- 运动时：
  - 脉搏速率大幅增加
    - 固定的
    - 偶尔的
  - 脉搏速率略增，不变或减少
    - 略增
    - 不变或减少

假性不整脉
- 竖立脉
- 脉搏振幅有大幅度变化
- 不稳定脉

稳定性
- 气：
  - 整体脉
    - 循环
      - 偶尔的脉搏振幅不稳定
      - （肝气郁结）
      - 固定的脉搏振幅不稳定
      - （心－循环气虚）
    - “气乱”
      - 脉质在上、中、下焦及不同脉位间，变化差异极大
      - 空脉
      - 空线状脉
      - 革空脉
      - 微脉
      - 脉质不稳定
      - 脉质在左右手之间变换不定
      - 散脉
      - 无阻力空心全形溢脉并迟脉
      - 无阻力空心全形溢脉并数脉
      - 脉管中的物质感，在左、右手两侧变换不定
      - 隐遁脉
      - 空并不规则或规则不整脉
      - 无阻力空心脉并不规则或规则不整脉
      - 高烧并脉迟
      - 低烧并极数脉
  - 单一脉位（阴阳分离）
    - 五脏严重的气、阴、血及精虚
      - 空脉
      - 脉质不稳定
      - 宽度不稳定
      - 振幅不稳定
      - 不稳定脉
      - 不均匀脉
- 血：
  - 单一脉位的循环失控
    - 革空心脉
      - 数
      - 迟

表 5-2 （续）

- 整体脉循环失控
  - 非常次紧或者是紧的空心全形溢脉
- 整体脉循环脱序妄行
  - 固定的脉搏振幅不稳定
  - 脉搏的振幅在左右两手之间变换不定

速率

- 数脉
  - 跳跃脉
- 迟
  - 轻度慢
  - 中度慢
  - 非常慢
- 左右手之间
  - 脉搏速率不同

体积

- 充盈有力的脉质
  - 空心全形溢脉
  - 有力冲击脉
  - 洪实脉
  - 气球脉
    - 无阻力气球脉
    - 中等次紧气球脉
    - 非常次紧的气球脉
- 减弱的脉质
  - 气层压抑脉
  - 压抑冲击脉
  - 气层无阻力脉
  - 气层软弱脉
  - 气层消失脉
  - 血层分开脉
  - 血层无阻力部分空心脉
  - 洪虚脉（阻滞，“硬撑脉”）
  - 弥漫脉
  - 物质减少脉
  - 减弱冲击脉
  - 沉脉
  - 扁平脉
  - 软弱脉
  - 消失脉
  - 隐遁脉
- 死脉

深度

- 表浅的脉质
  - 浮脉
    - 无阻力
    - 次紧
    - 紧
    - 滑
    - 震动
  - 棉花脉
  - 空脉
  - 无阻力空线状脉
  - 革空脉
  - 散脉
  - 微脉
  - 空心脉
    - 无阻力部分空心脉
    - 革空心脉
      - 数
      - 迟
    - 空心全形溢脉
    - 空心不规则或规则不整脉
- 沉潜的脉质
  - 沉脉
  - 牢脉（主要见于传统文献）
    - 牢次紧脉
    - 牢无阻力脉
  - 伏脉（主要见于传统文献）
    - 伏次紧脉
    - 伏无阻力脉

宽度

- 宽的脉质
  - 血层
    - 实证（整体脉）
      - 最少的变宽
        - 血浊
      - 次少的变宽
        - 血热
      - 中等的变宽
        - 血浓
      - 变得极宽
        - 次紧空心全形溢脉
    - 虚证（单一脉位）
      - 革空心脉

表 5-2（续）

突然严重出血
脉搏速率快：立即将
脉搏速率慢：最近曾
脏层
实证（通常在单一脉位）
变得极宽
洪实脉
虚证
轻度的变宽
弥漫脉
中等的变宽
无阻力空心全形溢脉
无阻力绳索脉
窄的脉质
细脉
细紧
无阻力细脉
无阻力空线状脉

长度
加长的脉质
长脉
长有力冲击脉
缩减的脉质
限制脉
短脉“简短”
短无阻力脉
短次紧脉
动脉（转动如豆脉）

形状
流体感的脉质
滑脉
假性滑脉
非流体感的脉质
硬的脉质
略紧脉
次紧脉
紧脉
弦脉
革硬脉
绳索脉
绳索无阻力脉
绳索次紧脉
绳索紧脉
革脉（鼓皮状）
不均匀的脉质
涩脉
震动脉
细
粗
不均匀脉
面团脉

描述脉质的词汇
减少或充盈有力
粗糙
平滑细
细微
紧咬
暂时性
分开

波形
正常脉
空心全形溢脉
洪脉
洪实脉
洪虚脉
竖立脉
压抑脉

其他脉质
分裂脉
不均匀脉
动脉（转动如豆脉）
面团脉
不定形脉
崩解脉
电击脉
缓脉

少见的异常脉
三阴脉（左手潜隐）
转位（反关脉）
节结
局部外伤
分裂脉
多重桡动脉

表 5-3 依中医证型之脉质分类表（汉默医师；参考当代中医脉诊完全版）

1. **正常脉**
   - 中等强度
   - 缓和的
   - 放松的
   - 迟缓的
   - 长
   - 中等宽度

2. **虚证**
   - A. 气虚阳虚
     - 气层无阻力
     - 气层软弱消失脉
     - 血层分开
     - 洪虚脉
     - 弥漫脉
     - 减弱冲击脉
     - 物质减少脉
     - 沉脉
     - 扁平脉
     - 软弱脉
     - 消失脉
     - 牢虚脉
     - 伏虚脉
     - 短无阻力脉
     - 隐遁脉
     - 死脉
   - B. 脏腑实质损伤
     - 不均匀脉
     - 限制脉
     - 粗震动脉
     - 隐遁脉
     - 死脉
     - 动脉（转动如豆脉）
   - C. 血虚
     - 一般状况
       - 分开脉
       - 无阻力部分空心脉
       - 细脉
         - 细无阻力脉（气血虚）
         - 细紧脉（血阴虚）
       - 沉脉
       - 革空心脉
     - 心血虚
       - 运动时脉搏速率大幅增加
   - D. 阴虚（发热）
     - 一般状况
       - 紧脉
       - 弦脉
       - 绳索紧脉
       - 非常紧（空心）全形溢脉
     - 心阴虚
       - 竖立脉
       - 心包脉位或左寸紧脉
   - E. 精虚
     - 革硬脉
     - 弦脉
     - 神经心理脉位面团脉
     - 空线状脉
   - F. 内风
     - 浮紧（血虚及阴虚）

3. **稳定性**
   - A. 心气不宁（整体脉）
     - i. 轻度心气不宁
       - 细震动脉
     - ii. 中度心气不宁
       - 静态时偶尔的脉搏速率不稳定
     - iii. 严重心气不宁
       - 静态时固定的脉搏速率不稳定
       - 偶尔的规则 / 不规则不整脉
     - iv. 严重的心的震惊
       - 整体脉粗震动及紧脉
       - 寸部（单手或双手）动脉（转动如豆脉）
     - v. 心气虚及心血虚
       - a. 脉搏速率不稳定
         - 运动时脉搏速率改变
           - 心血虚
             - 脉搏速大幅增快
           - 轻度心气虚
             - 脉搏速很小幅的增快
           - 心气虚
             - 脉搏速率不变
           - 心阳虚
             - 脉搏速率变慢
         - 静态时固定的脉搏速率不稳定
           - 中度心气虚
       - b. 整体脉振幅不稳定
         - 中度心气虚
       - c. 左寸粗震动脉
         - 心气虚及心脏实质损伤

表 5–3（续）

vi. 心阳虚
  中度心阳虚
    心大
  严重心阳虚
    运动时脉搏速率不变或变慢
  非常严重的心阳虚
    规则 / 不规则不整脉并无阻力空心脉

B. “气乱”（整体脉）
  脉质在上、中、下焦及不同脉位变化差异极大
  振幅不稳定
  空脉
  无阻力空线状脉（阴阳两虚）
  革空脉（精、阴、血）
  微脉（阳、气、血）
  脉质不稳定
  脉质或脉管中的物质感在左右手及 / 之间变换不定
  隐遁脉
  散脉（阳气耗竭）
  无阻力空心全形溢脉
    数
    迟
  无阻力空心脉并不规则或规则不整脉

C. 阴阳分离（单一脉位）
  不均匀脉
  不稳定脉
  空脉
  振幅不稳定
  脉质不稳定

D. 害怕 / 惊恐
  动脉（转动如豆脉）

4. 瘀滞

A. 气滞
  i. 外邪
    风
      浮次紧脉
    风寒
      浮次紧并迟脉
    风热
      浮无阻力并数脉
    风湿
      浮滑脉
    棉花脉
  ii. 内因
    药物
      压抑脉
    肝气郁结
      略紧脉
      偶尔的脉搏振幅不稳定
    肝气郁结并发热
      次紧脉
    气困于脏腑之内而不出
      气球无阻力次紧脉
    气被拒脏腑之外而不入
      扁平脉
    脏腑内严重气滞（阻碍）
      限制脉
    肝风
      紧浮脉
    脏腑间或三焦气机不畅
      短脉（虚或实）
    气滞于腑或因外伤、震惊打击而气滞于脏腑
      动脉（转动如豆脉）
    气滞于细胞、分子或染色体的层面（厥阴）
      隐遁脉
      死脉

B. 血及循环
  i. 血液失控妄行［空心脉（译者注：即是芤脉）【如葱管中空】］
    革空心脉
      脏的出血
    非常次紧 / 紧空心全形溢脉
      潜在的脑出血（中风）
    无阻力部分空心脉
      慢性出血
  ii. 血瘀
    组织内
      涩脉
      出现肝瘀阻脉位
      非常紧的气球脉
    血管内
      血层滑脉
      血层粗震动脉
      次紧绳索脉
    细胞分子层面
      隐遁脉
      死脉
  iii. 循环系统
    心气不宁并实热
      极数脉

表 5-3 （续）

气或心气虚
极迟脉
血中毒素
沉并极迟脉
血浊脉
血浊不清并实热
血层有力冲击脉
宽度增加
血热脉
血浓脉
次紧空心全形溢脉
血层滑脉
血管壁损伤
血管的阴阳分离
无阻力绳索脉
次紧绳索脉
血层粗震动脉
C. 精
尺部明显的略紧脉
D. 实热
外因性
无阻力浮并数脉
内因性
非常长的长脉
中等次紧气球脉
次紧脉
有力的冲击脉
洪实脉
次紧绳索脉
非常次紧空心全形溢脉
E. 湿
滑
F. 寒
i. 外因性
次紧浮并迟脉
ii. 内因性
非常紧 / 弦脉
牢实脉
伏实脉
短实脉
G. 风
外因性
次紧浮脉
内因性
紧浮脉（实热）
H. 食积
食道脉位：滑脉
短实脉
动脉（转动如豆脉）：内在阻滞并严重疼痛
I. 脏腑实质损伤
单一脉位的粗震动脉

5. 系统
A. “神经系统”
i. 神经系统紧张
气层深度细与紧脉
通常整体脉固定的次紧脉（特别是年轻人）
体质性的
脉搏速率慢
非体质性的
脉搏速率正常或快
ii. 神经衰弱
早期
无阻力浮并数脉
细震动脉
中期
脏层稍上方的紧冲击脉
数脉
晚期
软弱消失脉
B. “循环系统”
极迟脉
固定的脉搏振幅不稳定
C. “消化系统”
吃饭太快
右手
脉搏的表层非常紧脉
吃饭不定时
右手
物质减少脉→软弱消失脉
D. “器官系统”
左手脉整体
沉软弱消失脉→消失脉

6. 疼痛
早期：紧弦并数脉
剧痛并恐惧：动脉（转动如豆脉）
疼痛并血瘀：弦涩脉

表 5-4 九大主要脉质类别表

功能	指感	舌象	病证
■ 1. 节奏			
心的功能的最主要评估项目	规律	正常	心及循环正常；心气相对较强
心为“君主之官”故为核心的脉质	心律不整	苍白	心相对较弱
		红紫	血瘀
	心律不整的空心脉	苍白	“气乱”
■ 2. 稳定性			
生命体整体或单一脏腑处于平衡及（或）阴阳相合状态 最基本的生理功能也需要稳定性 不稳定表示严重的功能障碍	整体脉无阻力空心全形溢脉脉质不稳定 / 脉搏振幅不稳定	苍白、胖大、湿润	“气乱”
	整体脉偶尔的脉搏振幅不稳定	红，干燥	气滞，“神经系统”不平衡
	整体脉固定的脉搏振幅不稳定	红紫苍白、湿润	心的血液循环功能障碍
	单一脉位脉搏振幅不稳定，脉质不稳定	视脏的状态而定	单一脉位：“阴阳分离”，多脉位：“气乱”
	不稳定的脉冲在不同脉位间变换	视脏的状态而定	非常严重的脏腑，气、血、阴虚（“气乱”）
	革空心脉	不定	血液失控，出血
■ 3. 脉搏速率			
心及循环的活动	1. 脉搏速率快：心的震惊 2. 脉搏速率慢：心气虚	1. 苔薄，色黄，尖红；有纵裂纹 2. 舌质苍白；有纵裂纹	1. 心及循环的活功能动增加 2. 心及循环的活动减少
寒与热 1. 热	1. 数脉，有力冲击脉 a. 脉搏速率非常快 b. 脉搏速率稍快	1. 舌苔黄厚，舌质鲜红 2. 舌苔薄黄，剥落，干燥，舌质薄，色红	1. 实热 2. 虚热
2. 寒	2. 迟脉 a. 急性：脉搏速率稍慢 b. 慢性：脉搏速率非常慢	1. 苔薄白，质正常 2. 苔白润，舌体胖大色苍白	1. 急性，外感寒邪 2. 慢性气虚寒

表 5-4 （续）

功能	指感	舌象	病证
■ 4. 体积			
神 功能性的热 阳气	脉搏振幅 1. 充盈而有力 a. 实证 i. 空心全形溢脉 ii. 洪实脉 iii. 冲击脉	舌质红 舌质红 舌质红 舌质红 舌质红	阳盛 气血实热 气血实热 脏的实热 脏的实热
	b. 中度气球脉	舌苔正常，舌质局部微红而胀大	热或气困于脏腑或某区域之内而不出
	2. 减弱的脉质 a. 洪虚脉	苔薄白，舌质苍白	过劳：中度气虚
	b. 软弱沉脉 c. 消失脉	苔薄白，舌胖大，湿润	b. 严重气虚 c. 更严重的气虚
■ 5. 深度			
病位所在与疾病的病程分期	1. 表浅层 a. 浮脉：气滞 b. 棉花脉：气滞	苔薄，剥落，色白，舌质正常	a. 外邪 b. 外伤或内心无奈造成的表气滞
	2. 较深层 a. 气虚 i. 沉脉：轻度气虚 ii. 伏脉：严重气虚	舌苔与舌质，视虚的种类和程度而定	病位较深或里，及（或）属于慢性虚证的后期
	b. 气过盛 伏实脉	舌苔与舌质视过盛的状态而定	突发的严重过度状态导致的气滞
■ 6. 宽度			
物质与活动性表现，主要涉及血的层面（少部分气） i. 实证 a. 毒素	a. 稍宽	正常	a. 血浊
b. 热	b. 中度变宽	舌质红	b. 血热
c., d. 热及黏稠	c., d. 极度变宽	舌质红	c. 血浓
ii. 虚证	细脉	舌质淡白	血虚
■ 7. 长度			
在脏腑之间与三焦之间，气的本质及循行状态	1. 长脉	正常	正常
	长有力冲击脉	舌质稍红	实热
疾病的种类与程度	2. 短脉 a. 实证	视瘀阻状况而定	气、血、痰、食瘀滞
	b. 虚证	舌质淡白	b. 气虚

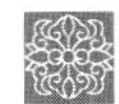

表 5–4 （续）

功能	指感	舌象	病证
■ 8. 波形			
涉及多方面	1. 正常脉	1. 正常	1. 无
	2. （空心）全形溢脉	2. 舌质干红	2. 血中实热或虚热
	3. 洪实脉	3. 舌苔与舌质鲜红肿、舌苔厚并红点突起	3. 脏腑实热
	4. 洪虚脉	4. 舌质苍白、舌体胖大、湿润	4. 气虚
	5. 竖立脉	5. 舌质干而亮红，舌尖有赤点	5. 强迫症、单相躁症
	6. 压抑脉		6. 乙型阻断剂、利尿剂
■ 9. 形状			
弹性 1. 流体感（软）：阴实	滑脉	苔腻	湿滞
2. 非流体感（硬） a. 实证			
气	略紧脉	正常	气滞
气与热	次紧脉	舌质微红至鲜红	气滞发热
血	涩脉	舌质红紫	血瘀
血管郁热	绳索脉	舌质干红	热：血管失去弹性；阴精虚
b. 虚证			
阴	紧脉	苔燥而剥，舌质红	虚热
阴精	弦脉，革硬脉	苔少或无，舌质红燥	极端的虚热和精虚
气	弥漫软弱消失脉	舌淡白胖大湿润	气阳虚
	空线状脉 散脉 微脉		不稳定 阴阳分离
c. 脏腑本体损伤	粗震动脉 不均匀脉 隐遁脉		脏腑本体损伤

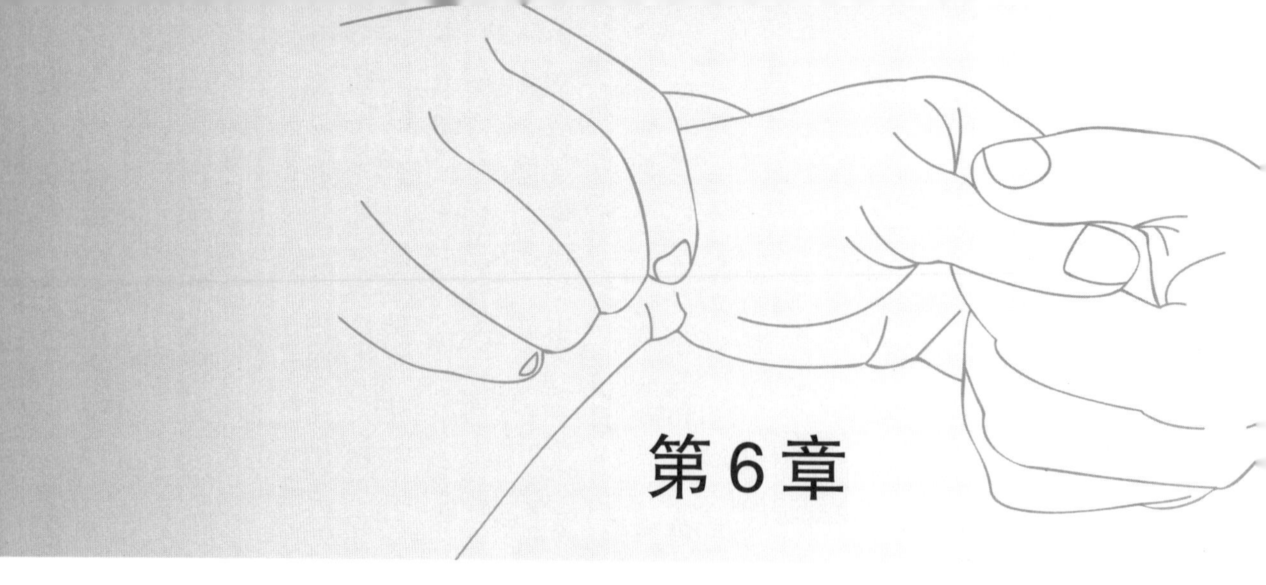

第 6 章

节奏与稳定性

Rhythm and Stability

罗斯·罗森 *Ross Rosen, L.Ac*

与节奏有关的问题（参考表 6-1 及图 6-4a、图 6-4b）会出现在整体脉的脉象，以及两手的寸、关、尺中。与稳定性有关的问题（参考图 6-5）可能表现在整体脉或单一的脉位。二者都与心智和情绪以及神经系统有关[1]。我们认为心控制心智，因此节奏的异常与心的功能有关。

节奏（RHYTHM）

节奏的正常与否是脉诊中最重要的一个层面。节奏，其次是脉搏速率，是心脏功能的表现。心为君主之官，除了少数例外，节奏与速率对于诊断和治疗的权衡具有需要优先考虑的重要性，凌驾在其他的脉象之上。

有几点要提醒大家。所有的震惊打击，尤其是情绪性的，都会影响到心。所有的身体创伤都直接造成心的震惊，影响循环，继而耗损心气。心的震惊，最终都会造成心肾不交；所有心的问题都会相互影响。譬如说，持续的心的轻微实热会导致心气不宁，二者又都会造成更严重的心的疾病。

汉默医师把沈鹤峰医师所描述的心的病征（请参考名词解释），转换成我们比较熟悉的中医辨证术语，也让我们能够更深入了解它们的病机。

 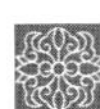

心律不整的分类（CLASSIFICATION OF ARRHYTHMIAS）

心律不整——或者节奏不稳定——根据下列几个参数来分类：

• 节奏的改变是在静态或是运动时发生？

• 脉搏速率可测量吗？

• 若可测量，有歇止脉吗？

• 若有歇止脉，它们是固定在一定的心跳数目后出现的（规则歇止脉），还是不定的（不规则歇止脉）？

• 这些不整脉发生的频率如何？

• 若没有歇止脉，这些不整脉是偶尔发生或是固定发生，变化量是大还是小？

本章所讨论的心律变化是不同于呼吸时造成的轻微脉搏速率改变，两者很容易区分，呼吸时的改变是吸气时脉搏速率增加，呼气时脉搏速率减少。

静态时节奏与脉搏速率的改变（CHANGES IN RHYTHM AND RATE AT REST）

脉搏速率可测量，没有歇止脉（RATE MEASURABLE WITHOUT MISSED BEATS）

脉搏速率的变快或变慢可以是偶尔或是持续的，小量或是大量的，以及和中度到重度的心气不宁、心气虚有关。

根据沈医师的说法，所有脉搏速率的改变都涉及心，同时和“神经系统”也有密不可分的关系。“神经系统”（精）不稳定时，因为它控制脑（髓），故造成心（控制心智）不稳定，而心的不稳定反过来又导致“神经系统”的失调。情绪和气就会不稳定，一会儿高亢一会儿低落，最终影响所有的正常生理功能。

日积月累的结果，情绪不稳定的症状会越来越频繁、越来越强。如果静态时脉搏速率不稳定是固定的，它显示心气不足。运动时脉搏速率若是较原来增加大于 20 次 / 分，代表心血虚；若速率不变或不增反稍减，则是心气虚；

如果速率显著下降，那就是心阳虚[2]。

表 6–1 心的病证名词对照表

沈医师的心的证型 *	汉默医师的用词
心震动	轻度心气不宁
心紧	中度心实热并心气不宁
心神紧张	严重心气不宁
心大	心气虚
心病	心阳虚
心闭锁	心气滞
心满	气困于心内不出
心弱	心血虚
心小	心血瘀

*参考名词解释

造成这类病变的原因多发生在二十岁之前；脉搏速率的改变越是固定的，病因形成的时间就越早或是越强。忧虑或担心烦恼会造成速率最轻度的不稳定，心的震惊则大些。猩红热（链球菌性喉炎）在儿童会导致风湿性心脏病，造成心气虚，使得脉搏速率变得非常不稳定。体质性心气虚的病人，则可能罹患任何形式的心律不整。

严重的心气不宁通常脉搏速率会变快，特别是因为心的震惊造成的。如果真气（气的实体）不足，脉搏速率在遭遇震惊打击之后立即或早期会变得非常快，其后如果这压力源持续着，数脉本身会耗损心气，使脉搏速率变慢，除非突然再遭受其他压力，脉搏速率才会短暂的变快。如果真气强些，脉搏速率就比较稳定且接近正常。

静态时固定的脉搏速率不稳定：脉搏速率不断的变快变慢，不受呼吸的影响。

静态时脉搏速率偶尔的不稳定：这种脉质迟早会转变成有时候是静态时固定的脉搏速率不稳定，有时候是正常脉。与竖立脉或左手寸部（心包）紧脉比较起来，它反映出更严重的心气不宁（在第 12 及 15 章讨论）。但是程度比静态时固定的脉搏速率不稳定来得轻一些。

静态时小量的脉搏速率不稳定：相较于因为心的震惊打击引起的脉搏速率不稳定，因为忧虑所致的脉搏速率不稳定，其速率感觉较稳定，速率改变较少发生，也相对较慢。若病人体质较强，左手寸部（心包）会稍紧。相同的病因（忧虑、心的震惊）在心的体质较弱时，左寸会是软弱脉，脉搏速率较慢些。

心气不宁有三种来源：气滞形成的实热、阴虚发热和轻微的心的震惊（参考第 12 及 15 章）。

实热（EXCESS HEAT）

若五脏健康程度均等，紧张压力首先影响肝，造成气滞以便包围住该情绪压力，周围神经也会过激。若肝无法疏解这个气滞，累积的肝经实热就会攻击较弱的脏腑。若此脏腑是心，这肝经实热就会导致严重的心气不宁，包括静态时的心悸症状。

阴虚发热（YIN DEFICIENT FALSE HEAT）

中度的心气不宁可以视为朝向心阴虚变化的一个中间过程，由于阴的不足使得心的神经变得稍微干燥，容易受激、不宁而不稳定。这时脉搏速率不像实热的状况那么快。

情绪打击会影响心，造成突然的心阴虚，其程度依震惊打击的大小而定；或是导致长期的心气滞。如果身体的代谢热无法解决这个气滞的状态，实热就会在心中累积，进而消耗代偿的阴，造成心阴虚。若是因长期忧虑造成的脉搏速率不稳定，可能会伴有细震动脉。

静态时小量的脉搏速率不稳定的临床症状
（SYMPTOMS WITH SMALL CHANGE IN RATE AT REST）

这种脉象最常见的临床症状有点而像搭云霄飞车的感觉，心思飘逸不守，情绪高低起伏不定，无法专心思考或工作，始终怀疑自己，且犹豫不决[3]。其他的症状包括紧张不安，伴有中度到重度的压力；激烈运动后疲劳，从事耗费体力的活动后，容易有轻微偶发的短暂心悸，眠浅易醒，醒后易再入睡，也因此容易整夜翻来覆去，偶尔晨起身倦。舌象及眼睛正常。

静态时大量的脉搏速率不稳定：整体脉搏跳动好像有轻微不连续的改变，但实际上没有歇止脉，脉搏速率可测量。

这是心气不宁更严重的现象，在年轻人可看到它轻微的表现。比较严重的病人往往是因为长期处于忧虑状态，由心气不宁逐渐恶化成心血虚。静态时大量的脉搏速率不稳定，多见于疑似有精神病的人。

静态时大量的脉搏速率不稳定来自突发的、中到重度的恐惧所造成的震惊打击，或是在15到20岁之间发生的、夹有恐惧的身体伤害。体质性的心气虚加上长期过劳，也会造成此种脉象。

具有此种脉象的人，会不断地改变心意，情绪起伏大，更常有坐云霄飞车的感觉，思考和行为都无法专注，自我怀疑和优柔寡断，他们的生活特征是充满无力感，混乱和脱序。多数人容易焦虑、受惊吓、烦恼不断、紧张和不安。他们稍事劳动就会为中到重度的心悸所苦，整夜不断地醒来（虽然很容易再入睡），早晨充满疲惫地起床。在新生儿或出生几个月受到震惊打击的人，长大后终夜辗转反侧。

舌体正常或稍薄，如果是体质性的原因，可能伴有浅的中央沟。舌淡红、尖偏红，整体舌质有亮红感。舌苔薄、干而黄。较严重的病人可出现剥苔，无苔的部位舌质呈暗红色。眼睛望诊可见眼睑内黏膜血丝汇聚。如果震惊打击发生在子宫内、出生时或儿童期早年，病人脸上可能会泛着青色的色泽。

静态时固定的脉搏速率不稳定：这个脉质表现出固定的脉搏速率变快及变慢的规律，没有歇止脉，它是轻度到中度心气虚的病征。变化程度小则问题较轻，变化程度大则问题较严重。此二者都不会比不规则不整脉，或规则不整脉来得危险。

轻度到中度心气虚（MILD TO MODERATE HEART QI DEFICIENCY）

静态时固定的脉搏速率不稳定，并左寸有脉搏振幅不稳定或脉质不稳定，粗震动脉，及（或）滑脉，还有沉脉或软弱脉。

脉搏速率变化小，或中度的、静态时固定的脉搏速率不稳定，只是轻度到中度心气虚；若脉搏速率变化大，则为中度到重度心气虚。静态时固定的脉搏速率不稳定，也同时具有严重心气不宁的病征。

下一段列出的种种病因，都会导致心气及心阳逐渐虚衰，乃至（很晚期）极端衰弱，终至心气再也无法控制循环。

这些病因包括：长期心气不宁、心血虚、心气滞、气困于心内不出。其

他的可能原因是：遗传因素、先天心气虚、儿童期及青春期前体力过劳、儿童期营养不良、早年严重情绪打击，造成解不开的心与循环的震惊、长期过度饮酒、药物滥用及吸烟。若合并有被压抑的巨大愤怒，则会加重上述所有情况。

具有这个脉象的病人可能会有轻微胸痛、疲劳、动时气短、身寒，特别是四肢不温，也可能有肢体的凹陷性、坠积性水肿。他们也可能会有躺下时呼吸困难，若有这种情况睡觉时只好躺高一点；动时易心悸、上肢麻，偶尔在白天稍动一下就会冒冷汗。若病情牵延日久，病人终其一生会有焦虑并且容易生病、注意力不集中、善忘以及缺乏目标（较轻的症状亦见于静态时偶尔的脉搏速率不稳定）。

舌质淡白，舌尖红，舌体湿润，并有很深的中央纵裂，裂纹的两旁稍肿起。下眼睑苍白，血丝汇聚而非丝缕分明。面色无华；若是体质或先天因素造成，下巴或环口周围可能出现暗青色泽。指甲可能凹陷，最严重者会有杵状指。

脉搏速率在短时间内呈现很大变异
（WIDE VARIATION IN RATE OVER SHORT TIME）

以上这些静态时脉搏速率的改变，要和脉诊时在不同时间点测量的脉搏速率差异很大，但是在单一时间点诊脉时，脉搏速率却没有变快或变慢的速率不稳定的情况做区分，这种情况是心气虚。因为心气不足而不能在初诊将近 1 小时的检查时间里，维持脉搏速率的稳定，以致在脉诊进行 5 分钟时测得的脉搏速率，和 10 分钟时、15 分钟时，及其后测得的脉搏速率非常不同。

歇止脉（MISSED BEATS）

脉搏速率可测量并有歇止脉（RATE MEASURABLE WITH MISSED BEATS）

分为规则和不规则不整脉。所谓规则不整脉是指有歇止脉，其出现的节奏是规律的，通常脉搏速率可测量——相对于不规则不整脉，其脉搏速率不一定能测量到。沈医师称规则不整脉为“乍停脉”[4]。主要是心的功能有问题，其他还有正气、真气或胃气的问题。有这类脉质的人容易受到情绪的打击，这种脉质是危险的征兆，其中又以不规则不整脉并脉搏速率无法测量最危险。

规则不整脉： 脉搏会规律地停下来（经常或不常），也可以被形容成脉有延迟或休止。规则不整脉可以再分为固定的或不规则的。如果是固定的规则不整脉且歇止脉发生频率高（频率越高，情况越严重），表示心气、血及阳虚。这种状态相应的症状有：严重的胸闷（心绞痛）、极端疲劳、动辄气短。病人也会觉得身寒，特别是四肢寒冷，也有凹陷性、坠积性水肿。若是不规则的规则不整脉，它表示严重的心气不宁（“心神紧张”）及（或）心血虚（“心弱”），通常是震惊打击或者创伤造成。至于规则不整脉的病因及其他病征，请看完全版第6章。

不规则不整脉： 这种脉象会出现不规律的歇止脉。如果脉搏速率可测量，它代表中度到重度的心气虚。如果是偶发不规律的歇止脉，它代表中度心气不宁和轻度心气虚。如果是固定型的不规律的歇止脉，则表示中度到重度的心气虚。假如脉搏速率无法测量，情况就更严重了。如果是固定的不规则不整脉且脉搏速率无法测量，代表严重的心气阳虚，这种情况常伴有心血瘀阻和痰迷心窍。（关于不规则不整脉的复合脉质，譬如说：空不规则不整脉及无阻力空心不规则不整脉，请参考完全版第6章关于稳定性的章节）。

运动时脉搏速率的改变（CHANGES IN RATE ON EXERTION）

通常在剧烈的动作后脉搏速率会增加12 ~ 20次/分，譬如说做手臂绕着肩用力地转十圈的动作。

运动时脉搏速率大幅增加： 运动后脉搏速率增加大于12 ~ 20次/分表示心血虚，增加越多情况越严重。通常左寸是细脉并紧脉（伴有阴虚）或无阻力（伴有气虚）。

缠绵未解的心气不宁，特别是长期忧虑，会转变成心血虚，再变成心气虚。如果是这种病因造成的，则左寸甚至更大范围的脉位会有细震动脉，同时有上述的细紧脉或无阻力细脉。如果是体质性的心气虚，无论是导因于在子宫内的、出生时，或早年的震惊打击，或是长期的过劳，可能在左寸及尺部出现软弱消失脉；若没有疾病出现，其他的脉位可以是正常脉。

主要症状有：感觉衰弱、寒冷、伴有疲倦乃至精疲力竭的感觉。其他症状包括：经过数小时的稳定睡眠后会醒过来、醒后再入睡稍有困难，专心度、记忆力、注意力变差，善忘，晨起身倦，轻到中度的身体活动就会心悸、四肢寒冷并轻微发麻。

舌头有中央裂纹，其深度与病证存在时间成正比。如果病因是体质性的，舌体中央沟的深度会比因为后天生活所造成，或先后天因素合并造成的裂纹来得浅，下眼睑是苍白的。

固定的运动时脉搏速率大幅增加，比偶尔的运动时脉搏速率大幅增加，所反映的心血虚的情况稍严重。

运动时脉搏速率增加小于 12 次 / 分：代表心气虚：脉搏速率增加的量越少，心气虚越严重。

运动时脉搏速率减少：若是运动时脉搏速率保持不变甚至减少，表示心阳虚。

假性不整脉（PSEUDO-ARRHYTHMIAS）

某些脉质或波形看似不整脉，如脉搏振幅不稳定及不稳定脉，这些问题我们会在后面关于稳定性的章节谈到，另一个看似不整脉的脉质是竖立脉。

图 6-1 竖立脉波形

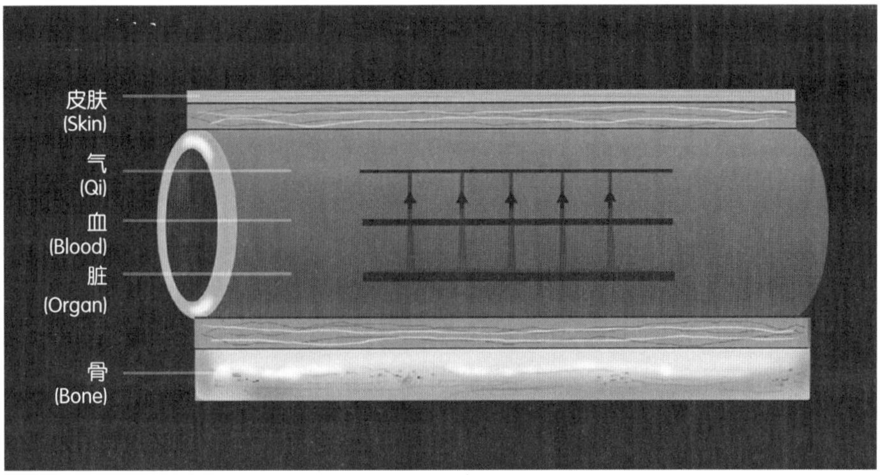

竖立脉（HESITANT WAVE）

竖立脉（图6-1）和心阴虚有关，特征是没有正弦波的波形。指下感觉好像脉搏停了一下，因为每个脉搏跳动之间有明显的空隙（译者按：此脉质按原文直译应称为迟疑脉），此脉质的脉搏跳动好像从平地中突然涌出的感觉。

它只见于整体脉。竖立脉已失去正常脉上下起伏的波动感，波峰显得尖锐而突如其来，缺少逐渐起伏变化的感觉。本脉的跳动好像有种迟疑不前或受阻的感觉，但没有歇止脉。

这种脉象出现是因为病人对某一特定事物（通常与健康或工作有关）没完没了地反复思考，它有别于喜欢凡事杞人忧天的个性，那是细震动脉。早期除了喜欢忧虑，不易入眠外，没什么症状。到了晚期，病人会觉得非常的不适，好像没有办法跟上自己设定的生活步调。具有这种脉质的人容易突然发生身体及（或）情绪的崩溃。竖立脉是一种心理上“硬撑”的脉质；这一点可以和洪虚脉区别，它是身体上的“硬撑”。

稳定性（STABILITY）

所谓“气乱”和“血液失控”传统中医似乎很少提到，尽管它们是中医病理学里最重要的层面。它们涵盖了很多在当今社会盛行的失衡状态和病证，然而大多数的医疗从业者却还不会诊断与治疗[5]（参考本章末图6-5）。

生长与改变（GROWTH AND CHANGE）

关于稳定性，现在已知混乱状态不一定都是病理状况，我们注意到处于正向成长过程的人，他的脉象会很不稳定。在本校飞龙东方医学院就读的学生，他们的个人发展过程令人印象深刻，每当有升华与改变时，就会出现脉象不稳定。儿童的脉象也是很典型的每日不同，他们会表现出“气乱”的脉质与形式，这种脉象的主要涵义，就是他们每天都在成长与改变。

蒙蔽现象（OBFUSCATION）

从经验得知，病人可能用不同的手段来掩盖脉搏所传达的信息，最常见的方法就是不断地改变脉质，以致没有一个脉质是持续的，造成在脉诊时，原先的脉质几秒钟内就改变成另外一种脉质了。目前，我们的看法是：这种脉象透露出，病人想要隐藏生活中的某些事情[6]。其他的灾难性的脉质也有同样的涵义。

“气乱”状态（“QI WILD”CONDITION）

“气乱”（散脉，译者注：在本书其他地方，散脉是一种脉质，而非征候，不等于气乱），文献里的散脉是极端的虚弱和混乱的状态，这时，因为某种原因发生了阴阳分离——意即阴阳在脏腑中失去了调和与接触以致无法相生相长。这是一个免疫系统受损的危险讯号，此时身体已无力抵抗严重且快速扩散的疾病；如果未经治疗，它可能在6个月到3年内发病。这种状态对“神经系统”的伤害尤大，因为神经仰赖轻快有序的气来运作。

阴，宇宙物质层面的能量，好像地心引力般抓住飘浮的阳气。如果阴被耗损，轻浮的阳气就会在各脏腑内漫无目的地飘荡，无法受到阴的涵养来有效运作。结果就是生理功能紊乱，阳气在经络脏腑中规则循行的模式一旦被打乱，就会损害它们正常的功能。

根据拼音及中文字的考证，张文淮医师和布蓝特·史帝克里认为沈医师所谓的文献中的散脉，应为“气乱”之意。

“气乱”的脉质（QUALITIES ASSOCIATED WITH THE“QI WILD”CONDITION）

“气乱”影响整个机体，它的脉质突显于整体脉上。这些脉象包括：空不规则或规则不整脉、无阻力空心不规则或规则不整脉、空脉、无阻力空心全形溢脉、革脉、空线状脉、散脉、微脉，以及脉质不稳定。除了暂时遭受压力外的情况之，通常脉搏速率较慢。

另一个较不明显的“气乱”的征兆是，脉质在三焦间和个别脉位间变化很大。这代表三焦调和诸脏的功能严重受损，包括左、右脑的共济功能（胼胝体）损害，导致生理功能紊乱，通常伴随有严重的自体免疫疾病以及精神疾病（特别是双极性躁郁症）。

还有一个更少见的“气乱”的征兆是，不同脉质在左右手之间变换，此脉也伴有慢性的自体免疫疾病。左手和右手的脉质呈周期性互换。已经生病时，若出现空不规则不整脉或空规则不整脉，以及无阻力空心不规则不整脉，或无阻力空心规则不整脉，则病情危笃。

相关的病征和症状（RELATED SIGNS AND SYMPTOMS）

舌质稍淡，但是如果内脏功能已衰竭，则舌质非常苍白，某些部位甚至毫无血色。有些舌色乳白，舌态软瘫不对称，通常感觉极度疲惫且软弱无力；常见于致命的疾病（癌症），甚至可见于年轻人。

病因（ETIOLOGY）

形成“气乱”脉质的病因往往源自于早年出现的问题，越早越严重，它们包括：

■ 在子宫里及生产时，因妈妈怀孕时受到各式各样身体或心理的伤害，以致肾精及原气受到阻碍。

■ 童年时生活环境的匮乏（食、衣、住）。这种脉通常是无阻力空心不规则或规则不整脉。

■ 童年过劳。早年过劳，发生在 5 到 10 岁间，脉象会呈现不规则不整脉或规则不整脉，过劳发生在 10 到 15 岁间，则出现无阻力空心全形溢脉并迟脉。

■ 早年过度运动。若发生在 10 到 20 岁间，脉象为无阻力空心全形溢脉并脉迟：特别是原先为过度运动，而后突然且永远停止运动的情况。若过度运动发生在 16 到 20 岁间，则为空并迟脉。长期的影响是循环渐弱，逐渐损害心脏及心智功能。

■ 一个可以发生在任何年龄的却被忽视的原因，是透过各种有氧运动，特别是慢跑，刻意地使心跳变慢。因为它让人以为可以强化心肌，同时它又有暂时解除忧郁的效果。心脏为了要做更多的功，打出更多的血来增加循环，就需要更多的心气，这样反而会使心脏变弱，身体只好做更多的运动来维持相同的循环效果。心脏因此而更加衰弱、心跳变慢，最后导致心脏无法供给冠状动脉充足的血液，形成各种疾病，包括冠心病和心律不整。

■ 女孩在青春期及青少年时经期过长，通常因运动过度所致。脉象是空线状脉或革空脉。

■ 突然停止剧烈的运动。脉象是无阻力空心全形溢脉并数脉。运动造成血管系统膨胀及血管扩张，以便容纳增加的血量。突然停止运动时，血量也突然减少，但是血管还是膨胀着，造成容积的落差，反映在空心的脉质里。当循环的血量突然间减少，阳气顿失依怙，四处乱窜，扰乱了阳气在经络脏腑的正常循行，以及“神经系统”的功能。

■ 虽然较罕见，如果一个体虚的人突然地举物过重，脉象也可能会出现无阻力空心全形溢脉并数脉。

■ 过度且持续地身体或情绪的折磨，以及药物滥用，也可能是造成各种“气乱”脉质的因素，并导致灾难性的后果。

脉搏速率规则的“气乱”脉质（“QI WILD” QUALITIES WITH REGULAR RATE）

空脉系列的“气乱”脉质（EMPTY TYPES OF “QI WILD” QUALITIES）

空脉：最严重的空脉是只能在气层把到脉，血层及脏层都无脉。最轻的空脉只在脏层分开（参考第9章，图9-3a）。这个脉质发生在伤寒六经传变的三阴病证，特别是少阴及厥阴病，同时也表示身体处于进一步的气阳虚，几年内可能爆发严重的疾病。

这些病因的形成是在15到20岁之间，可能并有精神官能症和精神分裂。少数的情况下，这也可能是身体对突发的巨大生活压力的暂时性应激反应，表示身体企图把全身的能量移动到表面来对抗压力。

革空脉：与空脉类似但表层较硬，代表更严重的精、阴、血虚。

空线状脉（濡，软脉）：这个脉象好似气层有“一缕棉花飘浮在水面上[7]”，稍微轻压就消失。它代表极度的血、精和阳虚。

散脉：当手指在远心←→近心的方向滚动时，桡动脉好像是不连续的碎片；它是严重的“气乱”状态，造成伤害的病因通常发生在10岁之前，且多与过度地剥削有关，预后不良。艾滋病病人会出现此脉，有些医家把它形容为“屋漏脉”，它是传统的“八死脉”之一。

微脉：像散脉一样，脉搏缺乏纵向的连续性，并且仅见于血层，脉质细且软弱，轻压脉管无阻抗。微脉突显出重度的气阳虚，病人因病情严重，以致于没有足够剩余的阳气将脉搏推举到表面来；它比散脉的“气乱”程度更甚一层，代表病人濒临死亡。

无阻力空心脉系列的“气乱”
（YIELDING HOLLOW TYPES OF “QI WILD” QUALITIES）

无阻力空心全形溢脉并数脉是因突然停止长期剧烈的运动而引起的，通常这项运动已持续多年。另一个类似的“气乱”脉象是无阻力空心全形溢脉并迟脉，它是因为童年时期过度运动，造成病人严重的气阳虚。

上述脉质比无阻力空心全形溢脉并规则不整脉，或无阻力空心全形溢脉并不规则不整脉病情稍轻。后二者较严重，那是因为不规则的心律牵涉到心的功能。二者中的前者乃是因为在出生到 15 岁之间，长期生活条件匮乏、过劳及过度运动造成的。

空心脉质的指感是气层有脉动，血层分开或消失，脏层又再出现，而空脉则只有气层有脉动，其他两层则多是分开，少数是消失。与空脉比较，无阻力空心全形溢脉透露出体内的阴更加不能驭阳的讯息，同时气也更“乱”。

无阻力绳索空心脉：这种脉质见于反常的过度运动或长期体力过劳，或在 15 岁之前生活条件严重匮乏，食、衣、住的条件都太差。当血液容积因过度运动或工作而减少，偏阴的血和偏阳的血管壁彼此在功能上逐渐分离。血液容积减少造成血管壁营养不良，渐渐导致血管内膜干燥变硬。

各种变化不稳定系列的“气乱”
（“QI WILD”QUALITIES CHARACTERIZED BY CHANGE）

脉质不稳定：脉质不稳定和散脉、无阻力空心脉，以及节奏不规律的无阻力空心不规则不整脉，或无阻力空心规则不整脉比较起来，稍微不严重一点儿。脉质不稳定（图 6-2）可以出现在整体脉或单一及多重脉位（阴阳分离及严重的脏腑实质疾病）。它也可以表示身体或脏腑正在改变中，可能是变好或是变坏[8]。

整体脉脉质不稳定：代表极度不平衡及“气乱”，病人处于很危险的状态。它发生在不断压榨自己的潜能、使用强力化学药物、有自体免疫疾病，或是居住于地理上能量不稳定区域的人[9]。

单一脉位脉质不稳定：代表某一脏的阴阳分离，同时该脏器处于极度功能障碍的状态。

图 6–2　脉质不稳定

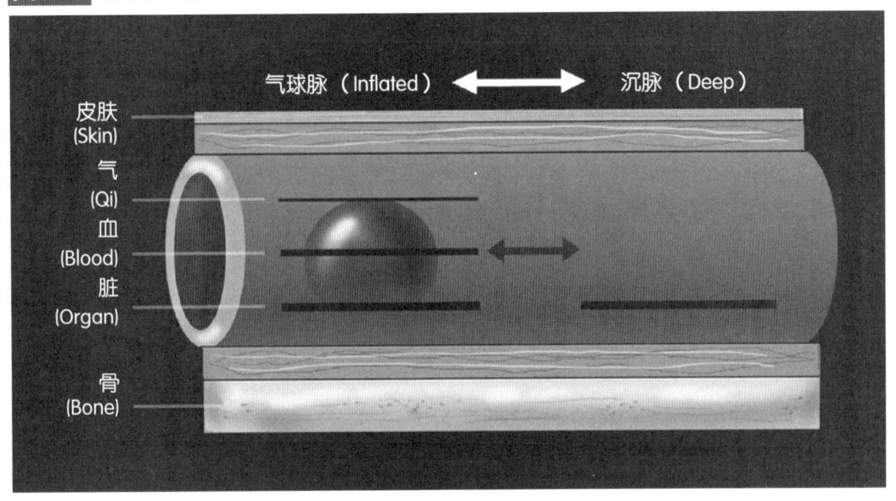

双手三焦脉位脉质不稳定：评估上、中、下三焦哪一个脏腑是虚证的主要致病源（该处表现最大的脉质不稳定），对于成功治疗来讲是非常必要的。这个脉象反映某些脏器或相关区域的问题，譬如说，上焦脉位的脉质不稳定，可能代表已发生的或潜在的纵隔腔肿瘤或乳癌。

心律不整系列的“气乱”

（“QI WILD”QUALITIES WITH ARRHYTHMIC RATE）

造成这类脉质病因的形成，发生在 10 岁，甚至 5 岁之前。除非有强力的治疗介入，否则因为损伤了肾气、肾精和心的气与精，这些病人会很短命，而这些脉质正是预测病人会很短命的病理特征指针。

空或无阻力空心不规则不整脉或规则不整脉（固定的）：这种脉质特别反映出最严重且威胁生命的疾病。不规则不整脉（或规则不整脉）本身代表（即使没有空心或空脉）整个机体特别是心的功能处在严重的不稳定状态。我们称这种情况为“循环失控”。虽然按照定义这还不算是“气乱”，但我们最好要往这方面考虑，因为它代表心气、阳虚甚至虚脱，会把整个机体导向严重的后果。若再加上空心或空脉的脉质，它的严重性又要放大好几倍。

与心及循环有关，但与节奏和脉搏速率无关的不稳定性（INSTABILITY RELATED TO HEART AND CIRCULATION， BUT UNRELATED TO RHYTHM AND RATE）

脉搏振幅——这个从脏层发出，上达气层或更高的脉波高度——代表身体的阳气。振幅改变的频率和程度增加，表示不稳定的严重性也与之俱增（图6-3）。

图 6-3 脉搏振幅不稳定

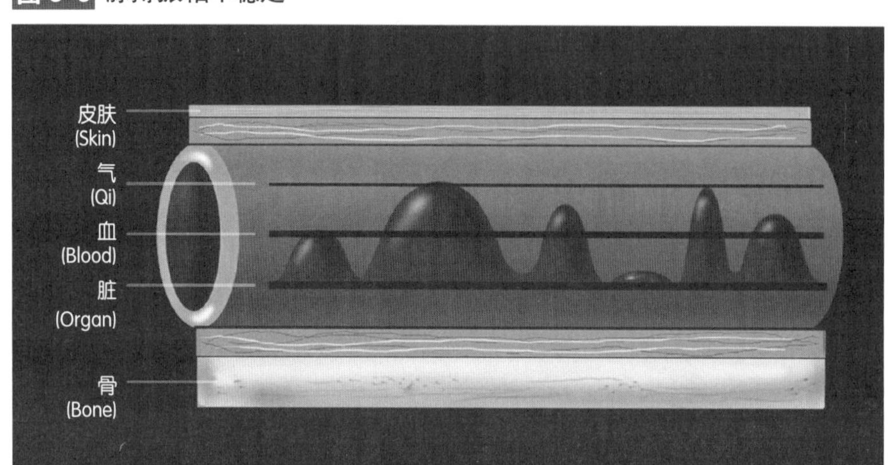

整体脉（ENTIRE PULSE）

脉搏振幅不稳定：当整体脉的第一印象，是固定的脉搏振幅不稳定（图6-3），表示心气或心阳虚，再配合其他合并的脉质来决定。

整体脉的第一印象是脉搏振幅不稳定：随时间迁移而固定发生的（CHANGE IN AMPLITUDE ON FIRST IMPRESSION： CONSTANT OVER TIME）

病因：心影响循环或者循环影响心。

心影响循环：固定的脉搏振幅不稳定是心气虚（振幅小量改变）或心阳虚（振幅较大量的改变）的征兆。当心气阳虚时，血液循环变差并伴有手脚寒冷、游走痛和肌筋膜疼痛。

循环影响心：无论是情绪性的或生理性的创伤、震惊打击，都会造成循环影响心。

情绪性的震惊打击会耗损心阴，形成左寸的或在刚开始时心包脉位的紧脉。心为了保护其他脏腑，会把血液分流到那些脏腑，包括它本身，结果造成阴虚（血属阴）。震惊打击也造成心气紧缩（“心闭锁”）来保护心脏本身，导致气滞和液体滞留，结果形成左寸部的滑脉。

关于气滞，如果身体状良好，左寸可能表现为气球脉；如果健康情况差，则表现为扁平脉。脉诊的整体脉第一印象，会有脉搏振幅不稳定和粗震动脉（心的震惊的病征）。开始时会表现脉搏速率快，经过长时间以后脉搏速率则逐渐减少，直到变得很慢（每分钟 50 ~ 60 次），而且左寸部转变成软弱脉。

发生身体外伤也会对心造成震惊打击，脉搏变得紧而数。受伤相应的部位，身体健壮者出现气球脉；气比较弱的人，则出现扁平脉。整体脉可见粗震动脉，但是没有或只有一点脉搏振幅不稳定，除非心气因为其他的原因变弱了。左寸变化如前段所述。脉搏速率也会随着时间逐渐减到很慢（每分钟 50 ~ 60 次）。

当病因是心影响循环时，心气太弱以致无法推动足够的血液循环来满足身体的需求。心气虚多导因于体质缺陷、疾病（风湿性心脏病）、过劳、过度运动、身体孱弱（脾气或肾精不足而不生血），或长期的心智及情绪损耗（担忧、强迫症）。脉搏速率变慢（60 出头），在有氧运动者甚至会更慢。左寸部可见不同程度的虚象（软弱消失脉）或阴阳分离，脉搏振幅不稳定（轻症），或脉质不稳定（重症）。渐渐地，左寸会变成滑脉并粗震动脉，以及较其他脉位更明显的脉搏振幅不稳定。

虽然少见，但体温过低也可导致循环变慢。频率像是牢脉或伏脉，且脉搏速率非常慢，因为太沉，也看不出脉搏振幅有什么不稳定。

整体脉的第一印象是脉搏振幅不稳定：随时间迁移而不固定发生的（CHANGE IN AMPLITUDE AT FIRST IMPRESSION：INCONSTANT OVER TIME）

如果在每次脉诊时不一定会出现脉搏振幅不稳定，这种情况通常是压力影响了肝的舒畅条达。当脉搏振幅不稳定导因于肝，它的病征会伴有明显增加的情绪压抑，当压力和情绪压抑减轻时，病情也会随之好转。

在不同脉位之间变动的脉搏振幅不稳定：脉搏振幅在不同脉位大小起伏不定，没有规则可循。这是一个灾难性的状况，一种“气乱”的表现，特别是对支配心脏的神经系统来说。临床上在儿童时期遭受性侵害的病人，可以把到这种脉象。

在左右手之间变动的脉搏振幅不稳定：脉搏振幅的改变，在左右手之间交换轮替，通常具有一定的规律。这种脉象往往和现在的、严重的人际关系的冲突有关，偶尔也可能是最近有超越体能的过度活动。

仅影响单手的脉搏振幅不稳定：通常是在出现本脉象的同侧身体曾受伤。若没有外伤史，只出现在右手的脉搏振幅不稳定表示“消化系统”有问题，只出现在左手表示“器官系统”有问题（参考名词解释）。

脉搏强度不稳定

“脉搏强度不稳定”一词已经从新版的书中移除，并将其归于“脉搏振幅不稳定”项目下。我之所以将这两种原本分开标示的脉质合并在一起，是因为大部分的情况下，当脉搏强度变动而不稳定时，其指下感觉是透过伴随而来的脉搏振幅的改变来表现。这并不是说所有的脉搏强度的改变，必然会造成振幅的改变；在少数情况下，也会遇到脉搏的力量（强度）忽大忽小，但其垂直高度（振幅）却不受影响。然而，这样的脉象毕竟只是特例，而且在脉质解析方面，两者之间没有差异，所以“脉搏强度不稳定”这词汇就退场停用了。其原本的临床意义，读者可以参阅“脉搏振幅不稳定”的相关章节。

单一脉位（INDIVIDUAL POSITIONS）

个别主要脉位（PRINCIPAL INDIVIDUAL POSITIONS）

脉搏振幅不稳定代表该脉位相应脏器的阴阳分离，程度由轻（1-2）至重（4-5）。与前述“气乱”的情况相比，这算是较不严重的阴阳分离。病因是气、血、阳虚。脉搏振幅不稳定发生在任何脉位都表示该处功能的转变，通常是由好变坏，虽然也有可能是相反的情况。

个别辅助脉位（COMPLEMENTARY INDIVIDUAL POSITIONS）

脉搏振幅不稳定，代表该脉位的相应器官或区域的功能障碍。

脉搏振幅不稳定与脉质不稳定的区别
（DISTIGUISHING CHANGE IN AMPLITUDE FROM CHANGE IN QUALITIES）

脉质不稳定的脉质改变，是突然间由一种脉质变成另一种脉质；而脉搏振幅不稳定的振幅，则是逐渐地变得更强或更弱。

脉搏振幅不稳定与心律不整的区别

（DISTINGUISHING CHANGE IN AMPLITUDE FROM ARRHYTHMIA）

当脉搏振幅不稳定很显著时，脉搏感觉起来很类似静态时的脉搏速率不稳定，甚至不规则不整脉。小心、耐心地观察，加上经验，是区别它们的必要条件。把脉时集中几分钟注意力在你的指尖，去感受其中的差异。

其他可见于单一脉位代表阴阳分离的脉质

（OTHER SEPARATION OF YIN AND YANG QUALITIES FOUND IN INDIVIDUAL POSITIONS）

其他只出现在个别脉位，绝对不会出现在整体脉中，呈现阴阳分离的脉质是：不稳定脉和不均匀脉。

不均匀脉：如果脉搏是有力的，表示体内所有的物质发生极端严重的阻滞；如果脉搏是减弱的，则表示对应脏腑极度的虚证。无论是哪种情况它都代表阴阳分离，且该脏腑生理功能紊乱脱序。第 11 章有更详细地讨论。

不稳定脉：本脉出现于小区段的脉位，例如单一脉位或三焦脉位之一。它在指下任意地剧烈弹跳，好像指下有一个不定向的、快速的、跳动的，且不断改变的搏动，这是代表灾难的感觉[10]。这个脉质有别于真正的不整脉，因为不整脉出现在整体脉所有的脉位里。

本脉表示阴脏的气、血、阳，特别是脏器实质的严重损伤。除非有其他检查帮助排除，否则此脉质代表非常严重的状况（参考第 12 章关于单一脉位及区域的病理状态的特别讨论[11]）。

转动如豆脉：左寸出现本脉代表严重的心的震惊打击；若是在某单一脉位出现，表示相应脏腑的严重伤害；有时候在该处的脏腑，（右关部）伴有剧痛（胃溃疡）。它代表严重的循环障碍。

血液失控（血液妄行）［“BLOOD OUT OF CONTROL”（RECKLESS BLOOD）］

所有显示“血液失控”的脉质都属于空心脉系列。三种空心脉中的两种与“血液失控”有关——革空心脉（最危险）和次紧–紧空心全形溢脉——第三种我们已经学过了，它代表“气乱”的情况——那就是无阻力空心全形溢脉（三种空心脉更详细的差异请参考第 9 及 13 章）。

快速地出血（HEMORRHAGE，RAPID）

革空心脉：脉的气层非常硬，脏层次紧，血层完全消失。本脉质表示有明显地出血甚至是大出血。这个脉质通常发生在单一脉位，它代表一种会致命的情况，因为会出现休克，需要紧急处置。若合并数脉，表示立即将出血；合并迟脉，表示最近已出过血，但可能会再出血。

非常次紧–紧空心全形溢：本脉质超出气层之上，在血层分开或完全消失，在脏层显示非常次紧的感觉。如果在整体脉或单手出现此脉象，代表高血压有脑出血或脑梗死（中风）的可能。若是糖尿病注射胰岛素的病人，这类脉象容易出现在关部及（特别是）尺部。

缓慢地出血（HEMORRHAGE，GRADUAL）

无阻力部分空心脉并迟脉（非常严重者为全形溢脉）：这类脉质的气层轻压即变形，血层分开，脏层正常或稍减弱。它显示更慢性地出血，也可能逐渐导致严重的气耗损，继而发生“气乱”及“血液失控”的情况。临床上可见于长期月经量过大、多次流产或多产造成血液大量流失者。

图 6-4a 节奏

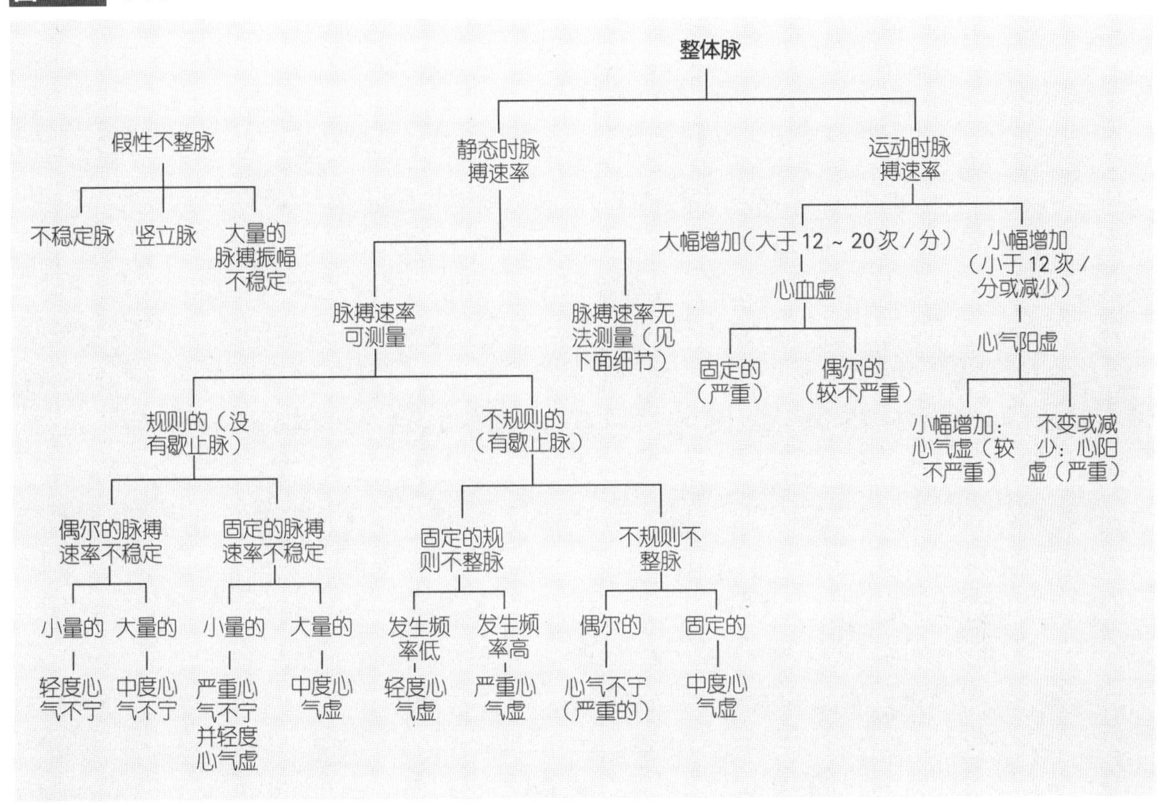

图 6-4b 节奏（细节）

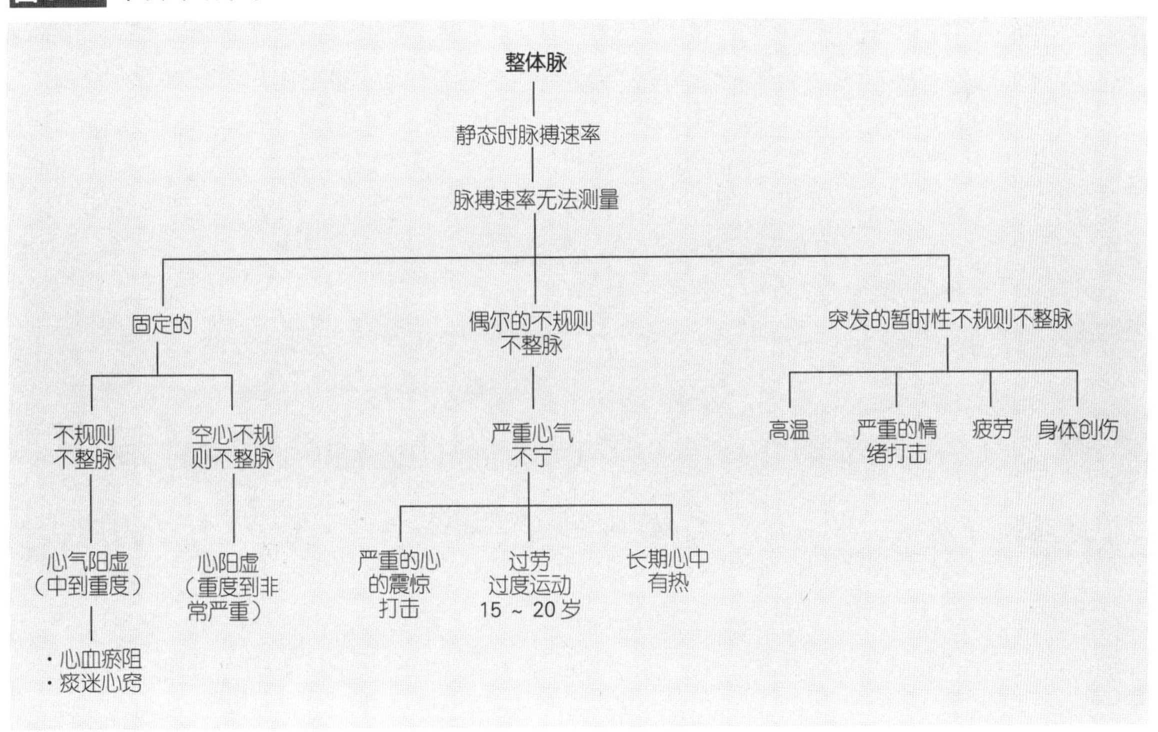

图 6-5 稳定性

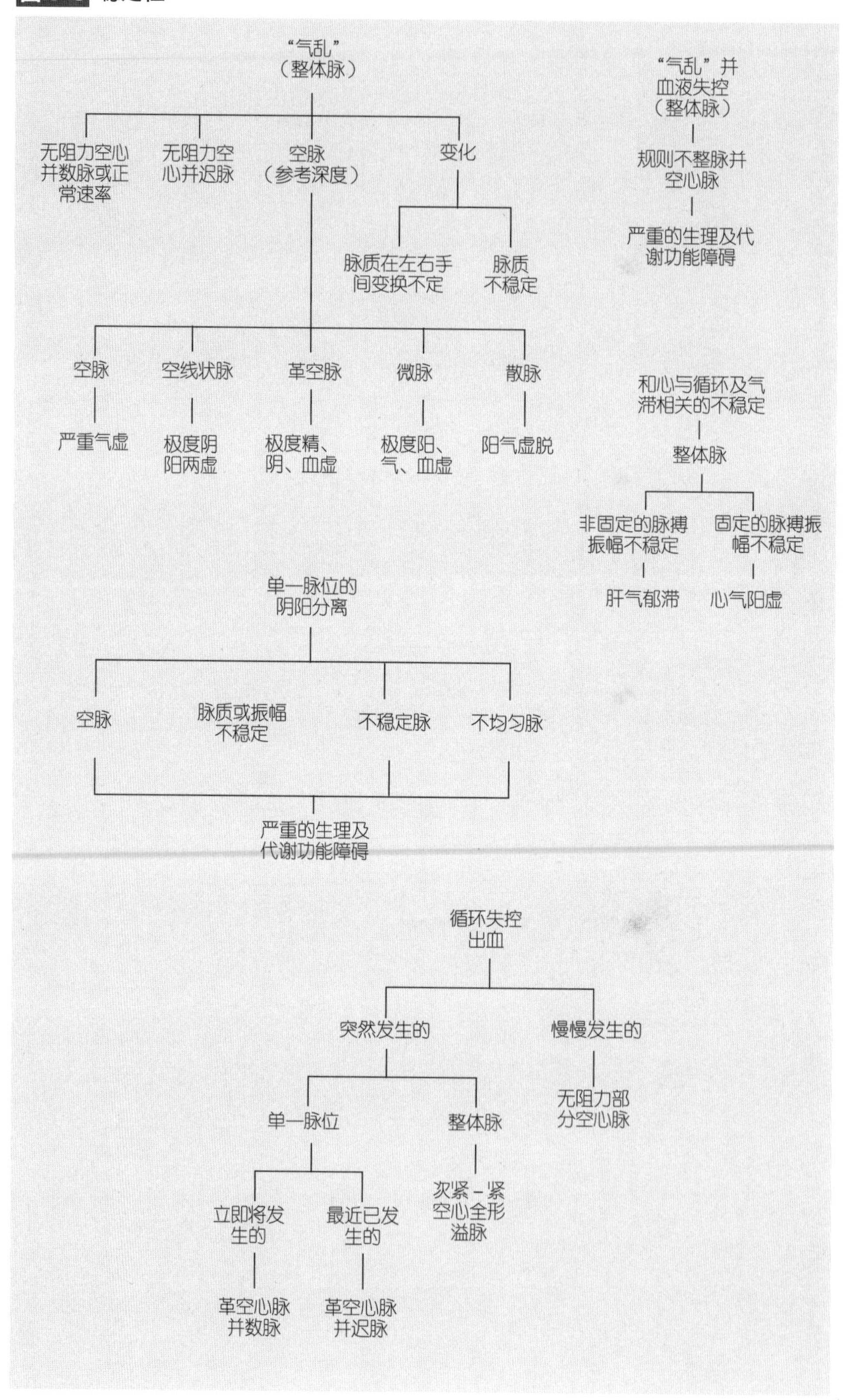
“气乱”
（整体脉）
无阻力空心并数脉或正常速率
无阻力空心并迟脉
空脉
（参考深度）
变化
脉质在左右手间变换不定
脉质不稳定
空脉
空线状脉
革空脉
微脉
散脉
严重气虚
极度阴阳两虚
极度精、阴、血虚
极度阳、气、血虚
阳气虚脱
“气乱”并血液失控
（整体脉）
规则不整脉并空心脉
严重的生理及代谢功能障碍
和心与循环及气滞相关的不稳定
整体脉
非固定的脉搏振幅不稳定
固定的脉搏振幅不稳定
肝气郁滞
心气阳虚
单一脉位的阴阳分离
空脉
脉质或振幅不稳定
不稳定脉
不均匀脉
严重的生理及代谢功能障碍
循环失控出血
突然发生的
慢慢发生的
单一脉位
整体脉
无阻力部分空心脉
立即将发生的
最近已发生的
次紧-紧空心全形溢脉
革空心脉并数脉
革空心脉并迟脉

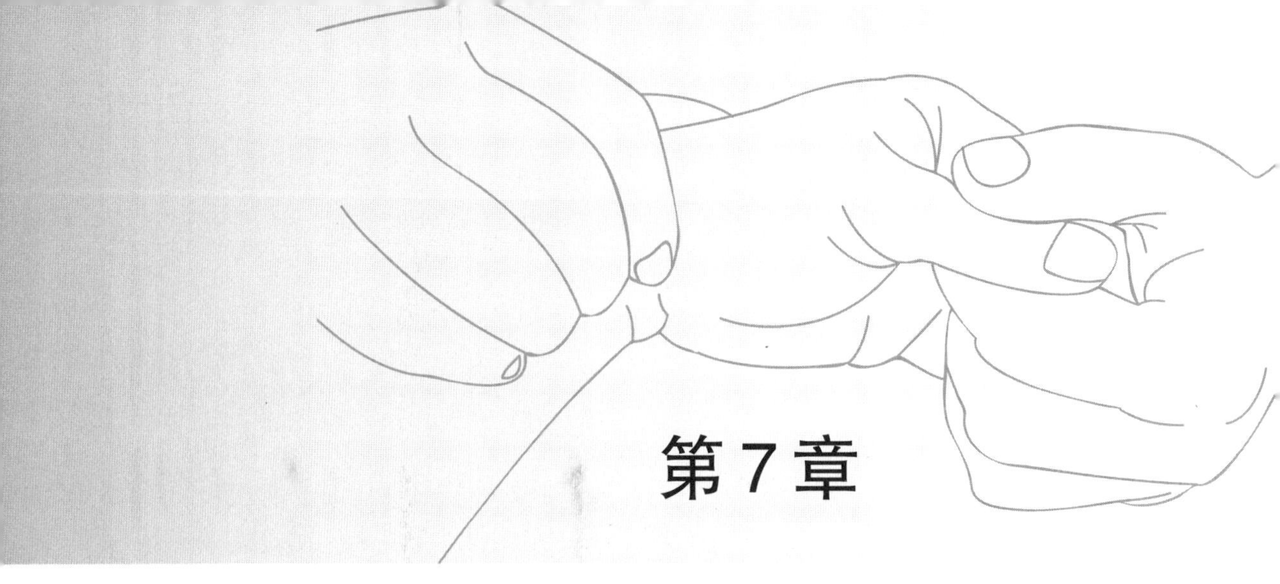

第 7 章

脉搏速率

Rate

汉弥顿·罗特 *Hamilton Rotte, A.P.*

传统上，脉搏速率反映的是寒热问题[1]。但是在我们的时代，根据沈鹤峰医师与汉默医师的看法，脉搏速率和影响心的功能及循环的各种因素更有关系，譬如说震惊打击、过度运动与过劳。因为心为“君主”之官，脉搏速率及其规律性，在脉象解析与治疗策略的选择上，自然就超越其他因素的考虑[2]。

脉搏速率始终和整体脉有关（寸、关、尺及两手），为了精确测量，我们应该使用有秒针的手表计算 1 分钟的次数，而非用呼吸测量。（本章所谓的脉搏速率的改变，吸气时增加、呼气时减少，那种因呼吸而造成的脉搏速率微小的改变是不同的，二者很容易鉴别）

在少数情况下，当过强的药物对心脏产生毒性时，我们可以看到上焦的脉搏速率比其他地方快，这种现象只要更换药物就很容易改正。在一个不良环境对生命体造成巨大伤害的时代，四季变换所造成的脉搏速率改变，是微不足道的。

对应于年龄的正常脉搏速率（THE NORMAL RATE ACCORDING TO AGE）

根据沈医师的看法[3]，健康人的年龄与静态时脉搏速率的关系如下表：

年龄	静态时脉搏速率
出生到 4 岁	84 ~ 90 / 分
4 ~ 10 岁	78 ~ 84 / 分
10 ~ 15 岁	78 ~ 80 / 分
16 ~ 40 岁	72 ~ 78 / 分
40 ~ 50 岁	72 / 分
50+ 岁	66 ~ 72 / 分

在安博（AMBER）的著作《东西方脉诊学：在印度、中国、伊朗和西方的思路与实践》（1966）一书中，他提供了一组稍微不同，但可能比较正确的数据：

年龄	静态时脉搏速率
胚胎期	150 ~ 160 / 分
出生时	130 ~ 140 / 分
第一年	115 ~ 130 / 分
第二年	100 ~ 115 / 分
第三年	90 ~ 100 / 分
4 ~ 7 岁	85 ~ 90 / 分
8 ~ 14 岁	80 ~ 85 / 分
青春期	85 ~ 90 / 分
成年	75 ~ 80 / 分
老年	60 ~ 75 / 分
垂暮之年	75 ~ 80 / 分

欧洲新生儿护理师记录的正常儿童的脉搏速率如下：

年龄	静态时脉搏速率
新生儿	120 ~ 140 / 分
1 岁	100 ~ 120 / 分
5 岁	90 ~ 100 / 分
10 岁	~ 90 / 分
16 岁	~ 80 / 分

脉搏速率快（THE RAPID RATE）

数脉（RAPID）

任何时候，无论持续多久的数脉，都会减弱心的气、阴和血，因此尽快将脉搏速率安全地降回正常范围，是优先治疗的项目。

传统上数脉与实热或阴虚发热有关。然而临床证据显示：数脉往往是震惊打击和压力影响了心与循环系统，并常伴有严重的焦虑。虽然说脉搏速率很慢时大多是严重的虚证，但我们也要铭记在心的是：在六经辨证的少阴和厥阴期，气虚已极的时候，也可能出现很快的数脉。因为这时候阴已虚到无法涵养阳气，阳气滑脱以致脉搏速率变快[4]。

跳跃脉（BOUNDING）

所谓跳跃脉是指脉搏速率在指下弹跳的感觉比实际速率快（例如，感觉上好像是 120 次 / 分，但实际上只有 100 次 / 分）。这种脉质出现在严重的焦虑和恐慌、虚弱病人高烧时，热虚脱与休克，有时候也和疼痛及外伤有关。

外因性的数脉（RAPID PULSES DUE TO EXTERNAL ETIOLOGY）

卫气阶段的表热（风热）
[EXTERNAL HEAT IN THE PROTECTIVE LEVEL（WIND–HEAT）]

这样的情况脉会微数。与风寒之脉相较，则脉浮而缓。此时脉搏速率变快，是因为卫气为了保护生命体抵御外邪而活动增加，造成体温升高。

这个证型的病人会发烧、头痛、恶热、汗出。其他的症状包括口渴、咳嗽、咽痛、鼻涕黄稠、痰黄与身痛。

舌体微干，质稍红，舌面有小赤点突起，苔薄白。眼周泛红，眼白血丝红赤充血。

中暑（HEAT STROKE）

脉搏速率很快（140 ~ 160 次 / 分），非常次紧空心全形溢脉，但也可能因休克而衰减为空脉。此证出现导因于过度曝晒太阳，造成身体散热机制不良或失效，常合并血热及脱水。

相关症状有头痛、虚弱、意识突然丧失、皮肤干红发烫及微汗出。舌质红燥、脉数，并次紧空心全形溢脉。

热虚脱（HEAT EXHAUSTION）

热虚脱是因为过度流汗造成体液大量丧失。脉象是数脉并软弱脉。其他症状包括低血压、发冷、苍白及皮肤湿黏，在非常严重的病例里，可表现出失去定向感甚至意识突然丧失。病人也会有极端疲劳感、虚弱和焦虑。

创伤（TRAUMA）

脉象依伤害的类型（身体或情绪的）、大小及程度、受伤时间的远近，以及身体伤害的位置而不同。一般而言，伤害越大，身体状态（领域）越虚，对脉搏速率的影响程度越大。

身体的创伤（PHYSICAL TRAUMA）

严重的身体创伤会使整体脉变成非常快的数脉、跳跃脉、紧到弦脉（并疼痛）、气球脉或扁平脉。舌质紫；有瘀点或大的紫色水疱，会出现在舌头上与身体受伤部位相对应的点。在外伤侧的下眼睑内侧黏膜，会出现水平向的血管，与纵向血管分开。随着受伤时间渐久，脉搏速率会变慢些。

情绪的伤害（EMOTIONAL TRAUMA）

情绪受伤会导致数脉、跳跃脉，及在左寸先出现紧脉，而后遍及整体脉。在整体脉的粗震动脉，是情绪伤害的另一个可靠指标。舌头、眼睛都正常。随着情绪受伤的时间逐渐久远，身体因为处于长期备战及脉搏速率增加的状态，心气被耗损，导致脉搏速率变慢。

内化的外因性数脉
（RAPID PULSES DUE TO INTERNAL–EXTERNAL CONDITIONS）

内化的外因指的是外因性的致病因素，例如压力造成内在的疾病状态。

心的病证（THE HEART）

本节只讨论和脉搏速率不正常有关的心的病证。

非常轻度的心气不宁（VERY MILD HEART QI AGITATION）

本证型的特点是脉的表浅层有震动脉，脉搏速率正常或稍微变快（80 ~ 84 次 / 分）。病人会忧虑与现实生活有关的事情。如果震动脉逐渐向全部深度和所有脉位扩散，此时病人没事也会自寻烦恼。

轻度的心实热（MILD EXCESS HEAT IN THE HEART）

此证的早期征兆是心包脉位出现紧脉，脉搏速率轻度到中度地变快。病人烦恼有一段时间了，譬如好几年。

中度到重度的心气不宁（MODERATE TO SEVERE HEART QI AGITATION）

除了脉搏速率不稳定之外，脉搏速率也会有中度到重度地变快。这些变化和病人生活不安定的程度成正比，通常也曾遭受过震惊打击。病人觉得自己的生活和情绪，如坐云霄飞车般起伏不定，也不容易专心，或让自己沉淀下来。

心阴虚（HEART YIN DEFICIENCY）

脉搏速率快（84 ~ 90 次 / 分），激动不安的症状更严重，包括容易失眠、彻夜辗转反侧、睡睡醒醒。

内因性的数脉（RAPID PULSES DUE TO INTERNAL CONDITIONS）

实热（EXCESS HEAT）

实热的脉象通常是非常明显的次紧脉。

气热（HEAT IN THE QI LEVEL）

此证如果出现在严重的慢性病，其脉象通常是在脏层或气、血、脏三层的数脉、次紧脉并滑脉。更极端的病证则会出现洪实脉。

脉搏速率变快是因为卫气及营气为了防卫身体而被激活，造成体温升高而导致脉数。某器官的感染或发炎是常见原因，病变的脏腑可依洪实脉或紧脉出现的脉位来定位。

此证型的病人会出现急性高烧，自觉身热、恶热、口渴喜冷饮、多汗、剧烈疼痛、咳嗽痰黄、便秘或大便如羊屎或者腹泻、肛门灼热、里急后重、下痢脓血、腹痛、恶心呕吐、小便不利、尿少而黄、躁动不安及头晕。更严重可见神昏谵语。至于出血，较易见于温病卫气营血辨证之血证。

舌红燥，苔黄厚，眼睛红，面泛红。

“血热”（BLOOD HEAT）

这种热证有时伴有轻微数脉，因病因不同，分为实证和虚证。脉象表现主要是当我们的手指从脏层逐渐减压移动到血层时，会有扩大的现象，到达气层又变窄；本脉象也可能并有滑脉（参考第 10 及 13 章）。

“血浓”（BLOOD THICK）

本证从脏层到血层至气层，脉搏随着指上压力的降低而越来越宽。此证有时并有冲击脉，中度数脉和跳跃脉，滑脉及（或）涩脉，其后可能再转变成次紧到紧的空心全形溢脉。

“神经系统紧张”（NERVOUS SYSTEM TENSE）

在某些种族里，世世代代为了逃避各种迫害和危险，长期保持高度警觉状态而形成体质性的“神经系统紧张”。这种证型，脉搏速率是正常或轻微变快。另外一种原因，来自于日常生活中的各种压力造成的紧张、挫折和焦虑。和体质性的原因相较，这种“神经系统紧张”脉搏速率会更快些而呈现中度数脉。所有的“神经系统紧张”都具有气层整体为次紧、细到紧脉。我们称之为“提高警觉的脉象”。长期处于神经紧张的状态下，病人会呈现阴虚的病证——因为神经紧张的代谢热会耗损阴液——此时期脉搏速率会变得更快（参考第 15 章）。

主要症状是无论是否有现实因素的影响，都会长期表现出紧张状态。

阴虚发热（YIN-DEFICIENT HEAT）

虚热往往表现为紧脉（阴虚）、弦脉（阴及精虚）、革硬脉（阴、血及精虚）；和实热证相较，脉搏速率稍慢些。

风（WIND）

这个词儿在中医里应用广泛，却缺乏良好的说明。在此，风是指因为肝的“阴阳分离”导致阴不涵阳，使得阳气到处“流窜”。这些阳气会攻击身体最脆弱的地方，使得该脏腑或区域生理功能受损。就像本书其他地方一样，我们不用肝木“侮”什么的说法，我们认为主要病机是受压抑的情绪造成肝

气郁滞，影响了肝主疏泄的舒畅条达之功。

整体脉，无内风（ENTIRE PULSE， WITHOUT INTERNAL WIND）

如果病证只发生了一段短时间，整体脉会稍快；脉象也会因为阴虚而有点紧，如果伴有血虚就会有点细。如果病证持续一段长时间，因为“神经系统”的紧张，脉会更快、紧甚至弦，且更细。

其他病因包括生病、某脏腑过劳，譬如喝酒伤肝、抽烟伤肺、过度思虑伤心肾（忧虑与强迫症），或是长期膏粱厚味伤脾胃等造成的脱水。当今有一个新的原因会造成脱水，脉象表现为革硬脉，它就是环境辐射所致（计算机、手机、微波炉等）。

整体脉，有内风（ENTIRE PULSE， WITH INTERNAL WIND）

轻度的内风（肝风）以浮紧脉并轻度数脉为主。严重的内风则表现为非常紧的空心全形溢脉并伴有很快的数脉，以及可能随之而来的中风。

单一脉位（INDIVIDUAL POSITIONS）

阴虚发热出现的轻度到中度硬的脉称为紧脉，有割手的感觉是弦脉，非常硬的时候是革脉。在某一个脉位出现紧到弦或革脉，表示该脉位相应的内脏有阴虚发热的病证。

热以外的内因性数脉（INTERNAL ETIOLOGY OTHER THAN HEAT）

即将发生的出血（IMMINENT HEMORRHAGE）

脉象是数脉并革空心脉，脉的血层完全消失，气层极硬。

疼痛（PAIN）

急性严重的疼痛造成数脉（90 ~ 106次/分）及紧到弦的紧咬脉。慢性疼痛的脉搏速率较慢些，当长期疼痛造成气虚时，甚至会转变成迟脉。

慢性病的急性发作（ACUTE PHASE OF CHRONIC ILLNESS）

慢性病通常表现为迟脉，如果反而出现数脉可能表示急性的恶化，另外一种较少见的情况，表示身体因为自我疗愈的作用而循环增加。这种现象同时依病人体质不同而出现不同脉象，在壮硕的病人为洪实脉，虚弱的病人则是洪虚脉（参考第8章）。

少阴热的证型（LESSER YIN HEAT PATTERN）

阴耗竭而无法涵养控制阳气，导致阴阳分离。阳越于上表现为数脉。这是“气乱”的现象，身体反而会出现寒象。

突然停止运动或粗重的工作
（SUDDEN CESSATION OF EXERCISE OR HEAVY WORK）

脉象是伴有正常速率或数脉的无阻力空心全形溢脉。

某人平常运动量很大，突然停止运动，其循环系统乃至于心都会受损。长期的运动会造成血容积增加及血管扩张。运动突然中止，血液容积的减少会比血管回缩快，造成阴（血）阳（气）分离。

这种状况会出现的症状大多与“气乱”有关，包括有严重的焦虑、善变的情绪、疲倦、“脑中空白”感，以及去人格化。病人也会觉得对自己的身体和意志失去控制力，特别是躺下时，感觉身体的某些部分好像与其他部分分离开来，造成一种魂不守舍的感觉。另外一个常见的症状是严重的关节游走痛。本证各种病症的发展表现虽然不可预期，但通常是广泛的。

舌象与眼的望诊正常。

脉搏速率慢（THE SLOW RATE）

虽然迟脉多和严重的虚象有关，我们要谨记在心的是，虚证也可以表现为很快的数脉，特别是心血虚造成的气的不稳定状态，在运动时会出现数脉。

迟脉（参考图 7-2）表现于整体脉则与身体功能有关。根据沈鹤峰医师与汉默医师的说法，迟脉最常见于循环系统不足的情况，常见的原因有能量耗竭、长期的震惊打击、过度的运动或工作，这些都会影响心气和循环之气，或者被此二者的功能影响。

当代社会常见的致病因素
（COMMON CAUSES IN CONTEMPORARY SOCIETY）

外因（EXTERNAL）

表实寒（COLD FROM EXTERNAL EXCESS）

因为外来寒邪造成营卫之气的气滞而出现迟脉。脉象是浮、次紧迟脉。

内因（INTERNAL）

虚寒（气阳虚）[COLD FROM DEFICIENCY（QI AND YANG DEFICIENCY）]

长期的里证、过劳、过度运动、房事过度、长期的情绪困扰，都会耗损气及阳。气为血之帅，气虚循环变弱，就形成迟脉。

心气阳虚（HEART QI AND YANG DEFICIENCY）

心的气及阳虚无法推动气与血的循环，所以造成迟脉。

有氧运动（AEROBIC EXERCISE）

过度的有氧运动，包括跑步，会耗损心气，造成迟脉。因为心脏必须过度代偿来维持生理功能，病人的脉通常会伴有冲击脉或减弱冲击脉。

次常见的致病因素（LESS COMMON CAUSES）

肝气郁滞和虚证（LIVER QI STAGNATION AND DEFICIENCY）

肝气郁滞和体虚减弱了周边循环，虽然不常见，但会因为失去了舒畅条达之力，无法推动气血在血管及经络内的循环而造成迟脉。脉象为迟脉并次紧脉。更常见的现象是：肝气郁滞造成某脏腑气机运行受阻，譬如犯胃，导致胃的蠕动不良。对此，肝气要负一部分责任。

里实热：后期的“血浓”（中期的动脉硬化）[INTERNAL EXCESS HEAT：LATE-STAGE “BLOOD THICK”（MIDDLE-STAGE ARTERIOSCLEROSIS）]

由于长期的脂肪堆积，动脉粥状斑块形成，以及血热，导致血液浓稠度增加而循环变慢，脉象表现为绳索脉及次紧脉。这个阶段血液因黏滞造成脉搏速率变慢的程度，大于实热造成脉搏变快的影响。

阴虚（晚期的动脉硬化）[YIN DEFICIENCY（LATE-STAGE ARTERIOSCLEROSIS）]

阴虚严重，脉象会变成绳索脉并迟脉。在血管逐渐失去弹性的过程中，刚开始脉搏速率可能因为心脏要克服阻力，增加作功造成数脉；然而，心脏长期奋战，也会变得精疲力尽，脉搏速率开始慢了下来，甚至比“血浓”的证型还慢。

毒素（TOXICITY）

长期受到毒素的影响，使得脉象变慢、变沉。脉搏速率可能低于五十。这种现象可见于艺术家或是焊接工人，因为他们长期暴露在有毒溶剂的环境里，本证型同时伴有“血浊”脉。

药物（MEDICATIONS）

β 阻断剂类药物、钙离子通道阻断剂都会造成脉搏速率非常慢的压抑脉。当今的医疗环境这类药物越用越多，这种脉象也越来越多。

震惊打击（SHOCK）

未解决的身体或情绪的打击（伤害），初期会阻碍气血循环，造成心脏代偿性作功，脉搏速率变快。长期下来，为了打开气血循环的阻滞，能量耗竭脉搏变慢。

少见的致病因素（UNCOMMON CAUSES）

里实寒（COLD FROM INTERNAL EXCESS）

早年长期过度地摄取冰凉的食物和饮料，会导致里实寒证；为治疗疼痛而过度使用冰敷；或者是长期泡在冰冷的水中也都会导致本证。因为贫穷以致于冬天极度缺乏保暖设施和衣物，很不幸的，这个问题在本地和第三世界国家，仍然比你想象的还要严重，同时也造成许多儿童终其一生不可磨灭的伤痕。里实寒证的脉象是迟脉并紧脉。里寒还会导致血瘀，这样又会在身体虚弱的部位产生涩脉，譬如说：骨盆腔下身脉位和尺部。

与脉搏速率变慢有关的各种证型的详细讨论，请参考当代中医脉诊完全版。

不同时间点脉搏速率变化很大（WIDE VARIATION IN RATE OVER TIME）

脉诊过程中，不同时间点测得的脉搏速率变化差异很大，这种情况表示心气虚。这是因为心气太衰弱，以致在初诊将近 1 小时的脉诊过程中，无法维持脉搏速率的稳定性，使得脉搏有时表现为迟脉，有时又表现为数脉。

图 7–1a 脉搏速率变快

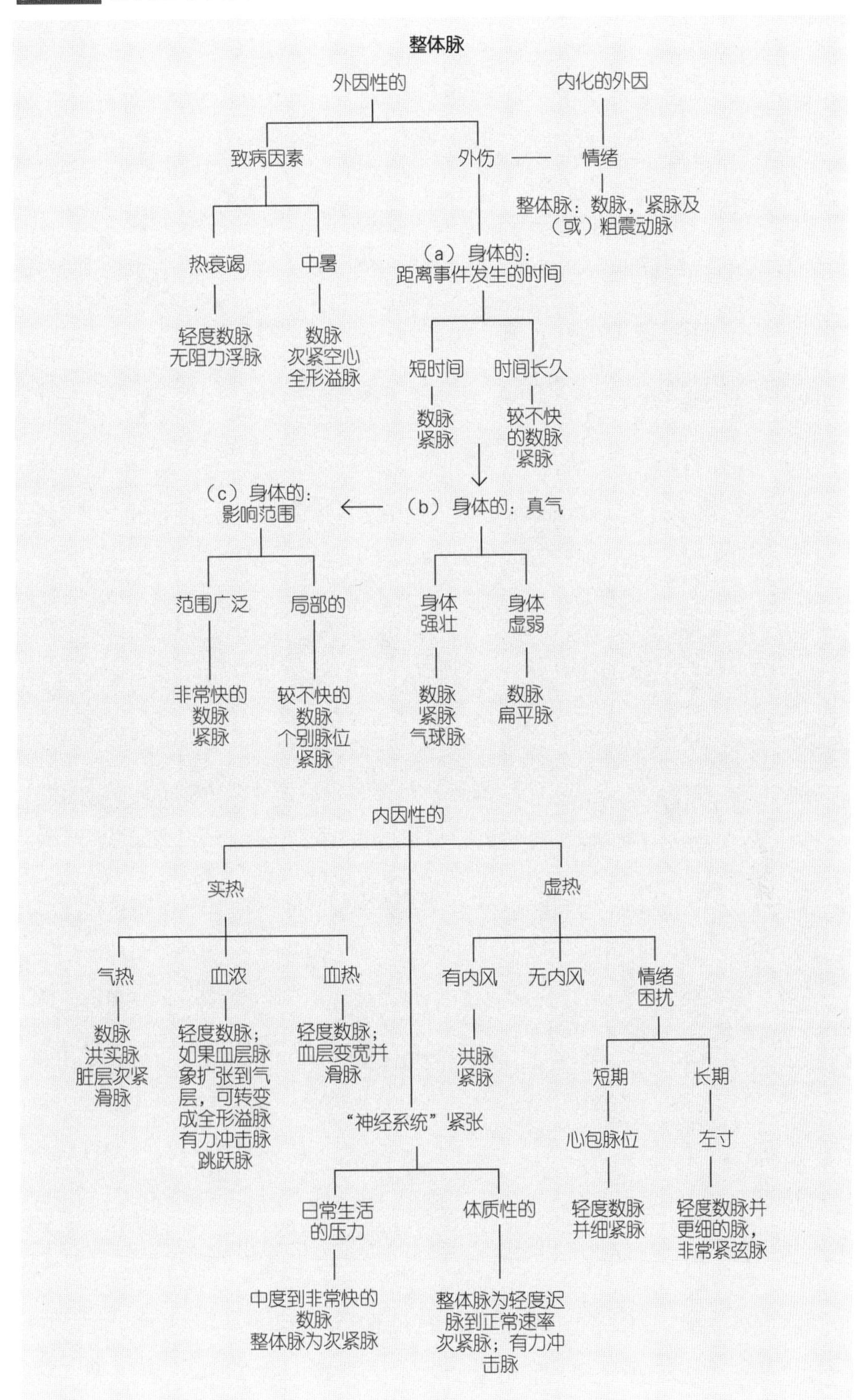
整体脉
外因性的
内化的外因
致病因素
外伤
情绪
整体脉：数脉，紧脉及（或）粗震动脉
热衰竭
中暑
（a）身体的：距离事件发生的时间
轻度数脉
无阻力浮脉
数脉
次紧空心
全形溢脉
短时间
时间长久
数脉
紧脉
较不快的数脉
紧脉
（c）身体的：影响范围
（b）身体的：真气
范围广泛
局部的
身体强壮
身体虚弱
非常快的数脉
紧脉
较不快的数脉
个别脉位
紧脉
数脉
紧脉
气球脉
数脉
扁平脉
内因性的
实热
虚热
气热
血浓
血热
有内风
无内风
情绪困扰
数脉
洪实脉
脏层次紧
滑脉
轻度数脉；如果血层脉象扩张到气层，可转变成全形溢脉
有力冲击脉
跳跃脉
轻度数脉；血层变宽并滑脉
洪脉
紧脉
短期
长期
"神经系统"紧张
心包脉位
左寸
日常生活的压力
体质性的
轻度数脉
并细紧脉
轻度数脉并更细的脉，非常紧弦脉
中度到非常快的数脉
整体脉为次紧脉
整体脉为轻度迟脉到正常速率
次紧脉；有力冲击脉

图 7-1b 脉搏速率变快（细节）

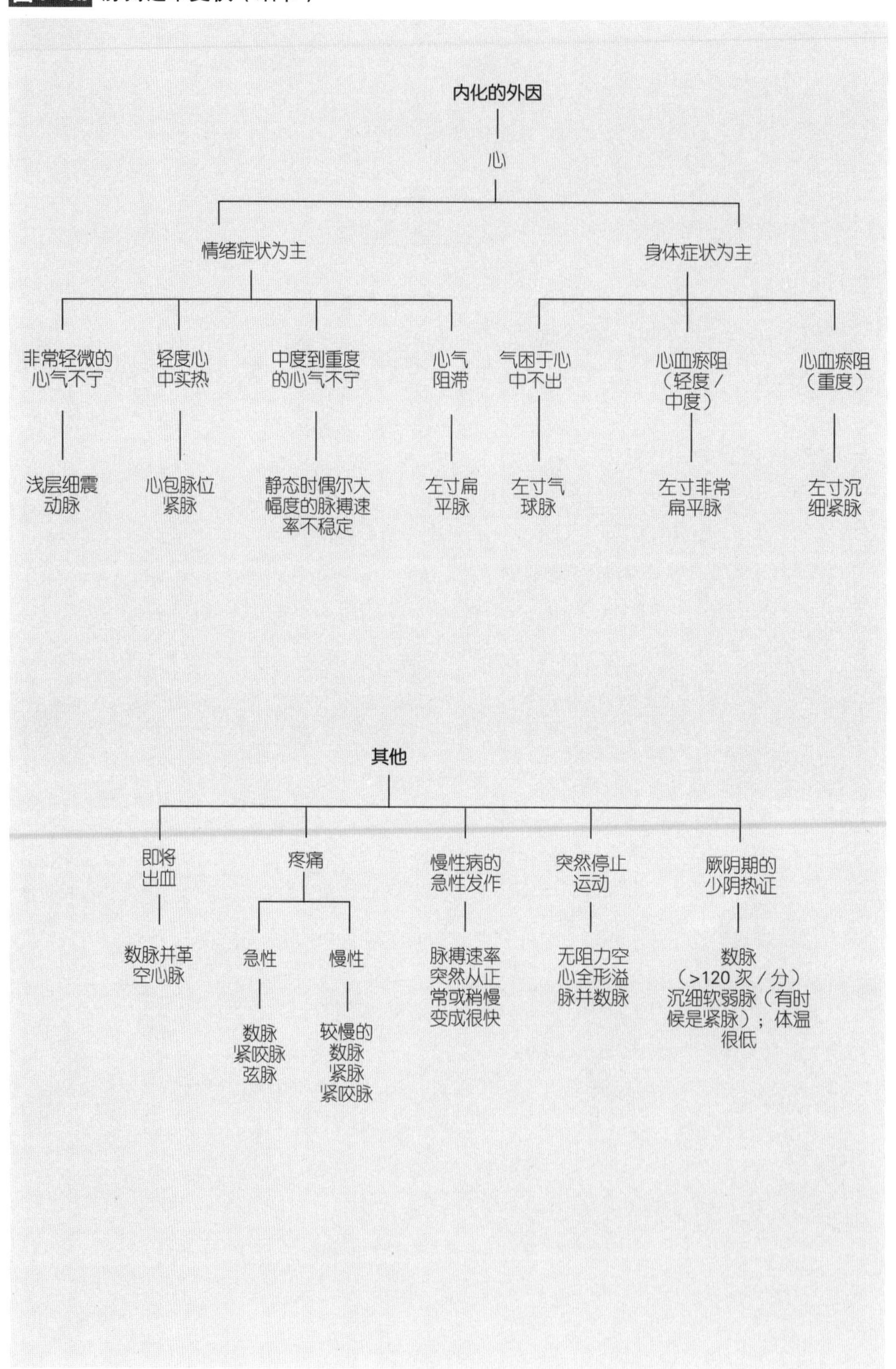

图 7-2 脉搏速率变慢因素

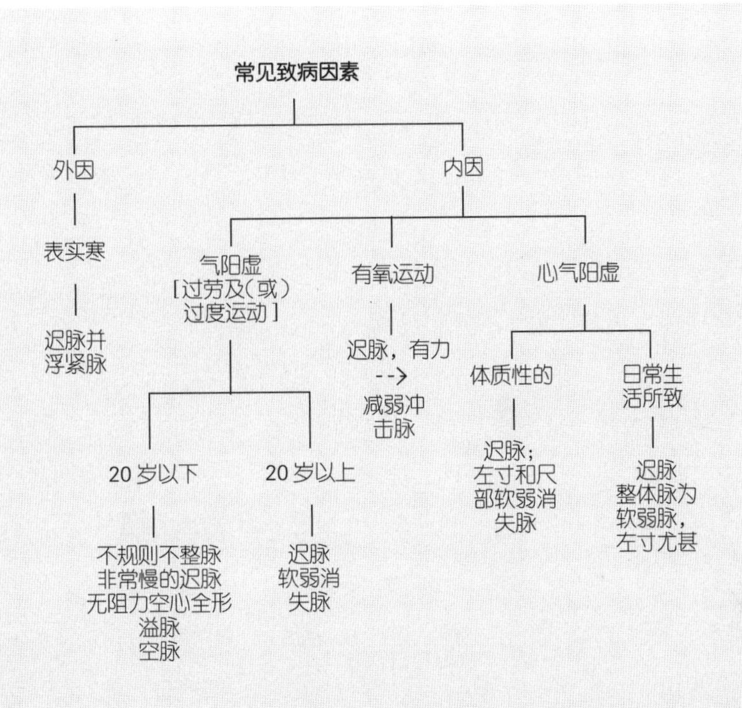

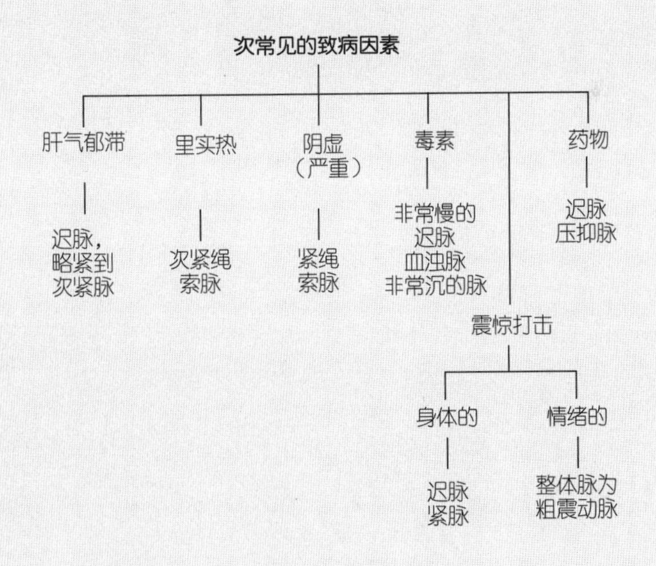

图 7-2 脉搏速率变慢因素（续）

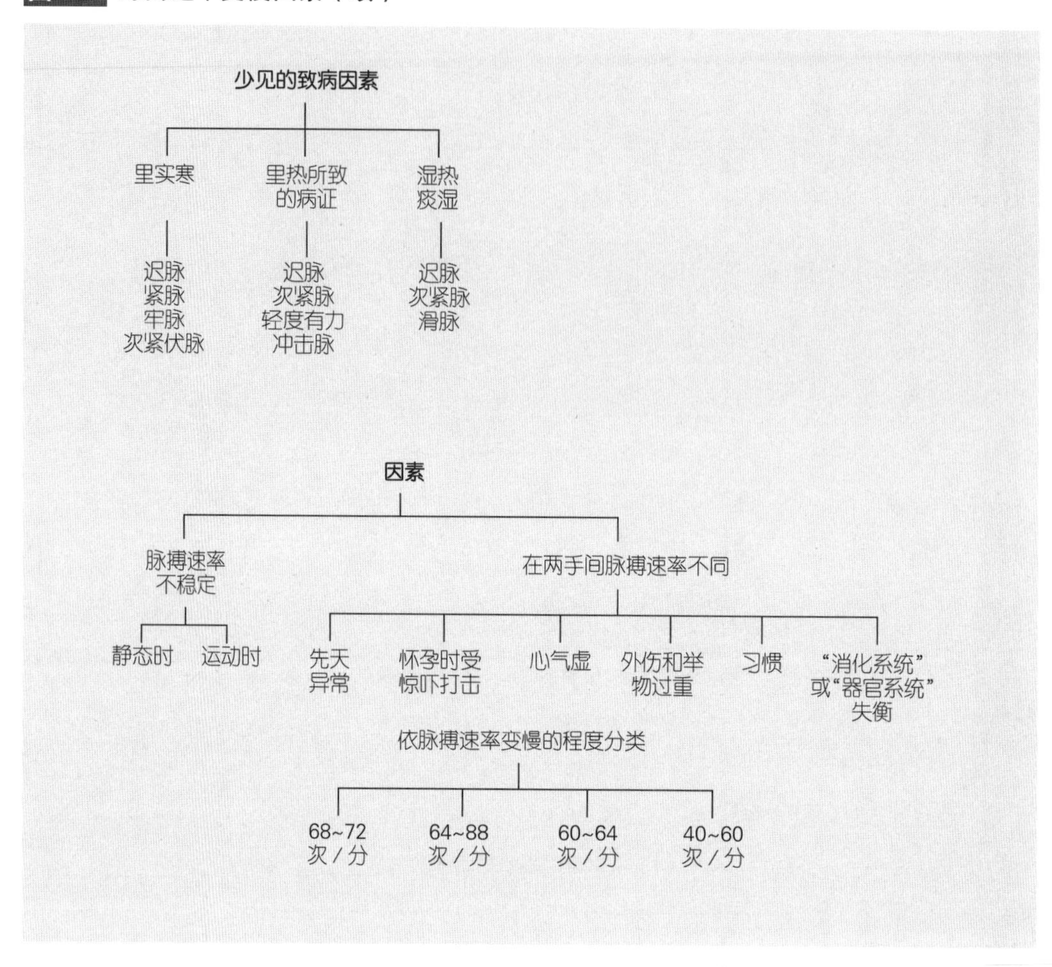

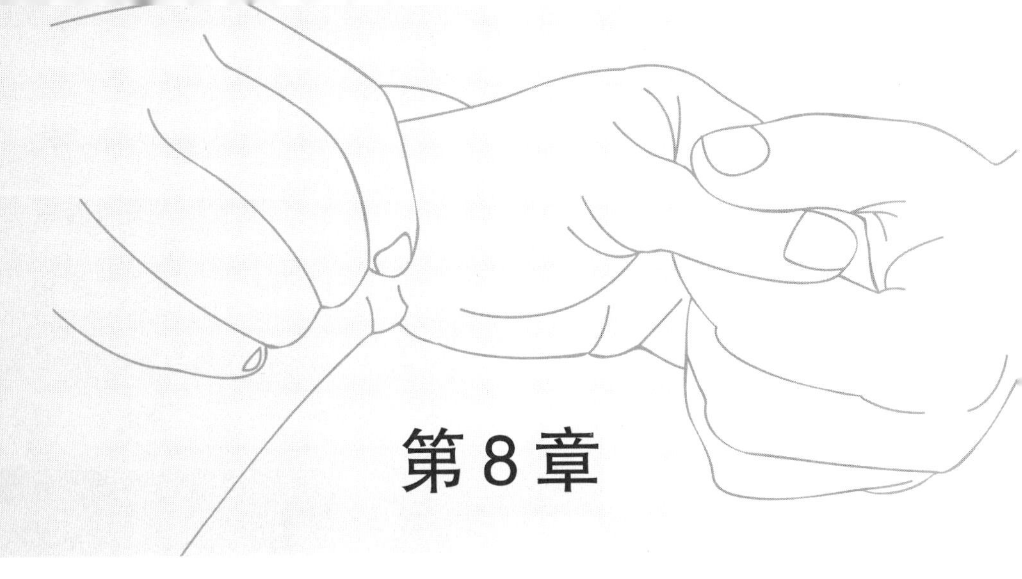

第8章

体积

Volume

布兰特·史帝克里　*Brandt Stickley, A.P.*

脉搏的体积主要表现在脉搏的振幅上，另一部分表现在脉搏的强度或宽度上。所谓脉搏的振幅是指脉搏从脏层上升到气层或气层之上的高度。脉搏的振幅反映了推动基本代谢的阳气功能，振幅大表示阳气旺盛，振幅低表示阳气衰弱。脉搏的体积可分成阳气充盈和阳气减弱两大类[1]。脉搏的体积还决定于脉搏所包含的物质含量，脉搏的物质含量可由脉搏的宽度来测量。

有力的脉质（ROBUST QUALITIES）

空心全形溢脉（HOLLOW FULL-OVERFLOWING）

类别：空心全形溢脉从许多角度来看，属于“阳气过盛”，因为这类脉搏会很有力地冲到气层之上。与其他包括全形或溢脉特质的脉不同的是，本脉质具有空心脉的特性。

指感：空心全形溢脉的脉搏波形（图8-1）是一个正常的正弦波，由血层与脏层之间开始，往上超出气层之上。空心全形溢脉感觉上好像从血层与脏层之间发出，它与正常脉的区别是明显地超出气层之上。本脉被按下时，会在血层附近分开，继续往脏层按下，脉管中的实体感又再度出现。然而，由于此脉比起正常脉，开始出现的深度较高并向上超出气层，所以其血层深度也相对较高。至于空心全形溢脉的临床意义，则有赖于其他并存的脉质来决定。

图 8-1 空心全形溢脉

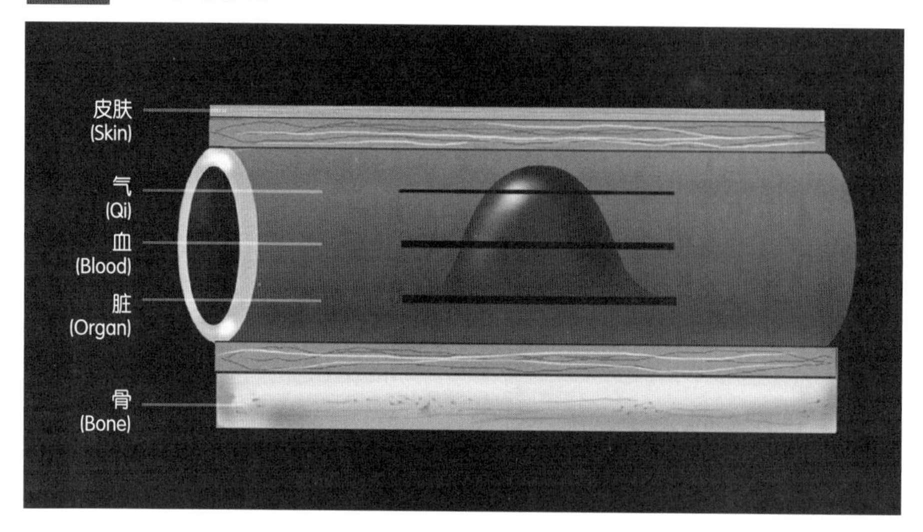

致病机转: 整个病程始于有所阻滞，譬如说被压抑的情绪导致肝气郁滞，代谢热会被导入有问题的脏腑，企图解开这个郁结。但是如果事与愿违，这些代谢热无法解决问题，它就会累积成为热毒。此时身体会用水液（阴）来设法中和热毒的破坏力。渐渐的，阴的耗损终于严重到足以造成阴阳分离，以及一个“飘流无根”并且“四处乱窜”的肝阳。为了保护肝免于受到过度伤害，这些过盛的实热就会流入血液中，变成一种残余的致病因素，进而引发本章所有关于空心全形溢脉的各种症状。

“阴阳分离”的影响：阳主功能，在本例中肝的功能会受损，“飘流乱窜”的阳，会跑到身体最脆弱的器官去干扰其功能。例如：脾胃、心、肺，或三焦区域之一的胸、乳房、横膈膜或下焦。

类型（TYPES）

空心全形溢脉分为三种类型：次紧空心全形溢脉、无阻力空心全形溢脉和紧到弦的空心全形溢脉。它们之间，无论在指感上或临床意义上，都有很明显的差别。

次紧空心全形溢脉：本脉把起来感觉很有力，尤其是当脉搏由脏层与血层之间，冲到气层之上时。传统上对此脉的比喻是："洪脉来时拍拍然，去衰来盛似波澜。"至于"次紧"在这里是形容本脉的宽度和膨胀的感觉。

无阻力空心全形溢脉：本脉由下往上冲到气层之上也是很有力的，但是它在气层被按时，很容易就分开。

紧到弦的空心全形溢脉：这种脉有两项决定因素。在气层之上脉的表层，它的感觉是坚硬的、较无弹性、受按较不变形、脉管相对较细。此外，本脉与前述次紧的或无阻力空心全形溢脉比较，那种空心的感觉可能较少或消失。

病因（ETIOLOGY）

传统上，空心全形溢脉只被归属于实热证。但是，我们认为它包括实热、阴虚发热，以及"气乱"。无论病因为何，我们的基本论点是：空心全形溢脉的形成病机，必定与一个脆弱的、易感的循环系统有关[2]。沈鹤峰医师认为"循环系统"是指周边循环——也就是动脉、静脉、细小动脉及微血管，与血管肌肉层功能的整合性。

次紧空心全形溢脉（实热）：在这个脉质里，实热存在于"循环系统"中，存在于血管里；在此，它的发生不会造成重要脏腑立即损坏。本脉可以说是身体试图（虽然不是很成功的）从血液中清除因器官过劳所产生的过热，或者是血液及身体本身的过热。它是透过扩张"循环系统"，或是增加基础代谢功能的方式来达成（参考第10章）。

最终，血管中的热损害了血管内膜和肌肉层，造成血管壁损伤，血管壁以膨胀来减少它和血液的接触面，因而产生了空心脉。

形成的病因包括：饮食不节、吃太多的甜食、脂肪、饮酒，以及能够产热的，特别是在肝中形成的情绪压力。肝脏透过肝藏血的功能可以将热导入血中，所以会造成肝气郁结、肝热的情况，就有可能发展成本脉。根据沈医师的说法，身体过劳，包括过度运动，也会造成肝热。如果次紧空心全形溢脉出现在整体脉中，它反映了早期或中期的严重高血压的病理状态，最终，会变成具有危险性的中风。青春期缠绵难愈的青春痘也是血中有热的早期征兆，往往合并营养不良，在未来也可能转变成高血压（空心全形溢脉、绳索脉）。

无阻力空心全形溢脉（气乱）：本脉的出现源自于一个身体衰弱或易生病的人，长期过劳或过度运动，以致需要代偿性地产生更多的能量来应付生活所需。

造成这种情况的原因是多方面的，包括体质虚弱，这类型脉搏速率会是慢的；突然停止长期的过劳与过度运动，这类型的脉搏速率是快的；还有严重疾病造成气、血、阴的极度损伤。

无阻力空心全形溢脉这类“气乱”的脉质，在当今社会越来越常见，因为严重的气虚的病人有越来越多、越来越年轻化的趋势。

紧到弦的空心全形溢脉（阴虚发热）：本脉也是身体对前述的实热所产生的反应。体内运用水液来消除因为受压抑的情绪所产生的过热现象，但日积月累下来，阴液不断耗损，造成阴虚。最后，身体面对的不是实热证而是虚证（阴虚）对心、肝、肾的影响。阴虚发热会损伤血管，使血管壁变得干燥、容易变性且脆弱。这个脉象通常反映的疾病是高血压、动脉粥状硬化，最后中风。

洪实脉（FLOODING EXCESS）

类别：由于本脉与空心全形溢脉都会冲到气层之上，脉搏速率较快，具有有力冲击脉的质感，又都与实热有关，所以容易互相混淆。然而，此二者无论是指下感觉，或是临床解释都是不同的。洪实脉没有空心全形溢脉那种完整的正弦波形。临床上，它代表脏器的急性热证，而非慢性的（虚或实的）血热证。在古典文献里，洪实脉与各种热证有关（参考第10章）。

指感：洪实脉的脉搏波形（图8-2），会首先感觉到一个从脏层升起的强有力的脉波，冲出气层之上，然后突然从脉搏的波峰坠落。本脉可以出现在整体脉或是单一脉位。

临床解析：洪实脉主要反映实热证，如果出现在整体脉，通常是有感染的情况。若是出现在单一脉位，则该脏腑有热、火或感染。本脉在急性肝炎、六经辨证的阳明证、躁郁症的躁症发作，以及猛爆性的感染病可以把到。在这些状态下，其他与热证有关的脉象也会出现，譬如说冲击脉和

数脉[3，4]。

洪实脉也可能出现在慢性感染中，特别是在左关部，这种情况可能反映慢性肝炎及传染性单核白血球过多症。这时脉象也合并有较弱的冲击脉，但是脉搏速率较慢。

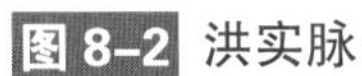
图 8-2　洪实脉

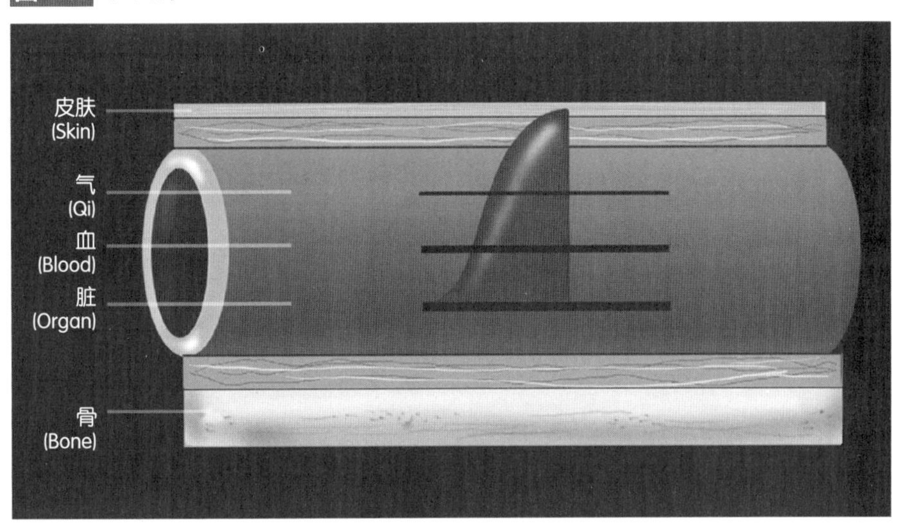

气球脉（INFLATED）

类别：本脉在某些文献中被描述成“实脉”，沈医师亦然。我们称之为气球脉，一方面可以避免混淆，另一方面也能够尽量忠实反映指下实际的感觉。

指感：气球脉（图 8-3）感觉就像一个胀大的气球；按下去有阻力、不会凹陷，放开时又随着手指弹起。其内部压力，在浮、中、沉三层深度，始终保持一致并且相等。

临床解析：气球脉表示气困于脏腑或三焦区域中出不来。和扁平脉相比，气球脉是在身体或气强而实的时候，遭受到身体或情绪的创伤；扁平脉则是相同的情境发生在虚的人身上，造成气无法进入脏腑或三焦区域。如果在左寸把到气球脉，它反映臀位的出生史，这种气球脉也可能出现在双侧寸部。次紧气球脉可以出现在外伤、被压抑的愤怒、肺气肿、胸腔手术，或者是某次超过身体负荷的举物过重。

类型：气球脉要区分三种不同的类型：无阻力气球脉、次紧气球脉和非常次紧气球脉。在病因方面都是气困不出所致，也都和不同程度的热有关。无阻力气球脉，虽然仍然保有气球脉的基本特质，但是受压较没有阻抗力。它导因于轻微外伤、不正确的调息方式、风寒久滞、突然举物过重，以及受压抑的轻度怒气。次紧气球脉的致病原因与它类似但比较严重，指感则是按下时较有阻力。非常次紧气球脉是三者中被按时，出现阻力最强者。它表示受伤后可能会发生严重的并发症，或者是搬了太重的东西，重到血管破裂造成血管外的瘀血。

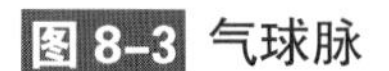
图 8-3 气球脉

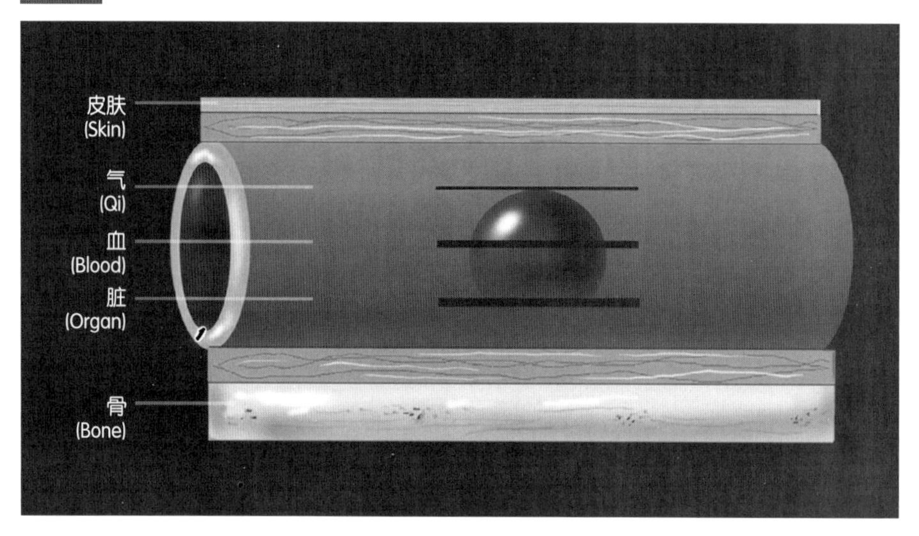

有力冲击脉（ROBUST POUNDING）

类别：本脉在文献中没有被单独描述过（参考表 1-1）。溢脉和洪脉都有冲击脉的特质，但却也包含了本脉所没有的特殊波形。

指感：冲击脉顾名思义会冲撞手指，至于冲击的力道则视程度不同而定（1-5）。

临床解析：冲击脉是实热证最常见的脉象；它可能伴随着如次紧到紧的空心全形溢脉以及洪实脉。过盛的热无论出现在哪里，都被视为是对组织有害的。冲击脉如果冠上减弱的脉质，就变成减弱冲击脉。有时候冲击脉也有可能是虚证，或者是身体的代偿性反应。为了维持身体功能，而将身体蕴藏的气、血、阴尽量地抽出使用。除了在老年人出现外，出现这种脉的人通常会短命。

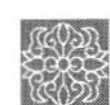

压抑脉（SUPPRESSED）

类别：本脉是全新的脉种，它是强力的化学合成药物广泛使用后，造成身体的负担所出现的脉象。

指感：压抑脉（图8-4）在正常脉的正弦波顶端，被削去一片而变成平头。

临床解析：抗高血压药和抗忧郁剂最容易导致压抑脉。它也会出现在被压抑的无奈感，或者是指桑骂槐的用幽默和隐喻来抒发的挫折感。与被压抑在潜意识中而不自觉的情况不同，那种情况会表现较沉的扁平脉，此处所讲的压抑脉，病人至少会试图表达他所感受的痛苦。长久下来，很容易表现出棉花脉（参考第9章）。

图8-4 压抑脉

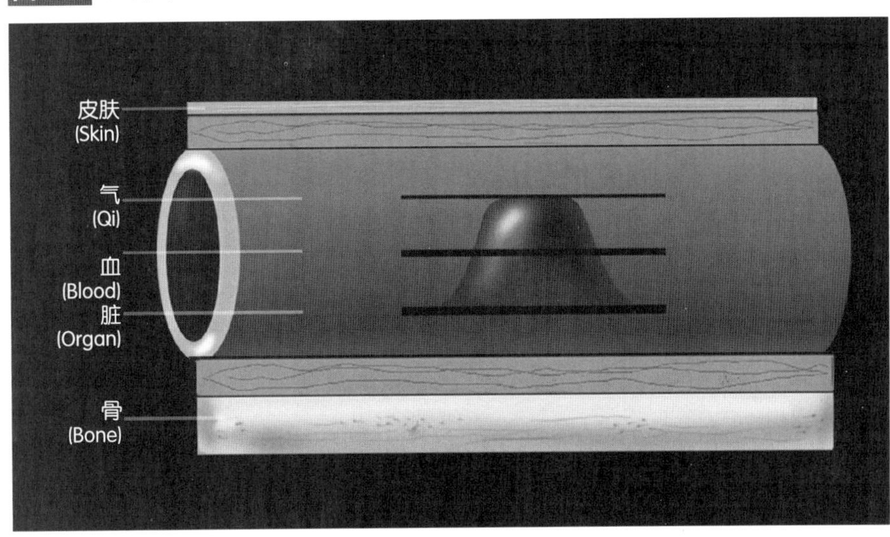

减弱的脉质（REDUCED QUALITIES）

这类脉质容易造成混淆。通过细心地将指下感觉与脉象名词配对，并且尽量与现代医学知识融合，就可以解决在分类上与解释上的困难。下面要介绍的脉质，有一部分是古书上没有的。就指感而言，减弱的脉质是指脉冲与脉波较缺乏力道、振幅，以及物质感的脉象。

气层无阻力脉（YIELDING AT QI DEPTH）

类别：本脉是一个新的脉种，它代表一个细微但是与正常脉明显不同的脉象。

指感：气层按下时较易变形或无阻力（图 8-5）。

临床解析：本脉是气虚的早期表现。它代表腠理的保护屏障（卫气）虚，气层的能量较弱。睡眠不足、轻微疾病、怀孕或产后复原不良，或其他会损耗气及不利于养气的情况，都会出现此脉。充足的休息是避免这种情况转变成更严重疾病的良方。

图 8-5 气层无阻力脉

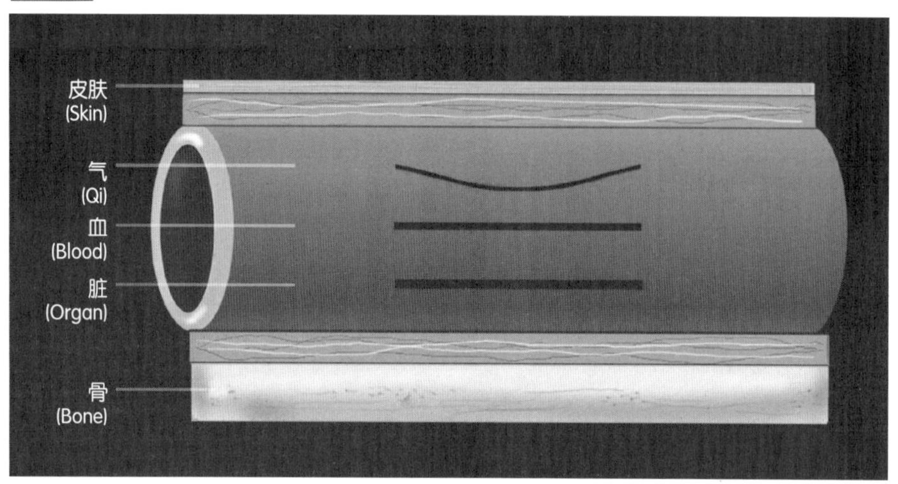

气层减弱或消失脉（DIMINISHED OR ABSENT AT QI DEPTH）

类别：本脉是另一个新的脉象，它代表再严重一点点的轻度气虚。

指感：气层脉搏减弱或消失（图 8-6、8-7）。

图 8-6 气层减弱脉

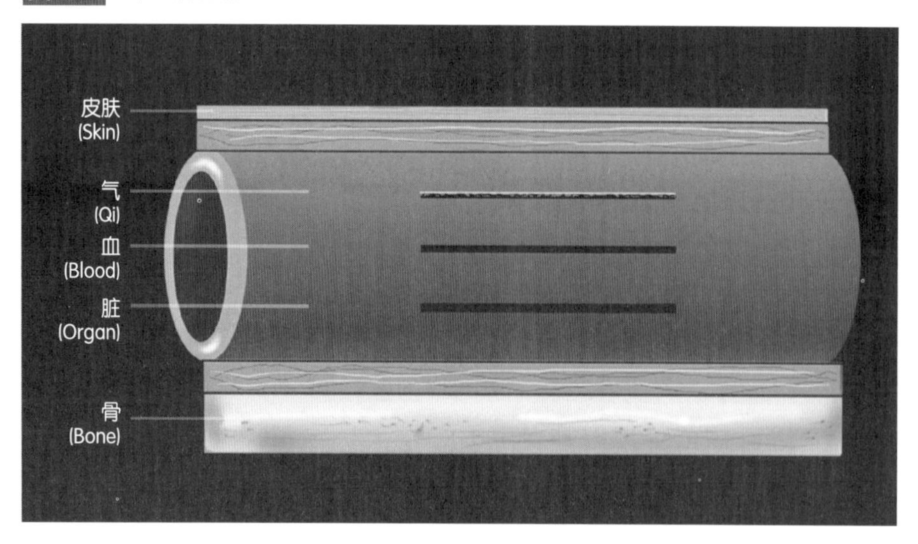

图 8-7 气层消失脉

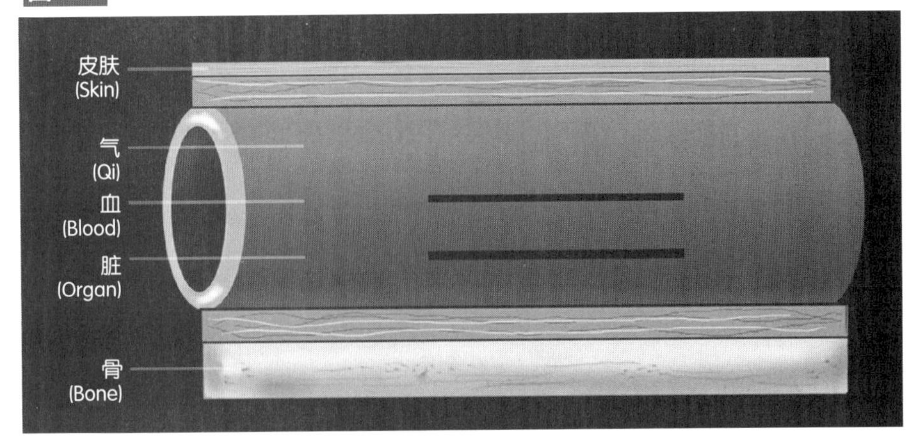

临床解析：在气虚的阶段性进展中，这是第二期的气虚。它与过劳有关，需要强一点的理气、补气治疗。

血层分开脉（SPREADING AT BLOOD DEPTH）

类别：本脉也是一个新的脉象，它是比气层减弱或消失脉更严重一些的气虚。

指感：气层脉搏无阻力或消失，血层按压时会分开（图 8-8）。

临床解析：本脉除了代表气虚发展进程的第三期，它也表示这个虚证已经涉及了气与血，因此身体可能长期处在上述气血损耗的状态，或是另有其他原因损伤气血。

图 8-8 血层分开脉

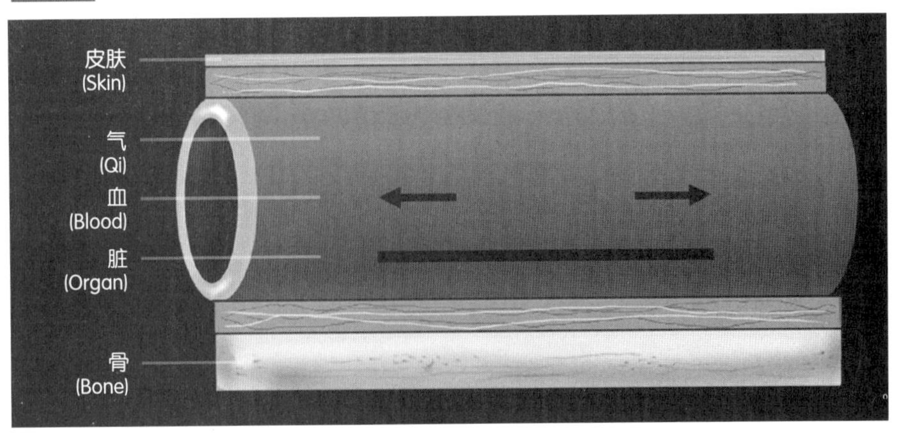

洪虚脉（FLOODING DEFICIENT WAVE）

类别：在沈医师的概念里，本脉属于身体的“硬撑脉”。

指感：前半段的正弦波形与洪实脉相似，但是本脉力道较弱，只能达到接近气层的高度，然后下坠，好像脉搏突然从指尖落下（图 8-9）。

图 8-9 洪虚脉

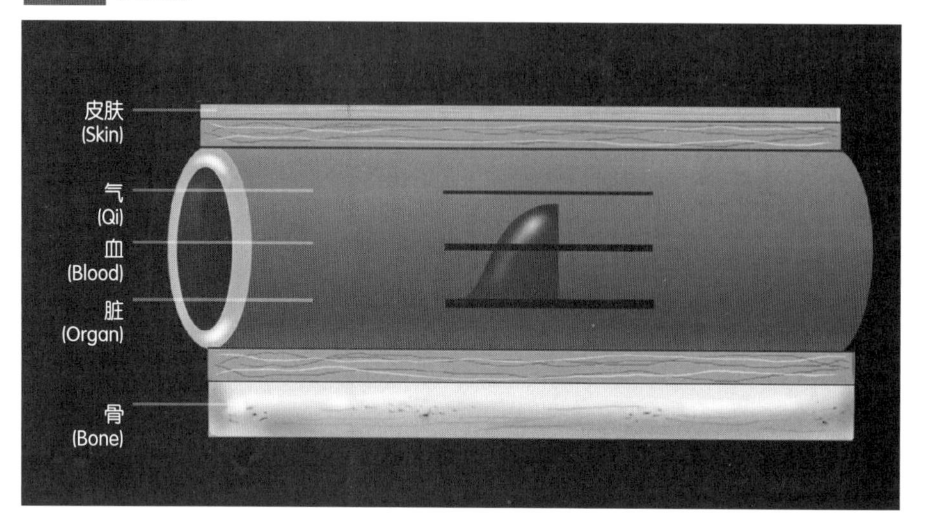

临床解析：洪虚脉表示五脏的某些脏的气虚。它代表身体过劳或超过负荷，同时病人强迫自己硬撑住，继续日夜不断劳累地生活。这也是第四期，属于轻度到中度的气虚。这样的病人可能会突然崩溃一小段时间，经过适当休息后多可恢复。

减弱冲击脉（REDUCED POUNDING）

类别：本脉在传统脉学中未归类。

指感：减弱冲击脉在指下冲击但没有力道、能量或冲劲。一开始，会让人有类似有力冲击脉的错觉，但后继无力。它可出现在整体脉或单一脉位。

临床解析：减弱冲击脉是第五期气虚脉，本脉反映身体企图维持正常功能，但成效不彰。若出现在整体脉代表“真气虚”，如果在单一脉位则表示相应脏腑有中度的气虚。

脉的物质感（SUBSTANCE）

脉的物质感是指脉的力道、反弹性、可压缩性及柔和性的综合感觉。传统上，脉的物质感归属于胃气的范畴（参考第 11 章）。

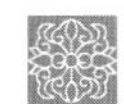

物质减少脉（REDUCED SUBSTANCE）

类别：如前所述，所谓物质感是指脉的力道、反弹性、可压缩性及柔和性，所以本脉质是用来进一步说明其他脉质的情况。传统上，脉的物质感归属于胃气的范畴，用以估计真气的虚实状态。

指感：物质减少脉（图8-10）和正常脉比较，缺少了外形、物质、力道、反弹性、可压缩性及柔和性。它的指感介于正常脉与软弱脉之间。感觉上好像把一根香烟拿掉一些烟丝，较缺乏阻力，被按会分开；也可以把它比喻成纤维疏松的旧汗衫的感觉。它可出现在整体脉或单一脉位，或者是不同的深度中。

图8-10 物质减少脉

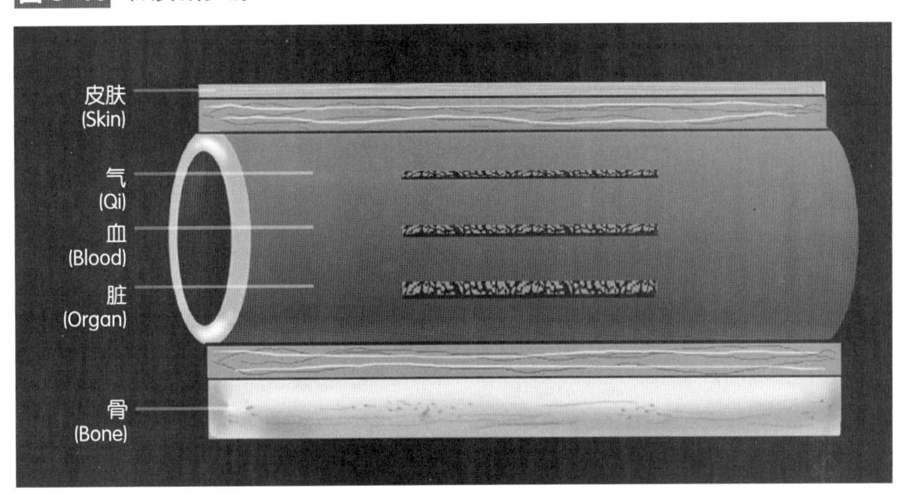

分开脉（空脉）容易与物质减少脉的指感混淆。物质减少脉是在桡、尺侧横向缺少阻力，按下会分开。分开脉与空脉，则是在近远心的纵向缺少阻力，按下会分开，并且在指腹中央没有冲击的感觉。

我们要谨记这个差别，因为物质减少脉代表气血虚，但是空脉反映的则是更严重的"阴阳分离"的状态，并朝着极其严重的"气乱"演进。

临床解析：物质减少脉是第六期进阶的气虚状态，同时也包含了一些血虚、阴虚。它的气虚和软弱脉比较，稍微轻些。

弥漫脉（DIFFUSE）

类别：没有其他的脉诊系统有这个分类。

指感：弥漫脉（图 8-11）与周围的组织及脉质间没有清楚的界线和边缘。它常和物质减少脉并存，虽然其他种类的脉质也有可能存在于该脉位的中央，例如次紧脉、细脉或紧脉。

图 8-11 弥漫脉（桡动脉纵向剖面图）

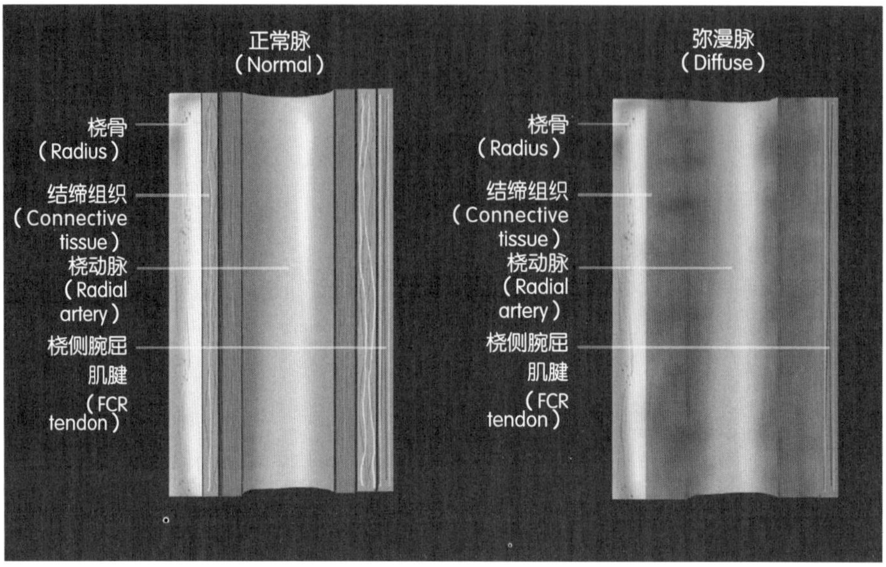

正常脉（Normal）
桡骨（Radius）
结缔组织（Connective tissue）
桡动脉（Radial artery）
桡侧腕屈肌腱（FCR tendon）

弥漫脉（Diffuse）
桡骨（Radius）
结缔组织（Connective tissue）
桡动脉（Radial artery）
桡侧腕屈肌腱（FCR tendon）

临床解析：弥漫脉是中度气虚的征兆，它属于第七期的气虚。若合并有细紧的脉质，则代表气、血、阴虚都存在。虽然可能与直觉相反，弥漫脉是另一个宽而虚的脉质的实例。

扁平脉（FLAT）

类别：以指下感觉来看，扁平脉可以归属在两种脉质类别中。一种是沉潜的脉质，因为它比较沉，另一种分类是形状，因为它没有一般脉搏的波形。它也可以归类于减弱的体积，如此它又代表气虚及气滞的状态。

指感：扁平脉（图 8-12）通常出现在脏层。它好像被闷着及被压缩的感觉，只有很小的脉波或者根本没有脉波。根据汉默医师的经验，扁平脉通常只出现在单一脉位，最常见于寸部，特别是左寸。

临床解析：扁平脉表示气被阻在外，无法进入一个虚弱的脏腑。这种情况发生在原本虚弱的人受到了严重的生理功能的干扰。因为虚人的脏腑脆弱，造成五脏的贮存能力变差。扁平脉最常出现在上焦的相关部位，特别是左寸。

在这它代表发生在早年（年轻人能量尚未成熟，丧失所爱的人，会加重这种情况）的情绪伤害（心的震惊打击），出生过程的伤害（脐带绕颈），或是身体的创伤，特别是身体虚弱时胸部受伤（参考第 12 章）。

图 8-12　扁平脉

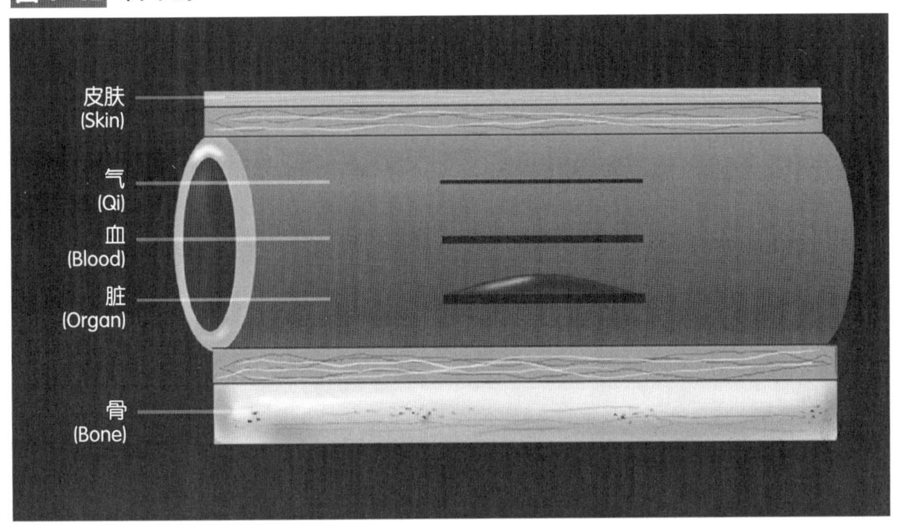

沉脉（DEEP）

在此简短的说明沉脉，主要是为了阐述它在气虚阶层中，代表更严重的气虚阶段。沉脉更适当的分类，是属于第 9 章深度的范畴。

软弱消失脉（FEEBLE-ABSENT）

类别：在本书所介绍的当代中医脉诊系统中，软弱代表不实在的感觉，消失表示完全没有脉波。二者在临床上的差距只一步之遥，所以，虽然概念上将二者分开，实际上是当作一个字符串（词）来讨论。

指感：软弱消失脉主要应该是出现在脏层深度的现象。但是，我们在前面的讨论也已经看到，在说到气层的问题，有无阻力和减弱的层次不同，血层则有分开的描述。软弱（沉）脉在脏层勉强可以摸到脉动，消失（沉）脉则是完全摸不到脉动。软弱消失脉通常与细脉或宽脉并存，血虚时是细脉，气虚时是宽脉。

临床解析：关于软弱消失脉有几点要特别说明。在脏层出现软弱消失脉时，表示气（正气虚）血两虚。

图 8-13a 软弱脉（早期）

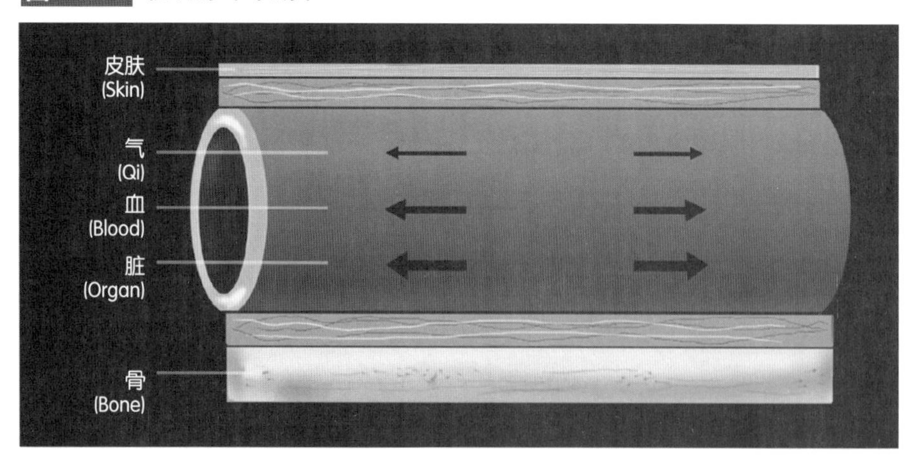

图 8-13b 软弱脉（后期）

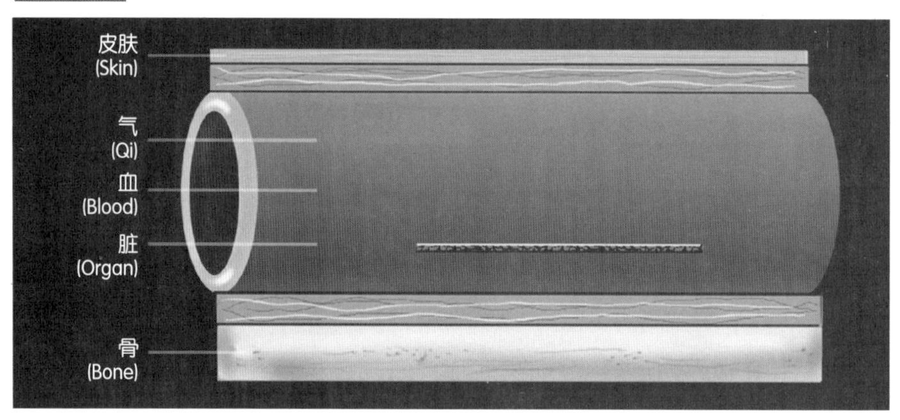

图 8-14 消失脉

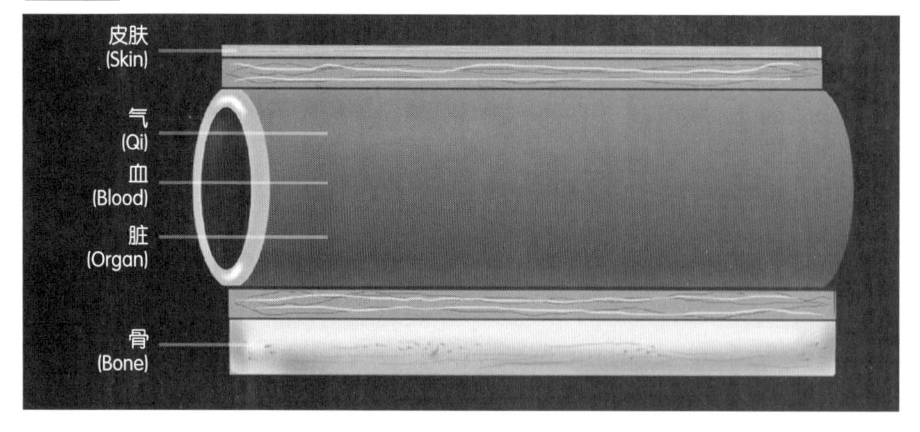

根据沈医师的说法，软弱消失脉代表容易罹患重病。即使在当时还没有出现症状，如果未经任何矫治，病人在1年内会发病（汉默医师估计的较保守，他认为是1到3年内）。软弱消失脉也可以表示病人曾患某些慢性、长期或

严重消耗性的病。

若此脉出现在年轻人，它表示病人患有某种严重的疾病，或体质上容易罹病。在老年人，它代表自然退化。

隐遁脉（MUFFLED）

类别：隐遁脉在任何文献中都没有出现过，它是汉默医师临床观察的心得。沈医师支持这种观点，强调隐遁脉是重病的征兆，属于“阻滞”脉的一种。

指感：隐遁脉的指下感觉模糊不清，好像所有其他的脉质都是隔了几层布被把到的（图 8-15）。脉的感觉是沉默的，讯号不清晰的。

图 8-15 隐遁脉

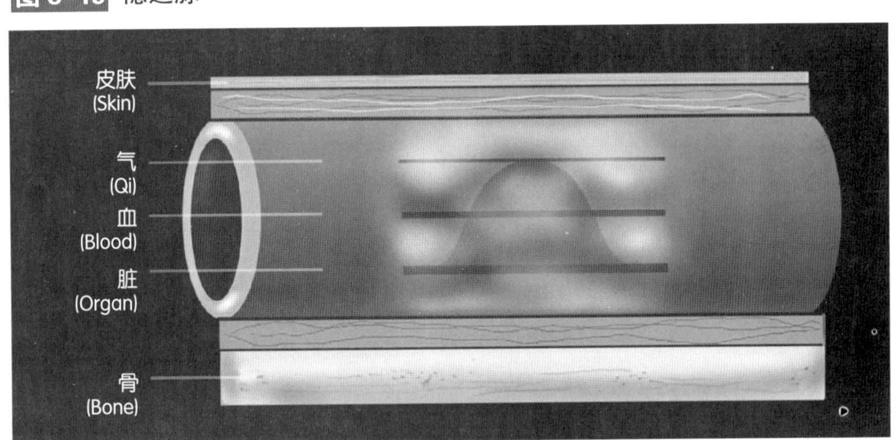

临床解析：隐遁脉表示肿瘤在活动，或是细胞功能毁损。整体脉轻度的隐遁脉，有时候表示忧郁的情绪。重度的隐遁脉则与潜在的或是正在发生的严重疾病有关。

在左寸的隐遁脉代表属于心的忧郁，以落寞寡欢为特征。在骨盆腔 / 下身脉位提示与子宫、卵巢肿瘤有关，且极端严重的气滞血瘀。在外科手术后，也有报道说会出现隐遁脉，而且往往是位于与手术部位相应的脉位上。

死脉（DEAD）

类别：死脉在文献中没有分类归属。沈医师只有在私人的谈话中提到此脉，在公开的教学中则被省略。

指感：死脉有存在感和物质感，但没有波动感，好像在触摸动物的尸体。

临床解析：虽然不常见，但死脉和晚期的恶性肿瘤有密不可分的关系。

图 8-16 体积

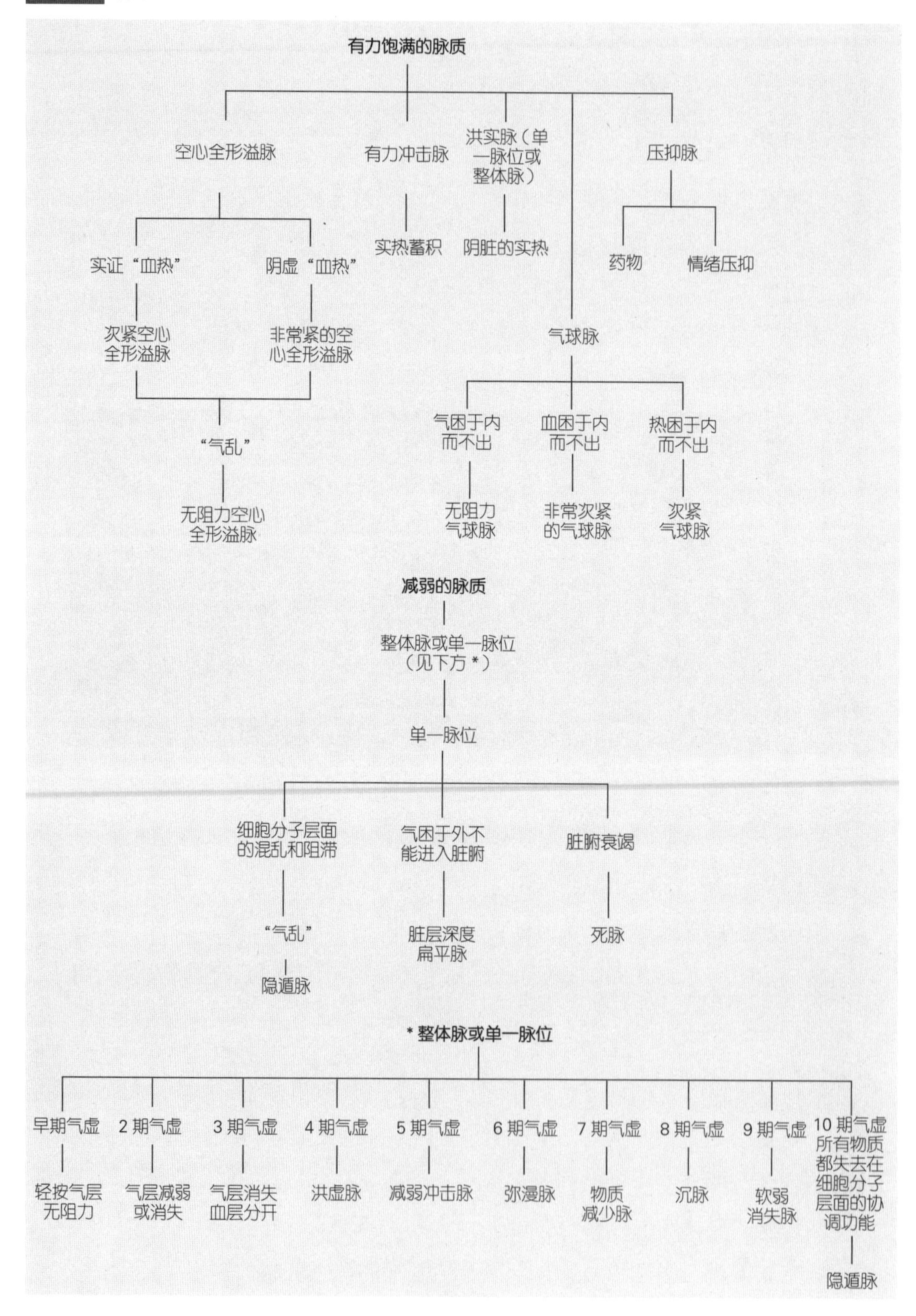
有力饱满的脉质
空心全形溢脉
有力冲击脉
洪实脉（单一脉位或整体脉）
压抑脉
实证“血热”
阴虚“血热”
实热蓄积
阴脏的实热
药物
情绪压抑
次紧空心全形溢脉
非常紧的空心全形溢脉
气球脉
“气乱”
气困于内而不出
血困于内而不出
热困于内而不出
无阻力空心全形溢脉
无阻力气球脉
非常次紧的气球脉
次紧气球脉
减弱的脉质
整体脉或单一脉位（见下方*）
单一脉位
细胞分子层面的混乱和阻滞
气困于外不能进入脏腑
脏腑衰竭
“气乱”
脏层深度扁平脉
死脉
隐遁脉
*整体脉或单一脉位
早期气虚
2期气虚
3期气虚
4期气虚
5期气虚
6期气虚
7期气虚
8期气虚
9期气虚
10期气虚所有物质都失去在细胞分子层面的协调功能
轻按气层无阻力
气层减弱或消失
气层消失血层分开
洪虚脉
减弱冲击脉
弥漫脉
物质减少脉
沉脉
软弱消失脉
隐遁脉

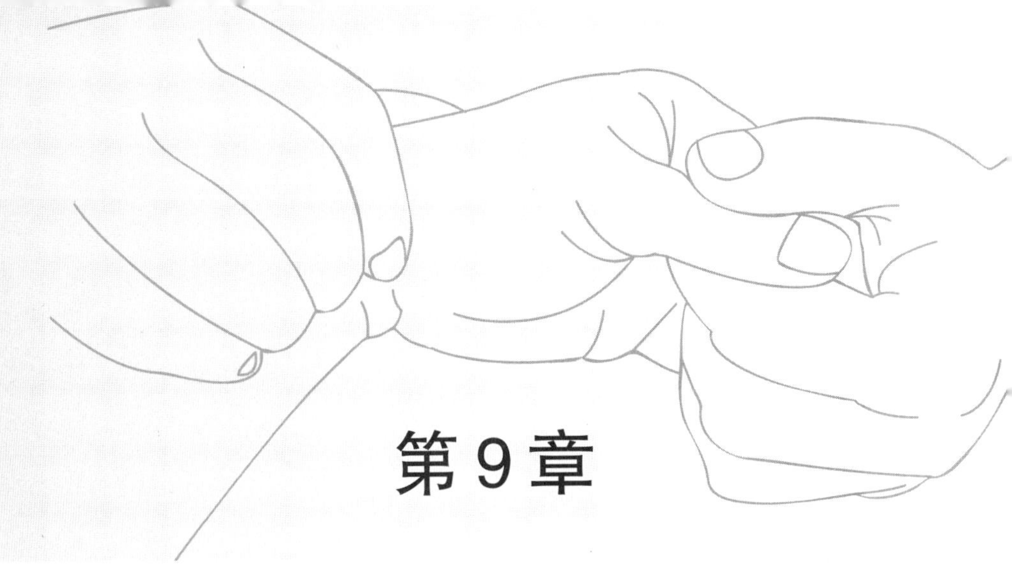

第 9 章

深度

Depth

汉弥顿・罗特　*Hamilton Rotte, A.P.*

脉搏的深度可以让我们探知疾病的病位与病程所在的阶段。一般而言，浅层的脉通常和涉及体表卫气的急性病有关；深层的脉则代表更严重的内脏的慢性病。例外的情况，我们会在讨论各别脉质时提到。常见的例外是，胖的人脉较沉。本章关于脉搏深度的内容，分成表浅的脉质和沉潜（深部）的脉质来介绍。

虚实（EXCESS AND DEFICIENCY）

深沉的脉通常与里证有关。理论上它们可因实证造成，但事实上，在现代社会还是以虚证为主。

表浅的脉质（SUPERFICIAL PULSE QUALITIES）

棉花脉（COTTON）

类别：本脉质由沈医师首先提出，在传统文献中未曾被讨论过。棉花脉很常见，也有很明确的临床意义。棉花脉只有在气层之上，在其他脉质出现之前的深度可以把到，所以它属于表浅的脉质。

指感：棉花脉（图 9-1）多见于整体脉，较少出现在单一脉位。感觉上好像海绵，没有固定的形状，没有结构（结缔组织），随着手指轻轻地由表面往下按至其他脉质出现之前，指下的阻力逐渐增加。如果气层不存在，棉花脉可以延伸到血层。如果血层也不存在，甚至可以延伸到脏层的最上层，脏之气层。如果是软弱消失脉，棉花脉可以一路延伸到脏之血层（O-B）乃至脏之物质层（O-S）。在棉花脉中，把不出脉搏的跳动或波形。肥胖者结缔组织增厚，这点需要和棉花脉区分。二者间的差别是，结缔组织比较硬。

当脉搏跳到气层之上，或是桡动脉突出于四周的组织，这时我们就要在血管的侧面探测是否有棉花脉。

临床解析：棉花脉是多种原因形成的表气阻滞，身体长期努力想要克服这种气机不畅，但最终导致衰耗，甚至影响到血液循环。棉花脉大多导因于情绪的压抑，少数是身体创伤造成的。

图 9-1 棉花脉

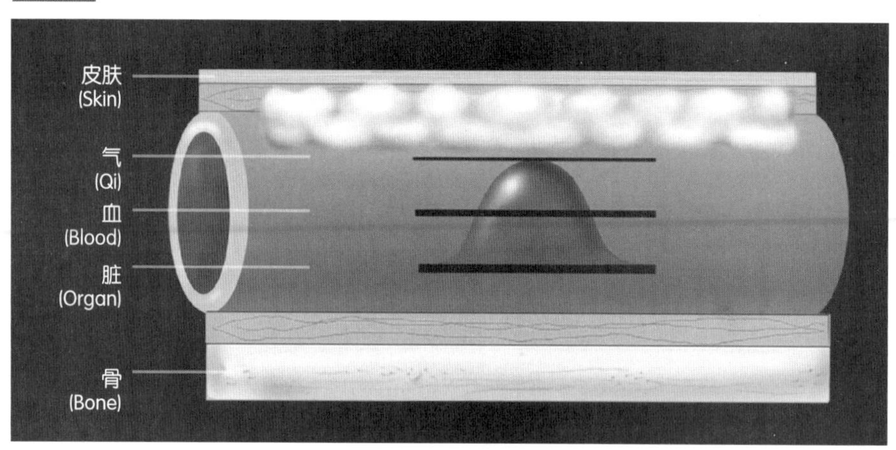

情绪的压抑和无奈（EMOTIONAL SUPPRESSION AND RESIGNATION）

棉花脉反映了个人自认为对生命中存在的负面因素无力改变所造成的情绪上的压抑、无奈、悲伤和绝望。举例来说，被一个痛苦的婚姻束缚着，即使原本对婚姻许下的美好承诺都已化为乌有仍无法脱离。棉花脉很明显的病人，喜欢把自己的痛苦归咎于他人，故意不让自己认清痛苦的根源，即使造成该痛苦的原因很容易厘清，也刻意地压抑着不去探索。造成棉花脉的原因，多存在于个人日常生活中，比起其他的情绪困扰，更容易从意识层面找出来。

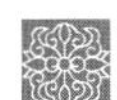

治疗肾阳—精虚，及改善意志薄弱的问题，可以减轻棉花脉的现象。

身体创伤（TRAUMA）

重大的身体创伤造成体表经络的气机循环阻滞，会形成棉花脉。伴有疼痛时，棉花脉反映气滞的状态；同时在气、血、脏层的脉象会是紧脉。病人面色稍晦暗，下眼睑黏膜出现横线，舌头在身体受伤的同侧可见紫色斑点。

浮脉（FLOATING）

类别：浮脉是出现于皮肤之下，气层之上的表浅脉。气层位于手指施予一定程度压力的地方，而把浮脉时，则几乎不用什么压力。

指感：把浮脉（图 9-2）时，手指轻放在皮肤上，几乎没有施压；浮脉没有波形。浮脉和其他位于较深层的脉没有任何连接，即便是会冲到气层之上的脉质。浮脉可能并有次紧、紧、滑或无阻力的脉象[1]。

图 9-2 浮脉

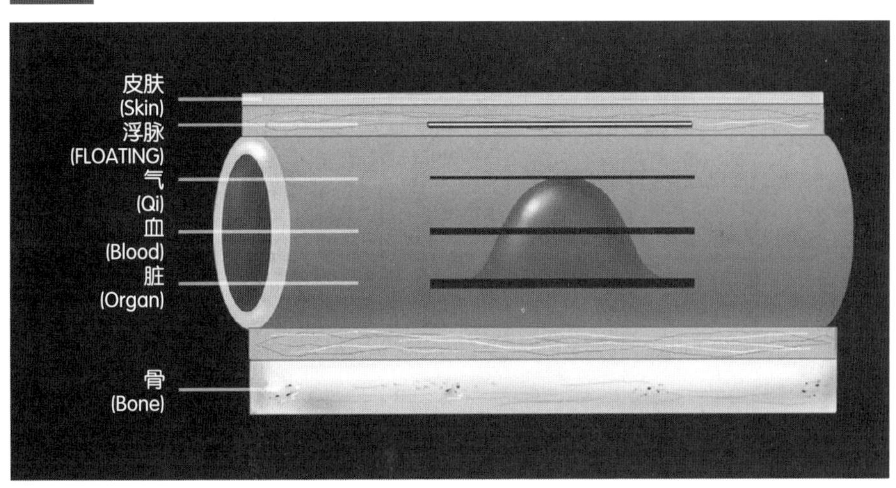

浮脉与其他脉质鉴别（DIFFERENTIATING FLOATING FROM OTHER QUALITIES）

文献中，具有膨胀特质的脉，主要包括空脉、空心全形溢脉和洪实脉，可能会被归类于浮脉系列。我们做如下的区分。

浮脉与空脉、空心全形溢脉和洪实脉
（FLOATING AND EMPTY，HOLLOW FULL-OVERFLOWING，AND FLOODING EXCESS）

当身体要设法抵抗外邪入侵时，会把能量调集到体表来驱逐致病因素。出现浮脉时，脉搏的三层深度中的某些物质或许会稍微减少，但整体而言，是没有损伤的。空脉，在文献中常与浮脉混淆，它是严重的阴阳分离所致。空脉在气层很清楚，但不会跑到气层之上，血层和脏层则是分开或消失。当脉搏最终演化成血层和脏层完全消失，只剩下气层的时候，过去的医家会把它误解为浮脉，虽然空脉离表层的皮肤还有好一段距离。空心全形溢脉和洪实脉已在第 8 章讨论。

浮脉的病因病机与临床解析
（ETIOLOGY，PATHOGENESIS，AND INTERPRETATION OF THE FLOATING PULSE）

外邪（EXTERNAL DISHARMONY）

出现浮脉通常显示在身体表浅层快速移动的卫气的活动性增加。

外邪刚入侵的早期，无论风寒或风热，在整体脉或单独在右寸脉位会出现浮脉。其后，当外邪侵入肺且深入到气层（卫、气、营、血）时——例如过敏、气喘、支气管炎，以及肺炎——右寸仍然会稍浮，同时也会见到其他肺里热的病征，像是有力冲击脉。在这种情况下，特殊肺脉位也会出现浮脉，并可能伴随有力冲击脉及滑脉。

风寒（WIND-COLD）

脉象是浮次紧脉，脉搏速率稍慢。浮脉通常影响整体脉，但在比较轻微的情况下，它只出现在右寸及特殊肺脉位。

风热（WIND-HEAT）

脉象是无阻力浮脉，脉搏速率稍快；同样它可以出现在整体脉，或局限在右寸及特殊肺脉位。

风湿（风寒或风热夹痰）

[WIND-WATER（PHLEGM WITH WIND-COLD OR WIND-HEAT）]

风寒或风热伴有湿（及所形成的痰）时，浮脉会并见滑脉。这种脉象，也称为风湿脉，代表因为气滞（风寒）或气不和（风热）干扰了体表水液的输送流布。浮滑脉有时候也和风疹有关系。

内因（INTERNAL DISHARMONY）

浮紧脉 浮紧脉代表肝“风”。刚开始先出现在左关部，当情况继续恶化，浮紧脉就会遍及整体脉。

本脉可以视为中风的先兆，此脉象早于或伴随着风入经络出现，临床上可见到暂时性的神经学症状，譬如麻木、蚁行感、感觉异常，或是暂时性脑贫血（TIA）。在发生严重的中风之前，浮紧脉可能与非常紧空心全形溢脉一起出现，这是即将中风时最具特征性的病理指针脉象。

空脉（EMPTY）

类别：因为本脉在气层的指感最明显，所以将之归类于表浅的脉质。

指感：空脉（图 9-3a ~3c）在气层是完整的。再往下压，血层和脏层都会分开，甚至完全消失。诊脉者能够分辨血层和脏层的分开现象，是把得出空脉必备的能力。空脉的气层，依病证不同，可以是紧脉、次紧脉、革脉或无阻力。

物质减少脉和分开脉（空脉）容易混淆。所谓物质减少是脉管的横向内、外侧之间的阻力变弱。空脉的分开则是指近、远心的纵轴方向的阻力变弱，而且在脉位的中央，指下没有搏动。

能够区分这二者，是非常重要的事。物质减少脉代表气血虚，而空脉则表示较严重的“阴阳分离”，也可能是更严重的“气乱”的病证。

病因：空脉出现在单一脉位表示严重的阴虚或阳虚，造成阴与阳功能上的离间（“阴阳分离”）。空脉若是出现在大部分的脉位，表示身体处在极为严重的混乱状态，我们称为“气乱”。

阳，或是运作身体功能的气，具有膨胀性。它是由具有向心性、下沉性与稳重性的阴或者说营气加以维系的。如果阴虚无法稳定阳，则无根之阳气会向体表飘散而丧失了固有功能。反之，如果阳气不足，无法推动阴，同样会造成阴阳分离的现象及后续的影响。

临床解析：空脉出现在整体脉，表示“气乱”，而“气乱”的特点就是脱序混乱。它是正常生理功能最严重的崩溃与失序，多与癌症、自体免疫疾病及精神疾病有关。空脉出现在整体脉，显示该病患处于“气乱”的早期，如果不加以治疗，在六个月到三年之间会罹患重病。主要原因是青少年儿童时期严重的营养不良、过劳或是超越个人体能的过度运动、胚胎期的窘迫情

图 9-3a 空脉（早期）

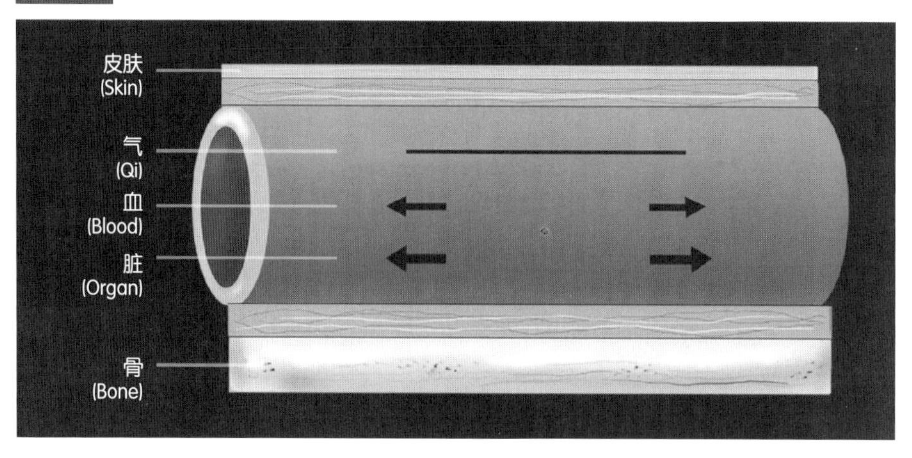

图 9-3b 空脉（中期）

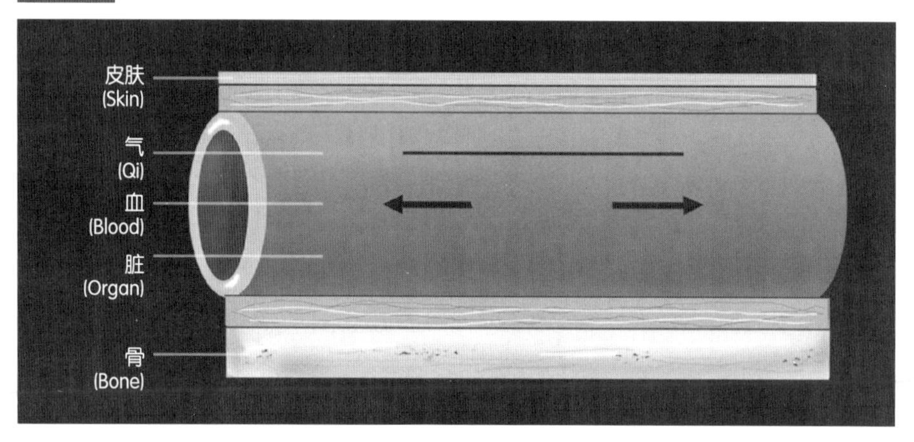

图 9-3c 空脉（晚期）

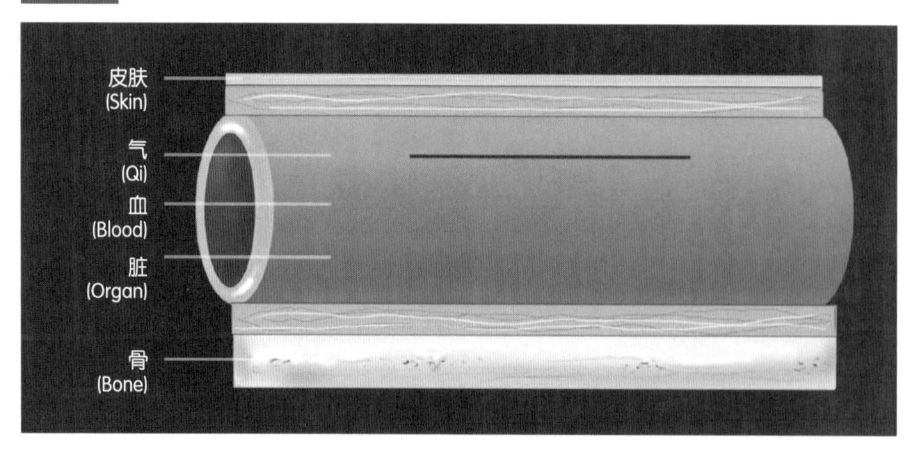

况及长期使用偏寒的休闲性毒品。这类药物造成的影响，可以由左寸的脉象评估。空脉的出现，表示预后较差，在文献中它是八死脉之一[2]。

如果整体脉短暂地出现空脉，例如持续数周，这种情况可能是病人突然遭受情绪打击，因而激起身体的能量集中到表面来以应付当下的局势，这并不是“气乱”，而应视为创伤后压力症候群般来处理。如果误用“气乱”的方法来治疗，反而会使得情况恶化。

另一种会出现短暂空脉的情况，例如持续几天到几星期，可能是感冒的外邪入侵造成身体的气起而抵抗。所以，把到空脉时要记得问病人有没有感冒，否则万一像前文所述般又被误诊为“气乱”来医治，只会使病情变得更糟糕。

无阻力空线状脉（YIELDING EMPTY THREAD-LIKE）

类别：虽然本脉也可以归类在体积减少的脉质里，本书还是把它放在表浅的脉质来介绍，因为无阻力空线状脉只有在表浅层可以把到[3]。

指感：无阻力空线状脉（图 9-4a、9-4b）感觉上好像在气层深度有一条细线浮在水面上。和空脉一样，无阻力空线状脉受压时，会分开或者消失[4]。

图 9-4a 无阻力空线状脉（早期）

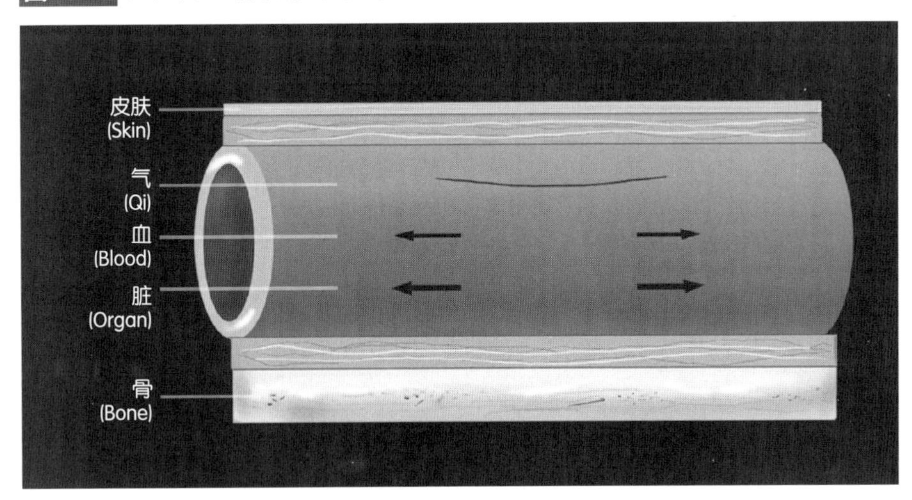

临床解析：无阻力空线状脉临床上少见，当它出现时代表极度的阴虚与阳虚。通常是在疾病末期的病人发现本脉；和空脉比较，本脉的“气乱”更严重[5]。

图 9-4b 无阻力空线状脉（晚期）

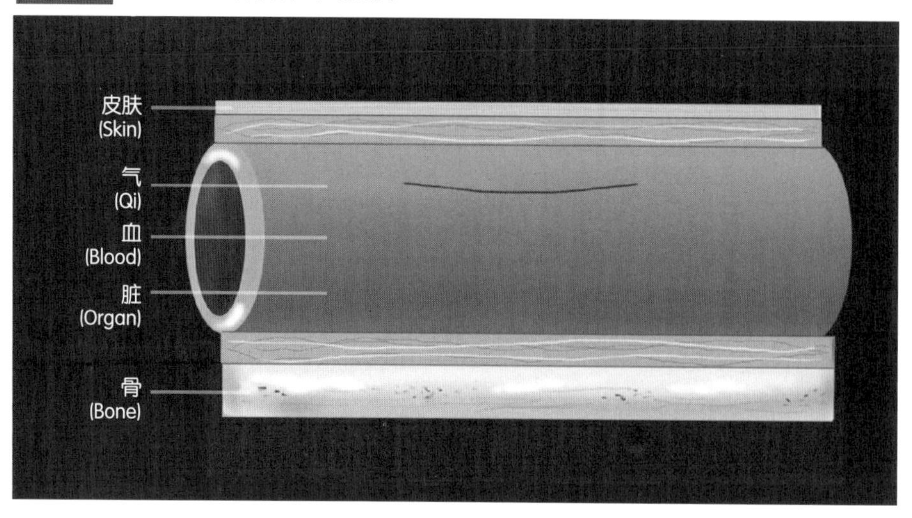

革空脉（LEATHER-EMPTY）

类别： 革脉归类在表浅的脉质，因为它是在表浅层把到的脉质。

指感： 革空脉（图 9-5a、9-5b）出现在气层，感觉很硬，好像摸到鼓皮；在血层和脏层会分开，特别是在革空脉的晚期。

图 9-5a 革空脉（早期）

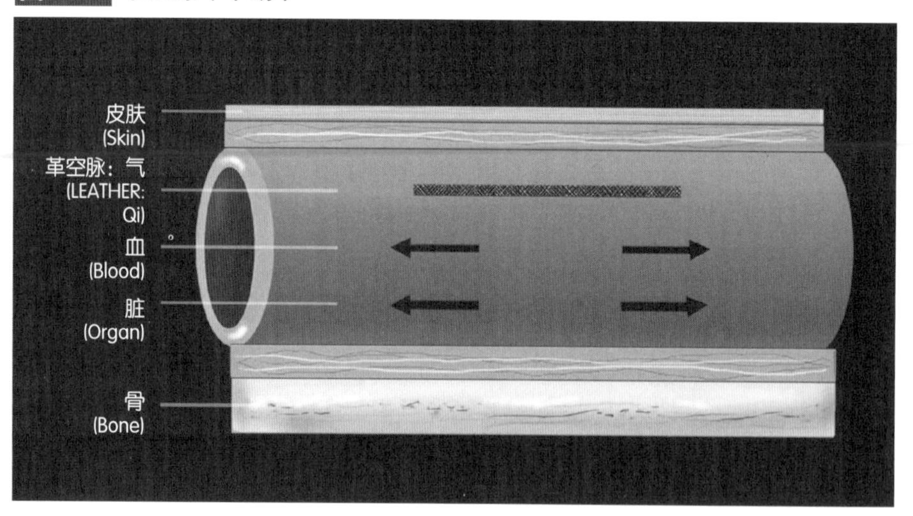

临床解析： 革空脉代表极度的阴、血虚，以及极度的精虚。和空脉类似，革空脉也属于和阴阳分离有关的“气乱”状态。革空脉在气层出现的坚硬质感，表示因长期慢性病的消耗以及骨髓耗损，所造成的阴 - 精能量的耗竭。

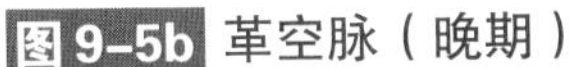

图 9-5b 革空脉（晚期）

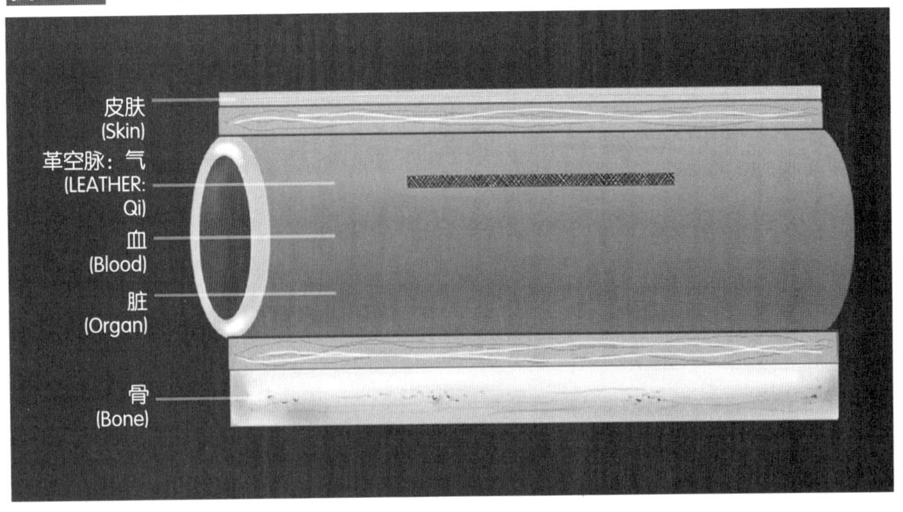

散脉（SCATTERED）

类别： 散脉是空脉类中最严重的脉型之一，它表示极端“气乱”的状态[6]。

指感： 散脉（图 9-6）出现在气层。当我们的手指沿着脉管的纵轴滚动时，指下的脉并非连续的感觉，而是好像分散成一段段的碎片。传统文献中有一个很贴切的比喻是这样描述散脉的：“它是一种表浅的脉，如柳絮在空中飘散”[7]。

临床解析： 散脉出现在严重的气、血、阳虚（特别是肾阳），同时是极度“气乱”的征兆。照护末期艾滋病的医护人员描述散脉，好像“屋漏”脉的感觉。

图 9-6 散脉

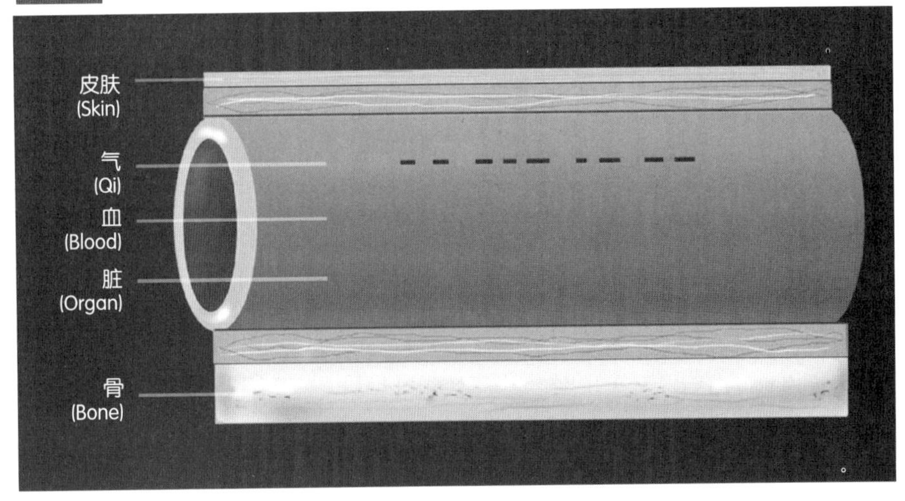

微脉（MINUTE）

类别： 微脉和空脉及散脉类似，在脏层消失或显著减弱，解释上也和空脉及散脉的“气乱”状态一样，只是比前二者更严重。

指感： 微脉（图 9-7）只出现在血层，它很细但是脉象不是很清晰（“模糊”）。和空脉类似，被按时会分散开来；和散脉一般，当我们的手指沿着脉管近、远心的纵轴滚动时，指下的脉没有连续的感觉。

图 9-7 微脉

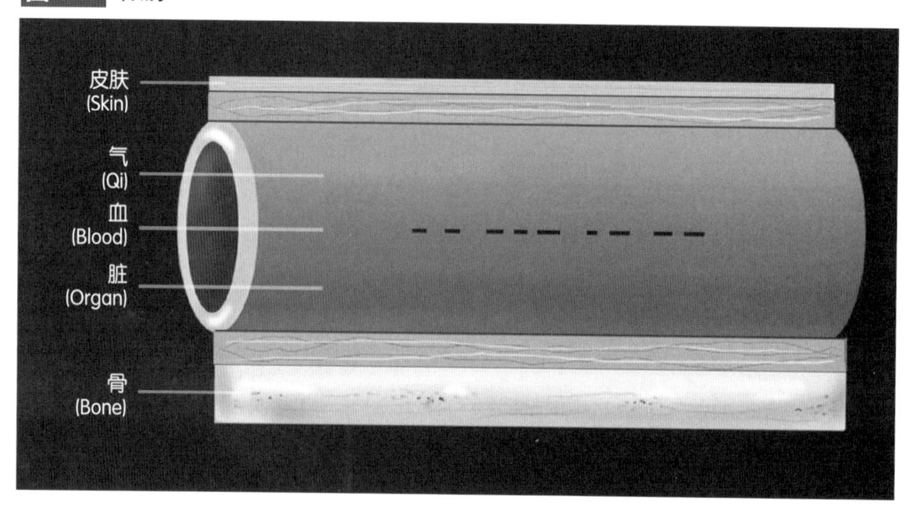

临床解析： 微脉是极端的气虚和阳虚的状态，同时也是“气乱”。和空脉或散脉相比，更是有过之而无不及。出现微脉时，表示身体所余的阳气不足以将脉搏推上表层。微脉临床少见，但是曾在艾滋病及其他的疾病末期被把到[8]。

空心脉（HOLLOW）

类别： 空心脉归类于表浅的脉质，因为它主要表现在气层和脏层。

指感： 空心脉在气层可以很清楚地感觉到。当我们渐渐往血层按下去，脉搏会分开（往两侧分开），并逐渐减弱或完全消失，直到脏层脉搏才又重新出现。革空心脉血层完全消失，但是其他种类的空心脉，在血层只是分开。区别空心脉和空脉是很重要的，二者同样在气层可以把到，在血层分开或消失；但是和空脉不同的是，当我们由气层经血层继续往下按到脏层时，空心脉好像会出现个底部的感觉。

空心脉有时候会被误诊为滑脉，因为它在血层会分开。对某些人而言，这种脉管中流动的物质分开的感觉，就好像滑脉。然而，滑脉在血层是靠自己的力量朝着单一方向流动；空心脉则是受到压力的挤压分开，向着近、远心两头移动[9]。

空心脉也容易和无阻力气球脉混淆。气球脉像一个可压缩的气球，有时候也会给人像空心脉般的错觉。但是，气球脉与空心脉不同的地方是，气球脉被按时在血层不会分开；另外，手指放开时，气球脉会重新灌注脉管，随着手指上升到达气层。虽然气球脉的膨胀扩张感并不会超过气层，但感觉上好像超过了。空心脉在血层会分开、减弱或完全消失；在手指放开时，那种重新灌注脉管的感觉，比气球脉弱多了。

临床解析：空心脉有许多不同的亚型，临床的意义根据其型态的不同而相异。几乎所有的空心脉都代表血管壁和其内含的血液彼此间失去接触，造成明显的血管功能上的阴阳分离。

空心脉的分型[10]（TYPES OF HOLLOW QUALITIES）

次紧空心脉类（TENSE HOLLOW TYPES）

次紧空心全形溢脉：次紧空心全形溢脉在第8章已有详细说明，它是许多不同的原因造成的血热。

无阻力空心脉类（YIELDING HOLLOW TYPES）

无阻力部分空心脉：无阻力部分空心脉（图9-8）是轻微血虚的征兆，比细脉的血虚好一点，但又比分开脉的血虚状态严重点。

图9-8 无阻力部分空心脉

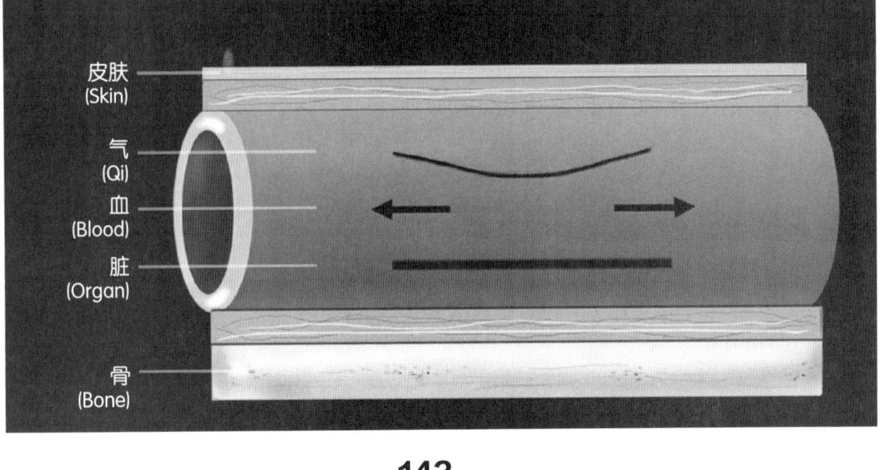

无阻力空心全形溢脉：当整体脉出现无阻力空心全形溢脉，它是最严重的“气乱”中的一种，比空脉所代表的“气乱”还要严重。

无阻力空心全形溢脉并脉搏速率变慢，是过度运动或劳动所造成的，特别是在儿童时期的过度运动或劳动；儿童时期的食、衣、住的条件严重匮乏，或长期大量的月经出血，也都会形成本脉。

轻微的无阻力空心全形溢脉并脉搏速率正常或稍快，会在一个人长期从事超过体能负担的过度运动后，突然停止运动时出现。因为当运动突然停止时，血液体积的减少比血管体积收缩来得快，以致阴（血液）阳（血管）接触不良。临床症状——它们会很快出现——包括严重的疲惫感、严重的焦虑、恐慌、人格分裂和去个人化、容易暴怒、四肢厥冷、关节游走性疼痛，以及其他许多看起来有点怪异的症状。

无阻力空心全形溢脉并规则或不规则歇止脉，代表严重的“气乱”，而且这个不稳定的状态已经影响了内脏，特别是心（“君主之官”）。此时会出现一般性的内脏失调和循环系统混乱二者的合并状态，转变成严重疾病甚至死亡的机会很大。

无阻力空心绳索脉：无阻力空心绳索脉是长期超越个人体能的运动所造成，特别是身体仍然在成长阶段的人，虽然临床上也有壮年的病人出现此脉。由于身体过度活动的消耗，造成血液体积逐渐减少。最后当血液无法充分地滋养血管壁时，管壁就硬化而出现绳索脉。

沉潜的脉质（SUBMERGED PULSE QUALITIES）

沉脉（DEEP）

指感：沉脉（图 9-9）只会在脏层把到，气层和血层都消失了。

临床解析：传统上，沉脉是因为慢性病或严重而缠绵难愈的病，导致真气和血的损耗而成。真气和属于阳性、能推动生理功能的基础代谢热息息相关，同时是以肾阳的正常运作为根本。因为身体或心理的过劳，或因饮食习惯不良，如厌食或暴食，或睡眠不足、过度纵欲，或慢性病，导致这种热能逐渐耗竭，脉搏就会越来越沉。

图 9-9 沉脉

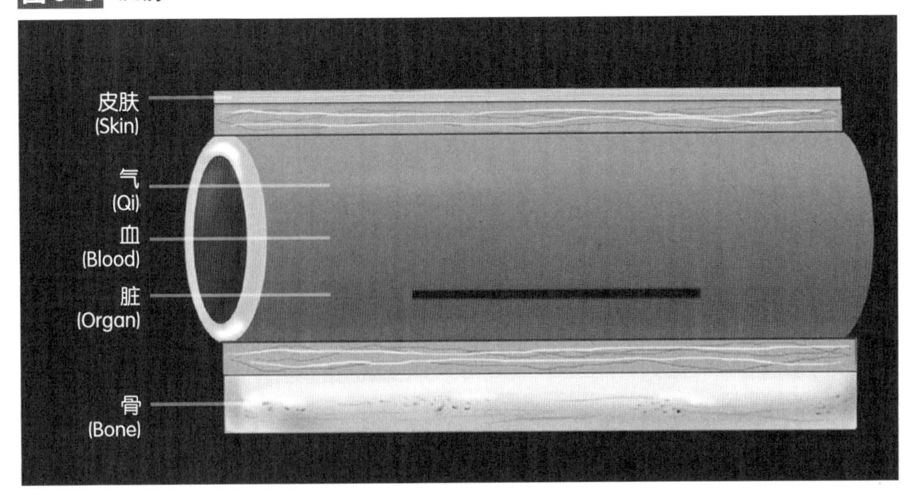

因为实寒以致阳气不能升达所造成的气滞，在我们这个世代比较少见了，特别是中央系统暖气很普遍的已开发国家。这种实寒所致的情况通常发生在本来已经阳虚的病人，又有外邪入侵时。

肥胖的病人虽然所有的脉位都是沉脉，但仍然可能是正常的。一个健康人，冬天的整体脉稍微沉一点也是正常的，不过其实脉搏差异很小。个性内向的人在一个新的社会环境下，刚开始的反应是能量趋于退缩，所以初诊时脉搏会比较沉；几次脉诊之后，渐渐熟悉了，病人的脉象就会回复到真如的本态。

往好的方面想，虽然沉脉的出现代表真气耗损，但是内脏的气机多少仍是完整未损而能正常运作的。气虚方面，沉脉没有软弱消失脉那么严重，也还不到空脉那样“气乱”的程度。

脏之血与脏之物质深度（THE ORGAN–BLOOD AND ORGAN–SUBSTANCE DEPTHS）

根据沈鹤峰医师的说法，脏层深度可以再细分成三层（图 9-10），我们称为脏之气层、脏之血层（O-B）、脏之物质层（O-S）。这些新的命名取代了较早的名称；脏层、脏的血层分部、脏的最深层。举例来说，在肝的脏层深度，我们可以把到肝的脏之气层、肝的脏之血层、肝的脏之物质层等三种深度。

图 9-10 九层深度

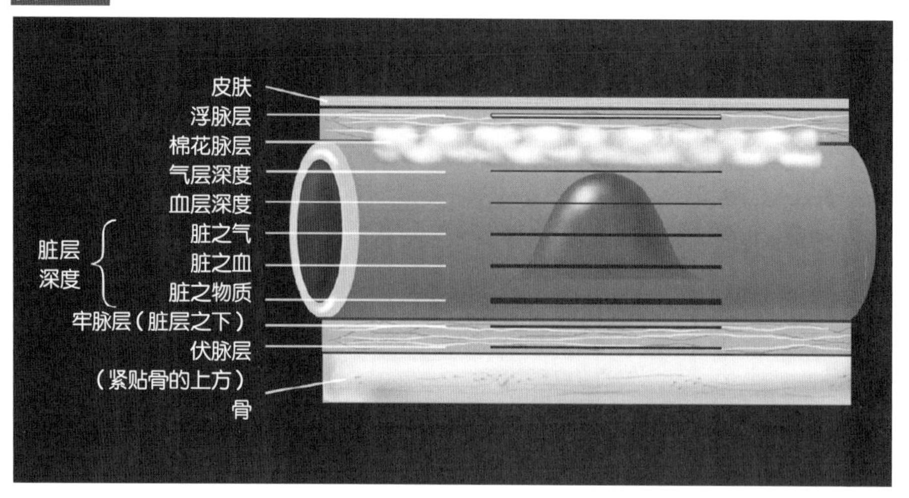

最近对脏层的三层深度的研究显示，脏之血层和脏之物质层，能够揭露一些身体上隐藏的致病因素，特别是各种原因导致的湿热。因为滑脉及较强的有力冲击脉可以只出现在脏之血层和脏之物质层，而不出现在脏之气层。同样的，涩脉只出现在这两层的病例也逐渐增加，提醒我们各式各样残余毒素对人体产生危害的问题。

牢脉（FIRM）

指感：临床上很罕见的牢脉（图 9-11）比沉脉稍沉（在脏层深度之下），比伏脉稍浅一点。指下感觉坚硬不移，就如吴氏（WU SHUI-WAN）描述的“对手指没反应”[11]。牢脉的这个特性，可以用来和前面讨论的脏之血层和脏之物质层区别。

图 9-11 牢脉

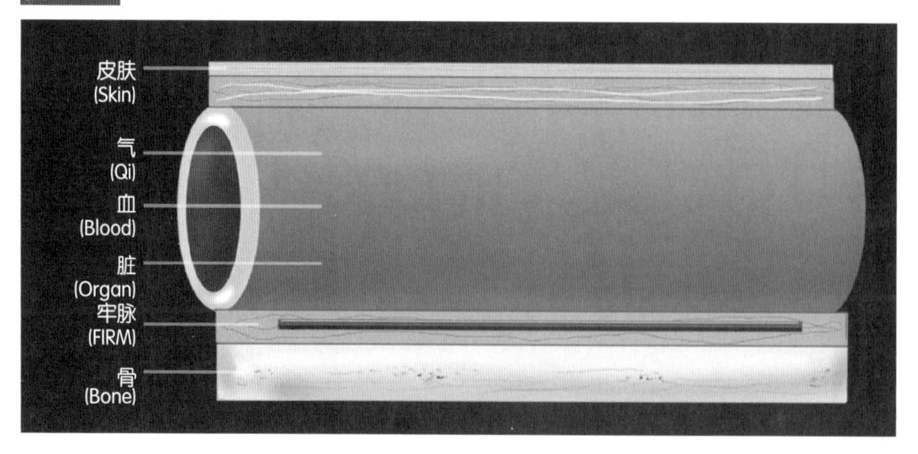

临床解析：文献中说[12]，因为里寒所致的气、血、津液的严重瘀滞与牢脉的形成有关。在遥远的古代，当人们因缺乏取暖设备而饱受酷寒之苦时，上述的瘀滞会很明显。今日社会，它可能发生在登山者的体温过低时。把到牢脉，除非能够证明是其他因素造成，否则要把它视为重病的征兆[13]。

伏脉（HIDDEN）

指感：伏脉（图9-12a、9-12b）只有在非常用力重按时，在脏层之下，贴着桡骨或桡骨稍上方可以把到。（注意：学习把伏脉时，可能会误导学生，把脉时用了太大力。事实上，把脉最常见的错误，就是往下按得太深了，这样容易忽略了本脉诊系统的各种精细的参数，也跳过了各种相应的解析功能）

图9-12a 伏实脉

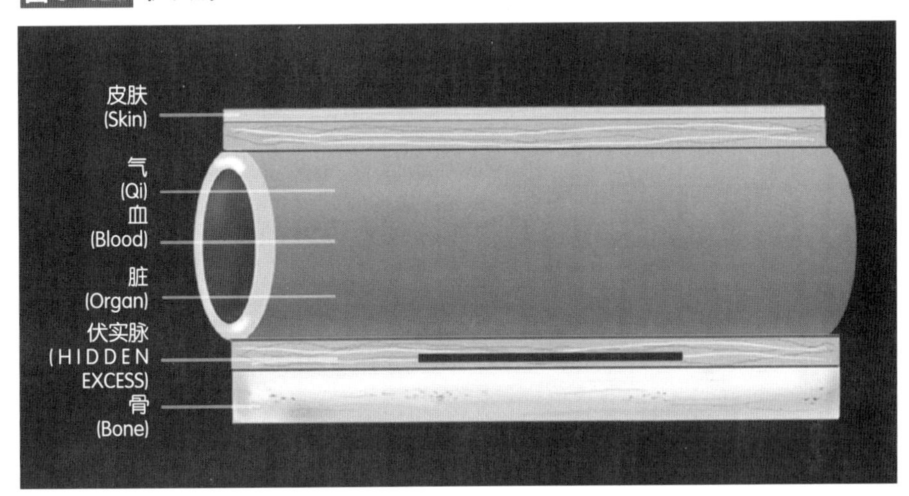

图9-12b 伏虚脉

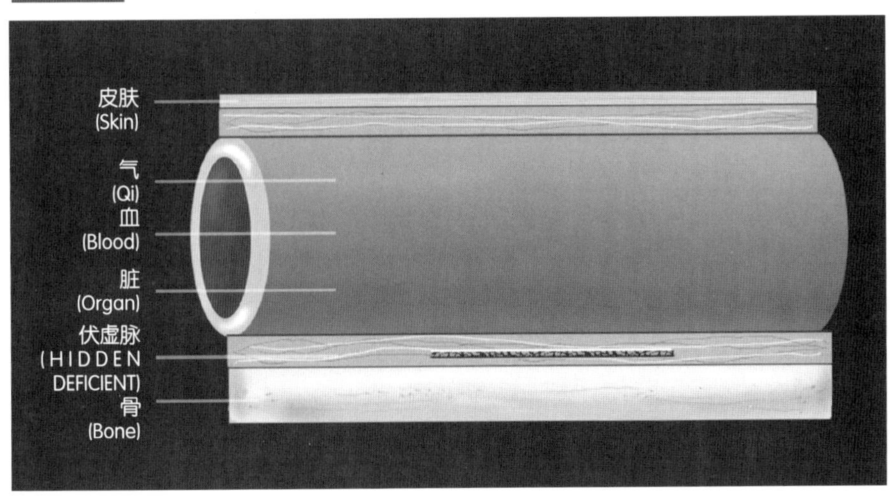

临床解析：在伏虚脉，阳气严重不足，无力将脉搏上举至浅表。它是重病的征兆，表示疾病已经进行到内脏的深处。在伏实脉（与牢脉相似），如前所述，寒实会是考虑的因素。虽然文献中这么说，但实际上很少见。它也可能是里寒化热所致，或者是更少见的原因，像是痰、食、血积，或是热极生风。

图 9-13 深度

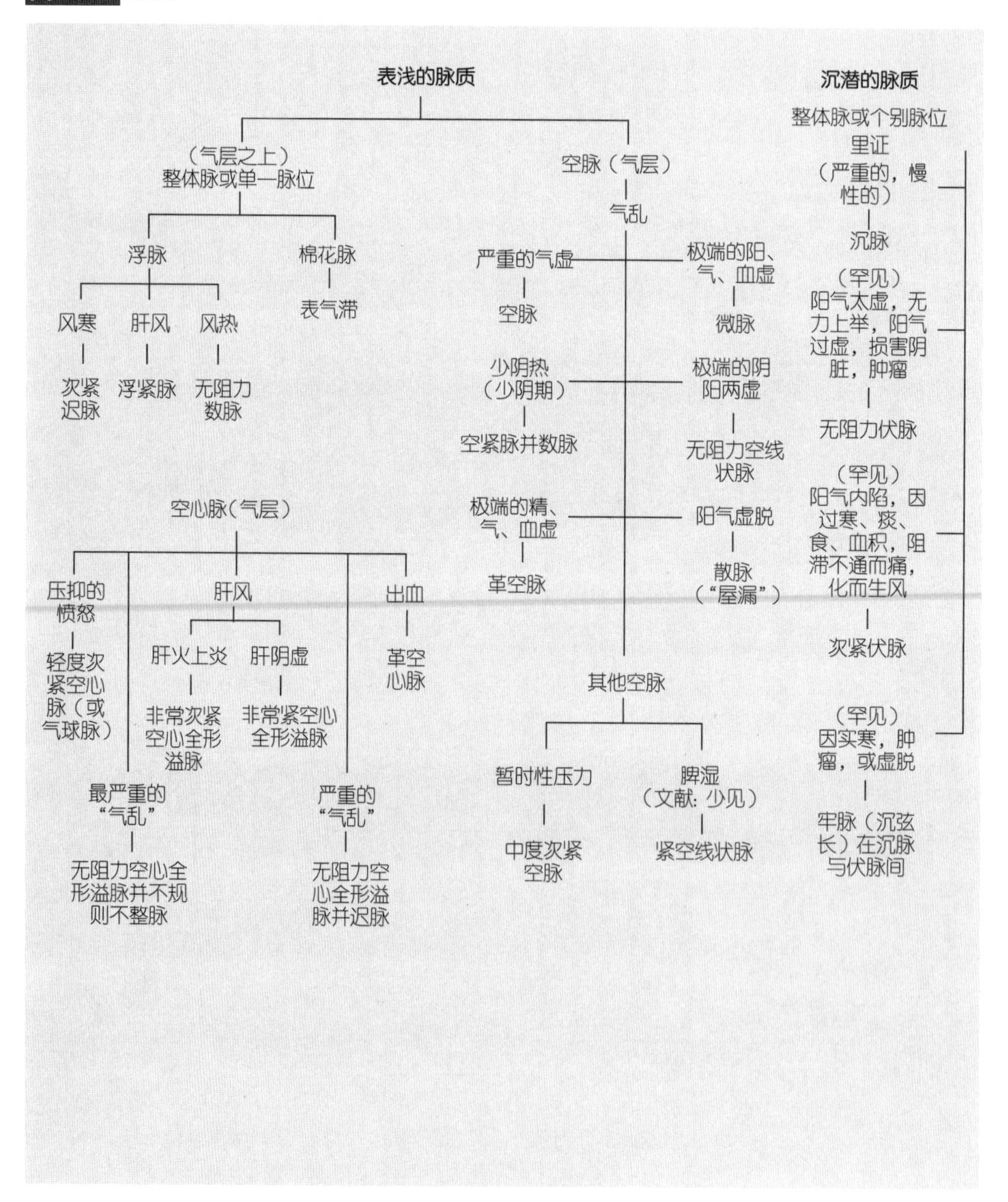

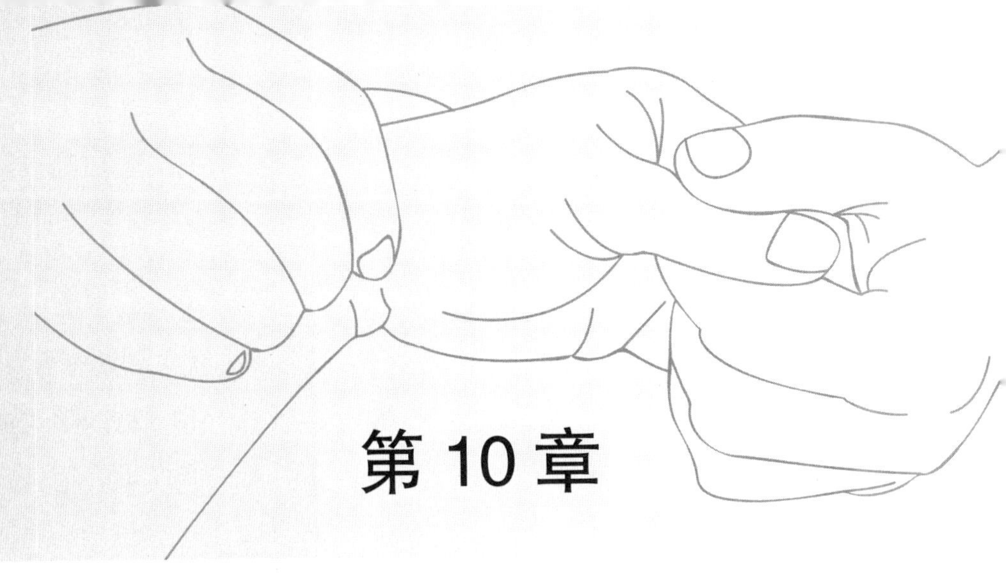

第 10 章

大小：宽度和长度

Size: Width & Length

布兰特·史帝克里　*Brandt Stickley, A.P.*

宽度（WIDTH）

脉搏的宽度主要涉及血的虚、实、毒性、热、黏稠性、可塑性等特性。相对的，脉搏的振幅或者说脉搏的深度和高度，和气与阳的状况有关。脉搏的软硬程度，提示我们阴的状态。宽的脉大致上和实证有关[1]，而窄的脉一般和虚证有关。当然，也常见例外的情形。

宽脉类（WIDE PULSE GROUP）

宽的脉可以分作三大类：宽而实、中等宽及宽而虚三类。

宽而实的脉（WIDE EXCESS QUALITIES）

类别：宽而实的脉包括了比正常脉更宽的一些脉质。在传统文献中称为"大脉"。

指感：宽而实的脉比正常脉来得宽，同时有力、有物质感。宽脉所在的深度与脉宽的程度决定了临床的解释方法。例如，洪实脉会在脏层特别宽而有力；次紧空心全形溢脉通常在高一点的地方，大约是血层与脏层之间开始变得宽而有力，所以这类的空心脉显得比正常脉稍高。血浊脉的脉搏比血热、血浓脉的变宽轻微。

临床解析：一般而言，宽而实的脉多为实热。本脉法对血的状态的解析，主要贡献就在于对血象进一步地区分了血浊、血热和血浓。要诊察这些脉象，我们首先要往下按到脏层，再逐渐松开来经过血层和气层。如果到血层时，脉有稍微变宽的感觉，就是血浊脉。如果在血层明显地变宽而且回填充满，在气层又再变窄，则是血热脉。如果血层变宽，往上到气层变得更宽，则是血浓脉。这些脉质在第 13 章有更完整的说明。

血热（BLOOD HEAT）

指感：血热脉（图 10-1）当我们的手指从脏层放开压力时，会有明显地回填充满，但是继续往气层松开压力时，脉搏又再缩小。

图 10-1 血热脉

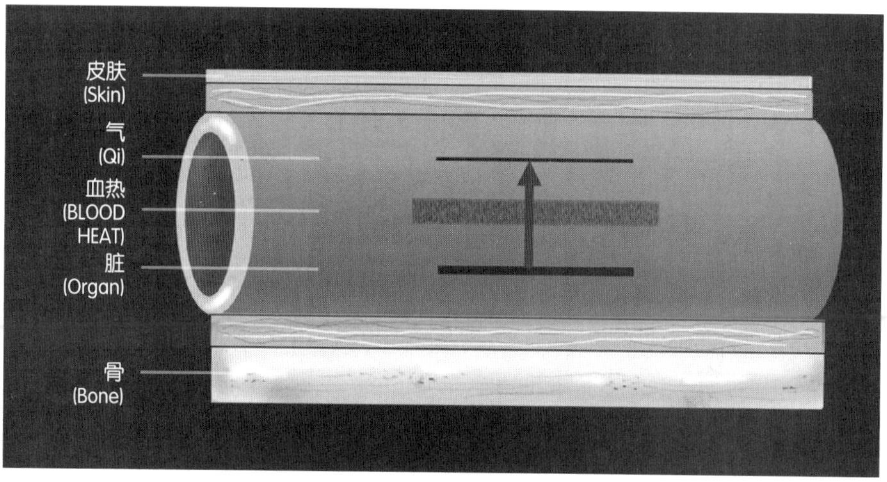

临床解析：血中的实热，主要是因为被压抑的情绪压力造成肝气郁结而成。还有其他病因如吃得太快，过食膏粱厚味、海鲜、咖啡、巧克力和糖；饮酒；造成心气不宁的震惊打击；超越体能的运动；刺激性的药物，像是古柯碱。

血浓（BLOOD THICK）

类别：血浓脉（图 10-2）属于宽而实的脉质，因为它既宽又有力。

指感：血层非常宽，而且当我们的手指从脏层放开压力时，脉管会一路膨胀到气层。

图 10-2 血浓脉

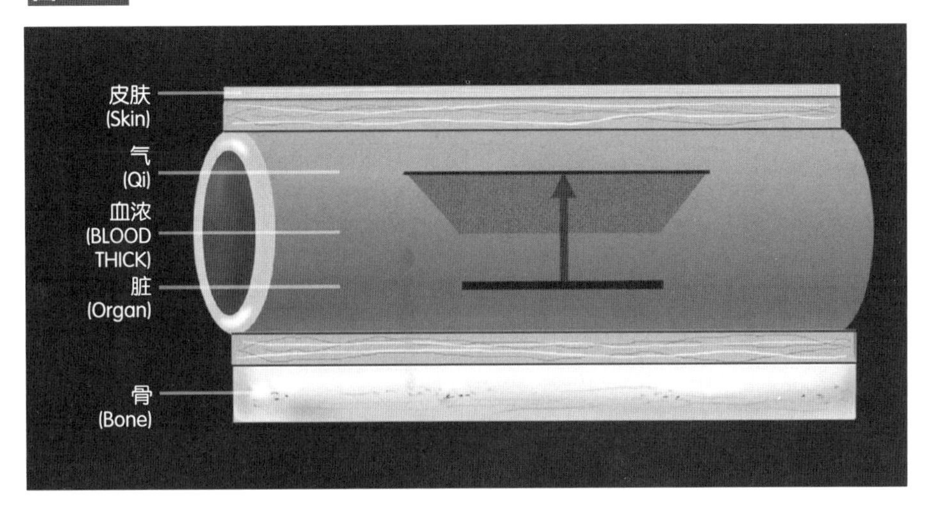

临床解析：血浓表示更严重的血中实热（或是发炎），血管壁破坏得更厉害，还有过多不好的血脂肪。形成血浓的原因包括所有造成血热的因素，过食膏粱厚味，以及长期的情绪压力。

次紧空心全形溢脉（TENSE HOLLOW FULL-OVERFLOWING）

指感：本脉在血层很宽，并且往上冲到气层之上，具有完整的正弦波形。本脉在气层附近，指下有轻微的空心感。

图 10-3 次紧空心全形溢脉

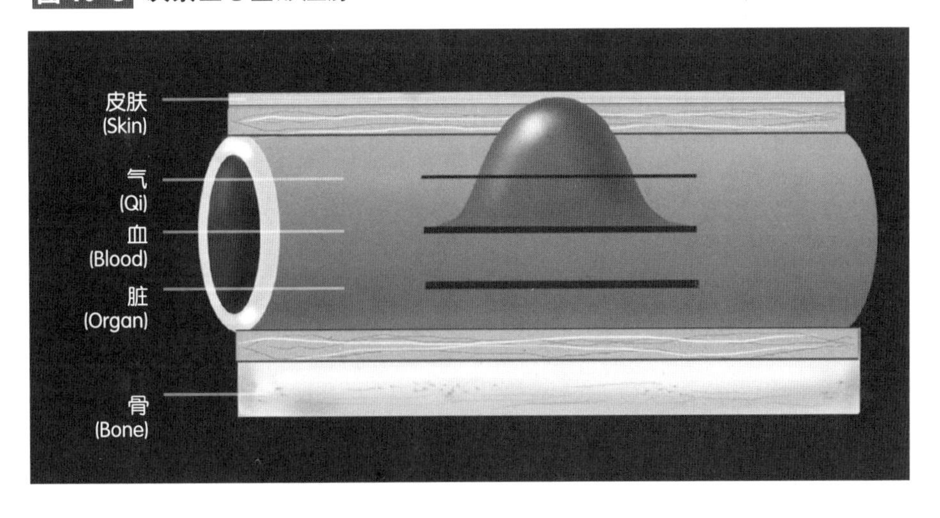

临床解析：次紧空心全形溢脉（图 10-3）是身体无法有效排除过多余热的征兆。通常经由小便、大便和出汗可以排出热量，没有排除的热会滞留在血液中，造成血管扩张。“神经系统”过劳、饮食不节（摄取过多糖、油脂和酒类），以及情绪压力，都会产生过多的热。本脉可能一路由血热、血浓进展而来，伴有头痛、流鼻血、咯血、高血压，以及最后可能中风(参考第8章)。

洪实脉（FLOODING EXCESS）

类别：在传统文献中，洪实脉属于“大脉”。与次紧空心全形溢脉不同的是，洪实脉没有完整的正弦波形。而且它代表内脏有热，而非血中有热（虚或实）。洪实脉在传统文献中属热证。

指感：洪实脉在脏层很宽。感觉上从脏层很有力地涌上，超过气层之上，在波峰最高处，突然坠下。

临床解析：洪实脉反映极端的实热之象，通常和严重的感染有关。如果在单一脉位把到，表示该相应脏腑有热毒、火及感染。洪实脉可见于急性肝炎、六经辨证的阳明证、躁郁症的狂躁期，以及急性猛爆性的感染。上述的情况，会同时伴有其他的热象，譬如说强有力的冲击脉。在慢性感染和稳定的慢性肝炎，洪实脉也可能伴有较弱的冲击脉及较慢的脉搏速率（参考第8章）。

中等宽的脉质（WIDE MODERATE QUALITIES）

血浊脉（BLOOD UNCLEAR）

指感：当手指由脏层退回血层时，血浊脉只会有几乎分辨不出地变宽，至少没有变窄。当继续减轻指按的压力到气层时，脉又再度变窄了。本脉有时候并有滑脉。

临床解析：血浊脉表示血中有毒素，这些毒素可能是环境中的毒性物质（特别是溶剂）、肝脏解毒能力变差、消化不良、特别是对蛋白质的代谢不良等因素所导致。在毒素这个主题下，血浊脉所表现的症状有疲劳、关节痛、皮肤病，例如：湿疹和干癣。沈医师喜欢把血浊比喻为一杯清水中，有一些悬浮的杂质。

革空心脉（LEATHER-HOLLOW）

指感：本脉在气层如皮革般坚硬，血层完全消失而成所谓的空心，脏层又再出现。

临床解析：革空心脉必然是严重的征兆，它和出血有关。如果脉搏速率快，表示马上会出血。如果脉搏速率慢，则表示已经出过血。要注意的是，本脉

的出现，预示可能会有生命危险，因为病人若突然出血，会有潜在休克的危险。本脉出现在单一脉位，表示该相应脏腑已失去对自身的血的控制能力，譬如说，胃溃疡出血。

次紧绳索脉（TENSE ROPY）

指感：次紧绳索脉摸起来像一条绳子，边缘非常清楚，脉管有时候很直，有时候又是扭曲的。感觉上，好像可以把次紧绳索脉从周围组织中拉起来。通常见于整体脉，在少数的情况下，可以单见于左关部。本脉的硬度或大小都不是固定的。

临床解析：次紧绳索脉表示血管壁因为受到血液中的热长时期熏蒸所导致的硬化。它与动脉粥状硬化的过程或是血管硬化有关，有时候是逐步演化而成，或者是与高血压并存。它也可以和长期的“神经系统紧张”或过食膏粱厚味有关。

宽而虚的脉质（WIDE DEFICIENT QUALITIES）

宽而无阻力空心全形溢脉并脉搏速率正常或速率稍快

无阻力空心全形溢脉在节奏与稳定性的类别中，已经讨论过（第6和8章）[2]。本脉并脉搏速率快时，它与“气乱”有关，而且会出现去人格化、严重的恐慌和焦虑、浮躁和极端疲劳等症状。它通常是因为突然停止长期的过度运动所造成；在脉搏速率慢的情况下，它可能是身体孱弱的人，加上长期过劳及（或）超过体能负荷的运动所导致，特别是发生在儿童时期。这些情况下，身体在功能上阴阳分离，病情非常严重。

物质减少脉（REDUCED SUBSTANCE）

指感：物质减少脉缺乏物质的密度，感觉像是破布衫。物质减少脉可见于整体脉、单一脉位或是不同的脉搏深度。它的感觉介于正常脉到软弱脉之间。

临床解析：物质减少脉代表进一步的气、血、阴虚。比起软弱脉，它的气虚稍微轻一点。

弥漫脉（DIFFUSE）

指感：脉管的边缘部分或完全变得模糊不清。弥漫脉常伴随其他脉质一起出现，主要是物质减少脉和减弱冲击脉。

临床解析：弥漫脉表示更进一步的气虚。

无阻力绳索脉（YIELDING ROPY）

指感：无阻力绳索脉摸起来像一条绳子，外形宽大，和周围组织分界非常清楚，但是没有次紧绳索脉的那种坚硬感。它感觉上比较像一条软管，稍微中空，表面很容易压缩变形。

临床解析：本脉与非常长期的（30年以上）超过体能负荷的运动有关。这种情况下，血管内膜的变硬是因为阴——血虚，而不是长期地热气熏蒸。血管内的阴阳分离，以致其阴无法滋润血管壁而成。

窄的脉质（NARROW PULSE GROUP）

细脉（THIN）

类别：在传统文献中本脉常有不同的名称，像是细脉、窄脉、线状脉，甚至小脉。我们采用细脉这个称呼，因为它不会模棱两可，而且正好与宽脉形成清楚地对比。

指感：细脉（图10-4）比正常脉窄。细脉有两种：细而软的脉与细而硬的脉（通常是紧脉）。

临床解析：细脉和血虚有关。细而软的脉代表血与气虚，细而硬的脉则是血与阴虚。

图10-4 细脉

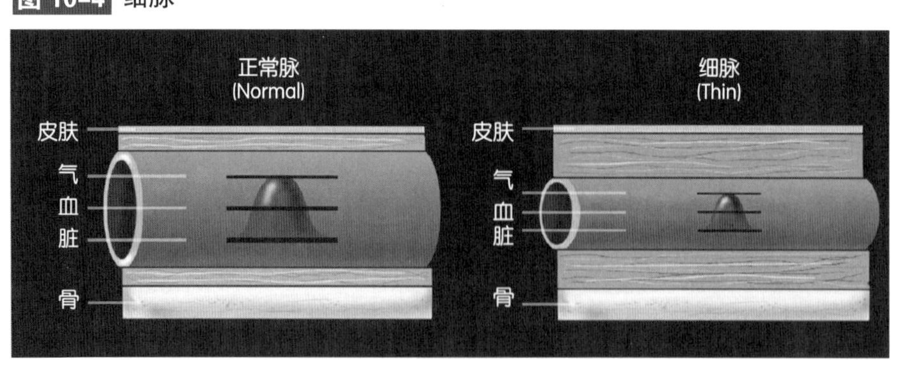

细脉象征血虚，在女性中较常见，这是因为月经和生产会耗血。它在男性中较少见，如果在年轻的男性把到细脉，是严重气虚的征兆，而且和慢性

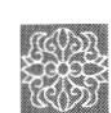

病有关。本脉的严重程度，则须视其所在的深度和脉位而定。

整体脉的第一印象是细脉，代表整个身体都是血虚。在单一脉位的细脉，则是该相应脏腑血虚的征兆。左寸细脉表示心血虚，同时心脏无法维持血液循环功能，甚至无法滋养心肌。右寸细脉表示肺脏无法供应充足的氧气给血液；细脉在左关，表示肝无法藏血；细脉在右关，表示脾不能将水谷精微转化成血；细脉在左、右尺部，则代表肾精自（骨）髓中造血的功能不良。

窄脉（NARROW）

窄脉仅见于特殊肺脉位（SLP），像是细细的一条线，代表中等程度的肺气滞。在此我们用窄脉一词，而不用细脉，是为了避免引起混淆，因为细脉在其他地方代表血虚。

长度（LENGTH）

在当代中医脉诊系统中，不特别强调脉搏长度的问题。但是脉搏长度受到限制，在临床上仍有些意义。

加长的脉质（EXTENDED LENGTH）

长脉（LONG）

类别：长脉属于传统 28 脉之一。

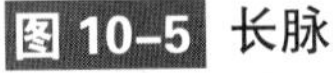
图 10-5 长脉

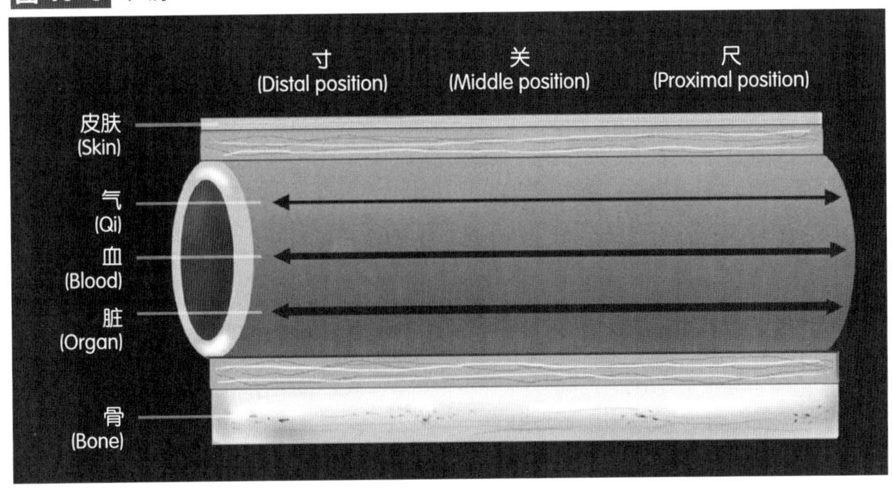

指感：长脉（图 10-5）感觉上由寸、关、尺三部延长出去。

临床解析：如果脉搏其他特征都正常，长脉表示身体强健；但是，长脉并有非常次紧脉或明显的冲击脉，则表示有实热[3]。

缩减的脉质（DIMINISHED LENGTH）

短脉（SHORT）

类别：短脉就是脉搏长度缩短。下面的讨论，是从当代中医脉诊系统来解读。

指感：短脉感觉上就是在某一脉位上的脉，与其相比邻的脉位的脉，不相连属；指下的感觉，这个脉是孤立于它的周遭。在实际的情况里，短脉最常见于中焦，特别是左关部，这种脉强而有力，譬如说，次紧脉还有冲击脉。在这样的脉质下，寸部和尺部常常同时表现为软弱 / 消失脉（图 10-6）。

图 10-6 短脉

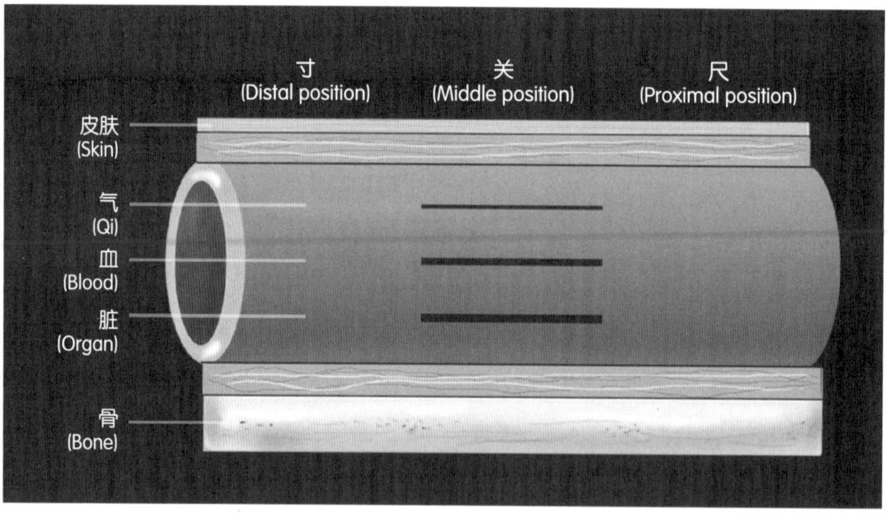

临床解析：在上述的条件下，我们可假设是中焦气滞，上、下焦气虚。但问题是，上、下焦是真的气虚，还是因为气、血、湿、食阻滞中焦，干扰周身上下能量与物质的循环所导致。治疗时，若使用带脉的穴道消散中焦阻滞后，上、下焦气虚的状况获得明显改善，由此我们就可以知道，这种气虚是中焦的阻滞造成的。

如果反过来，治疗后上、下焦气虚的情况不变，我们就知道关部的短脉，是因为严重的上、下焦气虚无法推动重要生理物质通过中焦所致。有时候这种情况发生在心肾不交证。

限制脉（长度）[RESTRICTED（LENGTH）]

指感：限制脉仅见于特殊肺脉位，摸起来很短而且有一种收缩感，它只占据很小的区域。

临床解析：限制脉和严重的肺气滞有关。临床上可见于慢性阻塞性肺病，以及肺部、胸腔或乳房的癌症。

图 10-7 宽度

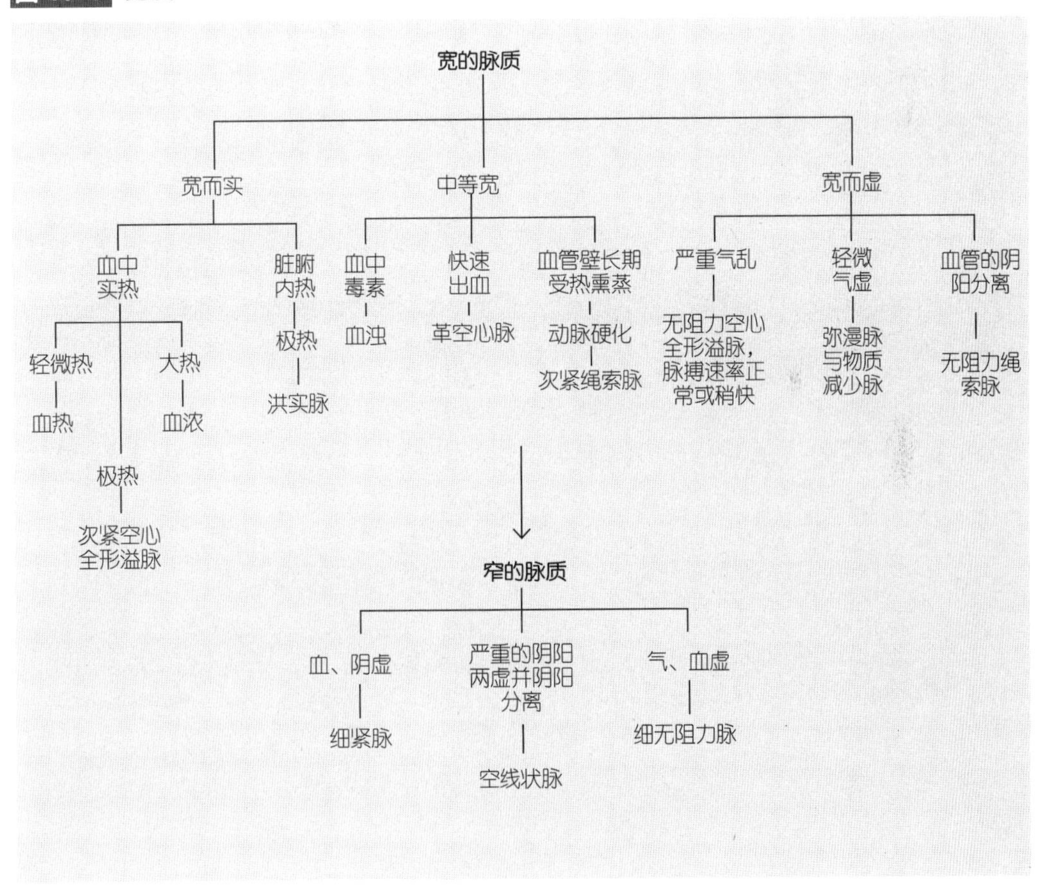

图 10-8 长度

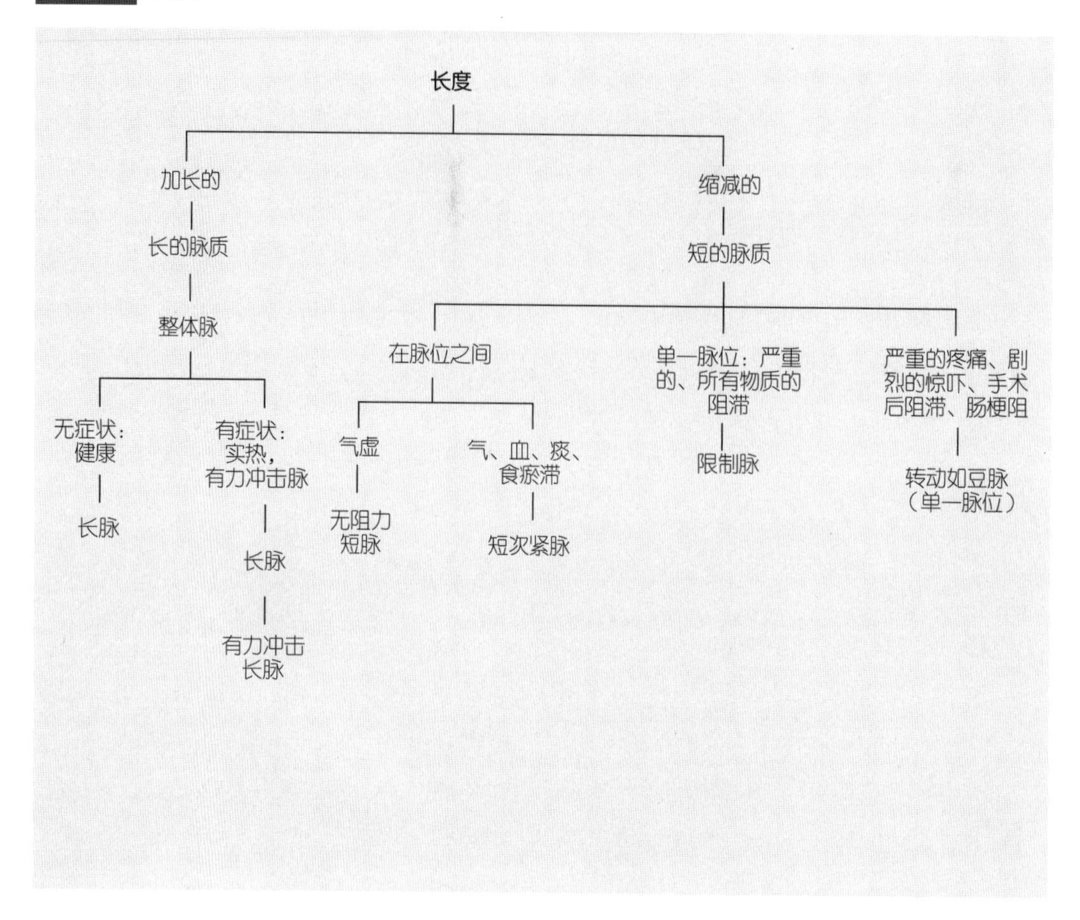
长度
加长的
长的脉质
整体脉
无症状：健康
长脉
有症状：实热，有力冲击脉
长脉
有力冲击长脉
缩减的
短的脉质
在脉位之间
气虚
无阻力短脉
气、血、痰、食瘀滞
短次紧脉
单一脉位：严重的、所有物质的阻滞
限制脉
严重的疼痛、剧烈的惊吓、手术后阻滞、肠梗阻
转动如豆脉（单一脉位）

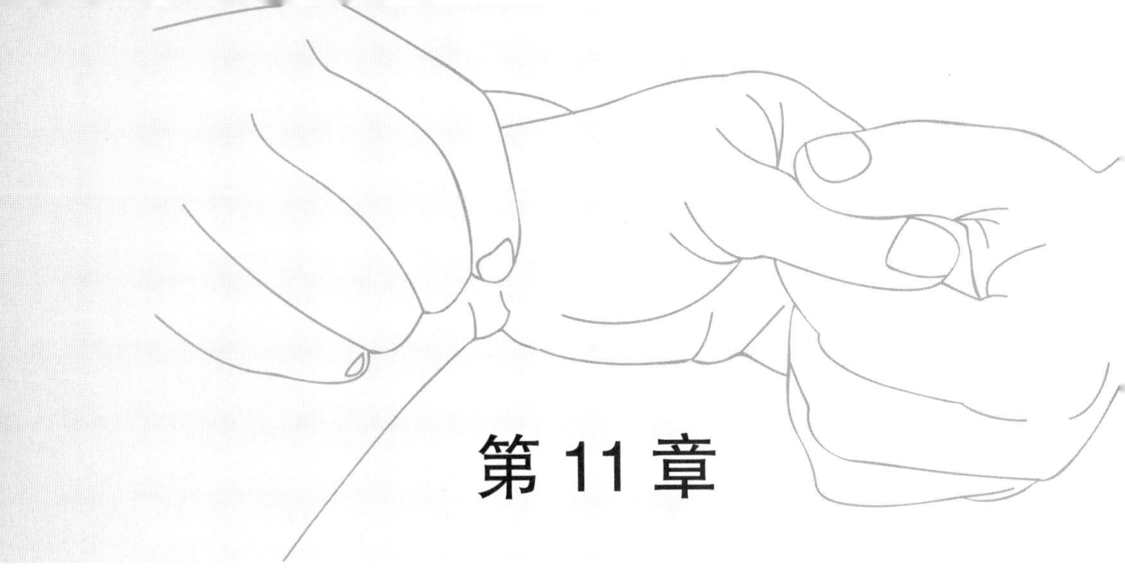

第 11 章

形状
Shape

奥利佛·纳许 *Oliver Nash, L.AC., M.B.Ac.C.*
凯伦·毕尔顿 *Karen Bilton, L.Ac.*

以脉搏的形状分类，表示我们主要以脉的形状来辨认脉质，而非其他特征，例如：深度、宽度、体积、长度、脉搏速率及节奏。脉搏的形状可以细分为指感较坚硬而无流体感的脉质，例如：略紧、次紧脉、紧脉、弦脉、绳索脉、革硬脉、涩脉和震动脉；以及较具流体感且较软的脉质，这个群组只有一种脉质，那就是滑脉。对于较坚硬的脉质如此分类的临床意义，我们在后文会讨论。

流体感的脉质（FLUID QUALITIES）

滑脉（SLIPPERY）

类别：滑脉是依脉搏的形状来分类，它是许多不同的原因所引起的一种阻滞状态。

指感：滑脉（图 11-1）在指下顺着单一方向流过，其流动方向不受手指所施压力的影响。滑脉流动的感觉，使它很容易和某些脉质混淆：脏层的有力冲击脉、分开脉的分散感、空脉（第 1、2 期）及空心脉，以上这些脉都具有和滑脉类似的搏动感。

有力冲击脉在脏层宽大有力的特性，让人有一种膨胀感，以致于在脏层好像是向着两个方向移动。

分开脉的流动感，是向着近心和远心两个方向，在指腹中央没有搏动感。其分开的感觉，随着手指下压的力量增加而增加。汉默医师把这种现象称为假性滑脉。

滑脉的流动感和有力冲击脉及分开脉的流动感不同，它是朝着单一方向流动，在指腹中央可以清楚地感觉到搏动，而且手指压力增加时，并不会改变其流动方向。

临床解析：沈医师认为，滑脉除了代表怀孕外，还代表湿证。这个湿的主要来源，是因为身体要调动体液（阴）来冷却和平衡某脏腑或区域的实热状态。如果这个目的没有达到，湿气就会累积并且伤害该区域或脏腑的功能，在脉象上就会出现滑脉。虽然传统文献说，滑脉也和过多的体液有关，仔细探讨起来，实际情况比这种说法复杂多了。

图 11-1 滑脉

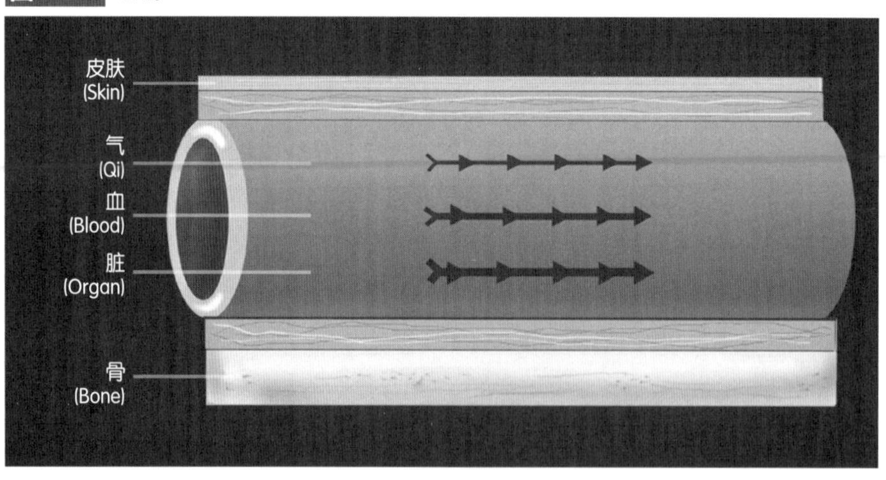

整体脉的所有不同深度（ENTIRE PULSE AT ALL DEPTHS）

滑脉出现在整体脉的临床意义，依其所在的深度不同而异。

怀孕（PREGNANCY）

整体脉的所有深度都出现滑脉，可能是怀孕非常早期的征兆，有时候，

 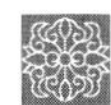

这样的脉象在整个怀孕的前三个月都持续着。一般的解释是，怀孕时母亲的体液以血的形式增加，以便供应胎儿营养。

血脂肪和血糖上升（ELEVATED BLOOD LIPIDS AND GLUCOSE）

血脂肪升高，只有血层会出现滑脉。但是，整体脉三层深度都出现滑象，也代表血液黏稠度因为血脂肪（胆固醇及甘油三酯）及血糖上升而增加。这种情况下，滑脉通常伴随有次紧脉，显示血中有乱流存在。如果血管壁有损害，在血层会出现紧粗震动脉。

血液感染（BLOOD INFECTION）

如果脉搏速率也变快，滑脉并有整体脉象为紧－次紧脉，眼睑红赤，这是严重的热或火毒，也就是生物医学所谓的败血症（全身性的血液感染）。这种情况下，体温也可能同时增高。

心气虚（HEART QI DEFICIENCY）

血液循环变差，可能导因于心气虚、心的震惊或是直接伤及循环的外伤。这些因素造成血中的乱流，形成在整体脉三层深度的滑脉，以及脉搏速率变慢。心气虚会在左寸出现虚性的脉象，例如：物质减少脉、沉脉及软弱脉。

医源性的（IATROGENIC）

类固醇和糖皮质类固醇会造成水液潴留，这是导致滑脉的另一大类主要原因，特别是在所有深度同时伴有软弱脉和脉搏速率变慢时。

高血压（HYPERTENSION）

滑脉并有紧空心全形溢脉及脉搏速率变快时，表示源自脾湿而即将发生的中风。滑脉所反映的体液过多，是身体对血中热象代偿的结果。有时候这些因湿热所生的痰，会造成痰迷心窍。

血液恶质病和自体免疫疾病（BLOOD DYSCRASIA AND AUTOIMMUNE DISEASE）

整体脉所有深度出现滑脉并有软弱脉以及脉搏速率变慢，表示血液恶质病，譬如说镰刀形贫血及血色素异常疾病，或是自体免疫疾病，例如红斑性狼疮。

浮脉（FLOATING）

浮滑脉可能是卫气受到风邪，因而有湿的征兆，这类过敏反应常伴有风疹块的出现。

气层深度（QI DEPTH）

如果脉搏速率慢，在气层深度的滑脉，代表因气虚以致较无力推动结缔组织中的体液。如果脉搏速率变快，滑脉出现在气层，代表血糖上升。

血层深度（BLOOD DEPTH）

血层出现滑脉，代表血流中有乱流。这现象显示血管壁斑块形成（动脉粥状硬化）的机制已经启动。血层的滑脉，通常伴随沈医师所描述的“血浊”“血热”或“血浓”等脉质。后者，在西方医学中，可以解释为血液黏稠度变高。

脏层深度（ORGAN DEPTH）

整体脉只有脏层出现滑脉，通常和严重的全身性的感染有关。包括寄生虫感染，特别是当它们释放出下一代（虫卵）时[1]。

单一脉位（INDIVIDUAL POSITIONS）

滑脉出现在单一脉位，通常表示该脉位所对应的脏腑有湿，这个湿往往又是身体对该脏腑的实热的反应。湿加热就化生为痰。

肺部的急慢性感染在右寸及特殊肺脉位，容易发现滑脉。左寸滑脉，表示痰迷心窍，容易出现精神官能症的行为，一些情绪障碍，甚至精神分裂。滑脉出现在二尖瓣脉位，可能有二尖瓣脱垂、恐慌症和恐惧症。

在胆囊脉位的滑脉，是湿热导致发炎的征兆。在肝的脉位，依照出现滑脉的深度不同，可能代表慢性感染（肝炎）。在食道脉位的滑脉，比较不明显，它可能表示发炎和阻滞。在胃–幽门延伸脉位，滑脉可能是胃酸过多、溃疡、和食积湿阻的征兆。

非流体感的脉质（NONFLUID QUALITIES）

多年来关于较坚硬的非流体感的脉质的翻译纷乱且令人困惑。为了更有条理地分析这些脉质，我们从指感和临床解析的角度，创造了一套新的脉质分类，这套系统和特殊的临床征兆及症状有清楚的相关性。

 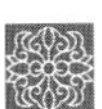

非流体感的脉质旧的分类（OLD CLASSIFICATION OF NONFLUID QUALITIES）

在各式各样的脉诊书籍中，一些描述的字汇很多，诸如紧、弦、弓弦状、弦紧、线状及弦状。虽然它们都是用于硬而非流体感的脉质，对于指感和临床解析，往往不清不楚。

更有甚者，某些传统上对于这类硬而非流体感脉质的解释，早已与现实经验脱节。虽然紧脉在传统文献总是与里寒有关，但时至今日，它更常代表虚热。这现象反映了我们当今所处的状态，与古老的中国，存在着差异。现代医家，比较不容易看到古书作者所描述的医学上的急症（例如：疟疾和里寒阻滞）。

在已开发国家，今日的中医医疗人员，主要在治疗慢性病，其中大部分的疾病导因于压力。根据与现今我们所处的环境已大大不同的古代时空，所推论而来的脉象解析及其衍生的治疗方式——例如，把紧脉当作里寒凝滞来治疗病人，但它在现代却代表阴虚发热——这样的治疗，很显然绝非病人之福。由此可知，我们需要的是一个新的、较有系统的，以及信息整合的分类系统。

非流体感的脉质新的分类（NEW CLASSIFICATION OF NONFLUID QUALITIES）

非流体感的脉质至少可以分成五类。从硬度最小的略紧脉，到次紧脉、紧脉、弦脉乃至最硬的革硬脉。临床上，我们发现病情的趋势，是从略紧脉到次紧脉、紧脉、弦脉乃至革硬脉。脉诊最常见的错误，可能是把坚硬的脉质都当作实证；而事实上紧脉、弦脉及革硬脉都内含很重要的阴虚或是阴精虚的成分。从这样的系统来安排这些坚硬的非流体感的脉质，它们的临床解析与治疗方式，就显得更有逻辑性而且更合理了。

致病机转（PATHOGENESIS）

坚硬的非流体感的脉质，沿着一个连续的病程进展。脉的坚硬度由略紧脉到次紧脉、紧脉、弦脉乃至革硬脉，一路增加，反映了身体气滞的程度，以及身体因为想要矫正这些气滞而产生的实热。为此，身体不断地供给阴来平衡实热；使得阴逐渐的耗损，终至阴虚。当病程进展到革硬脉时，代表阴、血，特别是精都虚了。其详细病因，我们在后文叙述。

指感（SENSATION）

这五类非流体感的脉质，主要的特质在它们逐渐减少的脉管直径，以及渐渐增加的紧张度和硬度。从略紧脉、次紧脉、紧脉到弦脉，都符合这个规律。弦脉是其中最细最硬的脉，觉得好像会割手；革硬脉和弦脉一样硬，但宽度和次紧脉一样。

图 11-2 小提琴琴弦（非流体感的脉质：略紧脉、次紧脉、紧脉、弦脉）

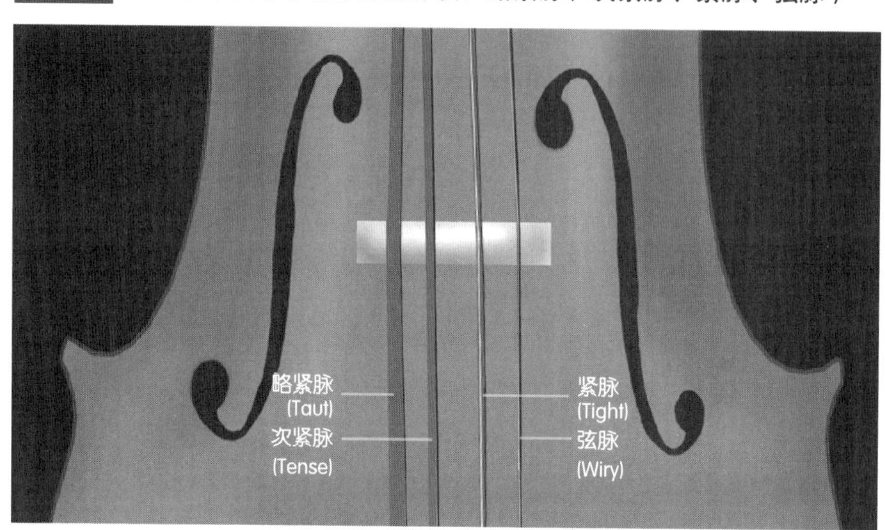

这些脉质可以用小提琴的琴弦（图 11-2）作模拟：最有弹性的 G 弦，好比是略紧脉；稍微少点弹性的 D 弦，可比作次紧脉；弹性更少的 A 弦是紧脉；最细、最没弹性、最硬的 E 弦是弦脉。

临床解析（CLINICAL SIGNIFICANCE）

要检视这些脉象，让我们思考下面一系列的治疗方剂，它们是根据肝气郁结的程度而开立的。每一个方剂，对治着这个脉象所反映的该病证的某个特定时期。（警语：这些方剂只是用来示范说明，绝对不可以未经完整的诊断评估，就抄袭沿用）

略紧脉代表轻微气滞和少许实热，治疗的重点应该是化滞而非清热，四逆散在此应是合适的。

次紧脉与更严重的气滞有关，还有更多的实热，以及一点阴虚发热，脉变得比较硬。这时候应该用化气滞及清热的药，小柴胡汤可以胜任。

紧脉，虽然仍有些许气滞，但此时的重点应该是重建阴和血，可以考虑选用六味地黄丸。

脉象进入弦脉，我们的主要焦点集中在如何尽快地回复阴精。杞菊地黄丸或左归丸，可以考虑选用。

上述的例子说明鉴别诊断的重要性，这是后续正确处置不可或缺的一环。

均匀的非流体感的脉质（EVEN NONFLUID QUALITIES）

略紧脉（TAUT）

指感：本脉质感觉上好像一条很宽的橡皮筋被适度地拉开，具有良好的弹性，但是受压时仍会陷下去。如同前文所述，它可以比喻作小提琴上最宽、最软的那条琴弦：G 弦。

临床解析：本脉反映最早、也是第一期的，除了心的震惊以外的原因所造成的气滞。这是脉诊可以侦测的最轻微的气滞，通常见于体能与体质都还不错的人。这个脉质，是你我所把过的脉里面，最接近正常脉的脉质。

病因：最常见的原因是日常生活中中度的情绪压抑。略紧脉常出现在左关部，代表肝的脉位。肝脏蓄积着和日常压力有关的情绪，包括和“神经系统紧张”相关的警觉状态。其他常见的原因包括长期过劳、慢性轻微的全身性的疼痛、来自环境污染的化学性压力，以及刺激物（例如：咖啡，使用毒品的早期，像是古柯碱、安非他命等）。

略紧脉出现在单一脉位上，可能是其他原因所致。右关部的略紧脉表示轻微的食积、过食冰冷食物造成的寒实，此二者都可能伴随轻微的腹痛。略紧脉也可能出现在右寸，这种情况表示轻微的寒邪，伴随着外来致病因素入侵人体。

次紧脉（TENSE）

类别：次紧脉是略紧脉在气滞的轨迹上进一步的发展。到了次紧脉，已经出现实热的征兆，这是因为身体尝试去除气滞的结果。

指感：和略紧脉比较，次紧脉更窄。它也比较没有弹性和柔和度，指下感觉较硬，虽然还是比紧脉或弦脉稍有弹性点儿。它可比喻为小提琴上较细的，但仍然是相对较宽的第二（D）弦。

临床解析：脉象稍窄稍硬些（和略紧脉比较）显示气滞更严重点，同时伴有轻度到中度的实热。

病因：次紧脉和略紧脉的致病因素很类似，但是演变成次紧脉时，病情可能是更严重或是持续了更久。略紧脉气滞的形成，最可能的原因是压抑情绪所造成的压力。譬如说，慢慢累积的、没有宣泄的愤怒和怨恨。当肝气，这股身体上无法回头只能向前冲的能量，受到被压抑的情绪阻碍，这两股相反的力量相遇时，形成僵持不下的局面。

在整体脉出现次紧脉，代表一种“警觉脉”，反映出“神经系统紧张”的状态。它可以存在于先天体质中：譬如说，多少世纪以来，某些种族的生存，就是靠着保持高度警觉来维系。这种脉象也可以在居住在大都会的人或是危险环境的人把到。“神经系统紧张”的状态如果是与生俱来的，这种情况和现代社会因生活紧张压力所致相比，其脉搏速率较慢。

其他的可能病因：有长期过劳对身体产生的压力、全身相对轻微的慢性疼痛、暴露于环境污染所造成的化学压力，以及中等程度的使用刺激物，包括咖啡、古柯碱和安非他命。当有感染或是毒素造成身体急性的内热，也会把到次紧脉。在单一脉位，譬如说右关部，次紧脉可能是食积造成的热象。

紧脉（TIGHT）

类别：从临床解析的角度来看，此处所谈的紧脉，属于一个全新的类别，它和传统文献中描述的弦脉最为接近。

指感：与次紧脉相比，紧脉比较硬、较缺乏柔和度、较少弹性，也比较细。它可比喻作小提琴上的A弦：是第二细的琴弦。如果伴有疼痛的症状时，紧脉的感觉会更锐利，甚至咬手[5]。

临床解析：现代社会中，紧脉主要和阴虚发热有关。当然，紧脉还有可能代表其他情况，包括疼痛、创伤、感染、发炎、过敏和外寒实邪。想要正确地解释紧脉的含意，首要之务就是要探讨这个紧脉是怎样发生的。

阴虚发热的病因病机（ETIOLOGY AND PATHOGENESIS OF HEAT FROM DEFICIENCY）

当紧脉显示的是阴虚发热时，主要是因为长期“神经系统紧张”造成的气滞。当脉由次紧脉转变成紧脉时，身体也从气滞产生实热为主的情况，转变为消耗阴来平衡过热的机转，再逐渐发展成阴虚发热。在极度阴虚的情况下，阴无法涵养阳，形成“阴阳分离”，流离失所的阳，四处飘流，通常会上窜，干扰了较脆弱的脏腑，像是脾胃、肺或是心。

紧脉出现在单一脉位，通常是因为其相应脏腑长期的过劳：在左关部，常见的原因是情绪压力；在左寸，可能是思虑过度、烦恼或情绪的打击；在右寸，可能是抽烟造成；在右关部，可能是吃东西太快了；在尺部，可能是长期用脑过度。

阴虚和血虚（YIN AND BLOOD DEFICIENCY）

紧脉含有细脉的成分，所以让人不免想到血虚。临床上，虽然阴虚和血虚往往一起发生，很重要的是：尽管血虚的细脉和紧脉一样细，但它不会像阴虚的脉那么硬。阴虚的考虑，取决于脉搏是硬的这个特质。所以，我们有可能把到一个细的血虚脉，它一点儿都不硬。

疼痛、创伤、感染、发炎（PAIN，TRAUMA，INFECTION，INFLAMMATION）

疼痛也会出现紧脉，这是因为气、血、津液的阻滞，特别是创伤、寒邪或食积导致的气滞。腹痛时，紧脉可能在小肠和大肠脉位，呈现锐利、咬手的感觉，这种脉象反映了肠道激躁和腹部不适。

如果紧脉代表发炎和感染（火毒），最紧的紧脉会出现在最初发生感染的脏腑，或是现在感染最严重的脏腑或区域所对应的脉位。

在很少数的情况下，会因为外寒入侵而出现紧脉。这时紧脉会出现在身体受寒的脉位，或是受寒的三焦相应区域。例如，一个人在足部没有适当保护的情况下，在雪地中行走，我们可能在尺部及（或）骨盆腔下身脉位，把到紧脉。

在紧脉和无阻力之间轮替变换（ALTERNATING FROM TIGHT TO YIELDING）

有时候，脉象会在紧脉和无阻力的脉之间变换。它们看似矛盾，但这样两种脉质的混合搭配是阴、气或阳虚的征兆。发生这种情况是因为病人长期处在“神经系统”紧张的状态，同时又过劳而且缺乏足够休息。这是两种相异而又并存的病症，反映在轮替变换的脉象上。

弦脉（WIRY）

类别：脉“弦”，可能是中医脉诊中最常被误用的一个词汇。在现代文献及临床上，这个词被应用的概念，与前述的略紧脉或次紧脉最接近。在本书的架构下，弦脉无论是指感上或是临床解析中都属于新的脉质。过去弦脉很少见到，现在已越来越普遍。

指感：在我们的脉诊系统中，弦脉的感觉实质上像一条金属线，轻触时感觉细、硬而且会割手。它是长而连续的，指下即使增加压力，也不会移开。想象一下触摸小提琴的 E 弦，那条最细的琴弦的感觉。任何不是最细、最硬最没弹性的脉，都不能说是弦脉。

临床解析和病因：和紧脉有许多共通之处，弦脉代表极度的阴虚和精虚（革硬脉也是阴虚和精虚的征兆，但它还有血虚的成分）。

出现在尺部以及偶尔在左关部的弦脉，是即将发生或已经是糖尿病的征兆，中医认为糖尿病是肾精虚。弦脉出现在左关部及左寸部，代表可能有使用古柯碱。

高血压的病人，如果出现整体脉的弦脉，这是潜在的、非常严重的、广泛性中风的征兆，它是长期处在神经紧张状态的最后下场。这个时期的脉象通常是弦空心全形溢脉，如果同时伴有脾湿，也常会见到滑脉。

单一脉位的弦脉，代表相应脏腑的顽固性疼痛，通常伴有肌肉痉挛与神经发炎。少数情况下，弦脉可能意味着外寒浸淫全身。在这样的情况下，弦脉会出现在整体脉，这种现象特别容易发生在年轻人长时间暴露在寒冷中。这是因为寒气阻滞了气血在肌肉及神经系统的循环。

单一脉位的弦并有力冲击脉，且脉搏速率快，又有发烧，可能是局部感染。例如，在左关部（肝）发现这样的脉象组合，可能是急性肝炎。体格壮硕的人，罹患这样的疾病时伴有洪实脉。

化学物质，譬如说乙醇，有干燥的作用，特别是对肝脏。长期暴露在这类化学物质中，会导致肝硬化。由于阴与精耗竭的结果，形成了弦脉，特别是在左关部。古柯碱会造成肝与心火，最终导致阴与精的严重耗竭，而以左寸与左关出现弦脉来显示。

不均匀的非流体感脉质（UNEVEN NONFLUID QUALITIES）

绳索脉（ROPY）

类别： 绳索脉被归类在形状的项目里，脉象可以呈现由阻滞（略紧脉）到实热（次紧脉），乃至阴虚发热（紧，弦），这些在血管中进阶式的连续变化。绳索脉只出现在整体脉的所有深度中，虽然有时候它会先出现在关部，这是因为肝藏血的功能所致（参考图 11-3a）。

图 11-3a 绳索脉

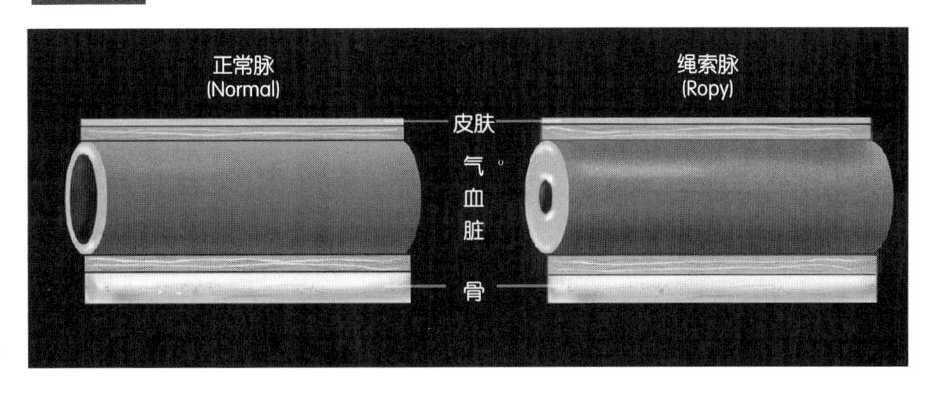

绳索脉有两种类型，一种是次紧脉的绳索脉，另一种是无阻力而且是空心脉。以下分开讨论。

次紧绳索脉（TENSE ROPY）

指感： 脉管感觉如绳索般又大、又硬、又圆，和周围的解剖结构可以很清楚地划分。它在硬度上和粗细上有程度的不同，有时候脉管是直的，有时候又是扭曲的，但整条脉管在寸、关、尺是连贯的；除了在病变刚开始的时候，它可能只局限在左关部。

临床解析： 次紧绳索脉是长期血热的特殊指标。这种慢性热象把血管的内膜蒸干了，造成血管缺乏弹性和柔和度（阴虚）。本脉质代表全身性血管硬化的过程，通常伴有高血压。

这种脉象主要见于一生都处在“神经系统紧张”的老年人，及（或）过食膏粱厚味、难于消化的食物，导致过多的胃热转移到血液中。

无阻力绳索空心全形溢脉（ROPY YIELDING HOLLOW FULL-OVERFLOWING）

指感：脉管的指感如绳索般又大、又圆，但是不硬，感觉是无阻力且空心的。它和周围的解剖结构也可以很清楚地划分，就像次紧绳索脉一样。好像可以把脉管抓住，提起来移开的感觉，但本脉比较像一条有弹性的软管，而不是坚硬的绳索。

临床解析：沈医师把这种脉质归因于长期剧烈的运动，特别是这个长期的运动或过劳超过个人的体能负荷时。（这种“气乱”的情况，我们在第8章空心脉及空心全形溢脉该节讨论）脉管中层及内膜的干燥化主要是因为缺乏滋养，而不是因为热。

本脉质分成两型，一种是脉搏速率慢的，代表能量被慢慢耗尽的过程；另一种是脉搏速率较快的，代表病人突然停止了过度的运动或劳动（参考第9章）。这两型相比，第二型较严重。

革硬脉（LEATHER-HARD）

类别：本脉由次紧脉演变而来，但有着非常不同的临床意义。放在这儿介绍，是因为它在宽度这项物理特性上，与本系列的其他脉质有相似性。这个“革”字先天上就构成混淆，因为它有三种已知的变化情况。这三种变化在气层都很类似，但是在其他深度就有很大的差异。这三种变化情况分别是此处会介绍的革硬脉；革空脉（浮革脉、革脉，参考第9章），它和“气乱”有关；以及革空心脉，它和严重的出血有关（第10章）。

指感：革硬脉特别之处是它极端的坚硬，特别是在气层；它的宽度和次紧脉相同，比略紧脉窄一点，比紧脉来得宽。因为其他深度的脉搏都存在，这点可以和前述的革空脉及革空心脉鉴别（图11-3b）。

图 11-3b 革硬脉

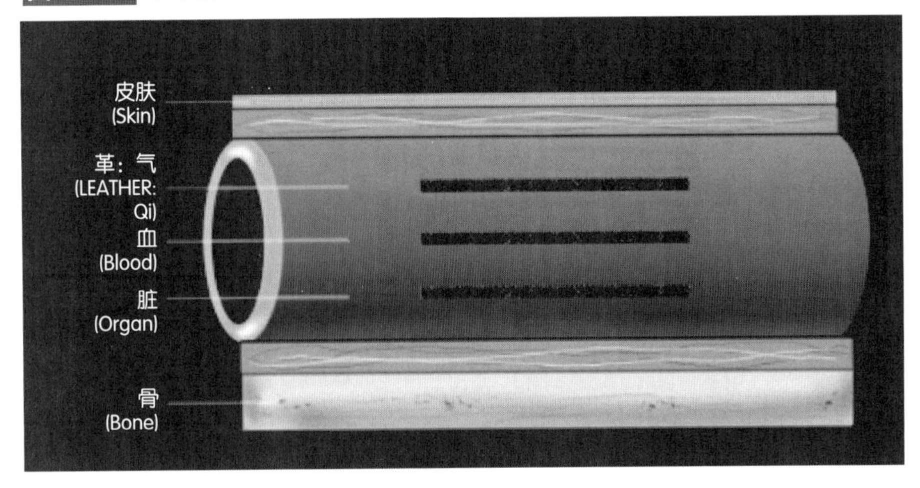

临床解析：革硬脉是阴、血尤其是精虚的征兆。过去很少见，现在变得很普遍，原因就是我们有越来越多的时间，暴露在充满电磁波的环境中。

病因：本脉最初是在癌症病患接受放疗时发现的。现在，它的出现频率正以值得警惕的速度，在一般大众之中快速增加。这可能是因为我们的生活环境中，辐射污染爆增。过去五十年来，各种 3C 产品大为盛行，譬如说：移动式电话、手机、计算机（甚至装在车子里和各种机器里）、微波炉、无线网络、MP3 播放器等等有惊人的成长。我们的家中、办公室、学校，甚至街道上有各式载运电波的电缆。如果每一项电器设备都放出电磁波，我们就会不断增加暴露在这些辐射的风险中。

革硬脉也可以因为其他原因造成：大量失血一段时间、过早剪去脐带、"神经系统紧张"[2]的状态、所谓的全民疯运动，以及古柯碱滥用。在"神经系统紧张"的状态下，肾阴和肾精会极度消耗，这是因为身体尝试要疏通平衡肝气郁结时，所产生的过多的热。这个机转，造成血管壁的干燥和硬化。

现代社会流行过度运动，这已经造成人们过度消耗自己的体能[3,4]，也造成流汗过多，因而损耗了阴和血。这样的状态回过头来增加了心脏的负荷，最终把肾所藏的阴和精消耗殆尽。

涩脉（CHOPPY）

类别：涩脉（图 11-4）的分类，主要是根据它独特的锯齿状的感觉，在公元 8 世纪大医家孙思邈的书中，形容涩脉“如轻刀刮竹”。

图 11-4 涩脉

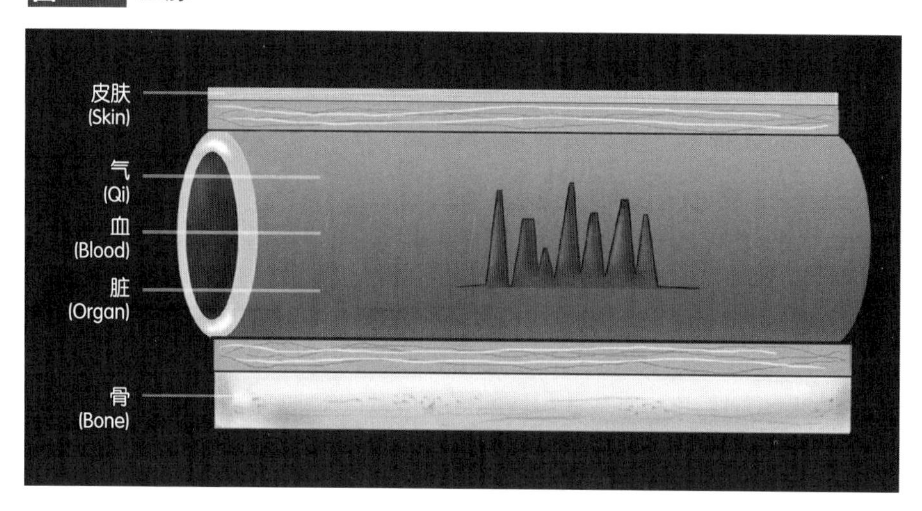

指感：当我们的手指在近、远心的纵轴方向滚动时，涩脉在指下的感觉是粗糙的、不平的、磨擦的感觉，就好像搓过洗衣板的感觉。涩脉粗糙的程度，依脉位及病理变化不同而异。在讨论涩脉时，我们必须同时说明最容易与涩脉混淆的粗震动脉。

涩脉与粗震动脉（CHOPPY AND ROUGH VIBRATION）

涩脉的感觉有时候会与粗震动脉混淆。涩脉比较粗糙而有磨擦感，震动脉则比较细致，感觉上像是“蜂鸣”感。有时二者同时出现，代表两个并存但是彼此不同的病症[5]。

涩脉过去少见，但是现在已经很普遍了。从前主要出现在尺部和骨盆腔下身脉位，代表下焦血瘀。现代社会，在脉诊的整体第一印象的阶段，就会出现在许多脉位上，这通常和毒性物质有关。

临床解析：依脉象不同，涩脉通常代表一个严重的病理状态[6]，临床的解释视其出现的脉位而定。涩脉有三个主要的病因——血瘀、毒素和发炎——我们分别讨论。

血瘀（BLOOD STAGNATION）

血瘀依照存在的部位来区分，涩脉代表组织中的血瘀。其原因有实热、气滞、气虚、血虚、寒凝、肿瘤和创伤。

血液本身的血瘀，表现在血热、血浓、空心全形溢脉、绳索脉和肝瘀阻脉（门脉系统）之中。若同时并有涩脉，则情况更严重。

左寸涩脉，表示心血瘀阻（冠状动脉疾病）；在右寸与特殊肺脉位，表示吸入性的毒素；左关的涩脉，代表化学性的毒素；在右关、胆囊脉位、胃幽门延伸脉位以及大、小肠脉位把到涩脉，表示发炎导致的微量出血；出现在尺部和骨盆腔下身脉位的涩脉，代表痛经、子宫肌瘤、子宫内膜异位和卵巢囊肿。

怀孕时下焦脉出现涩脉，表示将要流产。理论上，是因为胎儿无法获得足够的滋养，这时我们应该进一步检查病人的舌头，看有没有纵行的暗瘀线条。

毒素（TOXICITY）

近年来，涩脉和毒素也有关系，这是因为毒素最后会导致凝血。

当我们的身体无法有效地清除毒素时，这些毒素就会被送到远离重要脏腑的地方去，像是血液、关节及较脆弱的区域，变成致病因素。在那些地方，它们虽然仍有破坏性，但不会致命。

这种状态下，整体脉会出现涩脉，特别是脏之气（O-Q）、脏之血（O-B）、和脏之物质层（O-S）。涩脉出现范围越广，程度越强（1-5），代表残余毒素的情况越严重。在门诊中，我们很清楚地观察到涩脉与毒素的关联性，最早是在波湾战争的退伍军人身上看到。各方面不同的报导，都指出毒素和凝血的关系[7]。

发炎（INFLAMMATION）

有时候，在严重发炎及溃疡、坏死和微量出血时，会在胆囊脉位、胃幽门延伸脉位以及大、小肠脉位把到涩脉。

与震动脉鉴别诊断（DIFFERENTIATING THE VIBRATION QUALITIES）

涩脉和震动脉指感的差异，我们已经说明过了。在临床解析方面，就要看它们出现在什么地方。涩脉代表血瘀、毒素和微量出血。粗震动脉，本章也会讨论，它表示出现脉位相应脏腑的实质损坏，以及严重的功能失调。如果它出现在整体脉，表示严重的心的震惊。

震动脉（VIBRATION）

类别：传统文献没有震动脉。沈鹤峰医师最先描述震动脉，并且在尔后的临诊中，不断地把到本脉。

指感：震动脉是一种细微的“蜂鸣”感，不同于较粗糙的涩脉的“摩擦”感（轻刀刮竹）。大体上来说，震动脉有两种：粗震动脉和细震动脉。

涩脉和震动脉另一个重要的区别，就是把涩脉时，我们的手指可能需要在脉位上滚动；相反的，把震动脉时，我们的手指要静置在脉位上。

图 11-5 细震动脉和粗震动脉

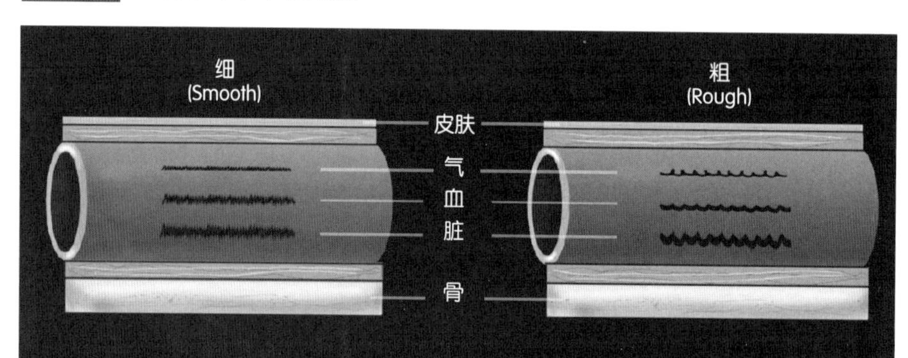

细震动脉 细震动脉是在指下有一种很细致的、嗡嗡的“蜂鸣”感，其他可以帮助我们理解的类似描述有：摇动的、抖动的、蚁行般的、回音的、悸动的、颤抖的、摇晃的、如翅颤抖的、波动的、震荡的。也有学生告诉我它像“泡泡矿泉水”及“冒泡”的感觉。这些感觉程度不同，从比较细的到比较不细的震动都有，下面我们会说明它们的含意。

粗震动脉 粗震动脉在指下，表现为非常粗的嗡嗡的“蜂鸣”感。

临床解析：震动脉的临床意义，依其震动的粗细、一致性、脉位深度、对治疗的反应以及出现多久了，而有所不同。

整体脉的细震动脉是心气不宁、当下的忧虑烦恼以及有烦恼倾向的征兆，或是轻微的情绪打击。整体脉的粗震动脉可能是严重的情绪打击，或者是身体的打击合并有情绪的伤害。后者有时会有害怕、恐惧或罪恶感，特别是原本就有心气虚的情况。单一脉位的细震动脉，最常见于左寸、二尖瓣脉位和神经心理脉位，它们也代表心气不宁。

任何的单一脉位的粗震动脉，都是脏腑实质和功能损坏的征兆，依其严重程度（1-5）而异。就病情而言，越深的、越粗糙的、越一致的震动脉，范围越大的及存在时间越久的震动脉，病情越严重。

如果单一脉位的粗震动脉在休息一周后，或是经过一两次治疗后仍然存在，表示该相应脏腑的实质损害较严重。如果在休息后，或是经过几次治疗后，震动脉出现的脉位变少，变得较不一致也比较浅，比较不粗糙，表示病情减轻了。

其他形状的脉质（MISCELLANEOUS SHAPE QUALITIES）

不均匀脉（NONHOMOGENEOUS）

类别：就我们所知，没有其他脉诊系统有此描述。

指感：在同一个脉位，感觉到的脉质并不均匀。在这个脉位的某一部分，比同一脉位的另一部分，在物质感上要多了很多。感觉上好像我们的手指，经过一个平缓的地质构造，其中有高有低。

临床解析：这是阴阳分离的现象，代表该脉位相对应的脏腑有功能上严重的损伤。如果在这个脉位它是一个强有力的脉，那么它所表示的是所有物质的阻滞；如果在这个脉位表现的是减弱的脉，那么它反映的是所有物质的虚少。本脉可能出现在任何脉位上，虽然有力的不均匀脉多出现在左寸，而无力的不均匀脉多在左尺部。

动脉（转动如豆脉）[BEAN（SPINNING）]

类别：这是一个有争议的脉质，因为我们的经验和文献上记载不同。我们发现这个脉“豆状”的特质，比“转动”的特质明显多了。汉默医师在命名上强调如豆的特质，而在括号中保留转动一词，这样对那些较熟悉旧式名称的人方便多了。

指感：本脉相对少见，指下感觉介于非常紧到弦脉之间，硬、短，没有波动感，有一种急促感，从脉中突出，形状不可预测，但往往很戏剧化。有时候，好像是一个很硬的、像个刺似地从脉中突出来，而且跟脉中其他部分的纵轴流向相反。在任何地方出现这种特质的脉，又没有可归类的形状和波形，就要考虑本脉。把到本脉的感觉非常奇特难忘，应该不致于失误掉。

临床解析：临床上，通常和巨大而紧急的创伤事件有关。震惊、一个威胁生命的重大身体伤害、严重的害怕或惊恐、非常严重而顽固的疼痛等，这类生活经验和情境，容易出现转动如豆脉。它表示生理上极重大的失调。

面团脉（DOUGHY）

类别：没有其他脉诊系统有此分类。

指感：本脉是神经心理脉位最常见的脉质。它是一种不易描述、很难分类的脉动。最接近的感觉，就像一团没有形状的黏土，它的形状永远都不一样，体积也是呈现普通的到中度有力的大小变化。

临床解析：沈医师认为面团脉和慢性神经病变有关，特别是多发性硬化症。因为肾精主控中枢神经系统（髓），面团脉被认为是慢性肾阳精虚的征兆。在这样的概念下，沈医师认为既然理论上阳与身体快速移动的能量有关，那么功能上，它应该与神经鞘膜，这个中枢神经系统电气脉冲传导最快的构造关系密切；而神经鞘膜，正是多发性硬化症病变所在之处。

我们要注意，很多时候虽然在神经心理脉位把到面团脉，它并不表示身体有严重的病变，面团脉和疾病没有必然的关系。虽然，在少数顽固性头痛，或曾被电击治疗的病例，的确会出现面团脉。目前我们对神经心理脉位，正在建立数据库，希望有朝一日，能够把中医这方面的发现与西医诊断联结。最近的资料指出，神经心理脉位反映的是对侧脑部的病变。

崩解脉（COLLAPSING）

类别：就我们所知，没有其他脉诊系统有此描述。临床上，本脉无论在年轻人或老年人口中，越来越常见。

指感：本脉的感觉是突然间脉搏及所有的脉质，在指下完全消失的倾向。通常发生在一侧，较少在双手整体脉或者是三焦之一。属于脉质不稳定的消失，其脉质从有到无的过程是渐进的；崩解脉的脉质消失，则是突然的。

临床解析：本脉被视为是一种“气乱”的现象，生理上处于混乱的状态。

它发生在病人无法再维持稳定的生理功能，并表现出身体上及（或）情绪与心智崩溃的现象。在其他的状况下，就好像不定形脉一样，发生在血管变异或桡动脉移位的情况下，其脉管中的血流变空了。

不定形脉（AMORPHOUS）

类别：就我们所知，没有其他脉诊系统有此描述。

指感：从开始到结束，整个脉诊的过程中，脉搏没有一定的形状，也没有特定的脉质。有点像把手指透过桡动脉，放在一团松软的棉花里；不定形脉只会出现在整体脉。

临床解析：本脉和三阴脉及反关脉有关。如同在崩解脉也会见到的情况，有时候脉中又会交替出现一套完整的脉质。当这种情况发生时，血管变异的状态（反关脉）会暂时消失。有一种解释是，血液在变异的血管和桡动脉之间，来来去去。

电击脉（ELECTRICAL）

类别：就我们所知，没有其他脉诊系统有描述电击脉。

指感：好像碰到电线而触电，虽然没有那么强烈或持续不断，是一种非常特别的感觉。

临床解析：临床上，电击脉表示某些神经学上或是神经传导的病变。它似乎较常见于神经心理脉位，少见于其他脉位。它出现在神经心理脉位时和癫痫有关，不论是何种形式的表现，包括大发作、小发作或精神性癫痫。其他脉位的电击脉及其临床解释，包括左寸（癫痫小发作），左关（癫痫大发作），以及二尖瓣脉位（传导束阻碍）。

缓脉 [LEISURELY（LANGUID）]

类别：汉弥顿·罗特（针灸医师）曾在一次脉诊进阶教学课程把到此脉。在主流的文献中，缓脉也被描述为柔和的脉和慵懒的脉。有些书中把它误称为软脉，这种形容其实和我们的脉诊系统中的无阻力空线状脉是一样的。也有其他的文献称它为浮弱脉。

指感：脉搏的振幅来去从容和缓，而且不受脉搏速率和变化大小的影响。

本脉可见于整体脉，或是任何的脉位。

临床解析：本脉和湿有关，特别是并有（虽然不是必须的）滑脉时。

描述脉质的词汇（QUALIFYING TERMS）

紧咬脉（BITING）

被咬住的感觉，事实上是紧脉或弦脉，在指腹形成掐、捏、咬的表现。它几乎只会在肠道的脉位把到，是腹部不适和疼痛的表征。

粗（ROUGH）

类别：“粗”是用来描述其他脉质的。这个词最常用来说明震动脉的性质。

指感：粗有一部分要由它的反面——细，来定义。它有摩擦的感觉，而且不平整。

临床解析：震动脉越粗，它所代表的病情就越严重。

细（SMOOTH）

类别和指感：“细”是用来描述其他脉质的。相较于粗，细的感觉是没有粗糙感而且较平整、规则、整体、不变而且均匀。这个词最常用在震动脉的说明。

临床解析：跟粗比起来，细所代表的病情较不严重。例如，在主要脉位上，粗震动脉是脏腑实质受损的征兆。若是整体脉出现粗震动脉，代表心的震惊；出现细震动脉，则代表烦恼忧虑和心气不宁。

细微（模糊）[SUBTLE（VAGUE）]

类别：细微一词，只是用来进一步说明其他脉质。文献中并未记载。

指感：用细微来描述，表示该脉质较不明显，需要更小心、更细心去分辨出来。

临床解析：一个较细微的脉质，和不细微的脉质相比，病情较轻。

暂时的（短暂的）[EPHEMERAL（TRANSIENT）]

类别：文献中并未记载。

指感：在某个脉位所把到的脉质，在整个脉诊过程中，只是暂时出现。它会消失，然后再次出现，又再消失。

临床解析：在同一个脉位上，一个主要脉质被冠上暂时的感觉，代表它的病变和较持续的脉质相比，属于较为轻微的一方。

强有力或是减弱的（ROBUST OR REDUCED FORCE）

类别：冲击脉、空心全形溢脉和洪实脉，在文献中最常被归类于有力的脉象，所以是“强韧有力”的脉。而“减弱”一词，代表较无力（“软”是李时珍用来描述软脉[8]、散脉[9]和细脉[10]的）。

指感：在脉诊的架构中，“力”通常涉及气的向度，可以界定为强度、能量、精力和力量。一个脉搏可以是强有力的（有强度或力道）或是减弱的（没有强度或力道）。脉冲的力量，就是用以衡量脉是强有力或是减弱的。这个改变脉质的因素，可以表现在整体脉或是单一脉位。

临床解析：这对词汇常用来形容冲击脉、脉的物质感及全形溢脉。减弱冲击脉初起强而有力，但到达指下时，丧失了动能，而不像有力冲击脉那样，力道持续而有冲击感。减弱冲击脉代表一个虚弱的身体，试图但不是很成功的，要维持正常的生理功能。有力冲击脉代表有实热，而身体想要除去它。有时候，有力冲击脉也表示一个体虚的状态，身体成功的维持住正常生理机能，至少在当下是如此。

强有力的（有）物质感和减弱的（没有）物质感 [ROBUST（WITH） SUBSTANCE AND REDUCED（WITHOUT） SUBSTANCE]

减弱的物质感代表气虚，感觉上好像一支香烟，其中一部分的烟草被拿掉了。相对的，强有力的物质感，就如同烟草很饱满的感觉。（参考第8章关于本项目的讨论）

分开（SEPARATING）

类别：这项特质在传统文献中没有被讨论。分开是描述脉质的词，而不是一个真正的脉质。离开了其他实质的脉质，分开的本身是无从解释的。

指感：用手指按下时，脉搏往近、远心两个方向同时分开。在脉分开的当下，按下的指腹正下方没有搏动感。

临床解析：本词汇可以帮助界定空脉、空心脉及分开脉，无论是在单一脉位、多脉位或是整体脉。

与桡动脉异常有关的特异的状况（脉质）[CONDITIONS（QUALITIES）RELATED TO ABNORMALITIES IN RADIAL ARTERIES）]

特异的脉质（ANOMALOUS QUALITIES）

一个经过临床经验证实的生物医学规则，那就是如果你发现了一个异常现象，你很有可能会发现至少另一个异常。如果下面叙述的手腕的血管异常存在，这表示我们把到的脉质是不可靠的。但是，这样的事实应该能促使诊察者认真思考病人的动脉系统是否还有其他异常。

三阴脉[11]（THREE YIN PULSE）

这是在左手背面先天的动脉分布异常，如果有三阴脉，表示左手桡动脉无法用于诊断。整个左手脉是不定形脉。一般认为这是因为先天异常造成，勉强把到的脉象，以及三阴脉这个特征本身，都不具有临床意义。类似的情况，也可能发生在右手脉。（详细的讨论，可参考前文不定形脉和崩解脉项目下）

反关脉（TRANSPOSED PULSE）

这是在双手背面先天的动脉分布异常，如果有反关脉，会造成双手桡动脉都无法用于诊断。

我们发现无论是反关脉还是三阴脉，都比文献记载的更常见。有反关脉的病人，在正常脉位出现的脉质或许具有某些临床意义。其可靠的程度，取决于在手腕腹面，异常血管中的血流量。如果把不到一般常见的脉质，或是在桡侧血管出现不定形脉或崩解脉，同时又有反关脉的血管异常，都会降低桡侧血管的脉质的可信度。简单说，通常变异血管中的血流量越大，我们的脉诊系统认为，以桡动脉作为脉诊的讯号来源，其可信度就越低。前文已指出，我们越来越注意到，桡动脉和变异血管中的血流量，可能交替变换，以致桡动脉中真正的脉质，与较上方的不定形脉管的讯息，此起彼落忽强忽弱。

结节（GANGLION）

结节是一个小型的滑液囊肿，可能在任何时间，因不明原因，例如外伤，出现在桡动脉的附近，造成该脉位的脉象没有诊断价值。

局部损伤（TRAUMA）

桡动脉可能因为紧急输血所做的动脉内插管，或者是“自残”的冲动而受伤。这些伤害，可能会干扰脉波的传导。

桡动脉的变异（ANOMALOUS RADIAL ARTERIES）

多条桡动脉（MULTIPLE RADIAL ARTERIES）

在非常少数的例外中，手腕上可以把到一条以上的桡动脉。这可能是动脉通过前臂时出现分叉所致。临床上，这种血管穿过越深层，其所传达的讯息越可靠，如果它有传达任何讯息的话。

分裂脉（SPLIT VESSELS）

分裂脉并不多见，大多数发生在中间的关部，偶尔在尺部。临床上，如果出现分裂脉，绝大多数与死亡相关事物的盘踞有关。更重要的是，能够发现分裂脉，已被证实是一个好机会，可以帮助许多病人敞开心胸，去讨论他们想要自杀的念头，甚至是他们对自己最亲密的朋友，也会设法隐瞒的念头。有时候，单是这样的讨论，就拯救了一条生命。分裂脉也会出现在担心自己可能死于致命的疾病，或者是忧心朋友或家人的死亡可能带来的严重打击。

图 11-6 形状

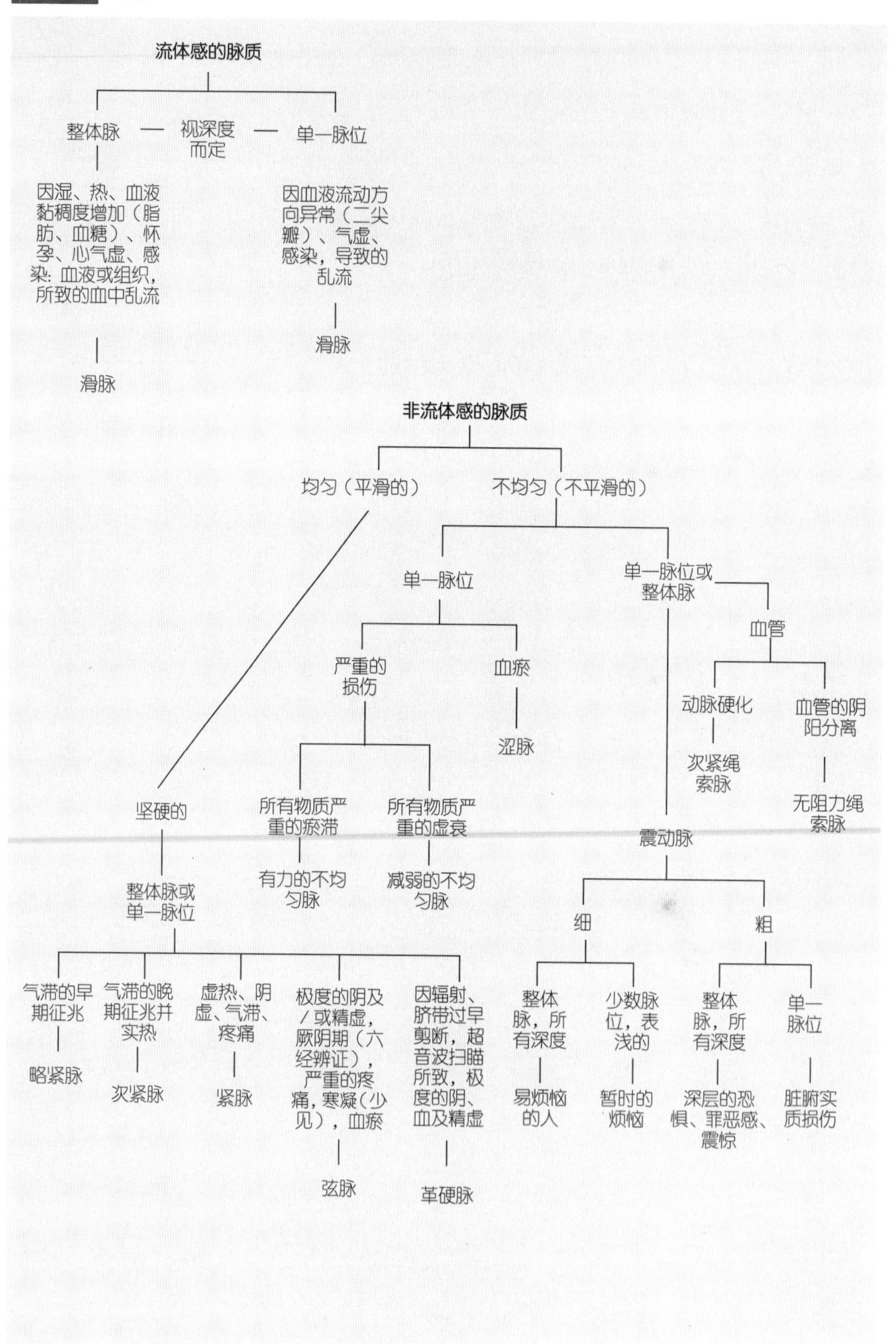
流体感的脉质
整体脉
视深度而定
单一脉位
因湿、热、血液黏稠度增加（脂肪、血糖）、怀孕、心气虚、感染：血液或组织所致的血中乱流
滑脉
因血液流动方向异常（二尖瓣）、气虚、感染，导致的乱流
滑脉
非流体感的脉质
均匀（平滑的）
不均匀（不平滑的）
单一脉位
单一脉位或整体脉
血管
严重的损伤
血瘀
涩脉
动脉硬化
次紧绳索脉
血管的阴阳分离
无阻力绳索脉
坚硬的
所有物质严重的瘀滞
有力的不均匀脉
所有物质严重的虚衰
减弱的不均匀脉
震动脉
整体脉或单一脉位
细
粗
气滞的早期征兆
略紧脉
气滞的晚期征兆并实热
次紧脉
虚热、阴虚、气滞、疼痛
紧脉
极度的阴及/或精虚，厥阴期（六经辨证），严重的疼痛，寒凝（少见），血瘀
弦脉
因辐射、脐带过早剪断，超音波扫瞄所致，极度的阴、血及精虚
革硬脉
整体脉，所有深度
易烦恼的人
少数脉位，表浅的
暂时的烦恼
整体脉，所有深度
深层的恐惧、罪恶感、震惊
单一脉位
脏腑实质损伤

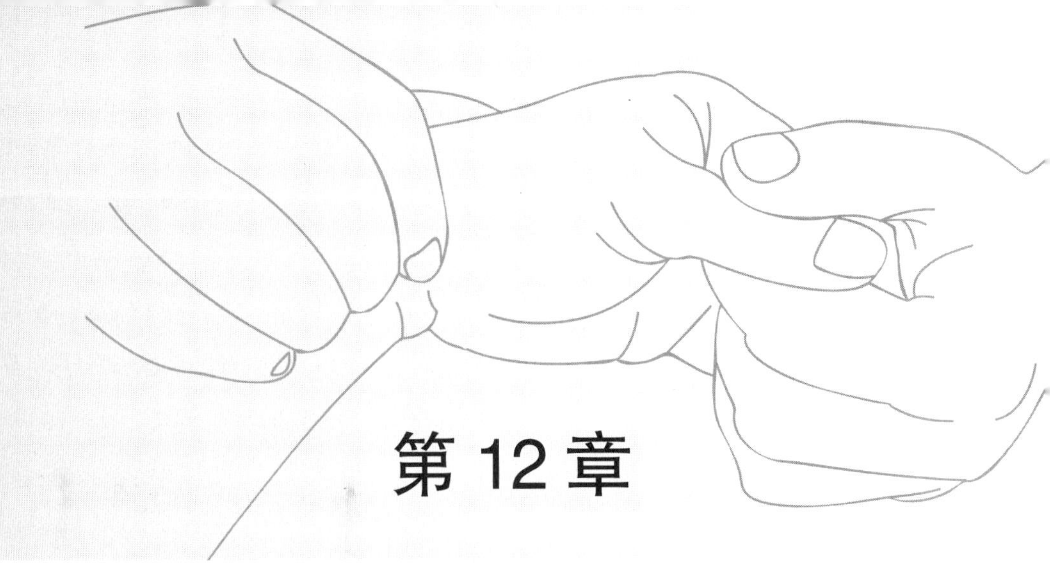

第 12 章

单一脉位

Individual Positions

奥利佛·纳许 *Oliver Nash, L.AC., M.B.Ac.C.*

为了避免重复，建议读者对出现在不同脉位上的各种脉质的详细讨论参考相关章节。但是由于左寸，也就是心的脉位，它在生理上非常重要，贵为“君主之官”，故在本章着墨较多。至于这个脉位具体所在的位置，请参考第 4 章。

主要脉动和振幅的位置 （LOCATION OF THE PRINCIPAL IMPULSE AND AMPLITUDE）

把脉最重要的第一步，就是正确找到主要脉动。我们必须接触到血管通过路径的正中央，因为只是稍微偏离动脉的中心，两侧的脉质就可能和主要脉动的脉质非常不一样。经验告诉我们，当不同的人把相同的一个脉，却得到不同的脉象，最主要的原因就是没有把到每个脉位的动脉中心所在。同理，脉质也是由振幅的最高点决定的。

当我们在寻找主要脉动时，要注意一件事，那就是遇到异常的血管（三阴脉和反关脉），以及结节和局部血管损伤时（见第 11 章的讨论），有可能会混淆或遮盖原有的脉象。此外，我们也要记得一个潜在的误差并加以校正，那就是关部的脉倾向于溢流到其他的脉位，特别是寸部（参考第 2 章）。

寸部在解剖上，不同于其他的主要脉位。当我们把关部或尺部的脉时，我们是去感觉桡动脉的纵轴（沿着血管）。然而，当我们把寸部的脉时，我们并不像前面说的那样去感觉桡动脉；而是去感觉相对于血管横向的波。这个波是血流在手腕碰到桡动脉的分叉处，因流体力学的作用而产生，它可以告诉我们心与肺的生理功能状态。

由于寸部在手腕上所占空间受限而缩小，三层深度在那儿不容易把出来。表浅和深部的脉质较易识别，还有那些气层之上的脉质：空心全形溢脉、气球脉（它似乎从寸部膨胀开来），以及空脉（只有在表浅层有感觉，在深层脉动消失）。

为了方便应用，本章每个脉位上的脉质介绍，我们从最常见到最不常见依序列出。

左寸脉位（LEFT DISTAL POSITION）

以下说明的脉质，是和心的能量演化的证型有关，而不是心脏的器官实质损伤（除非另有指明）。然而，如果一个证型持续而没有被矫正，最终有可能造成心脏某种程度的实质损伤。

位置（LOCATION）

要找到左寸脉位，诊察者右手食指和整只右臂要抬起，向着远心方向滚动，稍微进入受检者舟状骨的下方。我们用食指的桡侧面而不是指腹沿着桡、尺侧（内、外侧）的水平方向探测脉位。一但进入脉位后，要稍微放松压力，以免压力过大使脉象变模糊。

常见的脉质（COMMON QUALITIES）

次紧脉 通常伴随本脉质的，是心中轻微的实热和气滞。可能出现的症状是失眠、不容易入睡。

紧脉 整体脉紧脉并脉搏速率稍快，是心阴虚的表征。症状上可能有某种程度的激躁不安，以及无法获得充分休息的睡眠型态，半夜常醒过来，整晚辗转反侧。偶尔，紧脉可能是缺血性心脏病（狭心症）疼痛的征兆。

细脉 代表心血虚。症状包括睡四到五小时以后会醒过来，可以没什么困难地再入睡，头晕（姿态性低血压），稍事劳动即疲倦，以及记忆力和注意力减退。从前，根据沈医师的说法，代表心血虚的征兆是运动时脉搏速率增加 8 ~ 12 次 / 分。然而，我们后续的经验发现，实际上应该是增加大于 20 次 / 分。

软弱消失脉 通常表示心气阳虚在更罕见的情况下，左寸的软弱消失脉，合并左尺的软弱消失脉，以及很高的舒张压。这种情况可能代表本态性高血压，伴有或没有心气阳虚。

滑脉 在左寸脉位，滑脉代表“痰迷心窍”，同时和精神官能症或是精神病衍生的情绪困扰有关，也有书本说和癫痫有关。如果非常肥胖的病人，他的脉搏速率非常快且右手脉虚，代表痰证中风，这是滑脉的另一种极端表现。

隐遁脉 左寸隐遁脉表示愉悦和喜乐受到压抑，以及因失去和自己有强烈感情联结的人、甚至金钱或事物，所造成的忧郁。少数情况下，和心包膜变厚或冠状动脉狭窄有关。

表浅的细震动脉 这是轻度心气不宁的征兆，主要表现暂时性的烦恼或轻微的情绪打击。

心包脉位紧脉并脉搏速率中度的快 心包脉位的紧脉，感觉上好像在左寸脉位的中央，有个铅笔心刺着手指。它代表实热和气滞，通常也伴有不易入眠的症状。

脉搏振幅不稳定，脉质不稳定 极端的心气阳虚，还有心中轻度的“阴阳分离”。

涩脉 虽然在本脉位越来越常见，它代表极为严重的冠状动脉瘀阻。

粗震动脉，在三层深度或沉部固定出现 越来越普遍，这是心肌本体受损的征兆，也可能导致心气阳虚。

次常见的脉质（LESS COMMON QUALITIES）

沉、细、软弱消失脉并脉搏速率非常慢 根据沈医师的说法，本脉质反映存在已久的心气虚，并已造成周围循环的损伤。

气球脉、无阻力次紧脉并脉搏速率稍快 气或实热困于心中而不出。通常和生产过程有关，可以发生在胎儿的头部卡在产道时间过长时（譬如臀位生产），或是没有化解的悲伤（这种情况下，右寸也经常是气球脉）。较少见的原因可能是在身体旺盛时期被压抑的暴怒或是举物过重。

扁平脉 此型的心气阻滞的病源通常来自生命的早期勉强压抑痛苦的情绪造成；或是生产过程中，新生儿脐带绕颈的结果。和气球脉相比，扁平脉代表事件发生时，心气尚未成熟或是心气虚，而该事件使气无法进入心中。

本脉也可见于心血瘀阻的早期，或是轻微的暂时性心血瘀阻，冠状动脉发生痉挛而尚未梗塞时；套一句沈医师的话，心脏正在“窒息”。如果不加以治疗，这情况最终会演变成冠状动脉闭锁（心脏病发作）。

左寸扁平脉代表心气阻滞及（或）心血瘀阻。病人的心对于给别人关爱，或来自别人的关爱是“闭锁”的，并常常具有报复心和妒嫉心的特点；慢性心血瘀阻伴随有终生的恐惧感。因为心血瘀阻的病机，也常常可以把到涩脉，虽然在扁平脉的前提下，涩脉较不易把出来。

滑脉并数脉 本脉质突显了痰火干扰心窍的状况。如果病人没有发高烧，则本脉常和激动不安的忧郁、躁症，或是精神分裂有关。

少见的脉质（UNCOMMON QUALITIES）

弦脉 本脉质出现在左寸，和病人有长期使用古柯碱、长期处于躁症发作或是格雷夫斯甲状腺机能亢进症晚期的病史有关。这时，心的阴精是极度虚衰。在更少见的情况下，弦脉会出现在严重的心绞痛发作时。

罕见的脉质（通常和极严重的病有关）[RARE QUALITIES（USUALLY ASSOCIATED WITH EXTREME ILLNESS）]

空脉 本脉显示心气阳虚，以及可能有心的阴阳分离。

滑脉并脉搏速率非常快　当本脉质伴随有非常紧的空心全形溢脉时，代表具有痰火特征而即将中风的状况。

非常次紧空心全形溢脉　这是很少见的，代表心血管的实热状态，同时也是高舒张压型高血压具有病理指标意义的脉象。

革空心脉　感觉上像空脉，但是表面非常硬。出血使得血液会由心脏流入心包膜腔（心包膜填塞），可能是即将要发生的出血（脉数），或是最近已发生的出血（脉迟）。

不稳定脉和不均匀脉　这些脉质是非常严重的征兆，表示心脏本体极端严重的损伤，譬如说心肌梗死或心衰竭。

转动如豆脉　本脉在左寸表示曾遭受非常严重的情绪打击，并伴随有深度的惊恐。

非常次紧气球脉　很少见，主要是在吸食古柯碱或安非他命（通常是弦脉）的人出现，同时伴有“痰迷心窍”。本脉质在其他脉位出现，表示血困于该脏腑出不来。

和左寸相关的辅助脉位
（COMPLEMENTARY POSITIONS ASSOCIATED WITH THE LEFT DISTAL POSITION）

心包脉位（PERICARDIUM POSITION）

心包脉位在左寸部的正中央，要把右手食指桡侧在内、外侧横轴方向滚动，好像要扫瞄整个左寸部，才能够感测本脉位。只有下列心包脉位的脉象，突显于左寸，与周围其他脉象不同时，才具有病理意义。但是，如果心是“闭锁”的，它主要的气都处于防御模式时，心包脉位的脉质可能是此时左寸唯一把得到的脉质。

常见的脉质（COMMON QUALITY）

紧到次紧脉　本脉质在左寸脉位的中央把到，感觉上好像有个铅笔心刺着手指，它代表心包的实热和气滞，是心中有潜在实热的早期指标，通常也会有不易入眠的症状。和心包脉位比较，紧脉在其他脉位代表虚热。它也可以是暂时性心肌缺血（心绞痛）所引起的疼痛的征兆。

少见的脉质（UNCOMMON QUALITIES）

滑脉　虽然滑脉也是局限于左寸部的中央，它所占的空间比前面所提的铅笔心来得大。这是心包积痰的象征，其前驱状态是实热对心产生压迫和窒息的效应。通常会有狂躁、忧郁、胸部不适，或是癫痫的症状。如果左寸同时出现有力冲击脉并次紧脉，病人又发高烧，则心包滑脉可能表示心肌炎。

气球脉　在左寸正中央的气球脉，很难和左寸部的气球脉区分开来。沈医师把这个脉象视为痰迷心窍的一个特别指标。

二尖瓣脉位（MITRAL VALVE POSITION）

位置（LOCATION）

二尖瓣脉位，位于拇短展肌腱通过桡骨茎突到舟状骨的路径上或其周围，此处某些脉质要非常轻的去感觉，有些则要把得深一点。

脉质（QUALITIES）

滑脉　它很明确地代表一个有缺损且功能不佳的、脱垂的二尖瓣（严重程度视脉滑的程度而定），以及心气虚，而且会出现比一般心气虚更严重的焦虑、恐慌和疲倦。

细震动脉　细震动脉在此代表心气不宁。

粗震动脉　这是一个较不确定的功能不良的二尖瓣，以及轻微心气虚的病征。

脉搏振幅不稳定　许多临床医师观察到，如果手指由深往浅移动时，振幅不稳定比较明显，这可能表示二尖瓣缺损。如果振幅不稳定在手指由浅往深移动时比较明显，它可能代表心房纵隔缺损。

大血管脉位（LARGE VESSEL POSITION）

位置（LOCATION）

探索本脉位，要以食指向着尺骨方向的桡动脉内侧面及远心面滚动。在桡侧腕屈肌腱与舟状骨交会处有一个“洞”，或是凹窝状的结构，我们用食指桡侧远心端的边缘来感觉。正常的情况下这个“洞”没有脉动。要特别注意，许多其他方向来的脉动，感觉上好像是从这个凹窝发出来，但其实不是。所以要区分脉动是从哪儿发出的，这点非常重要。

脉质（QUALITIES）

次紧气球脉 这种脉象组合，是主要大血管有动脉瘤的可靠指标，大多数位于主动脉弓，少数位于颅内动脉。本脉质也曾在因阿诺–柴拉利脑血管畸形，所造成的脑脊髓液回流不良的病人把到，显示本脉质突显了身体任何有关体液循环障碍的问题。

空心全形溢脉 （罕见）和真性高血压有关，以及因血热造成的动、静脉的膨胀。

心脏扩大脉位（HEART ENLARGED POSITION）

本脉位属于左横膈膜脉位的远心部分，位于左寸和左关之间。“心脏扩大”状态存在的判断方法是：当左横膈膜脉位的远心部分比近心部分更为膨胀及（或）粗糙时即是。

心脏扩大脉位存在时，代表心脏扩大，至少在能量的层次是这样的。症状会有胸部不适，特别是左侧躺的时候。本脉位膨胀或粗糙的特质越明显，心脏除了有能量的问题外，也更可能有实质形态学上心肌肥大的问题。此时有必要照一张胸腔X线片，或转诊心脏专科医师，以确定是能量的还是心脏实体的问题。

左寸和左尺脉位（心肾不交）

[LEFT DISTAL AND LEFT PROXIMAL POSITION（KIDNEY–HEART DISHARMONY）]

关于本主题更深入的讨论，请参考《中医脉诊：当代观点》，第405、406页。这些情况包括：在两个脉位都是紧脉；两个脉位都是软弱脉；左寸软弱脉消失脉、左尺紧脉；以及左寸紧脉、左尺软弱消失脉。

神经心理脉位（NEURO–PSYCHOLOGICAL POSITION）

本脉位在两寸位的更上方，在方形骨上的一个小凹陷的附近。这个脉位由沈医师提出，传统文献未见记载。本脉位所见的脉质，其临床意义仍在进一步研究中。至今，我们已知在某侧神经心理脉位上的脉质，代表对侧的脑部及头骨的状况。

脉质（QUALITIES）

面团脉 最接近的形容是好像一团边界不清、没有固定形状的黏土，这是本脉位最常见的脉质。沈医师认为这是肾阳精虚，主要出现在多发性硬化症的病人身上。汉默医师并未观察到这种关联性。

细震动脉 在本脉位的细震动脉与心气不宁、焦虑、有时候是极端的恐惧有关。沈医师认为这种心气不宁的状态，可以影响“神经系统”，或是反过来“神经系统”会影响心气的状态。

粗震动脉 比细震动脉在本质上更偏向身体的问题，本脉质显示阴精（髓）的损坏，而不是心理方面的损伤。它似乎有严重气滞的问题，可能源自于创伤，即便这个伤害是发生在生产过程中。症状包括严重的顽固性头痛，这多少和气机循环的改变以及气机强度的改变有关。这种脉质也可见于深层的恐惧和惊骇、多发性硬化症，甚至是曾经被电击治疗的病人。

涩脉 本脉质与过去头部多处创伤，以及慢性顽固性头痛有关，还有可能涉及多处细微的颅内瘀血。涩脉也曾见于荷尔蒙功能异常。

隐遁脉 在本脉位，隐遁脉与迷幻药的大量滥用有关，也和脑性麻痹、癫痫、注意力缺陷及好动，以及精神人格解离状态有关。

非常紧脉 本脉虽然罕见，它与阿诺－柴拉利脑血管畸形、神经胶状细胞瘤有关，并曾出现在一个严重头部外伤的病例。

右寸，特殊肺，以及胸膜脉位（RIGHT DISTAL，SPECIAL LUNG，AND PLEURAL POSITIONS）

右寸脉位（RIGHT DISTAL POSITION）

右寸脉位代表现在肺的功能。与左寸互参，可以显示胸部与上焦的能量状态。虽然右寸也可以用来探索左、右肺叶，不过特殊肺脉位可以提供更直接、精确的讯息。

位置（LOCATION）

右寸脉位就像左寸脉位，是沿着舟状骨下方，做桡尺侧、内外侧的水平方向的探索。左手食指及整只手臂向着右舟状骨稍下方滚动，以食指远心指节的桡侧面而非指腹来探索脉质。一旦进入脉位，要记得减轻手指压力，以免脉搏被遮掩。

因为右寸脉位空间狭小，三层深度不易测出，但是深浅两层还是很容易区分的。

脉质（QUALITIES）

浮脉 这是外邪入侵的早期征兆。次紧浮脉并脉稍迟，代表风寒之邪；无阻力浮脉并脉稍数，代表风热。如果舌苔薄白，表示这是最近发生的病证；如果舌苔已不再薄白，代表疾病已发生一段时间。

次紧脉 这代表轻度肺气滞并有轻微实热，通常是因为外来寒邪入侵没有化解造成。

若是本脉位突然出现非常明显的次紧脉，它可能是因为最近发生的轻微胸部外伤，或是举物过重造成。病人会因为胸部无法完全扩张而有胸闷感，这是肺功能暂时受损的症状。

紧脉 这是肺阴虚的征兆，可能因为烟草、鼻喷雾剂、抗支气管痉挛剂、经常外感风热、花粉热、高烧、干燥的气候、肺结核或全身一般性的阴虚，使得肺部干燥而成。紧脉也可能是因为胸部外伤，造成的胸痛。

此外，肝的“阴阳分离”及从肝向外流窜的肝气，会攻击气虚而脆弱的肺，而造成支气管痉挛，引发气喘。（因为肝控制自律神经系统）

在婴儿保温箱中待过一段时间，通常会导致严重的肺阴虚，以及在右寸出现紧弦脉，往往会形成顽固性的气喘。

弦脉 严重的肺阴虚较少见的病征，或许伴有严重的阴虚型气喘（有时候有关在保温箱的病史）、肺结核、因胸部外伤造成的严重胸痛、支气管痉挛、使用抗支气管痉挛剂，或吸烟过量、过度使用古柯碱。弦脉在此也可能是肿瘤的早期征兆。

气球脉 气球脉表示气困于肺中不易外出，通常和臀位生产有关，常与左寸气球脉并存。气球脉的病因与扁平脉是一样的，只是气球脉发生在身体较强的人。

无阻力气球脉 当在本脉位出现时(通常出现在左寸)，它和“被困住的气”有关，原因是情绪压抑（可能是悲伤）。若仅出现于右寸，它反映的是过劳的肺（唱歌、说话）、不良的呼吸方式，或是长期搬重物。

次紧气球脉 表示肺中长期累积的“被困住的气和热”。这主要和过度吸入烟草或其他毒性物有关，最终形成肺气肿。

本脉质也可以出现在对吸入物质过敏或是在儿童期经常有呼吸道感染的成年人。这些感染可能已经被药物改善了，但是入侵的寒邪未被驱除而形成气滞。当身体试图除去气滞的状态却不成功时，就会因代谢热造成次紧气球脉。

滑脉 代表肺中湿痰阻滞，当前述造成次紧气球脉的实热累积在身上，会被体液（阴）来平衡，滑脉也就形成了。

当肺的宣发功能不良，而无法使体液肃降时，就容易出现滑脉。肺气虚时，在正常状态下会被肺的宣发肃降功能处理掉的体液就会阻滞于上焦，再由鼻子排出去，往往造成鼻过敏和气喘而呼气困难。

如果心没有办法维持肺中良好的血液循环（肺水肿）；如果肾不纳气，无法收纳肺中肃降而来的气；如果横逆的肝气侮肺；如果脾气虚以致湿重；如果三焦如下水道般的决渎功能，无法控制食物和水分的代谢；这些因素都会使整个情况变得更复杂。

扁平脉 另一种气滞的情况，这是气无法进入肺中，主要是发生在身体虚或尚未成熟的人、五脏，其形成原因，和在身体强健的人形成气球脉的原因是一样的。

在生命的早期情感被压抑，以及心肺之气的流通被限制，或是脐带绕颈造成的生产伤害，这些原因在人生的某个时期或终其一生会形成左、右双寸的扁平脉。

胸部受伤或抬举超过负荷能力的重物，而导致气虚的人，也可能出现扁平脉；右寸的扁平脉也可能是肺部肿瘤的早期征兆。

物质减少脉 本脉（在第 8 章介绍）代表肺气虚，虚的程度与脉中物质减少的程度（1-5） 成正比。

软弱消失脉 中度到重度的肺气虚并肾气虚，源于肺部的过劳，像是说

话或唱歌过多，或是长期不良的呼吸方式。另一个造成这种肺气虚的原因，是身体想要克服肺中气滞而逐渐耗竭了肺气。

粗震动脉 本脉代表肺脏实质损伤及功能的障碍。震动感越粗越深，损伤、障碍及肺气虚的程度就越大。

沉脉 表示严重的肺气虚，其形成原因与前述造成软弱消失脉的病因相同。

脉质不稳定、空脉、脉搏振幅不稳定 它们都代表肺的阴阳分离，前二者是极端的肺气虚及肺功能严重紊乱。出现任何一个脉象都应该考虑肿瘤的可能性，应立即安排进一步检查。这三种脉质中，即使是高度的脉搏振幅不稳定（5），也不比其他两种来得严重。

无阻力空脉（特别是左寸也出现本脉时），可能是没有化解的悲伤的征兆。

细脉 临床上，这是轻度到中度的肺血虚。传统文献里没有所谓的肺血虚；然而，肺脏把特别分化的血管暴露在空气中，而具有让血中充满氧气（大气）的重要功能。

隐遁脉 代表气滞，伴有被压抑的情绪（可能是悲伤），特别是它也同时出现在左寸时。如果是在右寸与特殊肺脉位同时出现，可能在肺部有肿瘤形成。

有力冲击脉 肺中实热蓄积，通常和过敏有关，本脉最常代表身体试图去除瘀阻，但不很成功。

特殊肺脉位（SPECIAL LUNG POSITION）

根据沈医师的说法，本脉位揭示肺部过去的疾病史，左特殊肺脉位代表右肺的问题，右特殊肺脉位代表左肺的问题。汉默医师发现本脉位也能显示现在的状况。

理论上，本脉位不存在时表示健康。然而在临床上，本脉位不存在时也可能代表非常严重的病理状态。由于本脉位主要揭示肺部的病史，所以临床上永远要和右寸的脉质合并考虑。下述的特殊肺脉位（SLP）的脉质，表示很容易罹患肺部疾病。

在特殊肺脉位出现极端气滞的脉，特别是很明显的隐遁脉，可能是乳房肿瘤。

位置（LOCATION）

本脉位位于桡动脉的掌侧表浅枝，是由桡动脉发出，向上向内朝着方形骨的一条分枝，大约位于针灸穴道太渊（LU-9）与大陵（PC-7）之间。这条不规则的小分枝，它的位置因人而异（甚至同一人，两手不同），最好的方式是用食指指腹以轻触的手法来寻找本脉位。

本脉位通常有两种深度。借着改变手指压力及朝内、外侧滚动，我们通常可以诊察出在特殊肺脉位不同位置、不同深度的脉质。

要注意，凡是吸烟者或吸入有害物质（烟草、工业产生的毒物、艾灸）的人，最后都会出现以下脉象。

浮脉 本脉位很少出现浮脉，这是急性外邪入侵的征兆。次紧浮脉并脉迟表示风寒之邪，无阻力浮脉并脉数表示风热。相同的脉质更常出现在右寸。

滑脉 滑脉出现在右寸，表示现在的疾病状态，但是它出现在特殊肺脉位则表示肺部湿痰阻滞的病史。可能先有气滞及实热，其原因可以是任何会干扰肺的宣发及肃降功能的因素，像是三焦对水液调节失常、脾气虚，或是心血输出减少。

紧弦脉 本脉位的紧脉或弦脉，表示肺阴虚、支气管痉挛，甚至疼痛（特别是弦脉）。无论是哪一种病理现象，弦脉都比紧脉严重。

粗震动脉 本脉质揭示肺部曾反复生病，肺泡功能受损，肺部很容易受到其他更严重疾病的侵袭。

空脉 本脉易与浮脉混淆。然而，请注意，浮脉非常表浅，而且随着手指压力的增加，会出现其他脉质；空脉则不然，它没有那么表浅，再往下加压也不会出现任何脉质。如果本脉位突然出现无阻力空脉，则表示最近痛失所爱，且哀伤未解。

无阻力气球脉 气“困于肺中而不出”，通常与过度使用（唱歌、说话）或不当使用（错误的呼吸方式或静坐方式）造成的肺气虚有关。如果左、右

寸同时出现本脉质，则要考虑生产过程造成的伤害，譬如说臀位生产。

次紧到紧的气球脉 如果右寸也同时出现本脉质，可能反映“被困的热”（参考前面右寸脉位关于次紧气球脉的说明），和肺气肿有关。

窄脉 就是特殊肺脉位的细脉。窄脉一词仅用于本脉位，用以取代“细脉”，以避免混淆。细脉在别处代表血虚，然而在此处则代表气滞，解释请参考下文限制脉内容。

限制脉 限制脉（短脉）的阻滞状态比窄脉（细脉）严重，二者都代表肺泡功能变差的慢性肺病。其原因可能是抽烟或是吸入性的毒素，或是肿瘤生成；更少见的原因是早产儿或是自发性的肺纤维化。

隐遁脉 通常代表肿瘤生成，其程度决定肿瘤的严重性。

涩脉 以往在本脉位很少见，现在越来越多，它代表吸入具有肺毒性的物质。

革硬脉 过去非常、非常少见，现在越来越多，和非游离辐射有关。可能源自手机、无线网络、微波炉，以及其他许多现代生活不可或缺的电器用品。

胸膜脉位（PLEURA POSITION）

位置（LOCATION）

本脉位位于右横膈膜脉位远心端的表浅层，介于右寸和右关之间。所谓有胸膜病变存在，是指右横膈膜脉位的远心端比近心端更膨胀，如气球及(或)粗糙。紧脉在本脉位较少见，它表示在遥远的过去曾患胸膜炎。

根据沈医师的说法，胸膜脉位反映的病理是肺部和胸壁肌肉层之间的气滞，约等于生物医学的胸膜炎。如果右寸部也有异常脉象，譬如说紧脉、次紧脉、冲击脉、滑脉及数脉，并有呼吸胸痛，则可能是现在进行中的胸膜病变；否则比较可能是过去的胸膜病变。

左关脉位（LEFT MIDDLE POSITION）

左关代表肝，它相较于其他脏腑，可以说是更重要的第一线的抗压（身体的、情绪的、或化学的）防御机制。肝是最重要的解毒器官。肝的气和血提供身体的“再生力”，让我们回复被消耗的能量。

如果肝没办法限制阻滞的气或过多的热，它们就会流向最脆弱的脏腑或区域。同理，如果有阴阳分离的现象，无根之阳也会以同样的方式离开肝。一旦这些气、热、阳流窜到了某脏腑或区域，就会造成那儿的严重功能紊乱。如果肝无法限制的异常能量流入肺中，可能会产生气喘；进入心中，造成静态时心悸；进到膀胱里，形成间质性尿道炎；到了胃中，有气滞食积和溃疡；在食道，形成巴特综合征，到了大肠，造成猛爆性腹泻。

肝气也是具有限制作用的气，控制我们的冲动，让内心的感觉和外在的行为能够达到平衡；这种功能，让我们可以成为现代文明社会的一分子。

在我们这个时代，肝气虚是最常见的肝的病证。肝的舒畅条达的功能不良，会造成身体其他相关系统的问题，例如胃肠蠕动功能，或是胃气下降[1]。

除了左关脉位，还有远心及尺侧肝瘀阻脉位（它们是下面会讨论的辅助脉位中的一部分）。若是出现与左关不同的脉质，这些脉位就变得具有临床意义了。

常见的脉质（COMMON QUALITIES）

略紧脉、次紧脉、紧脉、弦脉、细脉 以上这些脉质通常和被压抑的情绪有关（多是愤怒和挫折），肝限制情绪以维持社会秩序，这也造成肝气受到压抑。这些脉质反映随着压抑程度增加而恶化的现象，从气滞（略紧脉）到有热（次紧脉），终致阴虚（紧脉、弦脉），以及血虚（细脉）。

这儿的弦脉也可能是腹痛、早期的高血压或是糖尿病（特别是尺部也是弦脉时）。左关及左寸同时出现弦脉，和使用古柯碱有关。左关紧弦脉，也可能是酗酒的晚期征兆。

有力冲击脉 这是肝实热常见的脉象，通常和身体想要利用代谢热来释放被压抑的情绪有关。有时候在本脉位，当遇到急、慢性感染时（肝炎），有力冲击脉会合并洪实脉一起出现。

血浊、血热、血浓、次紧空心全形溢脉 这些脉象显示血与肝中增加的

 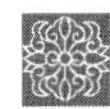

热毒，这是因为肝藏血的功能所致（详细讨论请参考第13章）。

物质减少脉 本脉代表轻度到中度的肝气虚。

弥漫脉 本脉代表轻度到中度的肝气虚，通常会和物质减少脉一起出现。

脉搏振幅不稳定 本脉代表轻度到中度的“肝的阴阳分离”。它是下面要介绍的代表更严重的生理功能紊乱的一群脉象的前驱症状。

空脉，脉质不稳定 这些脉象代表严重的肝的阴阳分离，揭示肝的功能紊乱，同时肝气虚和肝阳虚的状况逐渐恶化，罹患肿瘤、淋巴瘤、内分泌紊乱的风险也增加。这些脉象可能源自长期使用寒性药物，譬如大麻、慢性潜伏性肝炎，以及单核白细胞增多症、长期寄生虫病，或是长久的过劳。

隐遁脉 肿瘤生成的征兆，其严重程度视隐遁脉（1-5）的程度而定。

血层滑脉 在此，滑脉通常和肝与血中的毒素所导致的血中乱流有关。在左关部所有的三层深度，特别是脏层的滑脉，非常强烈地显示有感染的征兆，包括寄生虫、潜伏性肝炎，或单核白细胞增多症。

粗震动脉 代表肝脏实质损伤，以及它所可能导致的肝气虚。

涩脉 左关脉位的涩脉通常表示因为肝脏无法完全排除毒素，而有残余毒素的存在。少数情况下，本脉质代表肝脏坏死。如果同时肝瘀阻脉位也存在，则涩脉可以代表肝血瘀。

次常见的脉质（LESS COMMON QUALITIES）

左关脉位次紧气球脉 本脉与最近发生的巨大的、但被压抑的愤怒有关。在极端的例子中，本脉质可以占据大部分的脉管。

无阻力部分空心脉 通常只有一部分空心脉的指感在气层是无阻力的感觉，血层受压会分开，而不是完全消失。本脉质代表肝血虚。

洪实脉并有力冲击脉 这是里实热的病征，通常伴有数脉，因猛爆性的肝脏感染所导致（可能是肝炎或单核白细胞增多症）。如果脉搏速率慢，其感染可能是较偏于慢性的。

浮紧脉 本脉与肝风内动有关。可能伴有风入经络的病症，这是更严重的心血管意外，譬如说中风的前驱症状。

分开脉 本脉表示肝气虚及早期肝血虚（参考第8章）。

革硬脉 肝阴、肝血、特别是肝精耗竭的征兆，在本脉位出现此脉的病因尚未明了。然而，革硬脉可以出现在本脉位及其他脉位，或者是整体脉的第一印象，代表辐射毒性（可能因为癌症的放疗或电磁场的作用所致）。

少见的脉质（UNCOMMON QUALITIES）

革空心脉 此处的空心脉在血层是完全消失而非分开。如果脉搏速率快，代表发自肝迫在眉睫的出血。如果脉搏速率慢，则表示最近发生的出血。无论是哪一种情况，都需要立即的急诊评估。

死脉 代表肝脏或胆管晚期或末期的癌症。

肝瘀阻脉位（LIVER ENGORGEMENT POSITIONS）

当中度肝血瘀阻稍微超过血中有热的阶段时，这些肝瘀阻脉位就会出现。肝脏的本体在形态学上，不见得会出现实质的充血，但是瘀阻仍会默默进行着。

远心肝瘀阻脉位（DISTAL ENGORGEMENT）

远心肝瘀阻脉位在左横膈膜脉位的近心端。当左横膈膜脉位的近心端比远心端更膨胀或是更粗糙时，就可定义为远心肝瘀阻脉位存在了。

尺侧肝瘀阻脉位（ULNAR ENGORGEMENT）

要找到本脉位，必须先用中指将左关部定位，然后向着尺侧滚动手指，直到中指的最前端可以感觉到桡侧腕屈肌腱与桡动脉之间的缝隙。这个位置应该没有脉动，但是如果出现一个清楚的、膨胀的气球脉，我们就可以说尺侧肝瘀阻脉存在。

桡侧肝瘀阻脉位（RADIAL ENGORGEMENT）

如前所述，本脉位不再可信，除非有新的证据，目前先将本脉位自当代中医脉诊系统中排除不用。

胆囊脉位（GALLBLADDER POSITION）

位置（LOCATION）

脉位的取法是将右手中指，沿着桡动脉的内侧向近端放置于关、尺部之间；用中指第一（远心）指间关节的尺侧去感觉。本脉位可能位于动脉的内侧或外侧，不过通常偏于内侧而且非常靠近肌腱。

脉质（QUALITIES）

次紧、滑、长、并有力冲击脉　这些脉象反映湿热郁胆，通常没有症状或只有胆囊功能失调的非常早期症状。

紧、滑、并有力冲击脉　这些脉质比次紧滑脉反映更厉害的发炎状态，同时也是胆结石形成的早期征兆。可能伴有餐后不适感、空气多、容易胀气。

气球脉　本脉发生于“热与气被困”于胆中而不出。气球脉表示感染（实热）进入较严重的阶段，气体是细菌的副产物。应尽速转诊做超音波检查。

隐遁脉、弦脉、脉搏振幅不稳定、涩脉　这个阶段胆囊已经有严重的感染，或是坏死（或接近于），可能伴有胆结石。隐遁脉最常表示有肿瘤形成，虽然它也可以被怀疑为只是病情加重过程中的另一种表征。弦脉伴随剧痛和坏死。涩脉代表微量出血，通常在某器官的脏壁层缺损时出现。

右关脉位（RIGHT MIDDLE POSITION）

在当代中医脉诊系统中，胃是唯一共同占有主要脉位的阳腑，它与脾共同持分右关脉位。所有其他的阳腑，都位于辅助脉位上。

在本脉位，越硬越有力且与阻滞及热有关的脉质越是和胃的功能有关，譬如说次紧脉和有力冲击脉。越软的脉质，像是软弱消失脉和空脉，则代表脾气虚。如果本脉位只出现两类脉质中的一种，则整个右关部是由其相关脉质主宰。

更常见的情况是，脾气虚和胃热同时存在。可能会有脉质不稳定的情况，右关脉位的脉质在两种脉质间变来变去，一会儿显示脾的状态，一会儿反映胃的状态。胃幽门延伸脉位显示的是胃的下半部及幽门的病症。

脉质（QUALITIES）

次紧到紧脉 代表气滞加上随之而来的实热，以及逐渐增长的阴虚（紧脉）。阴虚是因为身体企图用阴液来冷却、平衡实热。伴随着实热，可能有一些冲击脉。气滞可能是因为身体无法消化或移动不好的食物，及（或）过多的食物而成。紧脉则常是因为情绪紧张或压力，以致吃得太快造成。

滑空心脉 长此以往，滑脉及空心脉也可能出现在右关或胃幽门延伸脉位，表示有溃疡形成。

有力冲击脉 本脉质代表实热，通常源于气滞或食积。有力冲击脉经常出现在本脉位，主要是因为过度摄取质量不良的食物，也就是那些所谓美式食物所致。

气球脉 饭后马上进行体力劳动、饭后举重物、长期弯腰吃饭，或者是外伤，都可能造成气滞与食积，而反映在本脉质上。

扁平脉 本脉是肿瘤形成的早期所出现的阻滞的征兆，必须很慎重的考虑这种可能性。死脉则是具有相同涵义，而更严重的病征。

物质减少脉 依本脉质的程度不同（1-5），反映轻度到中度的脾气虚。本脉质在第 8 章中已有讨论。弥漫脉常伴随物质减少脉一起出现，而它代表更严重的脾气虚。

沉软弱消失脉 厌食症或暴食症、吃饭时脑中思绪过多、吃饭不定时或吃得太多，以及吃垃圾食物，这些是会消耗脾胃之气的因素，它们会导致这组脉象中的一种或全部。假以时日，或某个致病因素加重了，脉象会转为软弱消失脉，这是因为身体试图去消化难消化的食物，因而耗尽了脾胃之气。

空脉 空脉是“阴阳分离”，或是极端的阴虚或阳虚，或阴阳两虚的表征。胃肠功能严重的紊乱和变差。

代表脾气阳虚的一些脉象——物质减少脉、弥漫脉、沉脉、软弱消失脉及空脉（特别是空脉）——在厌食症或暴食症病人，可以在本脉位把到。这类病症越来越常见，而且非常严重，甚至威胁生命。当我们把到这些脉象时，一定要很认真的推究其原因。

革空心脉 此处的空心感是绝对的，而不是仅在血层分开。如果脉搏速率快，是即将胃出血的征兆，通常是溃疡造成，有时候是肿瘤所致。如果脉搏速率慢，代表最近刚出血，应送急诊处理。

革硬脉 革硬脉在本脉位的临床意义仍然不甚清楚。但是，革硬脉经常出现在本脉位及其他脉位，或是整体脉第一印象中，代表有幅射毒性的危害。

右关脉位的辅助脉位
（COMPLEMENTARY POSITIONS OF THE RIGHT MIDDLE POSITION）

食道脉位（ESOPHAGUS POSITION）

当右横膈膜脉位的近心端相对于远心端，比较膨胀，或粗糙、或是紧的时候，代表有食道气滞的情况。如果身体比较虚，气球脉的膨胀感会比较无阻力，这代表食道壁失去张力。本脉位出现滑脉，代表食积。

本脉位的阻滞，多源自习惯性的强迫思想，或是吃饭时遭受反复的情绪压力；虽然某次吃饭时，一个严重的情绪打击，也会造成相同的情况。其他的原因像是吃饭时举重物，或是暴食症。食道气滞有时会与胃食道逆流并存，这是一个严重症，容易产生巴特综合征和食道腺癌。发现这样的脉象，可以作为早期诊断和治疗的参考。

脾的脉位（SPLEEN POSITION）

要诊断本脉位，将左手中指放在病人的右关部，然后向内侧，也就是尺侧滚动。如果脾的脉位存在，它会出现在桡动脉和桡侧腕屈肌腱之间，并且会在指甲正下方的指尖表现出气球脉。

气球脉在此提示一种根源于体质性的肾阳虚，所造成的脾气虚的类型，表示脾非常脆弱。它需要配合严格的营养调配的生活方式，以避免胃肠功能失衡。在脾的脉位能够把到脉质，可能不只是表示脾气虚，它也代表脾很脆弱，容易受到伤害。

胃幽门延伸脉位（STOMACH-PYLORUS EXTENSION POSITION）

本脉位位于右关的最近心端的下方，把脉的方法是将左手中指的远心指间关节的尺侧面，放在桡动脉上，向内侧滚动。

如果此处的脉质与主要脉位不同，可能就有病症存在。无阻力气球脉，可能代表胃下垂。这种胃下垂或许没办法在X线或是超音波影像显示出来，表现的症状像是吃饭后几个小时肚子仍然不舒服，晚餐后无法入睡。致病的原因是脾气虚，特别是丧失了升提的功能。

次紧脉、有力冲击脉表示胃中实热，紧到弦脉是发炎的病征。脉搏振幅不稳定、粗震动脉、软弱，以及物质减少脉与功能受损有关，涩脉则出现在因为过度的刺激与发炎造成的微量出血。

偶尔，胃的下半部、幽门或十二指肠的发炎或溃疡，会形成紧弦紧咬空心滑脉这类的脉质。胃幽门延伸脉位的革空心脉是一个与出血有关的危险讯号，这种出血通常来自溃疡。至于本脉位的革硬脉该如何解释目前仍不知。

腹膜腔（胰脏）脉位 [PERITONEAL CAVITY（PANCREAS） POSITION]

脾的脉位与尺侧肝瘀阻脉位同时存在，是值得警惕的事，它代表胰脏可能有病变，譬如说胰脏炎或是胰脏肿瘤，及（或）腹膜的病变，譬如说腹膜炎、肿瘤或腹水。上述的情况，如果又加上左、右关部脉质很类似，则是更不好的征兆。

十二指肠（DUODENUM）

如果胃幽门延伸脉位有一个病变的脉象，它也出现在小肠脉位，则意味着十二指肠可能也有类似的病变。

尺部脉位（PROXIMAL POSITIONS）

生理学（PHYSIOLOGY）

为了更深入了解下列脉质，我们必需谨记在心的是：肾的能量非常复杂，并且拥有似乎无限可能的功能。仅将它总结为肾阴、肾阳、肾精和肾气，其实是一种过度简化。想想看，一个明显是肾精缺乏的脊柱裂的病人，为何能够有坚强的意志力，健全的牙齿和骨头，正常的内分泌系统，以及良好的生殖能力和性功能，而且还是个天才[2]？

我们的答案是，即便是肾精——通常与肾阴有关——本身就有许多的面向，譬如说肾阴精、肾阳精，甚至两者的组合肾气精。更复杂的是，每一个尺部都可以反映肾阴、肾阳的状态，以及膀胱、肠子、骨盆腔及下肢、前列腺等突发的急性病症。

深度和根（DEPTH AND ROOT）

根就是肾的脉位。因为肾与最根本的身体基础能量有关，如果肾脉有些力量，我们就说身体是有根的。这情况意味着身体对疾病有较好的抵抗力，或者万一生病了，预后也比较好[3]。汉默医师认为尺部的脉，是我们整个生理和心理之所系的基石。

左右尺部脉位（LEFT AND RIGHT PROXIMAL POSITIONS）

在某些传统文献中，左尺和肾阴有关，右尺和肾阳、肾气有关。但是临床经验显示，肾阴虚及肾阳虚，都可以表现在左尺、右尺或双侧尺部，肾阴虚会出现紧脉，肾阳虚则是沉脉及（或）软弱消失脉。

左尺脉位（LEFT PROXIMAL POSITION）

我们要注意，大肠或骨盆腔下身脉位的急性发炎状态，会暂时掩盖左尺部的本态脉象。譬如说，急性猛爆性大肠炎会造成左尺部的洪实脉和有力冲击脉。临床的症状，可以帮助我们区别病因。

次紧脉 本脉位的次紧脉通常表示肾的气滞并夹有实热。它也可能是骨盆区或肠道的亚急性感染造成的内热的早期病征。更少见的情况是，除非它出现在整体脉位，若只出现在本脉位，代表一个长期衣着很少的人，赤脚走在或坐在热沙地或岩石上，譬如说浴室，所造成的外热入侵。

略紧脉 有时被称为“佛祖脉”，本脉质出现在此是因为长期禁欲的结果。过去，是否能够在此把到略紧脉，是对出家僧侣在戒淫这条戒律上，遵守程度的检测。

紧弦脉（TIGHT-WIRY）

阴精虚（YIN-ESSENCE DEFICIENCY）

本脉代表心理过劳、消耗肾阴导致肾阴亏损所造成的阴精虚。其他的脏腑，例如心、胃、肺及肝发生阴的虚损时，会向肾阴要求补助。因此，肾阴虚会加重其他脏腑阴虚的程度。超越个人“体能”负荷的长期过度性行为，也会导致紧弦脉，到了晚期，会出现较偏向于气阳虚的脉象。使用古柯碱也会导致本脉象

关于弦脉，我们也要考虑潜伏的糖尿病及（或）高血压，特别是它们也同时出现在左关时。

疼痛（PAIN）

左尺紧弦脉，加上骨盆腔下身的涩脉，显示下焦血瘀（例如痛经），或外寒入侵所致的疼痛。

下焦寒凝（COLD STAGNATION IN THE LOWER BURNER）

虽然现在在已开发国家少见了，但下焦实证的寒邪入侵，无论是因为暴露于冷水、冰或雪，都可能表现出双尺部的紧脉。

物质减少脉和弥漫脉 这些脉象，代表轻度到中度的肾气虚，请参考第8章。

沉脉和软弱消失脉 在老年人中常见，若不是出现于老人，则代表严重的体质性的肾气、阳、精虚。纵欲过度或身体过劳时，会出现肾气、阳、精虚的脉象——特别是肾本来就比较脆弱——体质性的或是其他因素。这类脉象也可能是心理上倾向长期忧郁的病征。

除了老年人之外，左尺的软弱消失脉很可能代表体质问题，病人应该要有一种觉悟，某些别人轻轻松松就可以做到的事，自己可能没有那个本钱去做。出乎意料之外的是，这样的概念大受欢迎，它对那些曾经强迫自己，或被别人强迫，去从事超过自己先天能力的工作的人而言，是一大解脱。

脉质或脉搏振幅不稳定，空脉 虽然过去少见，但现在这类脉象在越来越年轻的族群中，越来越常见，或许是因为陡增的环境毒素和滥用毒品导致子宫内的“迫害”逐渐增加。

它们代表“肾的阴阳分离”，以及肾的功能紊乱，严重到无法支持其他

的脏腑。这种情况大约等同于严重的免疫功能失调。这类脉质属于“神经系统衰弱”的一环（请参考第15章和名词解释）[4]。

脉质不稳定和空脉所反映的情况比脉搏振幅不稳定严重。

洪实脉，有力冲击脉，滑脉 急性（或是慢性急性化）大肠炎、骨盆腔炎症或是前列腺炎，尺脉会出现洪实脉、有力冲击脉、滑脉，以及紧弦脉，脉搏速率变快。这类脉质反映的是肠子、前列腺或是骨盆腔的病症，而非肾的本态。一旦这些急性炎症过去了，真正的肾脉会重新出现。

右尺脉位（RIGHT PROXIMAL POSITION）

膀胱脉位（BLADDER POSITION）

传统文献里右尺和肾气、阳有关，虽然前文已说明，肾阴或肾阳的问题，可以反映在左尺或右尺部。至于膀胱、尿道及输尿管的功能，包括肾结石的问题，只有在出现紧弦脉时，才需要考虑。

当脉象有急性炎症的征兆时（洪实脉、有力冲击脉、滑脉、紧弦脉及脉搏速率变快），我们不只要考虑膀胱的功能失调，也要想到小肠（少数时候考虑大肠）、前列腺和生殖器官的问题。

常见的脉质（COMMON QUALITIES）

次紧脉（TENSE）

若不见于整体脉，本脉位的次紧脉可能表示膀胱、小肠、骨盆腔内器官的亚急性的实热证，如果不加以矫正，可能会转变成急性发炎的问题。次紧脉也和在热烫的表面上行走，所致外来热邪入侵有关。

洪实脉，有力冲击脉、滑脉 这类脉质都表示膀胱、小肠、骨盆腔内器官的湿热状态，急性猛爆性发炎的病症。脉搏速率也可能变快。

紧弦脉（TIGHT-WIRY）

阴精虚（YIN-ESSENCE DEFICIENCY）

虽然阴虚发热会先表现出左尺变紧，但随着病情加重，右尺脉也会同时出现紧脉。此外，也必须考虑到糖尿病和高血压，特别是当紧脉同时出现在左、右双尺脉时。

疼痛（PAIN）

紧弦脉也可能代表下焦疼痛，无论是肌肉骨骼系统，或是泌尿生殖系统的问题。脉象越倾向于弦脉，疼痛越厉害。

下焦寒凝（COLD STAGNATION IN THE LOWER BURNER）

请参考前文左尺脉的说明。

物质减少脉和弥漫脉 这些脉象，代表轻度到中度的肾气虚，请参考第8章。

沉脉和软弱消失脉 代表严重的肾气、阳虚。

脉质或脉搏振幅不稳定，空脉 请参考前文左尺脉的说明。

大肠和小肠脉位
（LARGE AND SMALL INTESTINE COMPLEMENTARY POSITIONS）

位置（LOCATION）

从尺部向着远心内侧的方向滚动无名指，用指尖的桡侧面来探索肠道的脉位。在这样的架构下，小肠位于右尺的远心端，大肠位于左尺的远心端。

常见脉质（COMMON QUALITIES）

大、小肠脉位经常要和胃、脾以及中焦辅助脉位（胃幽门延伸脉位）的脉质合并考虑。

下列脉质，在轻微的短期失衡状态会局限于大、小肠脉位内。当情况变成急性或猛爆性，或是某种慢性病的急性恶化，一边或两边的尺脉都会受到影响。

次紧脉 虽然本脉质通常反映气滞夹实热，但是出现在本脉位时，往往没有症状。

紧脉 本脉代表肠子处于激躁、容易受到刺激和发炎的状态。大便通常次数多，而且松软不成形。

紧咬脉 本脉质的感觉是紧脉再加上指尖有刺刺的感觉，伴有腹绞痛、不适或疼痛。

滑脉 滑脉表示有湿，可能伴有非常松软不成形、含有黏液的大便。出现滑脉，通常表示身体试图平衡发炎所产生的热。

粗震动脉 表示大、小肠实质损伤。如果程度太强（4-5），应做西医检查，看是否有隐性的疾病，譬如息肉或肿瘤；或者是较明显的疾病，像是大肠憩室、肠炎或是已发作的肿瘤。

涩脉 多与血瘀有关。在大、小肠脉位的涩脉，似乎与较严重的肠躁、发炎所致的微量出血有关。

脉搏振幅不稳定 这是功能损伤的征兆，如果程度太强（4-5），须要西医进一步检查。

有力冲击脉 代表肠中实热，通常见于明显的发炎状态。如果冲击脉程度太强（4-5），也可能表示像是猛爆性肠炎或大肠炎。

气球脉 表示气或热困于肠中而不出，症状表现为肠中空气多，腹部不适及胀气。

隐遁脉 虽然在大便梗塞以及肠蠕动不良时会出现，但是本脉质最常见于气滞血瘀的状态，以及可能有肿瘤生成时。

骨盆腔下身脉位（PELVIS/LOWER BODY POSITIONS）

位置（LOCATION）

寻找左骨盆腔下身脉位时，将右手无名指从左尺部沿着桡动脉，向近心内侧放下。真正用到的手指部位，是靠近远心指间关节的附近。把右骨盆腔下身脉位，是用同样的方法，将左手无名指放在右腕上面。

脉质（QUALITIES）

本脉位主要透露身体下半部及腿的气滞、血瘀和湿阻的讯息，可以提供关于这些区域的急性和慢性的病症的消息。最近的证据显示，某侧的脉质，可能反映其对侧的状态。

滑脉是湿阻的病征，通常表示感染（骨盆腔炎、人类乳突病毒、疹、念珠菌），如果同时合并有涩脉，在男性则代表前列腺肥大。次紧脉代表气滞夹实热。紧弦脉为发炎状态，可能伴有疼痛。有力冲击脉为实热，涩脉是血瘀，脉搏振幅不稳定代表明显的功能障碍，具体应视其不稳定的程度而定。隐遁脉最常代表卵巢、子宫、睾丸和前列腺的肿瘤形成活动。

三焦脉位（TRIPLE BURNER POSITION）

根据沈鹤峰医师的说法，三焦的功能见于上、中、下三焦区域的脉象，没有所谓单一的三焦脉位。假如在同一三焦区域内的主要脉位和其他脉位间，脉质大致相同，我们认为三焦功能正常。反之，如果在同一三焦区域内的脉位之间脉质差异很大，特别是不同三焦区域间的脉位，彼此间脉质差异很大，则三焦的功能处在很紧张的状态。这种乱象通常和自体免疫疾病有关

横膈膜脉位（DIAPHRAGM POSITION）

位置（LOCATION）

当气球脉见于横膈膜脉位的近远心两端时，我们判断横膈膜脉位存在。诊脉的方法是手指从靠近寸脉的地方，向近心侧滚动，以及从关部向远心端滚动。如果有某一端的气球脉质较明显时则有其他涵义（请参考心脏扩大脉位、胸膜脉位、远心肝瘀阻脉位，及食道脉位等相关章节）。

生理病理学（PHYSIOLOGY AND PATHOLOGY）

沈医师相信本脉位反映“皮里膜外”的状态。他觉得存在于这个界面的病理状态若始终未见改善，假以时日，会向深处发展，最终到达肝气和食道之气的所在。我们的临床经验，无法支持这种看法。轻微的气球脉，可以认为是正常的。

临床解析（INTERPRETATION）

当左横膈膜脉位的气球脉特别明显，或是双侧横膈膜脉位都有气球脉时，代表被压抑的情爱在惨痛的分手过程中转为愤怒。每一次发生这样的事情，气球脉会逐渐随着时间而消逝，每次大约要七到十年的时间来抚平。

如果气球脉仅见于右横膈膜脉位，可能是因为反复举物过重，超过其体

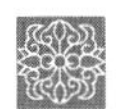

能负荷。横膈膜脉位若有明显气滞，也可能是横膈膜（裂孔）疝气。

肌肉骨骼脉位（MUSCULOSKELETAL POSITIONS）

我们通常会忽略这个脉位，因为病人有疼痛就会说出来。不过，将手指向桡侧滚动，在三焦区域之间，我们可以把到肌肉骨骼脉位。此处的脉质当有疼痛或不适时，通常在相应的区域表现出非常紧到弦的脉。

在寸部的远心桡侧，我们可以把颈部的肌肉骨骼脉。在寸、关之间的桡侧区域，可以评估肩臂的状态。在关、尺之间的桡侧区域，我们可以探索臀与髋关节的状态。在尺部与骨盆腔下身脉位的桡侧区域，我们可以探知膝关节的状态。

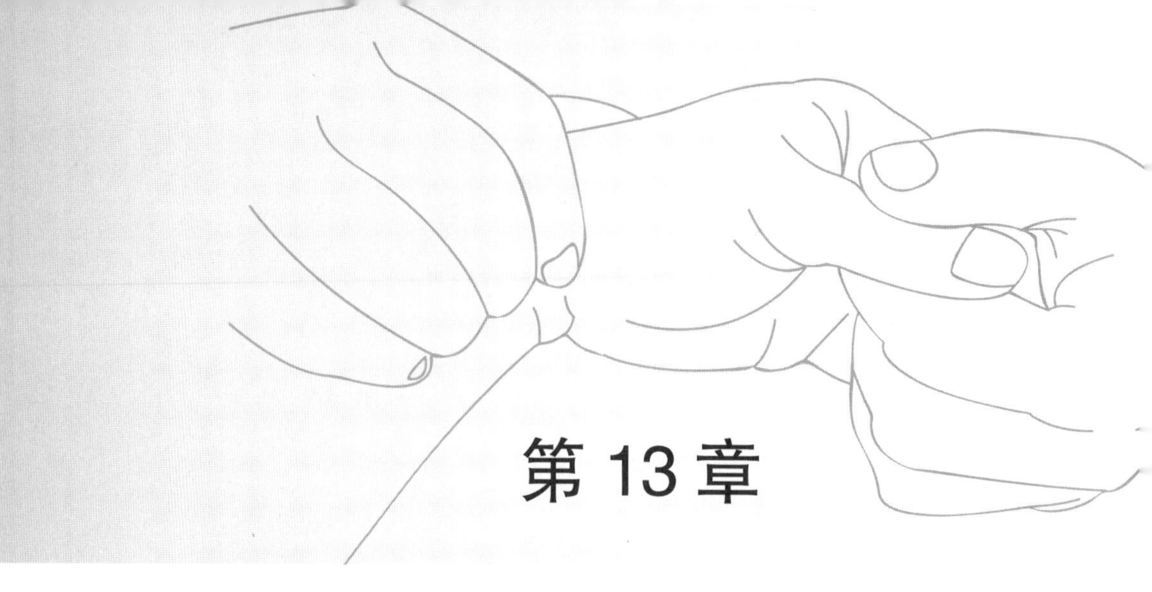

第 13 章

深度与整体脉常见的脉质

The Depths and Common Qualities Found Uniformly over the Entire Pulse

奥利佛·纳许 *Oliver Nash, L.AC., M.B.Ac.C.*

导论与短评（INTRODUCTORY REMARKS）

传统上，中医脉诊界定有三层主要深度：气层、血层、脏层（图 13-1）。由沈鹤峰医师传承自丁氏孟河，所发展出来的中医脉诊系统，再将深度细分为九层（图 13-2）。在本脉诊系统中，脏层又分为三层：脏之气、脏之血与脏之物质层。剩下的四层深度分别是：浮脉层、棉花脉层、牢脉层和伏脉层。这九层深度的概念为当代中医脉诊系统（CCPD）所采纳，并在本书中使用。

本章大部分的地方所注明的，是九层深度中的五层：气层、血层、脏之气（O-Q）、脏之血（O-B）与脏之物质层（O-S）。当我们在诊察单一主要脉位的脉质时，这五层主要深度告诉我们，该脏腑对全身整体气、血、阳的贡献，以及其阴的物质本体之多寡。当我们将左、右六个主要脉位布满六指时，我们是在诊察整体脉，这时五层深度的每一层，都会提供我们关于身体整体的气、血、阴和阳的讯息。

要正确定位这些深度，需要很细微地调整手指的压力，每一层深度之间的距离，大约是一厘米的十分之一（个子高或肥胖的人距离稍大些），从皮肤到气层的距离，比气层到血层的距离及血层到脏层的距离大三分之

一。不同于脉搏首先被把到的深度，每一层深度都有固定的位置，诊脉者必须精确地移动手腕，调整指下压力，才能够诊察得到。随着技术的进步，要重复产生能够正确把出每一层深度的适当压力，并非难事。能做到这点，不同病人之间及不同诊脉者之间，就有一致的比较标准，而达到相对精确的水平。

图 13-1 三层深度

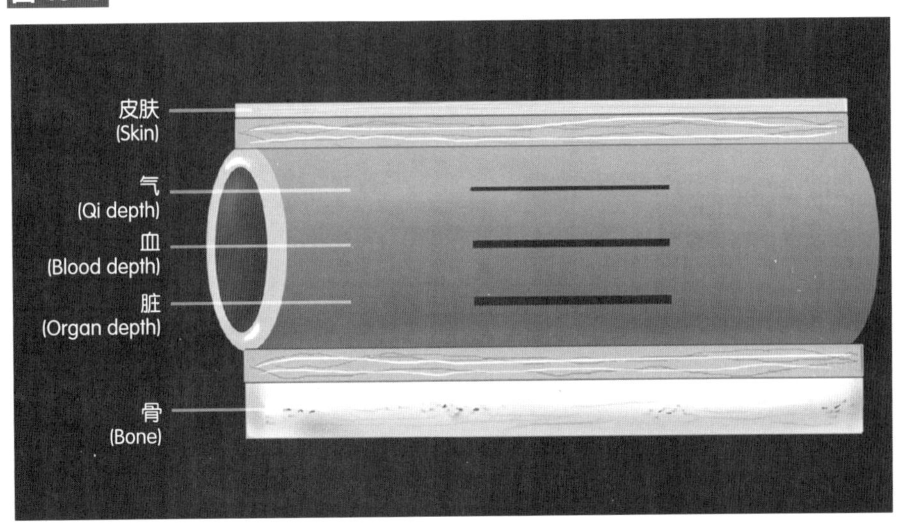

我们要强调，除非把脉的技术纯熟，否则脉诊时指下所撷取的脉象，无法很可靠地适用于本书所描述的中医学架构[1]。唯有能够正确地定位各层深度，我们指下所把到的，才能够适用本书主体的各种脉质和其临床解析。此外，如果我们的脉诊是从首先把到主要脉动的地方开始评估，万一那个脉很沉，我们很可能会忽略了较表浅的气层和血层深度，而不知道这两层深度是减弱或消失了。

本章将讨论某个脉质出现在整体脉，以及所有深度或限于某些深度的临床意义。为了能够清楚介绍这些内容，对脉质的分类做了一些人为界定。譬如说，阐述气虚不同阶段的脉质，往往也涉及气层深度以外的深度。同样，为了避免过多重复叙述，涉及多层深度的脉质，是放在它们最先出现的深度中讨论。例如，气球脉事实上涵盖五层主要深度，我们把它放在气层深度讨论，因为那是它首先被把到的深度。

最后，本章对各个脉质的说明非常简短，关于某脉质更详细的数据，可以在各相关章节中查阅。

三层主要深度的临床解析（INTERPRETATION OF THE THREE PRINCIPAL DEPTHS）

某种程度上，在每一层深度都反映了气、血、阴。但是，任何一层深度都会以其中的一项为主。气是三者中最轻的，在脉中偏于升浮，主要分布在表浅层或气层深度；血比较重，主要在中间层或血层深度感知；阴或是脏腑的物质层面是最重的，可以在五层中的最下层——脏层深度（脏之气、脏之血、脏之物质）按触得到。

气、血、阴的本质特性，也正好说明为什么脉质在气层深度最细、最轻。当手指继续往下施压时，透过血层深度到达脏层深度的过程中，脉搏变得更重、更宽、更有阻力。在后文会看到，当我们在感测所有深度时，任何一种违反上述原则的感觉，不管是变大、变小，都是异常现象。

当我们要解释气、血、阴、阳、精的状态时，有一件事情很重要，那就是脉象所呈现的病理状态通常会早于症状的出现。就是这种时间差，让脉诊成为预防医学中很有价值的工具。这也是为什么，即使出现消失脉，也不代表气、血、阴都消失了。

图 13-2 九层深度

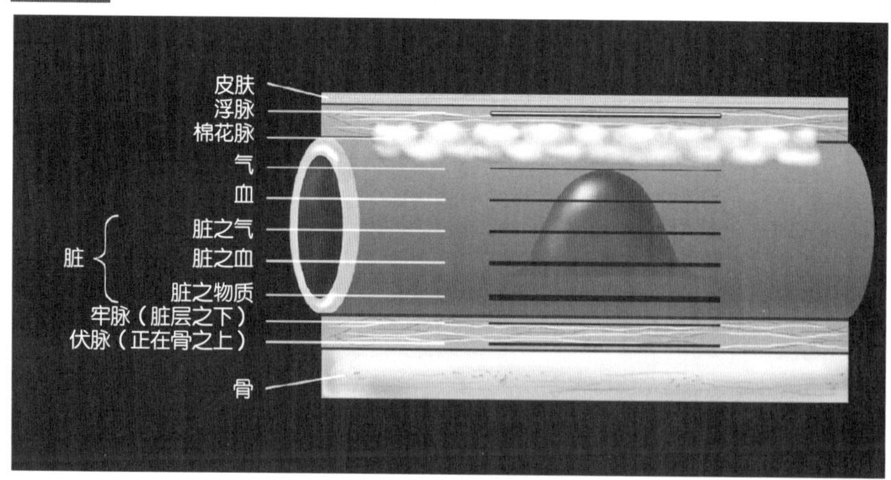

九层深度模型（THE NINE-DEPTH MODEL）

如前文所述，本系统事实上包括九层深度（图13-2）。这是因为有时候脉质会出现在气层深度之上，或是脏层深度之下。气层深度之上是浮脉层和棉花脉层，脏层深度之下是牢脉和伏脉。

在九层深度的架构中，有两个深度——脏之血深度和脏之物质深度——是学习本脉诊系统的学生在相对“进阶”的学习阶段，才会开始研究的。它们构成脏层深度三分体，即脏之气、脏之血和脏之阴（实质）的一部分。在脏之血深度和脏之物质深度，可以发现残余的病理状态和毒素的证据。

较硬的和较软的脉质（THE HARDER AND MORE PLIABLE QUALITIES）

本章在不同深度的标题下，会列出最常见的脉质。这些脉质依指下感觉可以区分为两大类：较硬的和较软的脉质。

较软的或较无阻力的脉质，在任何深度受到压力会分开或让路，它们代表虚证，通常是气虚。这些脉质包括减弱的脉质、分开脉、物质减少脉、弥漫脉、沉脉及软弱消失脉。空脉及脉质不稳定，代表阴阳分离。

受到压力时比较有阻力，相对也比较硬的脉，之所以会有这样的感觉，是因为实热、身上缺乏津液或是缺乏阴，或是二者的混合。这些脉质包括浮次紧脉、洪实脉、次紧空心全形溢脉、略紧脉、次紧脉、紧脉、弦脉、革脉、涩脉、粗震动脉，以及绳索脉（唯一代表体液过多的脉是滑脉，它在指下向着单一方向滑过）。

关于单一脉位的脉质，我们要牢记于心的是，在某个深度发现较硬的脉质（在整个脉位或是整体脉），会掩盖某些较可变形（较软）的脉质。除非代表较硬脉质的病变被解除了，否则这些较软的脉质无法显现。在这种情况下，我们要记得一个很重要的概念，即代表较硬的和较软的脉质的病理状态是同时并存的。

造成不平衡的病因（ETIOLOGY OF DISHARMONIES）

整体脉让我们了解身体内整体物质平衡的状态。简而言之，有两大类造成不平衡的主因，那就是物质的阻滞和物质的缺乏。每一类的原因中又有许多病因及其相应的脉象。

物质的阻滞可能源于：内在情绪的压抑和克制（或是无奈），无法清除的外来致病因素，创伤（身体的或是情绪的），长期容易造成阻滞的姿势，或是慢性虚证。

物质的缺乏可能源自各种不同的原因：体质的或是先天的缺陷，现在或过去的疾病所致的能量耗竭、过度出血、呕吐、出汗、腹泻、对身体有害的毒品 / 药物、身心的过劳或过度运动、不规律的生活习惯（缺乏睡眠、营养不良、生活形态突然改变，以及突然停止运动）、食物的消化、吸收和运送不良，实证或者虚证所致的长期的阻滞。

稳定性和活动性（STABILITY AND ACTIVITY）

虽然在第 7 章有详细讨论，此处我们仍然要再次强调脉诊中速率和节奏的重要性。在本脉诊系统中，异于常态的速率和节奏主要显示心的不平衡。因为心为“君主之官”，对于它的诊断和治疗是首要之务。我们也发现，除非对速率和节奏先做某种程度的调整与平衡，否则对其他病征和症状的治疗容易徒劳无功。

传统上，脉搏速率的改变被归于外邪的影响，或是长期的气阳虚。但是，脉搏速率偏离正常，往往肇因于遥远的过往，除非另有明确的原因，它比较可能的原因是心的震惊或是气血循环的改变最终影响了心。

循环（CIRCULATION）

气血的一般循环状态明显地对脉象和机体造成冲击。沈医师认为“循环系统”的问题，会出现容易疲倦、手脚冰冷，游走性的关节疼痛，静时加剧、动则稍缓，暂时性或持续的关节肿痛、长期身体不适、易怒，特别是有气球

脉时。如纤维肌痛症，就是一种根源于“循环系统”障碍的问题。

循环系统障碍主要有两种原因：一是心气耗竭影响循环功能，另一个是循环系统受到损害而影响心气，例如创伤或震惊。二者所造成的症状类似，但是导因于心气耗竭的情况，症状发展缓慢，且随着病人气的强度的变化而来去不定。而创伤或震惊则是突然发生，症状持续的时间依病人的气机对循环修复的能力而定。

心气耗竭影响循环功能（QI DEPLETION AFFECTING THE CIRCULATION）

在成人中，造成循环障碍的主要原因是从胚胎时期就开始的心气虚。可能是疾病所致（风湿热），或是在成年时期经过长时间发展而成的：通常是工作过劳、过度运动、长期的情绪压力，或是严重的慢性病所导致。脉搏速率慢，脉质从气层减弱（轻微的）到沉脉或消失脉（严重的）。舌体苍白。

如果病因源自于儿童时期，病症会更严重；这种可能性，发生在一个儿童处在上述成人的致病情况下。儿童不成熟的身体，很容易受到超过能量负担的工作的伤害，这些能量是他们赖以生长的主要资粮。其所造成的整体脉的脉象，所反映不同严重度的“气乱”，原则上视问题发生的年纪而定。

循环障碍影响气与血
（CIRCULATORY PROBLEMS AFFECTING THE QI AND BLOOD）

严重的意外、过度的体力消耗、突然的情绪打击、突然停止大量的劳动或运动、气候的剧烈改变，都会造成气或血的循环的阻滞。当发生气滞时，会有游走性的疼痛，比起血瘀的疼痛，较轻微也不持续。然而，出现血瘀时，疼痛比较固定不移，比较严重而且持续，脉象比较硬，偏向紧弦脉，而不是气滞的次紧脉。

如果循环障碍是因为突然停止过劳或过度运动，我们会把到更严重的无阻力空心全形溢脉并数脉。

“循环系统”（THE “CIRCULATORY SYSTEM”）

沈鹤峰医师区分了三种和“循环系统”障碍有关的状况。它们是气的循环、血的循环，以及气与血一起的循环。

肝气的循环（LIVER QI CIRCULATION）

一个不太固定、偶尔的整体脉脉搏振幅不稳定，代表气的循环障碍。通常是因为压力影响了肝及其所主导的气机循环功能。造成气的大小起伏的原因很多，其中之一就是肝所必须处理的不同程度的情绪压力。所以，当气变弱了或压力升高了，也就是情况变坏了，脉搏振幅不稳定的程度也会变得更明显。

血的循环（BLOOD CIRCULATION）

一个固定的整体脉脉搏振幅不稳定，代表血的循环障碍。它代表心影响了循环，或是循环影响了心。

心影响血的循环（HEART AFFECTS BLOOD CIRCULATION）

伴随着脉搏振幅不稳定，有时候整体脉呈现软弱脉，特别是左寸表现得比其他脉位更偏向软弱消失脉。脉搏速率 60 ~ 70 次 / 分。此种情况是因为心气虚继发性地影响血的循环。

血的循环影响心（BLOOD CIRCULATION AFFECTS THE HEART）

许多原因可以导致循环系统的震惊：创伤、突然强烈的情绪波动、突然的超过体能的过度运动或工作过劳、突然停止长期的大量劳动或运动、大量的劳动特别是青春期之前、过度暴露于极端的气候条件。这些循环虚弱的现象会逐渐影响到心，因为心主控血的循环。

除了脉搏振幅不稳定，整体脉仍然是一致的，或许只有代表受伤部位的脉象会表现出例外。如果当病人受到伤害时身体是强健的，左寸有可能是轻微的气球脉和次紧脉。如果当病人受到伤害时身体不是那么壮硕，左寸会是扁平脉。

速率（RATE）

脉搏速率快　合并参考舌上的热象及面色（红）和眼（充血），这些讯

息可能代表发热的疾病。但是脉搏速率快和非常快，也可能表示心气虚，这时心脏必须更努力工作来维持循环。

脉搏速率非常快　本脉质可能出现在突发的焦虑或恐慌时，通常和心有关。舌象和眼睛正常。

有力冲击脉和跳跃脉并脉搏速率快　像咖啡这类的刺激物或是某些药物如肾上腺素，会造成这样的脉质组合。除非这些刺激物被完全代谢而且排出了，否则这些脉象没有诊断价值。

稳定性（STABILITY）

整体脉也同时揭示机体整体的稳定程度。当下列四种脉质之一出现在整体脉的所有主要的五层深度时，所反映的不稳定的程度是很严重的。这是“气乱”的状态，阴不涵阳，因此阳失去了统御能力和运作功能。

脉质不稳定　在许多脉位上脉质变来变去，是一种严重的“气乱”，显示病人处于极不平衡的高危险状态。这种脉质也可以在患有严重的精神疾病，并且服用大剂量的治疗药物的病人身上观察到。

脉搏振幅不稳定　脉搏的振幅反映阳气的大小（即是基本代谢热）。振幅高代表阳气足，振幅低说明阳气虚衰。在任何一个脉位上，脉搏振幅不稳定代表生理上的不稳定，显示该脉位所代表的脏腑处于“阴阳分离”的状态。整体脉固定的脉搏振幅不稳定，表示心气阳虚。

空不规则不整脉或无阻力空心不规则不整脉　这类脉质代表最严重的“气乱”，已存在的阴脏的不稳定，又加上严重的心气虚，使得情况变得更复杂。即使目前没有表现出严重的疾病，未来发生重病的概率非常大。

无阻力空心全形溢脉并脉搏速率快　这种形式的“气乱”和血管扩张及血液容积减少有关。会出现的症状有：去人格化、焦虑、广泛性逐渐严重的器官功能障碍，以及疲劳。如果不加以治疗，可以预期在六个月内发生严重疾病的机会很大。

各层深度的脉质（QUALITIES AT EACH OF THE DEPTHS）

九层深度的正确位置是非常细微的，很难用语言表达。当然最好的学习方式是手把手的示范，图 13-1 也可以作为最好的学习参考。因为每一层深度之间的距离是以十分之一厘米计，要探测它们，必须仰赖诊脉者手腕非常精细的、小量的增减压力，再传达到手指及其所接触的脉搏上。

我们在皮肤到气层深度之间，诊察浮脉和棉花脉。皮肤到气层深度间的距离，比气层深度到血层深度间的距离，以及血层深度到脏层深度间的距离，大了约三分之一。气层深度刚好位于皮表下一个精确的位置，脏层深度也刚好位于骨头上另一个精确的位置；血层深度就介于两者之间一半的位置（目前我们暂时忽略脏层深度再细分的三部分）。牢脉大约在脏层深度与骨之间一半的位置，伏脉就刚刚好在骨的上方。

如前文所述，各层深度的定位，有赖于诊脉者手腕非常精细的动作及适当的施压。它们并不是把我们在表浅层最先感知桡动脉的位置，设定为气层深度；也不是把感知脉搏的最深处，假设为脏层深度。经由学习手腕动作的刻度化和标准化，我们是可以定位任何一层的深度，即使该深度的脉是消失脉。本书所介绍的整套脉诊系统，必须充分掌握这个技巧才可以运作。

所有深度（ALL DEPTHS）

许多脉质有机会在任何一层深度把到，不管是当下或其他的时候。这些脉质包括：略紧脉、次紧脉、紧脉、弦脉、有力冲击脉、滑脉、细震动脉、粗震动脉、减弱冲击脉、物质减少脉、弥漫脉、软弱脉、消失脉、细脉、涩脉和革硬脉。有一部分脉质我们会在下文说明，其他的脉质则在适当的章节中介绍（请参考目录和索引）。当我们把到隐遁脉时，它通常出现在所有的深度，在单一脉位或许多脉位上，或者是在整体脉中。

其他可同时见于所有深度的脉质，被归类在共同脉质中。这些脉质包括：绳索脉、气球脉、规则不整脉、不规则不整脉、静态时脉搏速率不稳定、运动时脉搏速率不稳定，以及脉搏振幅不稳定。在脉位与脉位间或是三焦之间，脉搏速率或节奏的异常变异，可见于正在服药的病人。

气层之上（ABOVE THE QI DEPTH）

棉花脉　本脉质显示表浅的气滞，手指触感是在气层之上，介于皮肤与脉搏首先出现的位置之间，一种无形的质感。它出现在结缔组织层，感觉上好像是手指穿过某种没有形体的物质。逐渐的，当气虚变得更严重而脉变得更沉，棉花脉可能占据气层和血层。但是，棉花脉的严重程度是以它呈现的阻力来衡量，而不是它渗透到多深。肥胖的病人结缔组织变厚，它和棉花脉的区别就在于硬度的感觉不同。

造成棉花脉的原因有情绪的压抑，影响气与血的严重创伤，或二者联合形成。沈医师称它为“悲伤脉”，因为它通常是一个人处在不好的境遇中，却又觉得无力改变现实，只好刻意地压抑自己的情绪而成。汉默医师形容它是“无奈脉”。

棉花脉未经改善，时间拖久了，它不断影响身体所造成的结果和长期的气滞有关，包括关节炎或癌症、内分泌失调，譬如说肾上腺功能不足或甲状腺功能低下，以及生殖系统的疾病。

浮脉　从它的本质来看，浮脉出现在气层之上的皮肤内，与主要脉动之间是分开的。浮脉显示身体的卫气和营气上升以便抵御外邪的过程，这些外邪通常是风、寒或是热（或是内风，如果同时有紧脉）。如果浮脉持续的时间短，它是正常现象；如果本脉持续相当一段时间，它反映因外邪入侵而最终导致体内的阻滞。

浮次紧脉，脉搏速率稍慢　它显示气已上升至体表，身体正尝试抵抗外邪，通常是风寒。

浮无阻力脉，脉搏速率稍快　如同前述的脉质，本脉也显示气已上升至体表，身体正尝试抵抗外邪，但此处是风热之邪。

浮紧脉　本脉是内风的征兆，通常和肝阳上亢或（肝阴）虚发热，以及肝血虚有关。一旦把到这种脉象，要考虑风入于经络，以及中风的可能。

浮滑脉　这种组合的脉象可以出现在风湿的情况，像是荨麻疹。

浮脉并细震动脉　这种组合脉象和心气不宁有关。

浮脉与其他表浅脉质比较（FLOATING VS. OTHER SUPERFICIAL QUALITIES）

下述的脉质，容易和浮脉的感觉混淆。在此将它们列出，并与浮脉做鉴别诊断。

浮脉与气球脉比较 浮脉永远在气层深度之上，并且与气层分开。气球脉虽然具有膨胀感，但不会胀到气层之上。

浮脉与洪实脉或次紧全形溢脉比较 洪实脉及次紧全形溢脉代表热象所致脉搏的膨胀，虽然也在气层之上可以把到，但是此二脉都具有浮脉所没有的独特的波形（第9章说明）。与浮脉不同的是，此二脉都与主体脉相连。

浮脉与空脉、革空脉、空线状脉，或散脉比较 浮脉是“浮”在气层深度之上，在皮肤正下方，并与主体脉分开，主体脉在浮脉之下。空脉类的脉质，只有在气层深度把到，它们不会升到气层之上，在气层之下则是部分或完全消失（参考第9章）。

浮脉与无阻力空心全形溢脉比较 无阻力空心全形溢脉有完整的正弦波形，感觉上从血层深度升起，直到气层之上。不像浮脉，本脉在气层深度之上的感觉与主体脉相连。它没有阻力，受压时会分开。这是一个“气乱”的病征，代表“循环系统”的阴阳分离。

浮脉与次紧空心全形溢脉比较 本脉有完整的正弦波形，上升到气层深度之上。它与浮脉不同，在气层之上的感觉与主体脉相连，主体脉是强盛、有力、肿胀、爆开的感觉；从血层深度很有力地升起，既宽又有膨胀感，这膨胀的感觉从血层深度，剧烈地隆起到气层之上，在那儿手指好像是被脉搏推离了病人的手腕。如果从上往下施压，本脉在气层深度到血层深度之间有轻微的空心感，到了脏层深度，又恢复有力的感觉。次紧空心全形溢脉代表血中极热，与高血压这类病变有关。

浮脉与洪实脉比较 洪实脉的感觉像是上述的空心全形溢脉，但是它的正弦波形缺少了后半段，到最顶峰后就突然坠落。它也会上升到气层之上，但是在脏层深度比空心脉更强，而且也绝对不会是无阻力或是空心。浮脉与洪实脉都可以在气层之上把到。但是，洪实脉在气层之上的部分，感觉像是其下的主体脉的延伸；浮脉感觉上与其下的主体脉分开而没有连接。

气层深度（QI DEPTH）

在整体脉的气层深度，我们可以测知周身流动之气或是功能之气的整体状态（即卫气与营气），以及“神经系统”的状态。在此层所把到的脉质，可以显示气滞、水蓄、气机不宁、气虚、碳水化合物的代谢，以及“神经系统”。只要气层深度有脉搏，真气的状态可能就还好，因为当真气耗竭时，气层与血层深度可能会消失。

气层深度的气滞脉质（参考第 11 章）
[QI STAGNATION QUALITIES AT THE QI DEPTH（SEE CH. 11）]

略紧脉　略紧脉比正常脉稍具阻力，代表气在经络中自由循行的第一期阻力状态。原因通常是情绪的压抑，然而任何作用于肝的过盛的或是持久的压力（物理、化学、或情绪），都会干扰气的流通。

次紧脉　身体试图克服阻滞产生过多的内热，因而形成次紧脉，代表气滞与实热各占一半。这一点在临床上与略紧脉不同，略紧脉只有气滞的成分，它与次紧脉并长脉也相异，后者有更多的热象。

次紧脉并有力冲击脉　把有力冲击脉加到次紧脉之上，代表身体试图要去除过热的现象（见前述次紧脉），把热从阴脏向外推到血层深度与气层深度。造成这种现象有几个原因，这些病因可以用脉搏速率做部分地区别。最常见的原因是：情绪的压抑、脾胃过劳、热性的食物（辣），以及药物滥用（最显著的是古柯碱）。

细脉与紧脉，脉搏速率正常或稍慢　这是“神经系统紧张”的状态，可能源自体质或先天因素。它显示“神经系统”自出生以来，为了保持警戒状态而过劳。请注意，这种状态的脉搏速率，静态时没有不稳定，运动时也不会大幅度改变——不像因为心的震惊所导致的情况——并且眼睛和舌象也都正常。

细脉与紧脉，脉搏速率稍快　这是“神经系统紧张”的状态，导因于生活的经验。舌质和眼睛稍偏红。

次紧脉并压抑冲击脉　因为化学合成物所呈现的脉象组合，大多是因为处方药所致，虽然也可能是休闲性毒品。只出现在脏层深度的有力冲击脉，是与上述相同病因可以观察到的另一种脉象。通常，必须在药物已被代谢和排出后，所诊得的脉象才比较可信。

气球脉　整体脉气球脉反映身体内到处都有被困住的气，通常是因为和创伤有关的循环系统的震惊，偶尔也可能是极端压抑的愤怒所致。

革硬脉　本脉显示血、阴和精虚，它可以出现在任何一层深度或是所有深度，现在认为和电磁波幅射作用有关[2]。

压抑脉波形　本脉可因刻意压抑感觉而出现，常见于病人不想暴露自己的感觉时。

液体阻滞的脉质（FLUID STAGNATION QUALITY）

滑脉　本脉在指下向着单一方向快速移动。滑脉出现在气层深度，脉搏速率慢并无阻力，代表气虚。但如果是滑脉并次紧或紧脉，脉搏速率正常或稍快，则代表血糖过高。

当它出现在整体脉所有深度，可能代表怀孕、血脂肪或血糖升高、败血症、使用类固醇、心气虚、高血压或血液恶质病。滑脉及易与之混淆的脉象，我们在第11章有更详细的讨论。

激动不安的脉质（AGITATION QUALITY）

细震动脉　通常代表短暂的担忧、焦虑和睡眠不足。随着情况的加剧，细震动脉会扩散到所有的深度和脉位上去。

气虚的脉质（QI DEFICIENCY QUALITIES）

脉质的变化，一路由气虚、血虚、最后进展到脏腑虚。气层深度最早出现的征兆是无阻力和易变形，其后随着气的减弱，变成软弱脉和消失脉。再更进一步，气虚的影响扩展到血层深度，并以分开脉的形式出现，之后又恶化成洪虚脉、弥漫脉和物质减少脉、沉脉、软弱脉和消失脉。

无阻力（易变形）　气层深度逐渐增加的容易变形的现象，反映气虚的初始阶段。出现的原因是轻微的超过个人气的负荷的运动或工作，或是在中等严重的疾病的恢复期出现本脉。

气层深度减弱的软弱脉或消失脉　这类脉质代表卫气和一部分营气的功

能变差了。从生物医学的角度来看，病人的免疫系统减弱。在中医学的观念里，病人容易受到外邪或是任何形式的外在压力（化学或物理）的攻击。当这些脉质在气层深度出现时，通常是过劳或工作超过负荷的结果。

洪虚脉　本脉质上升到气层深度，但不会高于气层深度，然后突然坠下，并且没有洪实脉的力道。它代表病人在超过自己体能负荷的状态下硬撑着。

阴虚的脉质（YIN DEFICIENCY QUALITIES）

紧脉和细脉　在气层深度，这些脉质表示"神经系统"过劳，是"警觉脉"，意即病人过度使用心力以保持警觉。如果这些脉质只出现在气层深度，也同时反映阴虚的状态，表示身体为了平衡克服气滞所产生的热而逐渐消耗了阴。

血层深度（BLOOD DEPTH）

整体脉的血层深度揭示整个机体血的一般状态，特别是血管中血的讯息。

从气层深度开始，手指慢慢向下加压，血层深度感觉上比较宽而且比气层深度更有阻力，但是比起脏层深度阻力较小。反过来从脏层深度开始，手指逐渐减少压力，脉应该变得越来越细。手指由上往下压，还是由下往上放松，所得到的脉象讯息，各自代表不同的生理状态。

血管中受损的血液循环
（IMPAIRED BLOOD CIRCULATION IN THE BLOOD VESSELS）

下列脉质——血浊、血热、血浓，以及次紧空心全形溢脉（图13-3）——侦测的方法都是手指慢慢地从脏层深度放松压力，一直到气层深度及其上方。一般状态下，由深层往浅层移动时脉搏的物质感会减少，但是此处正好相反，物质感反而增加。物质感增加的程度及扩展到的深度，手指所放松压力的多少，决定它是何种脉质。（次紧空心全形溢脉需要手指逆向操作，也就是从上往下压，来侦测空心的脉质）

图 13-3 血中的热与毒素的逐步变化过程

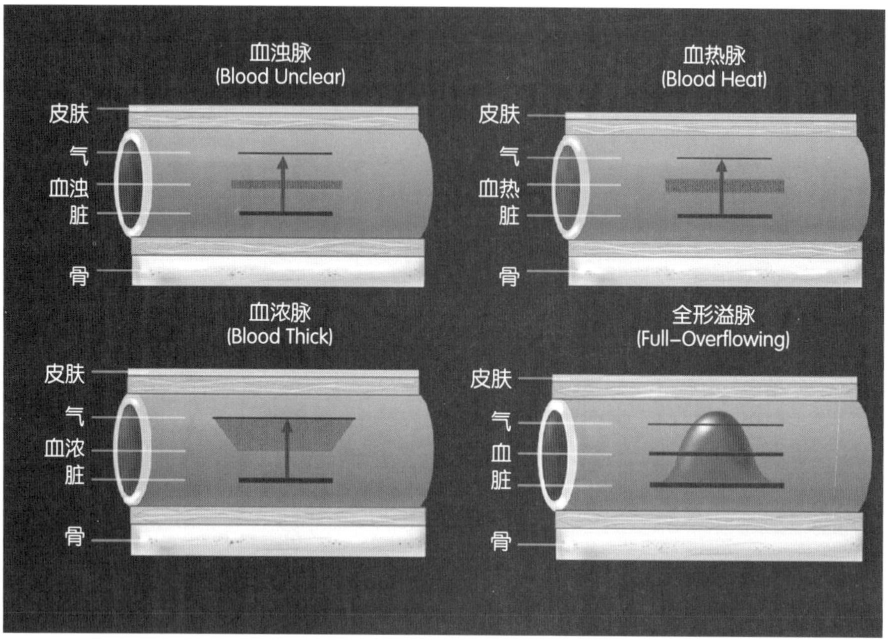

血浊脉
(Blood Unclear)
皮肤
气
血浊
脏
骨
血热脉
(Blood Heat)
皮肤
气
血热
脏
骨
血浓脉
(Blood Thick)
皮肤
气
血浓
脏
骨
全形溢脉
(Full-Overflowing)
皮肤
气
血
脏
骨

血浊脉（血液混浊不清） 当手指由脏层深度上升至血层深度时（见图13-4），脉搏的大小在血层深度比脏层深度增加的程度几乎感觉不出来，但不是减少。当手指由血层深度放松压力至气层深度时，脉搏又再次变小。

图 13-4 血浊脉

皮肤
(Skin)
气
(Qi)
血浊
(BLOOD
UNCLEAR)
脏
(Organ)
骨
(Bone)

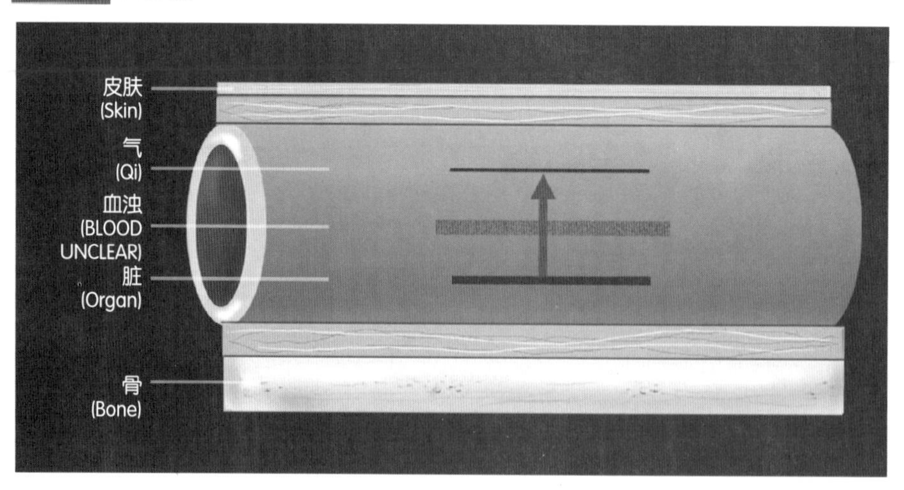

沈医师把这种情况比喻成：一杯清水中有一些悬浮的杂质，它是血中有毒素的现象。常见症状有疲劳和皮肤相关问题，如湿疹及牛皮癣。

本脉最常见的原因是暴露于环境毒素，特别是吸入性的溶剂。另一个可

能的原因，是肝气郁结或是肝气虚导致肝脏无法发挥适当的解毒功能，因而污染了血液。皮肤的症状则是身体试图排出这些毒素的表现。

血热脉　当手指由脏层深度上升至血层深度时，脉搏在血层深度的膨胀比血浊脉大。然而，当手指由血层深度继续放松压力至气层深度时，脉搏又再变小。这是血中有实热的征兆（图 13-5），根据沈医师的说法，通常是“神经系统”过劳的结果；但是，关于血中实热，其热的来源应该是“神经系统”和消化功能。当血层深度同时出现滑脉时，造成血热的原因是不当的脂肪摄取和代谢。当血层深度出现涩脉时，显示血管壁进一步的阻塞和损伤。

图 13-5　血热脉

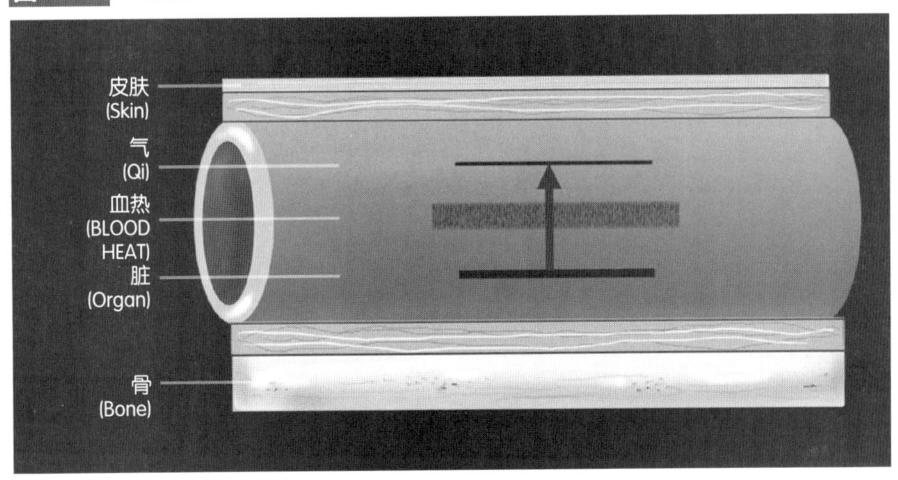

图 13-6　血浓脉

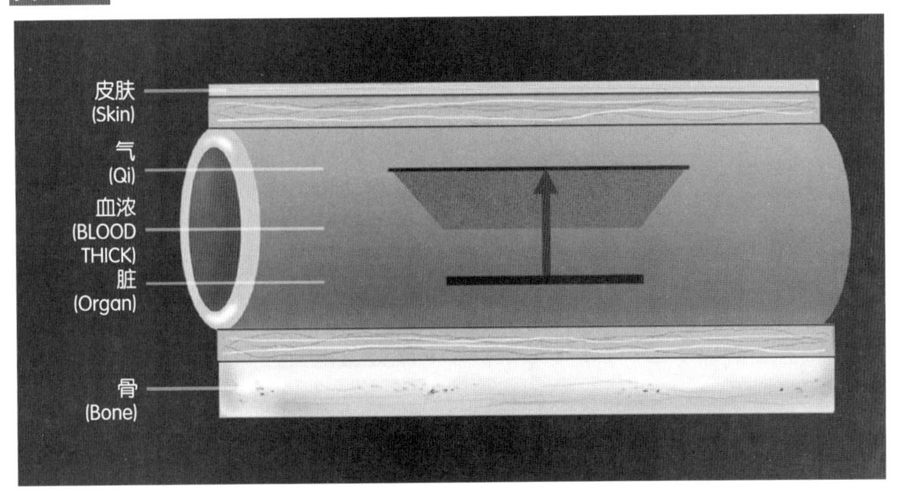

至于消化系统，热性食物如辛辣的食物、酒、贝壳类、咖啡、巧克力等，会导致实热，通常影响到肝、胃、心和肺。实热产生的另一个原因，是脾胃超过负荷能力的努力工作，譬如说当它面对过多的食物，或是难消化的食物时。

血浓脉（丰腴的血液） 当手指由脏层深度上升至血层深度时，脉搏变得非常的宽，同时伴有有力冲击脉，有时候是滑脉，及（或）涩脉。但是，不像血浊脉或是血热脉，当手指由血层深度继续放松压力至气层深度时，脉搏不但不会变小，反而继续变宽。（见图 13-6）

根据沈医师的说法，血浓早期的征兆可能是青春期后持续不愈的青春痘。晚期的征兆，通常是心血管方面的问题，像是高血压和冠状动脉梗死。无论是早期或晚期，巩膜和下眼睑的血管都非常的红，舌质也是鲜红的。

血浓可能由血热发展而来（刚刚才讨论过），这种情况下，它的致病原因更严重也持续更久。其中包括肝、脾、胃的功能失调，以及过食油脂和糖类，这个过程会增加循环的阻力，逐渐干扰心脏的功能。产生的热会慢慢损耗代偿的阴，造成血管中层和内膜变得干燥，形成绳索脉。

次紧空心全形溢脉 本脉（图 13-7）感觉上是膨胀的，具有正弦波形，上升到气层之上，很宽而且有膨胀感，伴有有力冲击脉并轻微的脉搏速率变快。其膨胀感在血层深度非常强，很有力地向上冲到气层之上，在那儿手指感觉好像会被推弹开来。

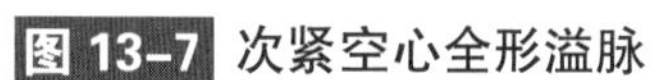
图 13-7 次紧空心全形溢脉

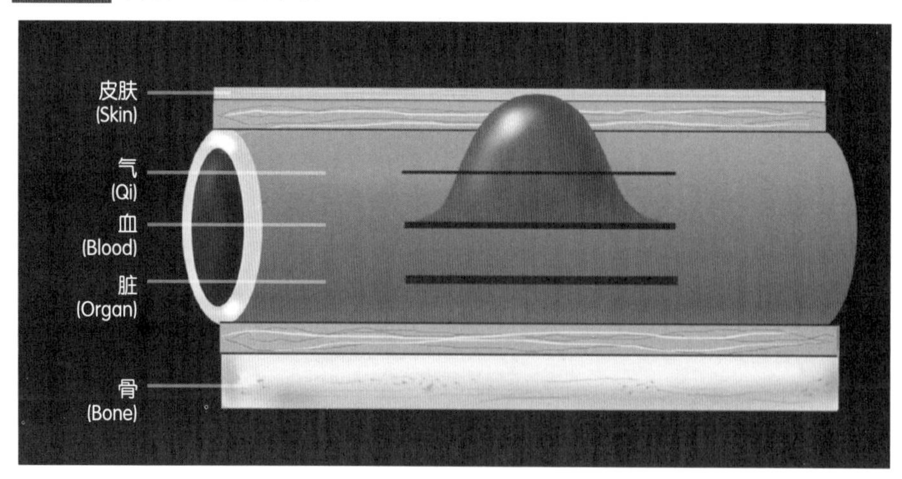

当我们的手指由表面往脏层深度按下时，其空心脉的特质表现在，压到大约是血层深度时脉搏会分开；由血层深度继续往下按到脏层深度时，脉搏又回复了它的膨胀性。

次紧空心全形溢脉是严重的实热的病征，同时身体尝试着要从血中清除这些热。因为血液无法再限制住这些热不外逸，它们会侵入气中。当漫延至整体脉中时，本脉代表有潜在的严重的高血压。如果是非常次紧或是非常紧的空心全形溢脉，它代表即将发生的中风，甚至死亡（参考第9章）。

滑脉　在血层深度出现的滑脉，代表有乱流，当血液或体液的流动力道或方向稍微偏离正常时这乱流会出现在任何时候。它可能是因为阻力增加，或是推进力减弱。偶尔在血液恶质病，像是镰刀型贫血症，滑脉会和血浊、血热或是血浓脉并存。

粗震动脉　局限于血层深度的粗震动脉，代表血中有热，并导致血管壁变得干燥而受损。这是动脉硬化的早期阶段。

绳索脉　绳索脉是血管内膜及中层变得干燥的独特征兆，无论是因为热或是缺乏滋养（参考第11章）。绳索脉有两种类型：次紧绳索脉和无阻力绳索脉。

次紧绳索脉　次紧绳索脉和实热有关，因为热损害了血管壁，造成平滑肌纤维的弹性丧失。这种损伤会促进血管壁上动脉粥状硬化斑块的形成。

无阻力绳索脉　无阻力绳索脉是长期超过体能负荷的过度运动所致。血液为了要维持运动所需而被消耗，血管壁和流行其中的血液失去了接触，而造成血管内的阴阳分离，血管壁的营养供应被剥夺，导致它逐渐干燥而变得很脆。这个过程同样会形成动脉硬化，只是没有次紧绳索脉的那种热象参与（参考第11章），也只有在很少数的情况下会产生高血压。

血虚（BLOOD DEFICIENCY）

细脉　在血层深度本身的细脉和血瘀有关，而鲜少是血虚，它的成因是血的传输不良，而不是血液不足。

分开脉（在轻按时）　气层深度消失，血层深度在轻度到中度的压力时会分开，但是脏层深度是饱满的。本脉代表营气进一步损耗，特别是工作超过体能负担，又没有足够的休息。本脉在年轻健康人群中也曾发现，因为他们过劳又没有机会恢复体力。本脉也在年轻的女性出现，如果她们有多次怀孕堕胎和流产的经历，这时分开脉代表气虚和血虚。

沉脉（气层深度和血层深度消失） 整体脉气层深度和血层深度消失，表示严重的血虚，特别是还有气阳虚。

无阻力部分空心脉 气层深度和脏层深度都存在，血层深度在受压时会分开但不是完全消失。本脉显示轻度血虚，可能是因为慢性出血。血虚的程度比沉脉轻，比细脉更是轻微多了。

革空心脉 气层深度和脏层深度都存在，血层深度没有任何感觉。通常本脉见于单一脉位，当该脏腑对其血液已无法掌控时，比如胃的出血性溃疡。如果脉搏速率快，表示即将出血或正在出血；如果脉搏速率慢，则已经出过血了。

在整体脉把到革空心脉，通常表示明显的甚至大量的出血。其所代表的血液失控状态及伴随对循环的震惊打击通常是突发的，而且需要立即的急诊照护。

非常次紧或紧空心全形溢脉 整体脉出现本类脉质之一，可能表示本态性高血压，如果只出现在左关部和尺部，则表示胰岛素依赖型糖尿病。在整体脉出现这类脉质时，它们代表另一种形式的“血液失控”，潜在的脑溢血或中风的概率是很高的。

脏层深度（ORGAN DEPTH）

这个在本脉诊系统中最深的层面，位置在骨的正上方，反映阴脏的整体状态，它们的基本功能的整合表现产生了气、血、津液，并且调控着我们体内所有的维生机能。这就是为什么脏层深度的脉质有什么风吹草动在临床上都具有显著的意义。

脏之气、血和物质及残余毒素

（ORGAN QI，BLOOD，AND SUBSTANCE AND RETAINED PATHOGENS）

整体脉脏层深度出现的共同脉质，可以让我们了解残余毒素的存在及其

特性。脏层深度的三层分部中（脏之气、脏之血和脏之物质），较深的两层在残余毒素的问题上特别有意义。这些致病因素被身体认为会威胁到重要脏腑功能的完整性，所以将它们经由经别和络脉引导到较不会对重要生理功能，譬如说五脏，产生立即影响的地方。关节、皮肤和各种空腔是身体常用来存放残余毒素的地方。渐渐的，这些致病因素开始对身体造成很大的伤害，而用来限制住这些毒素的能量，剥夺了身体原本用在生长、发展和维持正常运作的能量。在脏之血和脏之物质深度常见的脉质是次紧脉、有力冲击脉、涩脉和滑脉。

下列的段落，只是简短地说明其他情况和它们在脏层深度所出现的相关脉质，更详细的资料，请参考其他章节。

脏层深度的阻滞（STAGNATION AT THE ORGAN DEPTH）

下列脉质可能是气滞（虚或实）、血瘀、水蓄（湿），或是其他物质如痰阻或食积所致。

实证的气滞（QI STAGNATION FROM EXCESS）

略紧到次紧脉　本脉虽然通常在脏层深度是最强的，但大多同时会出现在三层深度。次紧脉是气滞并实热的早期征兆。

虚证的气滞（QI STAGNATION FROM DEFICIENCY）

扁平脉（气困于外而不入）　本脉是沉脉再合并减少的脉搏波形。它的产生是因为身体或情绪受到震惊打击，导致气的循环受限，气无法进入身体的某一区域。本脉质也显示在震惊打击发生之前，该区域是气虚的状态。临床上除了寸部之外，扁平脉可能和长期的肿瘤形成的过程有关。

血瘀（BLOOD STAGNATION）

这些脉质可以分成两大类：身体组织及空腔的血瘀，和前面讨论过的血管中的血瘀。所谓血瘀，是指血液循环变慢或是血循障碍。当发生在身体组织及空腔时，它主要会以涩脉的形式呈现，在极少数的情况下会出现非常次紧气球脉，这时代表身体某区域的慢性出血所导致的血瘀。

涩脉　有时候涩脉会与粗震动脉的刺刺的、蜂鸣般的、移动的感觉混淆。涩脉显得更粗糙，更不均匀，好像手指滚过洗衣板的感觉（“轻刀刮竹”）。

在脏层深度出现时，它代表血瘀或是毒素（参考前文及第11章的讨论）。

因为身体会显现的脉质是有限的，涩脉出现在不同脉位有不同的含义（参考第11章）。过去二十年来，涩脉已经由少见的脉摇身一变成为常见的脉质。这与我们大家都暴露在和过去比起来，充满更多毒素的环境有关。或许对于涩脉到底代表血瘀还是毒素这个问题，最好的答案是：大多数的毒素会造成血瘀，也终因血瘀而致命。

非常次紧气球脉　本脉很少见，因为身体某区域或脏腑的慢性出血所致，譬如说，脑硬膜下的血肿。

体液的积滞（湿）[STAGNATION OF FLUIDS（DAMPANESS）]

滑脉并脉搏速率快　滑脉若是仅见于脏层深度而且脉搏速率快，表示在阴脏中的湿热状态，或是等同于生物医学的慢性细菌、病毒或寄生虫的感染。所有三层深度都是滑脉而且脉搏速率非常快，表示有猛爆性的感染，但是如果脉搏速率只是稍快，则有可能是怀孕。

滑脉并脉搏速率慢　滑脉若是仅见于脏层深度而且脉搏速率慢，它代表寒湿的状态，属于酵母菌或霉菌导致的慢性系统性感染。所有三层深度都是滑脉而且脉搏速率慢，可见于血液恶质病，如白血病，医源性的心或肾的疾病有关的湿的状态，以及使用会造成水液滞留的药物。在心气虚的条件下，滑脉可能是血中乱流的结果，这种情况下滑脉更容易出现在血层深度。最近，根据中国方面的报导，滑脉可能出现在末期肺癌或大肠癌的病人身上。

脏层深度的虚证（DEFICIENCY AT THE ORGAN DEPTH）

血虚（BLOOD DEFICIENCY）

除了出血或慢性病，血虚的主要根源是脾气虚、消化不良及肾精虚（骨髓）。但是，如果肺不能让血液带有足够的氧，肝不能藏血，或是心不能推动血液循环，都与血虚的证候有关。

无阻力细脉　本脉表示血虚和气虚，通常是因为对养分的消化、吸收、储存和代谢功能不良导致脾气虚，或其中任何一个原因合并肾精虚而形成的。另一种可能的原因，是生育年龄的妇女因月经、堕胎、流产或多产所造成的出血。肾精虚一定要列入考虑，因为它影响骨髓功能，从而影响红细胞的制造。

细紧脉　本脉与长期过度思虑所致的“神经系统”过劳有关，代表血虚和阴虚，特别是肾阴虚。

阴和精的耗竭（YIN AND ESSENCE DEPLETION）

紧脉　紧张造成紧脉，因为实热会演化成阴虚。原因是身体试图要平衡热象而消耗过多的阴。

紧脉通常反映一个人长年思虑过度（“神经系统”过劳）造成阴虚。但是，全身强烈的疼痛，也会造成一致性的紧脉，偶尔还合并有尖锐、紧咬的脉质（多在肠的脉位）。在某些脉位的紧脉，譬如说：肠的脉位、胆囊脉位、特殊肺及胃幽门延伸脉位等，可能反映相关脏腑的发炎状态。

弦脉　弦脉显示的体液耗损比紧脉更进一步，它是精被耗竭的主要征兆。精是一种能量物质，和骨髓及“神经系统”的发展、维护有关。本脉质反映“神经系统”过劳及肾阴精虚。它也可能和疼痛有关。弦脉出现在左关和左尺部，可能代表早期的糖尿病及（或）高血压。弦脉也和长期使用古柯碱有关，特别是当它出现在左寸及左关部时。

气阳虚（QI AND YANG DEFICIENCY）

下列六种脉质出现时身体的阴阳仍然相合，可以和一些造成“气乱”而阴阳分离的脉质做鉴别诊断。

无阻力短脉　本脉可以出现在任何深度，表现为寸部及尺部不相连属。它显示脏腑或三焦之间因实证或虚证的气滞造成的循环障碍。当脉是短而弱时[3]，反映出脏腑之间的气血循环更严重的衰弱和虚损（参考第10章）。有时候，它也可能是造成心肾不交的原因之一。

减弱冲击脉　身体逐渐虚脱时，会表现出减弱冲击脉，当我们手指下按时，脉搏缺乏力量。它表示一个虚弱而又承受压力的身体，虽然已经是严重的气阳虚，但仍然非常努力地想要维持体内的恒定状态。

沉脉　本脉只能在脏层深度把到，它反映因为不易复元的严重气虚所造成的长期的内在失衡，预示着数年内会发生重大疾病的可能性。我们要注意，肥胖的人比纤瘦的人其脉来得沉。沈医师在一个私人往来信件中确认，他所提的伏脉（在他的1980年的书中描述的）和汉默医师所说的沉脉是同一个脉。在一个看起来健康的人身上所出现的沉脉，是否只是因体质造成，目前仍有争论。

沉物质减少脉 在此沉脉仍保有其外形，但似乎失去了韧性、物质感和弹性。它是阴脏更进一步气、血虚的表征。

软弱消失脉 脉搏变得对手指的压力越发没有阻抗，虚证的情况也更加严重，直到指下在任何深度都只能把到些许的脉搏（软弱脉），或是完全把不到脉（消失脉）。当整体脉是软弱消失脉，表示真（正）气虚；换句话说，所有阴脏的气、血、阴都虚。对疾病的抵抗力降低，易感性增加。

本脉见于免疫系统功能障碍及慢性疲劳综合征的病人，亦见于超过自己体能负担而生产或养育小孩的妇女。当本脉出现在尺部时，它也可能是沈医师所谓的“神经系统衰弱”[4]。

空脉类的脉质（EMPTY QUALITIES）

阴阳分离（阴阳不相接触）

虽然下列脉质并非根据脏层深度的感觉来断定，但它们都与脏层深度有关。出现在整体脉时它们反映“气乱”的异常现象，突显出身体处于气机紊乱的状态。空脉有几个不同的阶段，一个比一个严重，我们在第 8 章有详细的讨论和说明。

脏层深度分开 气层深度和血层深度都存在，但是脏层深度在手指往下按时，脉搏会有分开来的感觉，并往指尖两侧移动。它代表脏腑的气和血严重耗损，并有“阴阳分离”的状态。如果这空脉的现象又合并有各式规则到不规则的不整脉，则情况更加严重。

血层深度和脏层深度分开或消失 这类脉质在气层深度有脉搏的感觉，在血层深度和脏层深度则是分开或完全没有脉搏的感觉。这是比前述脉质在脏腑亏虚的变化过程中更严重的阶段。它显示阴阳之间功能性的互动更进一步地丧失。阴不能涵养阳，或阳无法推动阴，或是二者兼具。其结果是阳浮于身体的表面向四处散开，或是移动到最脆弱的脏腑或区域。

不良的环境因素（包括营养不良、居住、衣着条件不良）、过度工作、纵欲过度（特别是十五到二十岁之间）及（或）体质虚弱，这些因素的组合，都是可能的病因。另外一个越来越普遍的原因是年轻时过度运动，它会导致过度耗气，而在许多情况下造成焦虑和无法集中精神。另一个渐渐普遍的原

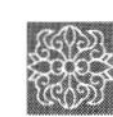

因是药物滥用，特别是大麻和海洛英。还有就是单核白细胞增多症，以及肝的感染性疾病，如肝炎。

革空脉 本脉和空脉类似，除了脉的表层更硬、更宽。革空脉表示比空脉更严重的精虚、阴虚或血虚（“气乱”的情况也更严重）。

空线状脉（濡脉） 本脉质的感觉是“如细线般飘浮在水面上”[5]。它只表现在气层深度，但是一受压就消失。它代表极端的血虚、精虚和阳虚。

散脉 空脉的更极端的一种形式，它只有在气层深度有断断续续的感觉，好似把着一个空脉，在手指沿着近远心方向滚动时会若隐若现。本脉突显出阴阳之气及血液循环进一步的解离状态。 可见于艾滋病末期的病人，它也曾被称为“屋漏脉”，预后极差。随着新的治疗药物的使用，本脉现在很少见了。

微脉 本脉的感觉只出现在血层深度（在气层深度和脏层深度没有脉搏的感觉）。它像散脉般是不连续的，细而无阻力，受压时没什么阻抗。它代表重病病人的严重气阳虚的状态。从“气乱”的角度来看，本脉是比散脉（前文介绍）更严重的阶段，显示阳气所剩不多，无法将脉推举至表面。

无阻力空心全形溢脉 空脉和空心脉经常混淆。空心脉的感觉出现在气层深度和脏层深度，血层深度的感觉就少多了；空脉则不然，它在气层深度有持续的感觉，在其他的深度则是分开或消失。

当无阻力空心全形溢脉并脉搏速率慢时，它反映在十到十五岁时，所造成的生理损伤。这种形式的“气乱”不像伴随着不整脉的那两种形式那么严重。

当无阻力空心全形溢脉并脉搏速率快时，可能发生在年纪稍大时，过度运动的情况下，这时血管壁扩张，心脏更卖力地打出血液。当突然停止这样的运动时，血管依然保持扩张，但是血液却大量减少。这种状态造成阴（血液）和阳（血管）分离，表现在脉象就是空心脉。更少见的情况是，一个人突然被叫去搬超越他或她体能可负荷的重物，也会产生无阻力空心脉。更完整的讨论请参考第 9 章。

空脉并不规则—规则不整脉与无阻力空心脉并不规则—规则不整脉 这些脉质代表“气乱”最严重的形式，阴脏已经不稳定，再加上心的气机紊乱。立即出现严重的疾病，甚至是末期的疾病的概率非常大。

脏层深度之下（BENEATH THE ORGAN DEPTH）

牢脉 本脉位于脏层深度正下方（气、血、脏层深度都没有脉搏），代表因外寒入侵所造成的严重的气、血和体液的瘀阻。本脉曾在严重的失温状态出现过。

伏实脉 本脉只能在脏层深度和牢脉深度之下，用最深沉的压力“到达骨头”[6]才能把到。李时珍说它是寒凝积聚。本脉只在危及生命的失温状态出现过。

结论（CONCLUSION）

我们要再次强调，本脉诊系统的重要前提之一就是，大区段的脉质在临床上优先于小区段的脉质。意思是说，我们应该先诊察大区段的脉质，再检视小区段的脉质。在我们急于对付某脏腑系统的虚实失调之前，我们一定要先矫正脉搏速率、节奏和稳定性的问题；本章前述的真气亏虚所表现的各种问题；涉及整体血液和循环的异常状态；或者是一般性的阴阳分离的问题。否则，我们的治疗不会有什么长远的效益，因为与整体脉（或大区段脉质）有关的问题，对生理功能和生存而言是最重要的。更何况，在大区段中没有矫正的脉质会造成小区段脉质的偏差，而无法可靠地反映出疾病正确的证型。

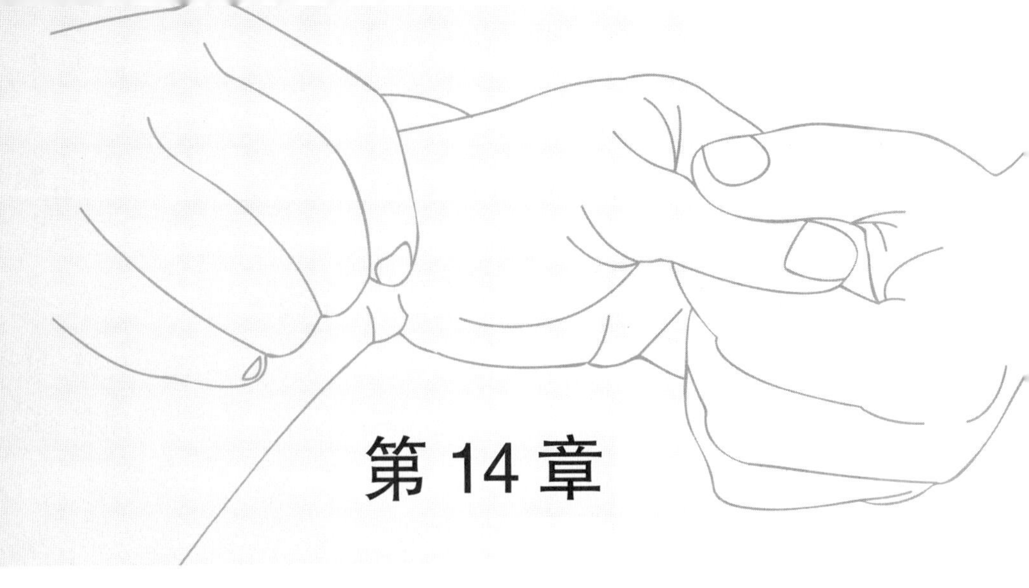

第 14 章

脉诊中其他大区段的共同脉质

Uniform Qualities on Other Large Segments of the Pulse

凯伦·毕尔顿 *Karen Bilton, L.Ac.*

左手或右手脉的共同脉质（UNIFORM QUALITIES ON LEFT OR RIGHT SIDE）

本节中我们列出可能出现在某一只手上或另一只手的各种共同脉质，及其相关的、最常见的病证。

文献上：夫妻不和脉（LITERATURE：HUSBAND-WIFE BALANCE）

左、右手不同脉象之间的关系，文献上有不同的看法。有一种看法是夫妻（即左、右手脉）不和脉，代表永久的人际关系障碍，特别是亲密的伴侣关系，这点汉默医师在许多临床病例中得到印证。另一种观点是，夫妻不和脉反映身体上、心理上，或是两方面的失衡状态。汉默医师曾遇到一位四十五岁的女性病人，从孩提时代就有颈项痛和背痛的困扰。她同时抱怨感觉不平衡，以及“左手边一辈子都有问题”。经过治疗，当她的左、右手脉恢复平衡时，她突然情绪崩溃并且大哭着诉说，她与丈夫相处不好的诸事。自此以后，她所有的症状都消失了。

根据凡・布伦的说法[1]，大自然的法则就是不断地趋于平衡。身体的右属阳，左属阴。但是，为了达到平衡，当具有极性的宇宙能量进入女性的体内时，阳分布到右侧，阴在左侧；在男性，则是左阳右阴。虽然没有明讲，按照推理女性的右手脉——以及男性的左手脉——应该比较有力。凡・布伦相信，为了维持平衡，在女性，针灸阴性的穴位应该在右手取，阳性的穴位应该在左手取；在男性，阴性的穴位应该在左手取，阳性的穴位应该在右手取。

对于夫妻平衡和失衡状态的处理，汉默医师从魏斯理的学生那儿，二十八年来得到不同的讯息。从1971到1981年，魏斯理的教学中认为，在正常状态下，女性右手脉比左手脉有力，在男性则是左手脉比右手脉有力。偏离此规律的任何情况，都有失衡状态。其后到了1980年代，我得到的消息改变了。现在他似乎认为左脉应该恒强于右脉，他所持的理由是右手脉所反映的阴脏较偏于供给营养的，左手脉则偏于功能的。因为功能比营养更活跃，其脉搏也应该较有力。事实上，任何的偏离现象都被认为是非常严重的事。有人告诉汉默医师，依照魏斯理的观点，病人有夫妻不和脉，右脉比左脉有力，若不加矫正，六个月内会身亡。有一些魏斯理的学生虽然也认为这种不平衡有相当的严重性，但也不是那么可怕的大灾难：他们认为三到十五年内可能会出现严重的后果。更重要的是，他们认为（汉默医师亦然）夫妻不和脉，是人际关系始终不良的征兆，特别是与异性的关系。

李时珍[2]对于左、右脉不平衡的观点是这样说的：无论男性或女性都存在着阴阳轻微的不平衡，这种现象反映在左、右手脉有轻微的差异。左阳右阴。男性的阳气较旺，如果他们的气机正常，则左手脉较强。女性阴血较多，如果她们的气机正常，则右手脉较强。

我们可以看出来，魏斯理[3]早期对于左、右手脉之间的关系的说法，似乎是反映李时珍的观点。

安伯[4]也举出了几种左、右手脉可能不同的情况：主动脉弓的动脉瘤；颈椎肋骨；臂动脉血栓；臂动脉和锁骨下动脉硬化瘢块；锁骨下动脉、腋动脉和无名动脉之动脉瘤；纵隔腔肿瘤；上肢骨折；上肢瘢痕；腋窝肿瘤或腺

体肿大；气胸；胸膜积液。

汉默医师（HAMMER）

汉默医师检查了一些病人，他们的左手脉或是右手脉都明显比另一边虚。有一位病人，她自己是五行学派的针灸师，她的右手脉非常明显地比左手脉少很多，二十多年来一直因被魏斯理的学说贴上严重的夫妻不和的标签而饱受折磨，她说她没有真正地从亲密关系中得到慰藉。

汉默医师检查发现到，她的右手脉是异常的，在中医称为反关脉，真象是她右手脉变异的情况比左手脉严重的多。

沈－汉默氏系统（SHEN–HAMMER）

沈医师对左、右手脉的观点，属于他的“四大系统”架构的一部分。右手脉代表“消化系统”，左手脉代表“器官系统”[5]。当右脉比左脉强，所做的推论是“消化系统”必须过度工作以代偿虚弱的、属于阴脏的“器官系统”的功能。当左手脉比右手脉强，解释为“消化系统”比“器官系统”虚，在年轻人可能是因为营养不良或不当饮食习惯所致，在年纪较大的人则是因为吃饱饭马上就工作。沈医师似乎倾向于用“消化系统”的好坏作为是否能从疾病中恢复的预测指标。换句话说，虽然我们希望左、右脉相等，如果“器官系统”受损而左脉减弱了，我们希望代表“消化系统”的右手脉比左手脉强。这和魏斯理的夫妻不和脉的观点形成直接对比，在他的看法中，无论男性或女性，正常情况下左手脉最好都比右手脉强。

“系统”模式概论（“SYSTEMS” MODEL SYNOPSIS）

请参考当代中医脉诊完整版第 14 章，以及《龙飞凤舞》一书[6]。

脉搏振幅和脉质在左、右手间变化不稳定（CHANGE IN AMPLITUDE AND QUALITIES FROM SIDE TO SIDE）

病人的脉搏振幅或其他脉质在左、右手间变来变去，先只出现在一手，后来变成只出现在另一手的脉搏上，表示正处于人际关系不良的状态，而且这是病人当时生活上的主要困扰。其他原因包括突然过度地消耗能量超过病人真气所能负担的。举例来说，一个消防队员数日来或数周来忙于和森林大火奋战而不得休息（身体比较弱的人，不用这么累也会有类似的结果）。沈医师会用“气乱”、“气血循环失调”，以及“脏腑失调”来形容这类现象。他指出脉质不稳定先出现在一侧，然后再出现在另一侧，是“神经系统”衰弱，这种病症类似“气乱”而相对严重多了。这是夫妻不和脉中特别值得注意的一种脉质，其意义需要进一步研究。

两侧对等脉位上的共同脉质（UNIFORM QUALITIES BILATERALLY AT THE SAME POSITION）

和某个脉质只出现在单一脉位相比，如果某脉质同时出现在两手相同的脉位，可以视为在身体的某个区域，而不是某一个特定脏腑（表 14-1）的病理现象。不过，两种病理状态当然可能同时存在。譬如说，创伤或举物过重可能影响整个胸部，而不影响或者是也伤到肺及（或）心。

在三焦中的某一区域，出现于两侧的脉质比只出现在单侧的脉质代表更严重的情况。

从现在开始，所谓出现在两侧的脉质，代表三焦中的某一区域，我们将讨论其中常见的脉质。这类脉质其致病原因是一样的。决定脉质表现不同的因素，是致病原因发生时，病人身体的强弱，以及事故发生后所经历的时间，或者是有害因素的作用，持续了多久的时间。

这些内容，我们整理在下列表格中。如果需要更详细的内容，请参考本书的完整版第 14 章。

表 14-1

A. 单侧类似的脉质

脉质	病症

■ 左侧“器官系统”

有力的：

脉质	病症
棉花脉	1. 短期无奈的征兆（“悲伤脉”）；>5 年，棉花脉扩展至右侧 2. 同侧外伤
左侧共同的紧到弦脉并脉搏速率快	疼痛；疼痛的位置依最紧的脉位而定
左侧紧空心全形溢脉并血层深度滑脉	糖尿病后期
左侧脉搏速率快并非常紧空心全形溢脉	高血压 – 左侧致残性脑血管意外（中风）的先兆
左侧血层深度滑脉	肝血中有毒素，血中乱流
左侧脏层深度滑脉并次紧脉	感染（寄生虫或轻度肝炎），特别是肝的
左侧气层深度无阻力滑脉并脉搏速率慢	器官系统气虚
左侧气层深度无阻力滑脉，次紧脉并脉搏速率正常或快	血糖升高
左侧浮紧脉	中度的肝风

减弱的：

脉质	病症
左侧沉及软弱消失脉，空脉或无阻力空心全形溢脉	1. 体质性的“神经系统衰弱” 2. 从会使阴脏衰弱的重病中，慢慢恢复 3. 持续的慢性消耗性疾病；譬如说半身不遂；或是退化性的疾病，像是多发性硬化症。

A. 单侧类似的脉质（续前页）

脉质	病症

■ 右侧“消化系统”

有力的：

脉质	病症
右侧次紧并脉搏速率稍快	因为体质性的“神经系统紧张”所致的吃东西过快
右侧紧脉，特别是关部胃的脉位（同时左侧次紧脉－“神经系统紧张”）	“神经系统”影响着分布在消化系统的神经－郁滞的肝气无法帮助胃气下降
右侧脉搏速率快并非常紧空心全形溢脉	高血压－右侧致残性脑血管意外（中风）的先兆
右侧滑脉并次紧脉	“消化系统”湿热及（或）感染
右侧气层深度滑脉	血糖升高
右侧血层深度滑脉	血糖及血脂肪升高，造成血中乱流

减弱的：

脉质	病症
右侧非常弱：沉并软弱消失脉	吃饭不定时；在“消化系统”尚未准备好时吃东西，在它准备好时却没有吃东西
右侧滑脉并软弱脉	“消化系统”严重的湿寒性的异常，显示脾、肺、特别是肾对体液的代谢与调控变差
右侧空脉或无阻力空心全形溢脉并脉搏速率慢	代表长期吃饭后立即开始劳动，导致严重的虚证，显示“消化系统”的气“乱”了

■ 右侧和左侧

不稳定：

脉质	病症
脉搏振幅在左、右手间变来变去，先出现在一手，后来出现在另一手	代表“气乱”，气与血循环不平衡。显示： 1. 正处于人际关系不良的状态（特别是与异性的），这问题是病人生活上的主要困扰。 2. 突然过度的消耗能量，超过病人的真气所能负担者

■ 左侧 > 右侧

有力的：

脉质	病症
脉搏速率快，有力冲击脉，以及共同的次紧脉，治疗后也没有改变；在左侧较为明显，因为肝负责调节“神经系统”	体质性的“神经系统”紧张，几个世代以来都维持高度警戒状态的生活

 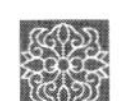

A. 单侧类似的脉质（续前页）

脉质	病症
■ 左侧 > 右侧	
有力的:	
次紧脉而且脉搏速率比体质型的更快；紧张性所在的深度，取决于压力存在的时间和强度，治疗后次紧脉可减弱；在左侧较明显，因为肝负责调节“神经系统”	环境因素造成的神经系统紧张，经常担心烦恼，保持警戒，思虑过多，药物滥用以及过度工作

B. 两侧对等脉位的共同脉质

脉质	寸部	关部	尺部
浮脉			
无阻力浮脉并数脉	当下目前的风热	少见	少见
无阻力浮脉并迟脉	虚性病人未解的外邪		
次紧浮脉并迟脉	当下目前的风寒	少见	少见
次紧浮脉并正常脉或数脉	未解的实寒，导致里滞，在强壮的病人会化为热		
棉花脉 （非常少见，在三焦之一的位置出现）	最近情绪伤害 胸部轻微外伤	吃饭时有情绪压轻度的肾气虚力；吃饭时满脑子在想事情（棉花脉并紧脉） 持续保持同一坐姿；饭后太快就开始工作；腹部轻微外伤	轻度的肾气虚 下身轻微外伤
隐遁脉 隐遁脉代表所有物质、气、阴、血的阻滞。更特别的是，它与肿瘤生成的过程有关，从肿瘤的出发隐遁脉（1–2），到最严重阶段的隐遁脉（4–5）	1. 乳房肿瘤 2. 纵隔腔肿瘤 3. 食道裂孔疝气 4. 胸部外伤	1. 胰脏肿瘤 2. 食道肿瘤 3. 胃癌 4. 腹水	1. 子宫肿瘤 2. 子宫脱垂

B. 两侧对等脉位的共同脉质（续前页）

脉质	寸部	关部	尺部
空心全形溢脉	头痛并高血压	高血压及（或）糖尿病	高血压或糖尿病
洪实脉 脏腑实热	急性猛爆性心肌心包膜炎 急性细菌性肺炎	急性感染，腹膜炎，肝炎，胆囊炎，胰脏炎	猛爆性骨盆腔炎，前列腺炎，肾炎，尿路感染以及大肠炎
气球脉 气或热被困于某脏腑或区域内，当气被困发生时病人是强壮的。气无法离开该脏腑或区域	1. 无阻力 • 不正确的说话、呼吸或唱歌方式 • 未释怀的悲伤	1. 无阻力 受困的气 • 脾气虚并胀满 • 吃饭时仍满脑子负面思想	1. 少见：因为阻塞所致的肠气过多 • 气球脉但脉迟 • 转动如豆脉并完全梗阻
	2. 轻度次紧脉 • 臀位生产	2. 次紧脉 受困的热 • 经常在饭后搬重物 • 肝胆横逆之气与热，干扰脾胃正常功能 • 外伤－手术	2. 更少见：慢性盆腔炎的急性发作，前列腺炎或大肠炎 • 轻度的紧脉到弦脉并数脉 • 通常是严重的洪实脉
	3. 中度次紧脉 • 肝气上逆 • 乳房肿瘤 • 热邪困而不出（寒邪入侵化热） • 肺气肿	3. 非常紧脉 • 胰脏炎或是腹膜炎 • 胃火	3. 非常次紧脉 • 腹膜中的离经之血
	4. 次紧脉 • 突然的极端的愤怒且身体活跃时 • 某次举重物超过身体能量负荷 • 上焦外伤或手术	4. 非常次紧脉 • 腹膜中的离经之血	
血困于内	5. 非常次紧脉 • 胸部的离经之血		

B. 两侧对等脉位的共同脉质（续前页）

脉质	寸部	关部	尺部
扁平脉 当造成病因的事件发生时，病人体虚，以致气无法进入某脏腑或区域	1. 非常年轻时严重的失望感；甚至自己都不自觉——8 岁前丧失父母 2. 生产时发生脐带绕颈 3. 发生胸部外伤时，身体能量不强壮 4. 呼吸方式错误，不当使用声音 5. 纵隔腔或乳房肿瘤 6. 体弱者某次举物过重	1. 长期在坐姿时，身体前倾（如：打字员） 2. 腹部外伤或者手术 3. 经常在饭后太快搬东西	少见：固定站在一个地方或在硬的地面上行走很久
非常次紧脉 气滞并实热，通常发生在体格壮实者	1. 过去或不是最近的胸部外伤 2. 未化解的寒并内实热型的气喘 3. 体格壮实者，短时间之内过度使用声音 4. 搬东西：某次举重物超过身体能量负荷（非常次紧）	1. 情绪压力导致肝气横逆，干扰脾胃功能 2. 外伤或手术并疼痛 3. 气滞、食积或者寒凝并轻微疼痛 4. 长期重复弯腰动作 5. 吃饭时或饭后立即从事体力劳动	疼痛是因为： 1. 下焦或盆腔的外伤或手术。 2. 下焦过度暴露在热的环境中，特别是脚。 3. “佛祖脉”（很长时间的禁欲：略紧气球脉）。 4. 下焦早期发炎状态（脉搏速率较快）
紧到弦脉 因过度工作，特别是神经系统过劳，导致阴与精减少 疼痛 功能亢进与感染	1. 心因性气喘，与长期肺源性气喘(脉搏速率快，有服药为弦脉） 2. 高血压及（或）头痛 3. 外伤并疼痛 4. 在特殊肺脉位：长期阴虚 5. 古柯碱滥用（弦脉） 6. 上焦过度的情绪压力以及阴虚，特别是震惊打击与狂躁 7. 上焦发热性疾病导致肾阴消耗而无法滋养心与肺阴 8. 上焦严重的疼痛：局部肿瘤	严重的阴精虚 1. 神经紧张并肝气郁结，肝气横逆，干扰脾胃功能 2. 高血压或者糖尿病 3. 某区域或脏腑的感染，胰脏炎（滑脉） 4. 疼痛是因为： • 饮食过度（长期） • 吃饭后太快就搬东西 • 弯腰的坐姿 • 吃饭太快 • 吃饭时很太过紧张 5. 外伤 6. 肿瘤 7. 发炎，溃疡 8. “奔豚症”（少见）	1. 肾阴虚并阴虚发热 2. 某区域或脏腑的感染（例如：大肠炎），特别是脉搏速率快 3. 疼痛是因为： • 血瘀：骨盆腔下身脉位涩脉 • 肠中气滞 • 肾结石 • 外伤 • 鼠蹊部疝气 • 过度暴露于寒冷环境中（脚） 4. 非常早期的糖尿病或高血压

B. 两侧对等脉位的共同脉质（续前页）

脉质	寸部	关部	尺部
滑脉	1. 气喘并肺部与胸部的湿热：滑脉并脉搏速率快 2. 心中有痰或痰火阻碍心窍：次紧滑脉并脉搏速率稍快 3. 寒痰扰乱心窍：次紧滑脉并脉搏速率慢 4. 在特殊肺脉位：肺中有痰	1. 脾气虚：迟脉 2. 脾及肝胆湿热：数脉（并局部器官感染，如：肝寄生虫病、胆、胰、阑尾、腹膜） 3. 溃疡：紧空心脉并数脉，特别是在胃幽门延伸区脉位 4. 食积：出现在胃幽门延伸区脉位，特别是在食道脉位的滑脉	1. 肾结石并强烈疼痛：弦脉并数脉。 2. 感染所致大肠炎，肠炎，盆腔炎，前列腺炎（洪实脉）
细脉 血虚	1. 心肺血虚 2. 气血两虚（沉、细、软弱脉） 3. 心阳虚（细、迟脉，不整脉）；阳虚型心因性气喘 4. 心肺阴虚和血虚型气喘（细紧脉并稍数脉） 5. 更严重的肺阴虚气喘并肺与心的血液循环障碍（细弦脉） 6. 心血虚并心、肺“痰阻清窍”（细滑脉）	长期脾气虚，导致心、肝血虚	肾精血虚（骨髓），通常是体质性（细、沉、紧到弦脉并轻微数脉）
软弱消失脉 体虚病人长期气虚，导因于肾精虚和非常长期的耗气，因为下列的原因	1. 在孩提时代尚不自觉时，遭遇重大情绪震惊打击（例如，丧失父母），在生命的稍后期表现出症状，有因为悲伤而抑制呼吸所导致的气滞，又因为身体想克服气滞造成能量耗竭 2. 很久以前身体的创伤——克服气滞 3. 长期肺部过度工作，例如唱歌或说话过多 4. 肺结核：特殊肺脉位浮滑脉（沈医师）	1. 肾精虚所致的脾气虚；儿童时期营养不良或饮食习惯不定时而影响肝 2. 长时间弯腰的坐姿，可能因为悲伤，特别是在吃饭时 3. 饭后太快上工（长期） 4. 轻度的厌食症、暴食症，或极端的饮食 5. 吃饭时仍然满脑子不断浮现负面思想 6. 寄生虫 7. 长期肝气侮脾	1. 肾气、肾精、肾阳的体质性的虚，影响多重器官 2. 长期房事过劳 3. 经血过多，或慢性活跃的或隐性的大肠炎

B. 两侧对等脉位的共同脉质（续前页）

脉质	寸部	关部	尺部
空脉 阴阳分离：更进一步的气虚，见于慢性的病证（身体非常虚的病人）或严重的阴虚，或二者兼具	1. 肺与心的极端的过度工作 2. 很久之前的胸部外伤 3. 儿童期的情绪伤害，多年后以耗竭的形式出现，因为身体想要克服气滞，扁平脉 4. 最近丧失所爱的悲伤，特别是特殊肺脉位，持续数周到数月之久，除非是转变成哀伤	1. 儿童期生活条件匮乏 2. 肾阴虚不能滋养脾胃 3. 非常长期弯腰的坐姿（例如：秘书，悲伤） 4. 吃饭时仍然满脑子不断浮现负面思想——非常长期 5. 吃饭后太快就工作——非常长期 6. 很久之前腹部外伤 7. 严重的厌食症——暴食症（或很伤身的节食） 8. 慢性寄生虫病 9. 胰脏酵素功能异常 10. 药物滥用	1. 严重的阴阳两虚，在六经辨证的少阴和厥阴期 2. 体质性的肾精虚，影响多重系统 3. 体弱之人长期的房事过劳 4. 长期经血过多 5. 多次怀孕生产 6. 长期的慢性亚临床大肠炎
空心脉 1. 革空心脉 a. 脉搏速率快：将立即出血 b. 脉搏速率慢：不久前刚出过血 2. 无阻力空心全形溢脉：阴阳分离 3. 紧空心全形溢脉：血中有热	1. 胸部外伤，可能并有出血：革空心脉 2. 举物过重，远超过身体能量所能负荷（曾经）：无阻力空心全形溢脉	1. 腹部出血：革空心脉 2. 吃饭后非常大量的体力劳动：无阻力空心全形溢脉 3. 胃酸过多：紧空心脉；并溃疡：滑脉并紧脉 4. 高血压，糖尿病：非常紧空心全形溢脉，如果也出现在尺部，通常是左侧	1. 革空心脉：突发的急性骨盆腔出血 2. 无阻力空心全形溢脉： a. 脉搏速率慢：经血过多 b. 肠子功能非常弱，因为饭后大量的体力劳动 3. 高血压、糖尿病：非常紧空心全形溢脉，特别是如果也出现在关部，通常是左侧

B. 两侧对等脉位的共同脉质，续前页

脉质	寸部	关部	尺部
1. 细震动脉 a. 浅 b. 深	a. 轻度心气不宁——通常是担心烦恼 b. 较严重的心气不宁以及担心烦恼		
当细震动脉由左手进展到右手，并且变得越来越深，这是心气不宁和担心烦恼变得更严重的征兆。若是遍及所有的深度和脉位，表示病人没事也需要担心烦恼			
2. 粗震动脉	1. 心或纵隔腔的器官组织实质损伤 2. 神经心理脉位：尚无定论，通常表示创伤或严重的病变	脏腑实质损伤	脏腑实质损伤

C. 两侧对等脉位类似的脉质

■ 三焦之间的阻滞，双侧

上、中焦之间气球脉（横膈膜脉位）	肌肉骨骼
1. 被迫分离并以愤怒取代被压抑的爱慕之情 a. 次紧气球脉表示较新近发生的 b. 无阻力膨胀较小的气球脉，较不是最近的 2. 重复的用上半身举物过重，超过自己的能量负荷 3. 肝与心皆强的高血压（少见） 4. 当心与肝皆强时，突发的、强烈的、未表达的愤怒	桡侧三焦之间的紧脉寸部之上：颈部寸、关部之间：肩带关、尺部之间：股关节、髋部尺部与骨盆腔下身脉位之间：膝部

■ 脉质不稳定，双侧

寸部	关部	尺部
1. 心与肺的阴阳分离：严重气喘或过敏 2. 乳房肿瘤 3. 过度滥用声音，或是不正确的静坐呼吸法 4. 纵隔腔和肺部肿瘤，通常和烟草过度滥用有关	胃或胰脏的肿瘤	子宫、卵巢、大小肠、膀胱、肾脏的肿瘤

■ 脉搏振幅不稳定，左右之间变换

先在一手出现再换到另一手，绝对不会两手同时出现

最常见	较少见
现在处于严重的人际关系冲突	最近超过能量负荷的工作

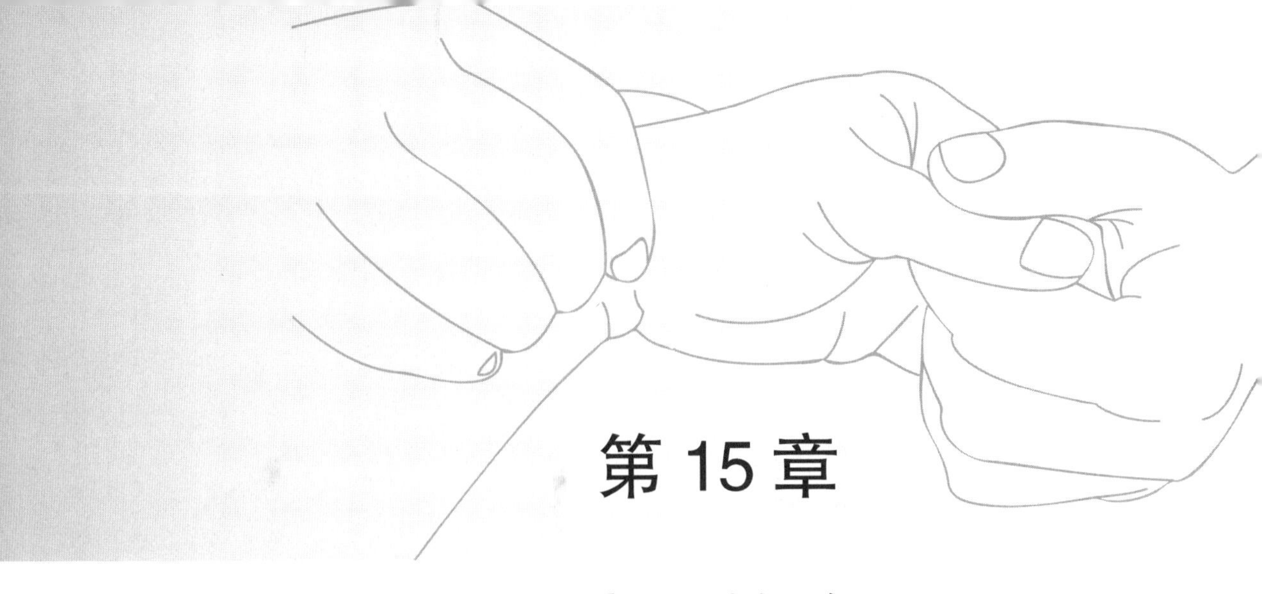

第 15 章

心理病征的脉质

Qualities as Signs of Psychological Disharmony

布兰特·史帝克里 *Brandt Stickley, A.P.*

当代中医脉诊在心理疾病的诊断和治疗的应用上，有许多的层面。脉质不仅是病人将身体的讯息传达给治疗者的沟通管道，也是向病人反映其多彩多姿内心世界的介质。

作为一个客观的诊断工具，脉诊所搜集的信息，可以避免传统心理治疗引发病人抗拒的反应。如此一来，脉诊可以作为一个灵敏且立即探索病人内心世界的工具。此外，脉诊也提供一个简便的心理病症诊断方式。当然，由于人类的情绪充满了难以言喻的神秘，以及千变万化的表现，脉诊可以作为更深入探索的指导方针，但是不可以当作病人的所有状态的呈现。一个脉质不会对应一个必然的身心表现，反之亦然，一个病症不见得一定会出现某个具有代表性的脉质。我们一定要考虑病人的整体情况及各种致病因素对脉象和病症表现的影响。

心和神经系统（THE HEART AND NERVOUS SYSTEM）

沈鹤峰医师对“神经系统”的概念，与传统的心在意识所扮演的角色，这二者间的关系需要进一步的解释。沈医师的用法，“神经系统”是体内移动迅速、又善变的气，很容易受到内、外环境病理因素的影响。假如“神经系统”够强，它能够把有害的刺激，导向身体较脆弱的脏腑，造成身体的疾病，而不是变成较被社会污名化的心理病症。如果“神经系统”衰弱、肾精虚，这些有害的刺激，就可能对身体造成更广泛的伤害，也可能造成心理问题。

心藏神（THE HEART IS HOME TO SPIRIT），它属于较高的层次，并且控制我们的心智状态，“神经系统”则是由肾精之中的物质层面衍生。二者之间必须保持平衡，并且经由三焦的调节功能来协调。心与“神经系统”可能是实或虚的；它们的虚实会影响身体对压力源的反应。如果心够强，压力会造成激动状态，这是一种身体的调适功能，用来保持适度的心智活动。然而在极端状况下，激动变成了焦虑、恐慌和精神官能症。一个稍微虚的心和心智状态，会表现短暂轻微的忧郁。在更虚弱的情况下，可能会出现轻微的精神分裂，特别是心痰积得更厉害时。比较严重的精神分裂，可能会有肾精虚、心气及心血虚和痰迷心窍。

如果心或“神经系统”是虚的，压力就很容易引发心理病症。具有抗压性且能保持正常的心理状态是好处多多的，特别是当我们考虑到当今文化背景，所赋予心理疾病的负面含意。当我们在治疗一些情绪困扰的问题时，如愤怒、忧郁或是狂躁，不要被这些表象所误导，以致忽略了应该优先考虑或同时考虑更重要的“神经系统”和心的状态。

心在人类心理学的关键角色
（THE CENTRAL ROLE OF THE HEART IN HUMAN PSYCHOLOGY）

心在所有心理与认知障碍中都是非常重要的因素。习惯上，只把心与情绪困扰联结，这种想法忽略了心与“神经系统”的统合作用，调节一切心理与认知功能的表现。特别是因为心在这方面所发挥的作用，使其得以成真。几乎所有的心理疾病，都可以而且必须从心理与认知，以及沟通的问题来了解。当沟通出现了障碍，可能与心、心包、三焦及小肠之火有关。

我们要知道，下文介绍的所有的心理障碍，都是某种形式的适应不良。它们都是与心包的阴有关，心包是心的保卫者，我们曾在《龙飞凤舞》[1]一书中讨论过。举凡肝阴实所造成的退缩，以及较少见的肝阳过亢所造成的攻击性，还有肾气过充所造成的狂热性格，它们都和心包的功能有关。

脉质：总览（THE PULSE：SUMMARY）

下列的脉质摘要，主要针对心的功能失调所显现的征兆。从经验上得知，心理状态和心的功能有关，包括一些所谓的“痰迷心窍”，即使在左寸和心包脉位没有出现滑脉。我们还要注意，压力在“个人领域”的心理上，而非生理上的影响，是一个易感的“神经系统”的功能反应（“神经衰弱”，肾精虚），这也是心肾不交的另一个层面。

压力与震惊—肝与心（STRESS AND SHOCK–THE LIVER AND HEART）

一般来说，当下的压力所造成的情绪反应被肝限制住（因此肝气郁结）。现代社会，肝同时受到药物和环境毒物的影响，其限制的功能因而减弱，所以就更需要各种安定心神、改变心智警觉状态的药物来刺激，随着肝的功能的进一步减弱，形成一种恶性循环[2]。

震惊，则是影响心的功能。

刚开始，震惊似乎是造成心阴虚，这时一个传统方剂生脉散，能够帮助回复心阴及肺阴。心阴虚的形成，可能是心对震惊的立即反应，会把血从周边送到重要的脏腑中，因此心本身反而血、阴不足。也可能在遭受震惊时，心把阴转变成血来应对紧急状况。许多心的病证，像是心气不宁、心气虚、心血虚、心气滞和痰迷心窍似乎都是从心受到震惊开始。在子宫内及产程中所受到的震惊打击，影响最为深远，甚至包括所有的创伤。

轻微到中度的心理疾病（MILD TO MODERATE PSYCHOLOGICAL DISORDERS）

比较不严重的心理病症，包括焦虑、轻微而短暂的忧郁、与情境有关或习惯性的烦恼，以及激躁，都是“心气不宁”不同程度的表现，脉象上见于整体脉为：细震动脉；静止时偶尔的脉搏速率不稳定；脉搏速率变快；心包脉位紧脉；左寸紧脉并偶尔滑脉；神经心理脉位细震动脉。左寸脉若见隐遁脉，是忧郁的征兆，并且表现为心“闭锁”伴有退缩，生命中缺乏快乐，心中感觉伤痛。这种状况，常常并见左横膈膜脉位的气球脉，本章稍后会讨论，这时比较软性的情绪，因为非自愿地与人分离，转而成为粗暴的愤怒。

记忆力受损，注意力不集中，失眠的某一证型，与心血虚有关。同时可见左寸细脉及（或）运动时脉搏速率增加 20 次 / 分以上。

心阴虚的表现是较严重的不安与焦躁，同时左寸脉象为非常紧脉。竖立脉也是中度心阴虚的征兆，伴有强迫性思考和强迫性行为。

虽然，当下的压力并有“神经系统紧张”主要会影响肝，其在肝中所形成的气滞或实热，通常会影响到心，症状可见静态时的心悸，心包脉位紧脉，以及左寸极端的次紧脉。

严重的心理疾病（SEVERE PSYCHOLOGICAL DISORDERS）

比较严重的、不是短暂的心智与情绪的问题，会出现整体脉粗震动脉（并有心的震惊、恐惧和罪恶感）；转动如豆脉（并有恐惧）；以及左寸中度到重度的滑脉（痰迷心窍）。在心智与情绪的病症中，即使没有滑脉，我们仍要考虑痰迷心窍的可能。二尖瓣脉位的滑脉，代表恐慌和恐惧症，同时伴有二尖瓣脱垂。

非常严重的心理疾病（VERY SEVERE PSYCHOLOGICAL DISORDERS）

“气乱”：整个机体的循环障碍，阴阳分离
（“QI WILD” DISRUPTED CIRCULATION，SEPARATION OF YIN AND YANG IN THE ENTIRE ORGANISM）

无阻力空心全形溢脉并整体脉固定的脉质不稳定，代表“气乱”，导致全面的“阴阳分离”以及混乱脱序的循环。无阻力空心全形溢脉并脉搏速率快，与去人格化及意识解离、以及严重的焦虑和恐慌，和心气、阳和心血受损有关。在严重的心智与情绪的病症中，也会见到重度的心功能障碍的病征，譬如说规则或不规则不整脉。

心的阴阳分离（SEPARATION OF HEART YIN AND YANG）

在各种严重的心智与情绪的病症中，会伴有心功能紊乱与不稳定，脉诊可见到规则或不规则不整脉、不稳定脉、脉质不稳定、空脉（少见），或是动脉（转动如豆脉），它们常伴有滑脉，并且都见于左寸部。

致病因素的影响（PATHOGENIC INFLUENCES）

一些致病因素，譬如说痰、火及混乱，与最严重的心与心智功能的干扰有关，这些病症包括严重的忧郁、躁症、精神病与精神分裂。它们通常伴有左寸非常明显的滑脉。

负面的情绪（NEGATIVE EMOTIONAL STATES）

负面的情绪主要影响易感的脏腑，至于其他脏腑，似乎只会继发性地依五行生克的原则受到影响。值得注意的是，受到压抑的情绪是主要病源。其他变数，如正面的生活经验及相对强健的身体（个人领域），都可以减轻负面情绪的不良冲击效应。

悲伤、哀伤、伤痛、难过
（GRIEF， MELANCHOLIA， ANGUISH， AND SADNESS）

悲伤和哀伤在持续的时间和伤心的程度两方面是有区别的。悲伤是有自限性的，伤心的程度和丧失所爱的经历是符合的，哀伤则不然，它的悲伤持续很久，而且超过了悲伤该有的正常反应。

近期的悲伤和伤痛（RECENT GRIEF AND ANGUISH）

汉默医师曾经在刚刚痛失所爱不久的病人的特殊肺脉位上，把到空脉。如果所失去的和死亡有关，分裂脉也可能出现。

长期未宣泄的悲伤和伤痛（LONG-TERM UNEXPRESSED GRIEF AND ANGUISH）

未宣泄的早年伤心的经历最常影响上焦，可能出现双侧寸部扁平脉，它所反映的是气无法入心，也许将来会转变成软弱脉，这代表气一直企图进入心，最终被耗尽。

哀伤（MELANCHOLIA）

双侧寸部出现气球脉及隐遁脉，或者出现其中之一，可能是长久的悲伤或伤痛。肾气虚以致无力走出伤痛，脉象表现为尺部的沉脉及（或）软弱消失脉。

成年后过去失去所爱的悲伤（GRIEF ASSOCIATED WITH A PAST LOSS LATER IN LIFE）

在此，失去所爱的当时的身体状况会影响脉象。事故发生在一个脆弱的人或是年轻人身上，寸部可能出现扁平脉。发生在一个强健的人或是年长的人身上，寸部的脉将会是无阻力气球脉。

忧郁（DEPRESSION）

“神经系统”是由肾精演化及维护。我们讨论的忧郁，多数有肾精失调的底子，其原因可能是遗传的、子宫内的因素，或生命早期的创伤，譬如说：产伤或早产。在《龙飞凤舞》一书，我们已有详尽的介绍。肾精的作用，可以分作肾阴、肾阳、肾气几方面。肾阴把“有形的生命”（物质）赋予生命的原动力；肾阳把“力量”（能量）赋予生命的原动力；肾气将肾阴与肾阳融合，使其成为生命的原动力的“平衡的功能”。如果肾精——我们刚说是生命、力量与功能——是良好的，忧郁只是一个遥远的画面。然而，如果肾精不良，各式各样的忧郁都会增多，我们下文会说明。

生命的原动力不断地驱动着个人向不同的人生阶段演进，这个过程中如果遇到了重大的阻碍，就可能出现强烈的挣扎，当事者可能会觉得“如果我不能作自己，我就什么都不是”，忧郁和自杀可能会是这种情绪煎熬的下场。我们观察到一个关于忧郁屡试不爽的矛盾现象，“病人的‘生命原动力’越强，他所承受的痛苦就越大，会自我了断的风险就越高”[3]。

内源性的忧郁（ENDOGENOUS DEPRESSION）

无论是与生俱来的（遗传、子宫内，或生命初期的伤害）或是后天（产后）

养育所致，能够导致持久而严重的忧郁的主要问题是肾精不足。这类原因所致忧郁的最大特征是发病没有明显的导火线，以及病人面对挫折和失望时，缺乏意志力和动机。内源性的忧郁好像一个绝望的黑洞。

脉象（PULSE）

尺部脉反映肾的状况，肾阴精及（或）肾阳精不足，会表现在一侧或双侧的尺脉。

肾气虚和肾阳精虚，在尺部会表现沉脉、软弱消失脉、严重的物质减少脉及（或）减弱冲击脉、弥漫脉、空脉，以及严重的振幅或脉质不稳定脉。这些是内源性的忧郁最常见的脉象，其症状包括疲倦、反应迟钝、无精打采，以及痛苦的情绪。空有形体（阴精），而没有生命力。

一个较少见的内源性忧郁的原因是阴精虚，它会以激躁不安为主，尺部的脉象是弦脉。

《龙飞凤舞》书中描述的其他形式的忧郁
（OTHER FORMS OF DEPRESSION DESCRIBED IN DRAGON RISES，RED BIRD FLIES）

情感依附性[4]忧郁（PRIMARY ANACLYTIC DEPRESSION）

婴幼时缺乏母爱所致，这种情况会严重地干扰心的功能，表现出像不规则不整脉、规则不整脉、无阻力空心不规则不整脉或无阻力空心规则不整脉。

循环性忧郁（CYCLOTHYMIC DEPRESSION）

与不稳定的母爱有关，脉象会呈现静态时偶尔的脉搏速率不稳定，脉搏速率是正常或稍慢，表示可能有此病症。这类病人的情绪极端不稳定（现在认为是边缘性人格）。

激躁性忧郁（AGITATED DEPRESSION）

激躁性忧郁，常见于肝气郁结（实或虚证），可以发现情绪被压抑的证据（于事无补的怒火），如在左关部的次紧有力冲击脉，以及轻微的肝火移于心中。如此形成的轻度心火，会表现出心包脉位紧脉，假以时日会发展成左寸的紧有力冲击脉，有时伴有静态时心悸的症状。如果有滑脉，表示身体为了冷却火气，导致湿气凝结成痰。最差的后果就是痰迷心窍，它与许多最严重的心理疾病有关，包括精神分裂和躁症，而且几乎一定会有精神官能症。

阴虚导致的阴虚发热，可见左寸紧脉，不安的症状随着肾虚的恶化而变严重。（尺部有紧弦脉是佐证）

歇斯底里或反应性忧郁（HYSTERICAL OR REACTIVE DEPRESSION）

这类病人感情外露，会不断地进出爱情和亲密关系中。心包脉紧，可能也有滑脉，再加上小幅的静态时脉搏速率不稳定。脉象是随着病人的心理状态及整体情况而改变。在忧郁时，左寸是扁平脉或气球脉，这两种脉象都代表心气滞。左寸扁平脉，病人容易受到后续的情绪伤害，且自身也容易出现这些情绪，包括妒嫉、羡慕和怨恨。身体比较强壮的病人则出现气球脉，他们倾向于易怒。当病人处于欣快期的时候，可能会有细震动脉，这是因为病人担心自己无法避免会被人排挤，他又让自己相信此种预言成真。

不伴有倦怠（缺乏快乐）的心情低落
[DYSPHORIC DEPRESSION（LACK OF JOY）WITHOUT FATIGUE]

左寸或整体脉隐遁脉 与日俱增的心情低落，常见的脉象是左寸为隐遁脉。虽然整体脉为隐遁脉是身体可能有肿瘤生长的警讯，但它也可以代表心情低落，在极端严重时，好像要让全身窒息的感觉。

扁平脉 两侧寸部轻度扁平脉，表示胸部气滞，包括心气滞和肺气滞，以及轻微的心血瘀阻。

扁平脉可能是早年发生的、已经被遗忘，或是经常被遗忘的失望情绪。造成这种失望时，病人还很年轻、易感，身体虚弱。突然而来的噩耗，或是被拒绝的感情，都会形成持续的扁平脉，它反映了病人即使身处“爱”中，仍然充满了报复心、怨恨及不快乐。

出生时脐带绕颈也会造成扁平脉，通常是双侧的，而且会产生比较严重的后果，譬如说持续的情绪障碍，报复心和怨恨增加、恐惧和胸部刺痛。嘴巴四周出现暗青的色泽，更能证明这一点。（这些脉位的扁平脉，也可能是早年胸部遭受重击）

气球脉 在左寸出现气球脉，表示在脏腑之气比较成熟时失去所爱，或是爱情之路不顺遂。因为心情感受退缩、容易发怒，病人即使有了伴侣也不快乐。单侧或双侧寸部出现气球脉，也可能是病人在一次严重而没有宣泄的愤怒之后，个性变得易怒。有时候在被压抑的极端暴怒下，横膈膜脉位也会出现气球脉，甚至延伸到关部。

伴有倦怠的心情低落（包括产后忧郁症）
[LACK OF JOY WITH FATIGUE（INCLUDING POST-PARTUM DEPRESSION）]

细脉或是运动时脉搏速率增加 20 次 / 分以上，表示心血虚。其他的症状包括睡着 4 到 5 个小时后就会醒过来，此外也可能有传统脾气虚加心血虚的症状。

心气虚，忧郁的症状会更严重，反应迟钝也加重。左寸心气虚会出现的脉质包括：软弱消失脉、脉质或振幅不稳定（较不严重）及空脉。在二尖瓣脉位可能有滑脉或是震动脉。整体脉也许有振幅不稳定；另外，运动时脉搏速率只有小幅增加或是不变。（参考前文痰迷心窍）

产后忧郁（POST-PARTUM DEPRESSION）

因为怀孕和生产会出现许多气、血虚的病征，特别是在缺乏传统文化中很普遍的、良好的补充和调理（例如：坐月子）的情况下。

退化忧郁（INVOLUTIONAL DEPRESSION）

中老年期，个人感觉人生失败和寂寞，通常和中年危机及个人发展不成功有关，这些包括为自己感到悲哀、绝望、精神和灵魂的失落感。有一些脉质，反映了这类情绪困扰所产生的不同程度的影响。它们是左寸隐遁脉，通常和心情低落有关，以及左关的空脉。

对生命中“沉默的绝望”所反映的情绪压抑和无奈感，表现在脉象中可见到整体脉的棉花脉，也可能伴有中年忧郁症。

中年危机持续下去，到了后期可能会出现心血瘀阻（“心小”）。若有扁平脉，或是沉脉并粗震动脉，或是涩脉，表示更严重的血瘀，伴随着一生的恐惧阴影及冠状动脉疾病，后者在男性可见于突发的心脏病。

化学物质中毒后，肝炎后或是单核白细胞增多症后的忧郁
（POST–CHEMICAL INTOXICATION，POST–HEPATITIS，OR POST–MONONUCLEOSIS DEPRESSION）

使用寒性的药物（像大麻），或者是曾经感染肝炎，或是单核白细胞增多症，会造成无法实践自己的计划，形成另类的中年危机。这些变化的后期，病人左关部会出现空脉（“阴阳分离”），表示肝功能变得紊乱。肝不仅仅是让气机流畅，它也会限制气的流通。因为严重的肝阳虚，以及“阴阳分离”，使得气机的流动失去了控制机制，造成明显的不良后果。

和严重“气乱”有关的忧郁
（DEPRESSION ASSOCIATED WITH A SEVERE “QI WILD” CONDITION）

忧虑是焦虑、恐慌、人格解离的后期变化，出现在长期从事超过体能负荷运动的病人（脉搏速率慢），或者是突然停止这类运动的人（脉搏速率快）。无论是哪种情况，无阻力空心全形溢脉，或是无阻力绳索脉的出现，都证明“阴阳分离”的存在[5]。

具有焦虑病理特征的病症和脉质
（CONDITIONS AND QUALITIES PATHOGENOMONIC OF ANXIETY）

心气不宁（HEART QI AGITATION）

汉默医师支持沈医师的看法，把心气不宁从轻到重的系统变化，整理出条理来。这类病人通常都有心的震惊打击的经验，同时也有心肾不交的问题，他们的症状是逐渐加重的。脸上的色泽——如果是在子宫内遭受打击，下巴是青的；如果是出生时遭受打击，青色会出现在嘴巴四周；如果打击是发生在生命的稍后期，青色会出现在整脸或是太阳穴附近——这些不同，可以用来判断打击发生的时间以及严重性。

细震动脉（SMOOTH VIBRATION）

出现在气层，或许只有在左寸，细震动脉代表烦恼和最轻微的心气不宁。当情况逐渐恶化，细震动脉渐渐扩展到整体脉，到那个时候，即使实质上没什么事好烦恼的，病人一定会找到事情来操心。脉搏速率通常是稳定的。

如果是心气虚，一个持续变快的脉搏表示最近遭遇的心的震惊，并造成心气不宁；在我们这个时代，这样的原因形成的心气不宁比实热造成的更多。渐渐的，随着心气渐弱，脉搏速率会慢下来。不过即使遇到很轻微的压力，脉搏速率也会短暂地变得离谱的快。这种程度的心气不宁，会有焦虑、不安和烦恼等情绪问题。

静态时偶尔的脉搏速率不稳定 这种脉质所代表的心气不宁，表现在不稳定伴侣关系上、思绪上、集中力、专注力、情绪上及行为上，它符合曾经很流行的一个词，“蚱蜢心”的见异思迁的特色。形成的近因可能是心的震惊，长期的忧愁烦恼。我个人的临床经验指出，问题最早的起源应该是在子宫内或是生命的早期，并且和肾精虚造成“神经系统衰弱”有关。其他心气不宁的症状包括眠浅易醒、焦虑、遇劳心悸。这是心肾不交的一种类型。

心中实热（EXCESS HEAT IN THE HEART）

左寸次紧并有力冲击脉或心包脉位紧脉 心包脉位紧脉（心包脉位于左寸正中央）指下感觉很尖锐，好像用铅笔尖刺手指的感觉。这是心有实热的征兆，通常源自胃热或肝热（“神经系统紧张”），或者是心长期的忧思烦恼造成的过劳。随着心热的增加，心包又没办法包围住这些热，左寸会变成次紧并有力冲击脉。出现的症状包括轻微心绞痛、紧张时胸闷气短、遇劳心悸、脸部潮热而红、激躁不安而易怒。

心阴虚（HEART YIN DEFICIENCY）

左寸紧脉 这是心阴虚的表征。主要的症状有：遇到中度到重度的压力，就会紧张、激躁不安；眠浅易醒但可以很快再入睡、整夜辗转反侧；通常伴有晨起身微倦；不太容易集中精神和行动力。其来源可能是心的震惊、长期紧张或长期烦恼担心，以上因素都会造成心的过劳、耗竭心阴。若有更严重的强迫思想及强迫行为，则会出现竖立脉。

心血虚（“心弱”）[HEART BLOOD DEFICIENCY（“HEART WEAK”]

这个情况主要是心血虚，夹有一点心气虚。睡眠刚开始几小时不错，但一大清早会醒过来，可以很容易再入睡，睡时多梦。症状有焦虑和一些忧郁，记忆力、精神集中和注意力都变差；早晨容易疲倦（比心气虚好一点）；容易受到惊吓；心情有如云霄飞车，缺乏目标（没有静态时脉搏速率不稳定那么严重）；轻度到中度的活动，就会心悸难平。四肢会有轻微麻木和厥冷，因为睡眠质量不好，虽然不累却觉得疲劳。心血虚可能源自很多原因，包括长期的忧思烦恼、肾精不足、脾气虚、患有慢性病、长期慢性的大量失血、长期心气不宁，以及体质虚弱。

左寸部；脉搏速率增加 >20 次 / 分 左寸细脉所代表的心血虚，比运动时脉搏速率增加大于 20 次 / 分更严重，当然它也会表现出这种情况。运动时脉搏速率增加越多，心血虚就越严重。

整体脉细脉 当血虚的问题更广泛时，整体脉会变成细脉，细并软弱脉（兼气虚），或是细紧脉（兼阴虚），伴有其他脏腑虚的相关症状（请参考第 10 章窄的脉质——细脉）。会出现的症状有记忆力、精神集中力和注意力变差，这些心血虚的特征。

心气虚（HEART QI DEFICIENCY）

左寸软弱消失脉 具有这种严重气虚的征兆时，表示病人很容易焦虑，同时情绪很脆弱。

整体脉固定的大的脉搏振幅不稳定 这也是心气虚的征兆。症状包括晨起身倦、情绪不稳、很容易紧张焦虑、手足厥冷，以及周身游走痛。

无阻力空心全形溢脉 如果是因为长期工作（或）运动超过个人能力负担，并伴有慢性疲劳，本脉的脉搏速率会是慢的；如果是因为突然停止长期过度运动，则本脉的脉搏速率是快的。突然停止长期过度运动时出现的症状包括焦虑、去个人化、精神解离的经验、容易暴怒的倾向。各式各样的身体症状也会逐渐出现，这些后遗症五花八门，无法概述。

脉搏速率慢 和一般大众的想法相反，有氧运动造成的脉搏速率变慢并非好事，它是心气虚的征兆。运动增加了循环，可以暂时减轻因心功能不良产生的疲惫感和忧郁，但最终还是进一步把心掏空了，变成需要更大量的运动来达到相同的效果。

左寸脉质和脉搏振幅不稳定　这是“心的阴阳分离”的征兆，也代表更严重的心气及（或）心阴虚，显示一个更不稳定的情况。二者中脉质不稳定的问题更严重。

二尖瓣脉位滑脉和粗震动脉　恐惧、焦虑和恐慌会伴随着瓣膜脱垂以及虚弱而出现。滑脉的问题比较严重，粗震动脉较不严重。二者都代表心气虚，也许带一点心血虚。出现这类脉质，在本脉诊系统的架构中通常代表亚健康状态，是身体不平衡的早期征兆，但用生物医学的方法，还找不出毛病。

不整脉　虽然经常被其他更严重的心脏问题掩盖，规则和不规则不整脉会使病人容易焦虑、情绪脆弱，以及不稳定。因为心控制着心智功能，紊乱的心气是无助于安静而平和的心智功能的运作。

心胆虚（HEART–GALLBLADDER DEFICIENCY）

症状包括晕眩、视力模糊、胆怯、心悸、善太息、多梦、易惊和易怒。诸种症状可能源自心气虚，这心气虚又是因为子午虚实相反的原则，受到胆中实证的影响。胆经的经别通过心。

左寸脉沉而细，右关部是软弱脉，胃幽门延伸脉位是滑空心脉，胆囊脉位是次紧滑脉并有力冲击脉（脾气虚，湿热困脾以及胆经湿热，在临床上经常是同时出现）。舌苔色黄白，中等厚度，如果有苔，多出现在中线附近。

担心烦恼（WORRY）

吃饭时持续的、不能自已的过度负面思虑，包括担心烦恼或是学术性的问题，会耗损脾胃之气。然而，更大的问题是影响了心，它控制着心智功能。关于思想这方面，脾胃之气只是帮心智功能的短期记忆这部分，譬如说考前临时抱佛脚的记忆，很快就忘记了。

细震动脉　细震动脉是担心烦恼很可靠的指标，根据出现的脉位和程度，可以很精确地解释问题。在左寸，它是担心烦恼的早期征兆，假以时日，它会扩散到左手脉。在气层深度，它代表短暂的烦恼，如果遍及所有深度，代表病人有烦恼倾向，即使没有值得烦恼的事。在神经心理脉位，细震动脉和心气不宁的症状有关，包括焦虑和长期的担心烦恼。

心包脉位紧脉，左寸次紧脉 这些是长期严重的担心烦恼的征兆，同时反映了热入于心。这些热是心过劳的反应，也可能是身体想要克服心气滞与心血瘀阻但是无效而导致热的积累。

静态时偶尔的脉搏速率不稳定 静态时脉搏速率不稳定，刚开始偶尔发生，到后来变成固定的，说明担心烦恼及轻微的心的震惊所造成的一系列的影响。

恐惧和惊恐（FEAR AND TERROR）

汉默医师对恐惧的定义是：对于我们的存在状态的基本未知所造成的情绪反应，譬如说，所有关于生死之间，大的转变和转换的问题。恐惧和信心是一体两面，由五行中的水相来调节[6]。

深度的罪恶感和恐惧（PROFOUND GUILT AND FEAR）

整体脉所有深度一致的粗震动脉 粗震动脉代表严重的心的震惊打击、罪恶感和恐惧，它可能出现在强暴案的关系人、儿童期的性侵害，或是有其他恐怖经历者，无论是受害者或是加害者。

转动如豆脉 左寸出现转动如豆脉，通常和严重的心的震惊打击以及惊恐有关。它比整体脉粗震动脉所代表的情况更严重。

“气乱”的脉质 这些脉质所揭示的身心紊乱，可能和惊恐有关。它们包括空脉、无阻力空心全形溢脉、不规则—规则无阻力空心脉，以及脉质不稳定。其中不规则—规则的无阻力空心全形溢脉代表的情况最不稳定。

如云霄飞车的感觉（ROLLER-COASTER FEELING）

如前文叙述，心气不宁的征兆，譬如静态时偶尔的脉搏速率不稳定，显示心的不稳定，因此心智状态也不稳定。心思飘渺而善变；心智出现混乱，日常生活的常规作息崩溃——这就是如云霄飞车的感觉及它的生活状态。

创伤后压力症候群（POST-TRAUMATIC STRESS DISORDER）

急性压力和危险的病征包括脉搏速率快的跳跃脉、静态时脉搏速率不稳

定、左寸紧而有力的冲击脉、整体脉粗震动脉、甚至左寸的转动如豆脉。在较不急性、较不危险的情况下，整体脉出现空脉是不稳定状态及暂时性创伤后症候群引起的紊乱的指标，当危机解除后这种脉象可能消失。

报复心和怨恨（VENGEFULNESS AND SPITE）

心气阻滞的症状，再加上左寸扁平脉或甚至气球脉，揭示病人有心存报复和怨恨的倾向。

偏执狂人格（PARANOID PERSONALITY）

和偏执狂有关脉象即有“神经系统紧张”类的脉，譬如说整体脉次紧脉，更重要的是气层的细脉、紧脉。偏执狂人格对于伴侣关系会有计划地抗拒，而不是去加强它。其原因是，根据他们自己的人生经验，他们总是会预期最坏的结果，而不是最好的结果。

精神病，精神分裂症，以及和界线有关的意识解离状态（PSYCHOSIS，SCHIZOPHRENIA，AND DISSOCIATED MENTAL STATES INVOLVING BOUNDARIES）

上述的病征都和不稳定有关，包括“气乱”（空脉、无阻力空心全形溢脉），“循环失控”状态（不整脉），以及“神经系统衰弱”。因为内在功能的紊乱，促使内外世界的区分出现缺损，造成生活严重失去条理，出现焦虑、惊恐、幻觉、错觉、偏执狂、去人格化，以及意识解离等一系列症状。

我发现“痰迷心窍”是在所有心智——情绪问题的关键因素，无论是在病因还是治疗方面。

中焦阻滞（STAGNATION IN THE MIDDLE BURNER）

中焦的气、食、痰的积滞，会引发不同程度的，和精神病或所谓脱离现实有关状况的症状[7]。就像其他精神病一样，“神经系统衰弱”的问题可能蕴涵在内。

气滞（QI STAGNATION）

气滞的征兆是中焦为隐遁脉，双侧关部次紧脉、有力冲击脉，这两种脉变化程度不同，视病人承受的压力大小而定。至于心智状态不稳定所表现的症状，随着病人每天压力的不同而异。

食积（FOOD STAGNATION）

食道脉位是滑脉或粗糙，双侧关部、胃幽门延伸脉位，以及大、小肠脉位会表现明显的次紧脉、气球脉以及有力冲击脉。

痰阻（PHLEGM STAGNATION）

阻滞的湿气（因脾气虚或饮食习惯不良以及胆经湿热）逐渐累积，和肝气郁结所生的热（或）胃热相结合，化而成痰。这些痰进入心中，造成“痰迷心窍”。因痰阻而生的精神病症状，通常比较持久难愈。

相关的脉象有双侧关部和胃幽门延伸脉位（SPEP）的次紧脉及有力冲击脉，以及在胃幽门延伸脉位和肠的脉位（有些也许在右关部）出现许多滑脉。

心中痰火（PHLEGM-FIRE IN THE HEART）

左寸次紧到紧脉，滑脉并有力冲击脉，左关次紧并有力冲击脉，右关则是在次紧并有力冲击脉和软弱脉或空脉之间，持续的脉质交替变化，右寸为软弱脉及（或）滑脉。

心中寒痰（PHLEGM-COLD IN THE HEART）

左寸是软弱脉并滑脉，右关软弱脉或空脉，右寸也许是软弱脉。本病症很明显没有肝火的成分，心理方面的表现也偏向于较安静的症状，譬如说忧郁。此处所说的“寒”，主要源自阳虚而非外寒。

双极性疾病（BIPOLAR DISEASE）

在躁症发作时，肝火传入心中。左关部是空心全形溢脉并有力冲击脉，左寸是次紧到紧脉并有力冲击脉，也可能是滑脉。尺部是紧脉，特别是左尺部，它会逐渐变成弦脉，这是因为身体想要灭掉心肝之火，以致耗尽了肾水之精。

郁症发作时，在“木”被烧尽后，脉象会显出虚证。左寸是软弱消失脉，

脉质或脉搏振幅不稳定，以及粗震动脉（代表脏腑实质损伤），这些脉象显示心气虚，而滑脉则代表痰迷心窍。左关是物质减少脉，或者是空脉，这些脉表示气虚。左尺部通常是紧到弦脉。

以上脉象反映了五行中的木、火、水之间能量的交互作用，再经过好像恒温器般的三焦的调节作用。读者可以参考《龙飞凤舞》[9]书中，关于这类致病因素的较完整的治疗方法。三焦病症的，脉象表现是不同脉位之间脉质的相似度很低，特别是同一个焦区内。

“气乱”（“QI WILD”）

下列脉象，如果出现在整体脉或是大多数的脉位合乎“气乱”的标准。这些脉质包括空脉、革空脉、空线状脉、散脉、微脉、无阻力空心全形溢脉、无阻力绳索脉、脉质不稳定、无阻力空心全形溢脉并不规则不整脉，以及无阻力空心全形溢脉并规则不整脉。

病人主诉情绪很脆弱、善变，严重焦虑，易怒，会有“恍神”的感觉，失心感，以及无法控制自己。也许会出现很恐怖的精神解离的现象。此外，病人很容易疲劳，感觉极端疲惫，以及遍身游走痛。如果“神经系统”本来就是衰弱的，这些心智和情绪症状就会特别严重。结果会造成生理的灾难，和严重的功能损坏。

紧张（TENSION）

肝气郁结（LIVER QI STAGNATION）

左关略紧和次紧脉 略紧和次紧脉是肝气郁结最常见的脉象。略紧脉病情较轻，当出现了有力冲击脉，表示病情加重。

偶尔的整体脉脉搏振幅不稳定 偶尔的脉搏振幅不稳定，可能是因为压力影响了肝。如果身体较虚弱或者压力较大时，振幅的改变幅度会更大。

“神经系统”（“NERVOUS SYSTEM”）

在我们的一生中，肾精是“神经系统”物质的主要来源（肾主髓）。

“神经系统紧张”[10]（“NERVOUS SYSTEM TENSE”）

汉默医师认为这种脉象反映了一种警觉状态，对某些人来说，他们始终要对周遭的危险保持警觉，以便生存下来，因此可以把它视为一种求生的机制。

如果是体质性的“神经系统紧张”，它的症状是尽管当下没有任何外源性的生活压力，病人仍处于紧张状态。这种现象常见于少数民族，藉此躲过了经年累月的迫害成功的生存下来。

最容易受到这种紧张压力影响的脏腑是肝，它的限制功能可以控制情绪反应对警觉状态的干扰。伴随症状要视其他易感脏腑受到肝经实热影响的程度，以及肝的限制功能造成的气滞的影响，特别是心（心悸——激躁不安）和胃（反胃——便秘）。这种紧张压力长久地持续下去，最后会导致肝气虚。

两种类型的“神经系统紧张”会出现的症状包括持续紧张、轻微潮红、不耐热、高血压、头痛、干眼、口渴饮水易解、容易便秘、不易入眠、容易出汗，以及易生湿疹。

两种类型的主要脉象是气层的紧脉和细脉，整体脉非常次紧脉，通常伴随有力冲击脉。

体质型的“神经系统紧张”脉搏速率较慢，环境因素型的脉搏速率较快。

环境因素型的“神经系统紧张”治疗后，次紧脉和有力冲击脉，以及其他紧张相关症状可以改善，而体质型的“神经系统紧张”经过治疗，只能减轻症状，减轻其他因实热所致的生理病理现象，但脉象并不会改变。

“神经系统”影响“器官系统”
（“NERVOUS SYSTEM”AFFECTS “ORGAN SYSTEM”）

假以时日，“神经系统”会影响“器官系统”。症状包括焦躁、不安、容易激动，接着感觉疲劳，这种疲劳先是和紧张的症状交替出现，再就与紧张不安一起发生。脉象上左手脉稍沉，但是早期在左手脉气层有非常细而紧的细线。

“神经系统衰弱”（“NERVOUS SYSTEM WEAK”）

“神经系统衰弱”主因是肾精虚，但早年的特殊经验也会造成类似的情况，如情感依赖性的问题，病人在婴儿时期被抛弃及（或）严重营养不良。

“神经系统衰弱”的病人自儿童期开始，就很容易受到情绪伤害，被干扰及不稳定，幼年时病恹恹的，很脆弱，身体发育追不上同年纪的小孩。这些情况可能存在一辈子，症状会变来变去的，需求也不同，会有持续的疲劳感。在过去这种病被称为神经衰弱，这样的病人症状会很快转变，但都不足以构成确定的医学诊断[11]。

脉象的变化很大，从幼年期沈医师描述为表浅而紧并脉搏速率快，到青壮年期汉默医师观察到明显的细震动脉，左手脉沉、软弱、渐渐变成空脉，特别是尺部。到了中老年期，会出现越来越多“气乱”的病征，像是脉质不稳定，特别是在左手脉和尺部。

愤怒（ANGER）

突然的愤怒：气困于心中而不出（SUDDEN ANGER：TRAPPED QI IN THE HEART）

和突然、巨大而没有发泄的愤怒最有关系的脉质，是左寸、横膈膜脉位，和关部非常明显的气球脉。这突然的愤怒越接近现在，气球脉就越严重。有几次汉默医师观察到气球脉几乎占据了所有的脉位。

突然、巨大而没有发泄的愤怒，发生在一个人正在活动时，会造成左寸明显的气球脉；如果发生在一个人静止时，会在左关出现明显的气球脉；若发生在吃东西的时候，右关会出现明显的气球脉。

易怒的倾向：气困于心中而不出
（PROPENSITY TO ANGER：TRAPPED QI IN THE HEART）

左寸无阻力气球脉，有时候在两侧寸部，甚至到特殊肺脉位，代表气困于心中而不出，通常可以追溯到出生时是臀位生产。它的结果是易怒、终生都感到疲倦，以及身体不适、没有办法左侧躺。

逐渐形成的愤怒，压抑和负面攻击行为
（GRADUALLY DEVELOPING ANGER，REPRESSION，AND PASSIVE-AGGRESSIVE BEHAVIOR）

和慢慢发展而成的，被压抑的愤怒，以及挫折有关的脉象，包括略紧脉、

次紧脉，以及很久以后出现的紧脉，特别是位于左关部的这些脉象。

无法控制冲动（POOR IMPULSE CONTROL）

前文已指明，肝主控着气，无论是使之舒畅条达，还是限制它。随着越来越多的肝气阳虚的出现，这些大部分是因为休闲性毒品的普遍滥用、寒性的大麻、迷幻药以及海洛因，使得肝的限制功能损坏，无法限制冲动。不过很奇怪的，这个问题会被肝同时无法舒畅气机的现象抵消掉一部分。

在此左关部会表现某种“阴阳分离”的脉，譬如说空脉，或是脉质不稳定。

爆发的和沉默的愤怒（EXPLOSIVENESS AND IMPOTENT RAGE）

病人稍微受到一点刺激，就会演变成不可收拾的暴怒。无法控制冲动是传统因素之外，把爆发的愤怒搞得更复杂的原因，它可以归咎于肝气阳虚。其他的因素包括在愤怒爆发前，无能为力的感觉有多重，以及病人心智状态和神经系统的稳定性。关于心智状态的稳定性，我们注意的是心气不宁，气困于心中而不出，还有特别是心中痰阻的问题（反映在静态时脉搏速率不稳定，和左寸的次紧气球脉并有力冲击脉和滑脉）。关于“神经系统”，我们注意的是肾精的基本完整性（尺部可能是既有紧弦脉，也有软弱脉），以及肝气郁结转化成肝火和肝风（左关部次紧气球脉并有力冲击脉，以及可能在左关浅层、左手脉或整体脉的浮紧脉）。在双极性疾病，汉默医师观察到，三焦维持恒温以及生理恒定性的功能是否完整，是维持情绪平衡的关键因素。

“循环系统”的“阴阳分离”，并且出现无阻力空心全形溢脉及脉搏速率快，代表无法控制愤怒。气困于心中而不出的病人，倾向于终生都是易怒，有爆发性的愤怒，想象中当他们发作时，被困的气会突然被释放掉。

分手和离婚（SEPARATION AND DIVORCE）

横膈膜脉位气球脉　左横膈膜脉位出现膨胀很厉害的气球脉，通常和分手有关。这种情况下，原本的浓情蜜意被压抑，由忿怒取而代之，以便让这种情绪转换比较可能达成。因分手导致的气球脉，如果出现在双侧的横膈膜脉位，表示情况较严重，虽然右横膈膜脉位的气球脉，也可以代表举物过重，

 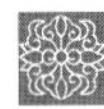

超过身体负荷。

犹豫不决（INDECISION）

左关部的空脉，代表对肝的伤害，例如吸食大麻，这会使得人缺乏动力去执行既定的计划。犹豫不决会影响胆，造成一些病症。

包括胆囊脉位的紧有力冲击脉、涩脉、弦脉、隐遁脉、滑脉或是脉搏振幅不稳定。

心的不稳定造成病人始终怀疑自己的能力，也会造成决策困难。相关的症状有：偶尔的静态时脉搏速率不稳定，和俗称的“蚱蜢心”，也就是善变的心。

无奈（RESIGNATION）

棉花脉（无奈）　这个“悲伤脉”（沈医师用语），是面对逆境时无望和无助的心情的反映，汉默医师称它为“无奈脉”。病人对周遭环境自认为无法掌控，感觉很无奈，喜欢归咎于他人。它是表浅气滞（“阻塞”）的表征，有时源于肾气精虚（反映在尺部是沉脉、软弱消失脉）导致的意志薄弱。亨利・戴维・梭利欧对这种情况形容得最好，他说：“多数人把自己的生活搞成沉默的绝望，当他们踏进了坟墓，仍然听到生命的哀歌。”（参考第 9 及 13 章）

强迫性思想（不能自已的强烈负面思想）[OBSESSIVE THINKING（RUMINATION）]

竖立脉与心智的过劳有关，同时也带点忧虑烦恼（轻度的心阴虚），通常源自于对某个单一目标持续的注意或不能自已的负面思想，最常见的是病人的健康状况。最轻微的症状是轻微的完美主义，最严重的是耗尽精力的强迫思想和强迫行为。左寸可能是紧脉。

前文提过，强迫思想是一种实证，如果在吃饭时发作，它会耗损脾气。伴随思虑不清，一部分是因为脾气虚，以致清气不升，无法上入于脑。也许更重要的是水湿聚于心中，“蒙蔽清窍”，也就特别会干扰意识状态。

关于死亡的强迫思想（OBSESSED WITH DEATH）

从伊福伦·康构于1990年代中期，在尚有6个月可活的脑部肿瘤的病人身上，观察到他的右手脉有分裂脉开始，我们在过度关心死亡的病人身上，持续观察到一些分裂脉，特别是在左关部。这些情况包括关心自己的死亡，或是他们所在意的人的死亡。在想要自杀的人，分裂脉也增多了。最近，我们把到两个未被确诊的癌症病人，他们的整个左手脉都是分裂脉[12]。

故布疑阵（OBFUSCATION）

病人在短时间内，可以用很多种方法操控他们的脉搏，来扰乱检查者。汉默医师曾经遇到一个病人[13]，诊脉时指下的感觉不断改变，直到他赫然警觉，病人一直在误导他。当他向病人说明他的怀疑之后，病人告诉汉默医师，她不想让他知道自己想要自杀的念头。

退缩和沉脉（WITHDRAWAL AND THE DEEP QUALITY）

病人有可能整体脉是沉脉，无论是短暂的还是持续的，但并不代表气虚。这意味着当病人面对压力时，会有情绪上的退缩反应；汉默医师的临床经验认为，这种情况是可逆的，可以藉由针灸把气提升起来而获得改善。

否认和空脉（DENIAL AND THE EMPTY QUALITY）

空脉可以出现在病人将全身的能量动员到表面，以便呈现给世界一个可被接受的外观，即便他正处于内在非常强烈的痛苦和冲突之中。

身体的疼痛（PHYSICAL PAIN）

疼痛时，整体脉是紧到弦脉，脉搏速率可能会有点快。至于疼痛发生的确切位置，我们可以寻找什么脉位的紧弦脉最明显，包括肌肉骨骼脉位。

身体疼痛在很多方面会造成情绪问题，包括每天伴随着疼痛而来的不安感，以及疼痛始终未获改善所导致的忧郁。慢性疼痛而束手无策感到无奈的病人，可能出现棉花脉。左寸或甚至是整体脉出现隐遁脉，代表以悲伤不安、闷闷不乐为主的忧郁。慢性疼痛经常是被压抑的情绪，透过经络的经别系统，转化而来，主要表现在背部与关节。

成瘾性（ADDICTIONS）

并没有一个单一的脉象可以代表成瘾的倾向。会导致成瘾性的不同违禁药品在身体造成的影响，倒是有迹可寻。

酒瘾者因为酒精过量，肝脏本体被榨干，左关部是紧到弦脉。吸食大麻，左关部是空脉，如果有幻觉，左关部空脉并神经心理脉位出现隐遁脉。

古柯碱会造成左寸和两手关部呈现次紧脉和有力冲击脉，以及滑脉并粗震动脉，直到耗竭期，这时上述脉位会出现所有表现虚的脉象，从代表阴虚的紧弦脉，到晚期代表气虚的软弱消失脉。脉搏速率在次紧脉到弦脉的时期是快的，到了软弱消失脉的时期，脉搏速率就变慢了。

中枢神经系统疾病（CENTRAL NERVOUS SYSTEM DISORDERS）

神经心理脉位的面团脉，经常反映中枢神经系统疾病，且往往伴随情绪和心智方面的后遗症。本脉位的隐遁脉，则表示会产生幻觉的违禁药物的滥用。脉搏振幅不稳定，目前暂时认为和头晕有关，本脉位的涩脉、非常紧脉以及有力冲击脉，暂时认为和创伤有关。

同样，我们也曾在阿诺 - 柴拉利脑血管畸形病人的神经心理脉位发现超乎寻常的紧弦脉，并有大血管脉位的气球脉，提示可能有脑动脉瘤。

左右手脉不平衡（LEFT–RIGHT IMBALANCE）

左、右手脉之间的期望强度和相对强度不平衡，我们称为夫妻不平衡脉。通常男生的左手脉较强，女生的右手脉较强。如果与此相反，往往和人际关系障碍有关，特别是与异性的关系，以及身体上、心理上或是涉及二者的不平衡状态。有一种假性不平衡，容易让我们误诊为夫妻不平衡脉，譬如说三阴脉。沈鹤峰医师对此有不同的看法，他认为右手脉代表“消化系统”，而左手脉代表“器官系统”。

左右手之间脉搏的振幅变换不定 本脉是现在、当下有人际关系冲突的征兆。脉搏振幅不稳定先发生在一只手，另一手没有不稳定，接下来脉象反过来，脉搏振幅不稳定变换到另一只手去。此外，这种脉象也可表示，一个人的工作量远超过他的能量所能负担的。

心肾不交（KIDNEY-HEART DISHARMONY）

左寸和尺部的脉象，反映心肾不交的状态。

左寸和尺部软弱消失脉，左关正常，脉搏速率慢或快 一般教科书的看法，认为心肾不交的特点是阴虚，我们对此持相反的看法。沈医师认为我们这个时代的心肾不交，主要的问题是气阳虚。通常伴有焦虑和失眠，非常明显的疲劳和忧郁，主要归因于在子宫内，或生命的早期受到伤害。

左寸和尺部软弱消失脉，左关次紧气球脉 中焦的阻滞会妨碍上、下焦之间的流通，造成假性的心肾不交症候群，这种问题只要畅通中焦气滞，就很容易获得改善。

左寸和尺部紧脉，脉搏速率稍快 如果左手寸、尺部都是紧脉，表示心肾阴虚，干扰了精神，很可能是因为情绪的震惊打击，一辈子都思虑过度，主要以担忧烦恼、焦虑来表现，先天体质影响较小。这种阴虚的证型，比气虚的证型更容易激躁不安。

左寸软弱消失脉，左尺部紧脉 最可能的是，一开始的时候，因为体质因素，寸、尺脉都是软弱消失脉。因为心智和神经系统的过劳，阴逐渐被耗竭，作为主宰的肾，它的主要问题也由气虚转为阴虚，尺部也就出现紧脉。

左寸紧弦脉，左尺软弱消失脉 过去少见，现代则因为年轻人肾气、阳虚的越来越多而增加。它的原因可能是在肾气虚的状态下，遭受心的震惊打击，另外可见于躁郁症的躁症发作期。

影响睡眠的心的证型（HEART PATTERS AFFECTING SLEEP）

心中实热（“心火”）[HEART EXCESS HEAT（“HEART FIRE”）]

实热的证型会有心气不宁，因为忧思烦恼或肝火造成，病人不容易入睡。心思飘渺且忧愁烦恼多，显得激躁不安。即便入睡了，也很容易醒过来，而且整晚辗转反侧。当他醒来时，会不由自主烦恼现实中的问题。

心阴虚和心气不宁（HEART YIN DEFICIENCY AND HEART QI AGITATION）

心阴虚型的心气不宁的特点是会出现竖立脉以及左寸紧脉，心气容易激动及（或）不稳定。病人对声音很敏感、静不下来、整晚辗转反侧、容易激动、神经质，当然也很疲倦。如果是静态时脉搏速率不稳定型的心气不宁，遇到工作过度劳累或是前一天压力过大，也会不容易入睡。

心血虚（HEART BLOOD DEFICIENCY）

心血虚型睡眠障碍的特色是入睡稍有困难，睡着四五小时后会醒过来，但是通常可以再入睡。除非病人同时有心中实热或虚热，醒来时一般脑中不会想东想西，有一点轻微忧郁的倾向，特别是刚醒来时。和心阴虚、心气虚的病人相比，或是和心气滞、心血瘀的病人相比，心血虚的病人疲倦感较轻。

心气滞和心血瘀（HEART QI AND BLOOD STAGNATION）

心气阻滞的病人，有时会彻夜不眠，心中充满被伤害的感觉，不管是真实的还是想象的，并且常常有报复心。心血瘀阻的病人即使睡了一整晚，醒来时仍然非常疲惫，不过更常见的症状是睡四五小时后会醒过来，接下来就一直醒着了，心中会有明显的恐惧感，特别是在清晨时分。

气/热困于心中不出和心气阳虚（TRAPPED HEART QI/HEAT AND HEART QI-YANG DEFICIENCY）

气/热困于心中不出、心气虚和心阳虚的病人，睡觉时因为身体无法躺平而觉得不舒服，他们会因为想要有更舒服的姿势而醒过来。即使睡了一整晚，早晨起床也觉得疲惫。心气阳虚的病人，清晨醒来时会觉得心情很沮丧、忧郁。

心肾不交与睡眠（KIDNEY–HEART DISHARMONY AND SLEEP）

如果左寸和尺部都是紧脉，病人睡觉时稍有声响或干扰就会醒来，因为就如沈医师所言："心是敏锐的。"这是阴虚型的心肾不交。如果左寸是紧脉，左尺是软弱消失脉，这种情况的本质是不足，所以病人只会睡五小时，符合心血虚的证型。这可能是因为肾精控制骨髓，而骨髓又能生血的缘故。

如果左寸和左尺都是软弱消失脉，病人会睡睡醒醒，但是没有心阴虚那种整晚翻来覆去的特点。气虚和气困不出的病人，躺下来的姿势令他们很不舒服，所以没有办法安卧很长的时间。

三焦（TRIPLE BURNER）

脉诊评估三焦功能的方法，是比较左右手之间脉质的一致性和平衡度。如果上、中、下三焦区的脉质彼此类似，我们就说三焦的功能大致良好。如果在上、中、下三焦区的脉质都有很大的差异，显示三焦功能严重不足，或许有"气乱"的情况。

下焦反映人的基础或根、根基，这些部分可能先天上就是虚弱的，或是因个人生活形态和自己选择的生活方式而耗损了。根基的强弱可以用来判断，当一个人遭受生活打击而倒下时，能够恢复又重新站起来的能力。

中焦反映一个人的生活有没有重心，承受压力的能力，体力恢复的能力，专注力以及照顾自己的能力。上焦则代表一个人与外界的接触，是否能达到有互动沟通，而又能够不扭曲自己，二者之间的平衡状态。

表 15-1 心理病征的脉质

脉质	心理病症
■ I. 确认的	
静态时偶尔的脉搏速率不稳定	善变的“蚱蜢心”，不断改变、激躁不安的心智状态、情绪和行为
竖立脉	强迫症
无阻力空心全形溢脉并脉搏速率快	很快形成的焦虑、恐慌、善变的情绪和易怒、去个人化、错觉
脉搏振幅及（或）物质感在左右两手差异很大（夫妻不平衡脉）	严重的自身内以人际间的冲突和苦恼
左寸隐遁脉	忧郁、心情低落
高烧脉搏速率很慢和低烧但脉搏速率很快	谵妄，昏迷
脉搏振幅不稳定在两手间变换	当下的严重的人际间的冲突
左关气球脉（有时扩及其他脉位）	被压抑的暴怒
左寸扁平脉	报复心、慢慢隐藏的愤怒、妒嫉
气层压抑波形和压抑冲击脉	情绪淡化
气球脉 ・横膈膜 ・左关部	 左横膈膜气球脉，通常发生的情况是，当一个人想要与某人，或是正在设法与某人分手时，他发现必须让自己感觉很生气，以便与对方分开。 被限制的暴怒，沉默的愤怒
气球脉博较强，其他深度脉搏较弱	与一种表浅的、向外的适应机转有关，特别是受到压力时
左寸滑脉	各种心理问题，从精神官能症到精神病；痰迷心窍
震动脉 ・细震动脉 ・第一印象是粗震动脉	 担心烦恼和烦恼的倾向 罪恶、恐惧、过去的震惊打击

脉质	心理病症

■ Ⅱ．可信的

脉质	心理病症
偶尔的整体脉脉搏振幅不稳定	紧张：偶尔外界的压力会引起内在的冲动反应
固定的整体脉脉搏振幅不稳定	经过一段时间，注意力会受损：中度的心理疲惫感
转动如豆脉	严重的未宣泄的害怕 / 惊恐
略紧 – 次紧脉（整体脉）	紧张：警觉：轻度到中度被压抑的内在冲突
紧脉（整体脉）	激动不安：疼痛

■ Ⅲ. 可信度较低的

脉质	心理病症
沉脉	退缩的倾向，特别是承受压力时
脉搏速率：快（跳跃）	焦虑的倾向
脉搏速率：慢	忧郁的倾向
空心全形溢脉	被压制的非常善变的情绪；很少爆发也不可预期的暴躁的情绪
洪实脉并有力冲击脉	突然爆发且持久对外宣泄的愤怒
不规则 – 规则不整脉（少见的发现）	恐惧；转变的情绪
空脉 · 中焦 · 左或右手，持续 3 ～ 4 周	 失去重心；觉得不平衡；生命中找不到落脚处；失落感 因过去意料之外的打击造成的创伤后症候群
无阻力空心全形溢脉并迟脉（逐渐形成的）	焦虑、恐慌、情绪善变易怒、去个人化、错觉
单一脉位的空脉，脉质不稳定，脉搏振幅不稳定（都显示阴阳分离） · 左寸（心） · 右寸（肺） · 左关（肝） · 右关（脾） · 尺部（肾）	 心理状态不稳定，意识混乱 深切的悲伤；无法转换的心情，无法放下过去，接纳新的，因为身体虚，缺乏改变和演进的能量 有活在轻微错觉中的倾向，有许多伟大的计划但没有一个实现；容易挫折；情绪不稳定（特别是易怒） 有不具实际效益，漫无目标的反复空想的倾向 有莫名的、反复的、严重的（内生性）忧郁的倾向

脉质	心理病症
气层无阻力，软弱，消失脉，分开脉（血层），洪虚脉，弥漫脉，物质减少脉，减弱冲击脉，沉脉	情绪上很容易受伤；退缩的生活态度；会避免压力上身

■ IV. 可信度最低的

运动时脉搏速率： • 增加大于 20 次 / 分 • 增加小于 8 次 / 分，速率不变或减少	 记忆力和注意力宽度减少；轻度到中度的心思飘渺 一阵子后专注力损坏；严重的心理上的疲惫
空线状脉（中到重度）	失去重心；觉得不平衡；生命找不到落脚处；觉得失落迷失
革空脉（中到重度）	记忆力和注意力宽度严重减少；极度的心思飘渺；躁动不安；失去重心；觉得不平衡；生命找不到落脚处；觉得失落迷失
革空心脉	情绪困扰消蚀一个人的内在（胃溃疡、十二指肠溃疡）
微脉和散脉（非常严重）	失去重心；觉得不平衡；生命找不到落脚处；觉得失落迷失
空脉并不规则或者规则不整脉，以及无阻力空心脉并不规则或规则不整脉	可能不成熟、发展迟滞的情绪
血层部分空心脉	记忆力以及注意力宽度轻微减弱，心思飘渺
血浊脉	思考和情绪不精确且模糊
血热；血浓	被压抑的激动的情绪
次紧绳索脉	情绪顽固僵硬，特别是面对压力时
无阻力绳索脉	为人顽固，但遇到压力会低头改变
细：细紧脉	记忆力和注意力宽度减弱；中度到重度的心思飘渺；激躁不安
细：无阻力细脉	记忆力和注意力宽度减弱；中度到重度的心思飘渺；忧郁的倾向；不懂得保护自己
限制脉（特殊肺脉位）	因为僵硬顽固，不容易做转变，以及接受新的放下过去
长脉	情绪稳定但稍微紧张

脉质	心理病症
短脉	一个人的人格被分隔成几部分，无法整合，每一部分都无法与其他部分接触；极端的例子就像“化身博士”中的杰克医师和海德先生，人格分裂
涩脉	固定的，固执，不转变
紧弦脉	高度紧绷；激躁不安；面对世界变得僵化却又非常敏感 肾阴精极虚，造成心包被榨干，以致无法亲近或释放真心 表现为无法接受或给予爱或温情 （以糖尿病为例，下焦或偶尔在中焦的弦脉，是一种早期的征兆，表示身体对糖的代谢失去控制，在此甜味可以比喻为爱情）

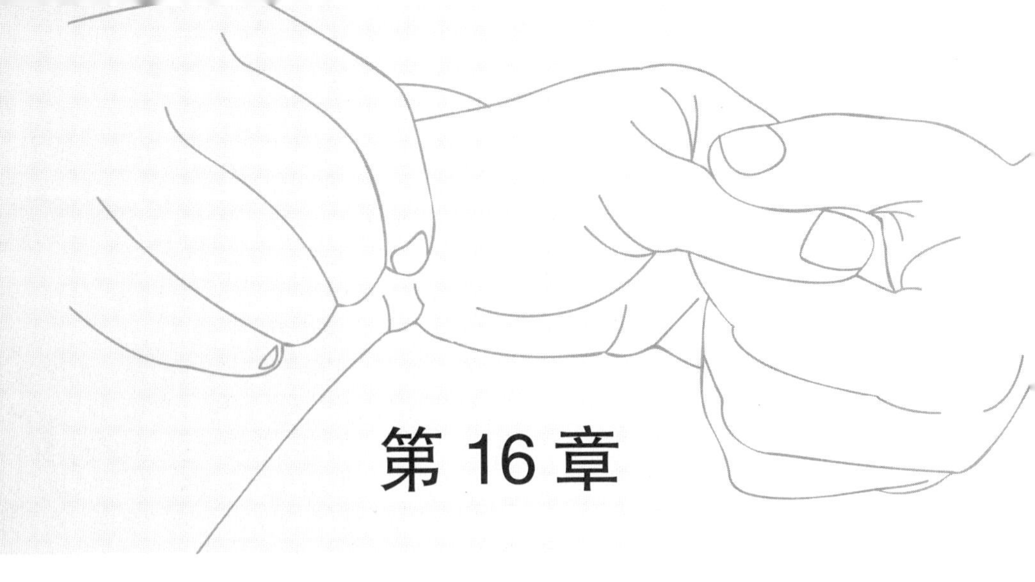

第 16 章

预后和预防

Prognosis and Prevention

汉弥顿·罗特 *Hamilton Rotte, A.P.*

本章的主题是把脉诊当作预后指标的同时，如何达到预防的目的。当然如我们所知，脉诊可以提供身体各种急、慢性状况的讯息，以及治疗的进度。同样重要的是，它也能够显示对病人而言不太明显的症状。

过去和现在（PAST AND PRESENT）

未来是现在和过去的延伸。关于过去，特殊肺脉位可以告诉我们肺部曾受过哪些伤害；整体脉粗震动脉让我们了解，心可能遭受过震惊打击。至于现在，整体脉紧脉通常反映已有一段时间的用脑过度，除非病人非常年轻，这种情况可能是广泛性疼痛造成。至于未来，骨盆腔下身脉位的隐遁脉和涩脉是一个肿瘤逐渐生成的警讯，在女生可能是子宫或卵巢的肿瘤，男生则代表前列腺或睾丸的肿瘤。

长期的看法（THE LONG-RANGE VIEW）

脉诊是“生命的一个切片”，也是在检查的当下，对一个人从出生到死亡的过程中，其生理和病理状态深入的分门别类的探索，反映整个人生在同化作用和异化作用之间的奋战结果，不受病人现在的主诉影响，无论它是多轻微。

时间差（TIME LAG）

脉诊所察觉的问题和确定的症状之间有一套关系。这套关系我们称为脉质。从脉质所见的征兆往往早于症状出现前好几步，因此也被视为预测指标，以及有潜力的疾病预防工具。以软弱脉这个脉质来说，它可能表示气虚，虽然疾病或许在数月或数年后才会发生，但这是一个预防的好机会。脉质与疾病出现之间的时间架构，可以给我们一些关于情况的严重性和出手矫正的急迫性之间的概念。大家也要知道，虽然我们可能在单一脉位或较大范围的脉位可以把到消失脉这个脉质，但病人仍然可以活生生地出现在你的诊室，他的内脏也仍然运作着。

我们预测的发病时间有很大的变异范围，而且是一种相对的测量。体质、对疾病的易感性、生活习惯、治疗方式、运气和命运，都是主要的影响变量——这反映了一句谚语“人可以治病，却治不了命”。

严重度（SERIOUSNESS）

本章中讨论的所有脉质，都是指那些一天又一天、一周又一周、不断重复出现的脉质。这种重复出现的特性，本身就反映了它的严重性。至于同一个脉质，若没有重复出现，则它又有另外不同的解释，其所代表的疾病通常不太严重。脉质的严重程度，我们用 1 到 5 来表示，它是另外一个代表严重度的预后指标。

儿童脉象的解释方式和成人的有所不同。功能紊乱的脉，可能只反映了儿童尚未成熟以及不断生长的状态，而并非什么严重的疾病。

某些脉质显示现在的疾病，但可能遭到病人的否认。我们应向病人说明，他们的情况是根据客观的脉象而不是个人主观的印象得来。这个方法常常可以避开在心理治疗时，因为剖析内心世界而遭到的阻力，同时可以加速解除病人的刻意否认，让汹涌的情绪以及内心的讯息得以快速释放（参考第 15 章及该章附注 4 与 5）。

脉质（QUALITIES）

有各种脉质可以分别显示远期、中期和近期未来的状况，也有显示任何时间的脉质。下面的讨论，只是要带大家欣赏一下脉诊如何作为预后的指标，以及预防医学的重要依据。

任何时间（ANY TIME）

在某些脉位的某种脉质，代表随时随地都可能发生危险。一个很好的例子就是大血管脉位的气球脉，它是动脉瘤或是脑脊髓液循环障碍的可靠指征，二者都对生命有立即的危险性。

远期未来（DISTANT FUTURE）

粗略说来，远期未来是指二三十年后。大多数的病症如果没有经过生物体自我矫正、生活形态的改变，或是干预治疗，它们都会逐渐恶化。

棉花脉　本脉质和无奈的情绪有关（在第 9、13、15 章中讨论），显示有广泛的气滞，如果时间较长而未加治疗，会形成气机循环变慢的疾病，特别是癌症。而这些癌症又容易发生在身体因为另一些原因（残余的致病因素，严重的虚证及（或）阻滞）而变得脆弱的部位。

扁平脉　如果在双侧寸部把到扁平脉（在第 8 章中讨论），代表胸部气血循环受损。扁平脉出现在双侧可能的原因是未化解的悲伤或心的震惊打击。如果扁平脉长期不变，未来要小心纵隔腔和乳房肿瘤。

若扁平脉只出现在左寸，通常和心气阻滞有关（参考第 12 及 15 章“心闭锁”），因为病人对遥远的过去的心理创伤（通常也早已遗忘）的反应，或因为生产时脐带绕颈，或是年轻时胸部外伤，而造成经络中的心气退缩。长期下来，我们可以预期病人经常会有人际关系的问题，包括容易挟怨记仇和报复心重。

另外一种心闭锁的情况，是左寸涩脉所反映的心血瘀阻。常见的原因是心的震惊打击，生产时头部在母体外过久无法生出和脐带绕颈。慢慢地，伴随本脉质会逐渐出现莫名的恐惧、紧张、呼吸短促（特别是吸气短）以及胸痛等症状。

扁平脉只出现在右寸，它代表肺气阻滞，可能是因为未化解的悲伤。本脉意味着呼吸系统的疾病，例如气喘、慢性支气管炎，或肺癌以及肾的问题，包括肾炎，这是因为肺不能肃降气和水液所致。

左寸无阻力气球脉 第8章已说明，无阻力气球脉代表气困在某脏腑或身体某区域中而出不来。可以预期的症状包括疲劳、忧郁、全身不适感、一辈子易怒，以及高血压等疾病。如果不治疗，可能转变成心脏扩大。

气层深度无阻力或减弱脉 代表早期的真气和卫气虚。本脉质显示病人容易罹患轻微的、短暂的疾病，在长远的未来，如果这种虚证没有改善，可能变成慢性疲劳综合征或其他的慢性病。

略紧到次紧脉 整体脉出现此类脉质（参考第11和15章），代表早期的“神经系统紧张”，终将导致血中有热及高血压。在单一脉位，它代表早期的气滞合并有实热，例如：在右关部可以预知胃肠蠕动会减慢并有食积，肠道空气多和腹胀。

紧脉 长期阴虚的结果，整体脉紧脉可能和动脉硬化有关，血管变得干而硬（参考第11章）。如果在左关部和尺部同时发现紧到弦脉，我们一定要想到很久以后，可能会出现葡萄糖耐受性的问题，譬如说糖尿病。

心律不整：静态时固定的脉搏速率不稳定 代表潜在的心气阳虚的早期征兆，最初会有焦虑和情绪易受外界影响，后来会有容易疲劳、呼吸短促、坠积性水肿、自发性冷汗且汗出如珠、身寒及胸痛（参考第6章）。

脉搏速率慢 速率小于每分钟55次，依年龄而定，可能代表循环不足，最后会变得容易罹患疾病，特别是慢性疲劳综合征、纤维肌痛症、游走性关节炎、易怒和循环疾病。虽然西医认为脉搏速率慢表示心脏健康，我们的看法正好相反（参考第7章）。运动员的平均寿命远比一般人短。脉搏速率非常慢也可能是严重的中毒，通常是吸入性的。

脉搏速率快 任何原因造成的（包括心的震惊打击）持续的脉搏速率快会逐渐导致心气耗竭。症状可见不同程度的疲劳，即使睡了很久亦然。如果不加以矫正，最终会变成心阳虚，以及严重的心脏病和心功能衰竭（参考第7章）。

中期未来（SEMI-DISTANT FUTURE）

所谓中期未来大约是5到20年。

整体脉分开脉 本脉质（参考第8及13章）代表因为工作过劳所致，轻度到中度气虚的变化过程，并有一些血虚，在中期未来向着最终的慢性疲劳综合征或其他慢性病又向前迈进了一步。相关的结果是在易感的年轻人突然心脏病发，特别是医师、运动员和拼劲十足的年轻商务人士。

洪虚脉、弥漫脉和物质减少脉 这类脉质反映中度的气虚，病人工作过劳，超过自我所能负荷的能量，以及睡眠不足（参考第8章）。对于体质脆弱易感的人，我们要特别注意可能会有突发的身体和情绪的崩溃，包括心脏病、猛爆性的血液恶质病，以及年轻人的神经疾病。

左关部空脉 年轻人和刚步入中年的人，本脉通常代表吸食大麻或迷幻药，或是慢性肝炎或单核白血球增多症，慢慢发展成倦怠、犹豫不决，以及无法将自己的计划和看法付诸实践。左关部空脉最终会增加罹患原发性肝癌和淋巴癌的风险。

整体脉细紧脉 代表血虚和阴虚，逐渐会产生循环的问题和虚热的问题（参考第10及11章）。症状包括干燥、月经期缩短、视觉的问题、头部刺痛、心悸、眩晕、皮肤感觉异常、午后发热、睡卧不宁，以及晚期出现高血压和成人型糖尿病。如果整体脉细紧脉只出现在气层深度，它表示现在的或是发展中的“神经系统紧张”状态。

无阻力细脉 这样的组合（参考第10及13章）意味着会出现血虚的症状，如上文所述；以及气虚的症状，包括容易疲倦、呼吸短促、眠浅易醒、腹泄或便秘、月经量少而淋漓，以及频尿。

血浊 本脉会反映在皮肤病上，例如湿疹和干癣，它们可以出现在身体任何部位，还有容易疲倦、严重的不适感、关节炎和头痛。它是血中有毒素以及肝和肺有压力的征兆，可以预期会发生肝、肺方面的疾病（参考第10及13章）。

血热 可以预期早期会出现皮肤病的症状及皮肤瘙痒、咽喉痛、口腔黏膜溃疡、舌痛、牙龈出血、激动不安、偏头痛、大便干硬、尿少色深等症状。日久会发生高血压和中风（参考第10及13章）。

血浓 在青春期，会有严重的持续难愈的青春痘。到了成年会发生严重高血压，其后的中风的概率很高（参考第10及13章）。

次紧空心全形溢脉 出现次紧空心全形溢脉表示血中有严重的实热，身体无法有效地将之排除，血管硬化加重了心、肝、肾的负担，最终发生高血压和中风的概率很高。

整体脉气层深度滑脉 如果脉搏速率稍快，代表血糖高，是早期糖尿病的征兆（参考第11章）。如果脉搏速率慢，则代表全身性的气虚、免疫系统功能偏低、卫气虚，容易感受外邪侵袭。

血层深度滑脉 代表血中乱流，常并见于血热和血浓脉（参考第11章）。血中乱流反映了血管中斑块已经存在，动脉粥状硬化的过程正在进行中。脾和胆的湿热与此有关。

心律不整：不规则或规则不整脉 如果不规则不整脉每分钟出现大于五次以上的歇止脉，或者是规则不整脉小于每15到30次的心搏就会出现一次歇止脉，我们可以预测在未来的5到10年会出现有症状的心脏病（参考第6章）。

血层深度粗震动脉 本脉（参考第11章）通常与血层深度滑脉并见，代表血管壁损伤，也依此可以预测会发生动脉粥状硬化。

气球脉 右寸及（或）特殊肺脉位的气球脉（参考第8章），可能是肺气肿的征兆。

次紧脉和气层深度细紧脉 当整体脉绝大多数的脉位是次紧脉且气层深度是细紧脉，这代表“神经系统紧张”。它会因阻滞而产生实热，这些过多的热被排入血中以保护重要的脏腑，造成血热以及空心全形溢脉这些类型的高血压（参考第11章）。

在单一脉位，次紧脉代表气滞增加及一些实热。左关部次紧脉，迟早会出现头痛、激躁不安、易怒、四肢冰冷、身倦不易恢复、身体两侧酸胀痛、胸中窒满、喜太息，以及容易激动的忧郁。

胆囊脉位次紧滑脉　在胆囊脉位这样的组合脉象显示发展中的胆囊炎和胆石症（参考第 12 章）。

弦脉　整体脉弦脉可能表示当下严重的疼痛，弦脉也将随着痛解而消失。弦脉出现在左尺部和关部，可能表示发展中的高血压或糖尿病（阴精虚）。左寸及（或）左关部弦脉，可能是古柯碱滥用，潜在或已发生的格雷病（突眼性甲状腺肿瘤），或是严重的躁郁症（参考第 11 章）。

无阻力绳索脉　无阻力绳索脉（参考第 11 章），可见于长期从事远超过自己体能所能负荷的运动的人。血管为了适应增加的血流而膨胀，在运动减少时或是运动已将身体的能量掏空时，血管缩减的速度比血流减少的速度慢。因此，形成阴（血）阳（血管壁）分离，导致缺乏滋润的血管壁变硬。这种血管硬化的原因有别于热或其他因素所导致的动脉硬化，若持续发展下去会产生神经学病变，例如帕金森病。

固定的脉搏振幅不稳定　如果出现在整体脉而且波动幅度大，代表严重的心气虚，最后会导致心脏病和心脏衰竭。如果波动幅度小，心气虚会导致循环不良；或是循环受创，例如身体外伤或情绪打击造成心气虚。创伤影响到循环系统，造成周边血管痉挛反应，因此循环不良，反过来增加心脏的负担，使得心气和心阴亏损。这些因素会导致游走性关节痛、四肢冰冷。中期的病征包括心智活动障碍、失眠、心悸、情绪易受外在环境打击，以及疲劳（特别是晨起身倦）（细节请参考第 6 章）。

如果本脉出现在主要脉位，表示该脉位相应的脏腑有早期到中期的阴阳分离以及功能异常。譬如说，出现在左关脉位，显示会有潜在能量恢复以及疾病疗愈、解毒较困难，某种形式的慢性疲劳综合征、月经不顺、缺乏计划以及决策的能力、进退不当这些方面的问题。如果不加以矫正，最终的结果可能会产生原发性肝癌和淋巴瘤。脉搏振幅不稳定出现在辅助脉位，代表该脏腑功能变差。

轻度运动时，脉搏速率增加过多 >12 ~ 20 次 / 分　这是心血虚的征兆，逐渐会出现心悸、失眠、虚弱、疲劳、记忆力和专注力变差。再过一段时间，它会导致心气、阳虚（参考第12及15章，与名词解释）。

节奏异常　如果规则不整脉每30次的心搏就会出现一次以上的歇止脉，或者是不规则不整脉每分钟会出现大于1次以上的歇止脉，预示在中期的未来会有严重的心脏病（参考第6章）。

短期未来（IMMEDIATE FUTURE）

较不严重的预测指标（LESS SERIOUS PROGNOSTICATORS）

静态时偶尔的脉搏速率不稳定　这是一个很具有预测价值的指针（参考第6章），表示即将发生的情绪不稳定、有如"蚱蜢"般变动无常的心，以及坐云霄飞车般的感觉、恐惧、处于心理失常的临界状态、心悸、失眠和疲劳。

竖立脉　本脉质（参考第6章）表示病人对某个项目具有强迫症的倾向，譬如说金钱、健康或是宗教。可预期会有轻度心阴虚的症状，例如：过动、不安、失眠和心悸。本脉质也和年轻身体脆弱易感的专业人士，因为用脑过度超过负荷，而发生严重的、甚至致命的心脏病有关。

细震动脉　表示担心烦恼，如果出现在整体脉所有深度，表示即使天下太平，病人也会找件事情来烦恼。他们总觉得会发生灾难，而要事先有所准备（参考第11章）。

比较严重的预测指标（MORE SERIOUS PROGNOSTICATORS）

涩脉　整体脉第一印象、右寸、左关、右关及特殊肺脉位出现涩脉，表示有毒素。因此可以预期会出现慢性疲劳、不适感；皮肤、身体空腔，以及关节的病变（残余致病因素）。通常和血瘀有关，刚开始时涩脉会出现在因大量毒素而造成的现象，这令我们困惑；后来我们了解到，原来毒素会致命是因为它会造成严重的血瘀。

在胆囊、胃幽门延伸区和肠的辅助脉位，涩脉代表这些器官的黏膜微量出血刺激和发炎，可能出现克隆病（局部性肠炎）、结肠炎、胆囊炎和胆石症。

骨盆腔下身脉位，通常合并尺部的涩脉，表示下焦血瘀。在出现涩脉后，可以预期下列疾病很快会发生：固定不移的疼痛、特别是经痛，阵发性的月经夹血块、蜘蛛痣、紫斑、大便湿黏、面潮红并偏头痛（气血分离，气往上窜），以及痔疮出血（参考第11章）。

浮紧脉 特别是位于左关部或左手的浮紧脉，与肝风有关（肝阴虚和“阴阳分离”），形成肝阳上亢，出现头痛、面潮红的症状，久而久之出现“风入经络”、中风等病症（参考第9章）。

弦脉 弦脉最严重的后果是严重的精虚，可能出现糖尿病和高血压（参考第11章）。

二尖瓣脉位滑脉 本脉位出现滑脉表示二尖瓣脱垂，血液会逆流回左心房。可预期会出现恐慌症、焦虑，以及心悸。因为这种情况是中度心气虚的征兆，如果不加以治疗，未来很可能变成心脏病。

胆囊脉位滑紧脉 与紧脉并见（参考第12章），显示即将发生严重的胆囊炎和胆石症。

左寸滑脉 这显示心窍被痰热或寒痰蒙蔽，伴有严重的情绪困扰、精神病，或是更久以后出现癫痫（参考第11和12章）。

脏层深度（气、血、物质）滑脉 整体脉在这些深度出现脉质，通常代表残余的致病因素。滑脉常与有力冲击脉和涩脉并见，显示是湿热之毒的病症，与毒素、感染（例如，慢性肝炎），或寄生虫有关。未来要注意的问题是，当这些毒素、感染，或寄生虫，没有办法再被限制住的时候，就会转变成急性病（参考第12章）。

隐遁脉 非常明显的隐遁脉（参考第8章）和肿瘤生成的过程、癌症，以及严重的自体免疫疾病例如红斑性狼疮有关。这时我们建议要积极检查肿瘤是否存在。如果特别明显的隐遁脉集中在某个范围，会比较容易定位肿瘤所在。在一个实际的病例中，胆囊脉位出现隐遁脉（并且向死脉改变），事后证实它是胆囊以及肝部胆管的一个罕见肿瘤，而脉诊发现的时间比生物医学的确诊提早了两年半。

左寸隐遁脉 隐遁脉出现在左寸，是一个例外情形，它代表心灵的消沉，即将进入心情低落的状态，通常和丧失所爱有关。一般这是指失去某种亲密关系。虽然曾经在一个病例中，它是因为突然在财务方面的巨大损失而出现。

粗震动脉 整体脉出现本脉质，与心的震惊打击、恐惧，以及罪恶感有关。结果依脉质的强度不同，会导致严重的情绪困扰。粗震动脉发生在主要脉位时，显示脏腑实质损害，若是在辅助脉位，则表示功能障碍，最后会对身体造成何种伤害，也是要依脉质的强度不同和经历的时间而定。

洪实脉 若突然出现本脉（参考第 8 章），表示该脏腑或区域有实热，可能即将出现深层感染，例如症状不明显的阑尾炎、结肠炎、腹膜炎和败血症。

沉脉及（或）软弱消失脉 若出现在整体脉上，它表示在不久的将来，会发生广泛性的慢性疲劳综合征，或是其他慢性病的预测指标。若是出现在单一脉位上，它突显该脏腑的气虚状态，并且在一年内会丧失部分功能。如果是在左关部，会有疲劳症状，特别是午后加剧，体力不容易恢复，缺乏再生力（参考第 12 章）。

大血管脉位气球脉 大血管脉位出现气球脉（参考第 12 章），可预期循环系统有缺陷，例如动脉瘤，特别是位于升主动脉。也曾遇到是脑部动脉瘤或脑脊髓液循环障碍的状况。

气球脉在左横膈膜脉位的远心端比近心端强 当这个部位的气球脉比关部更明显时，它表示至少有能量上的心脏扩大，虽然也可能是实质的心脏扩大，不过这需要生物医学上进一步的检查（参考第 12 章）。

空脉 它持续出现在整体脉（参考第 9 章），显示严重的阴阳分离（“气乱”），可预期在三个月到两年内会有重大疾病。

整体脉突然出现空脉，可能发生在创伤后压力症候群，在此情况下，病人要调派所有他可运用的能量到表面来，以因应外界局势。

空脉出现在单一脉位，表示相应阴脏的阴阳分离导致严重功能失调。若是在左关持续的出现，可以预期病人的肝脏很容易受到严重感染，发生自体免疫疾病，以及肿瘤。

空线状脉、革空脉、微脉、散脉、无阻力空心全形溢脉并迟脉 “气乱”的程度增加，严重的阴阳分离，显示当下或六个月内会发生的重大疾病。本脉代表疾病已发展到会致命的阶段。

革空心脉 若脉搏速率快，本脉表示（参考第 13 章）其脉位所相应的脏腑或区域即将出血，应视为急诊迅速处理。若脉搏速率慢，则该脏腑或区域不久前曾出血，有可能将要再出血。

革空脉　是因长期慢性病导致的非常严重的血、阴、精的亏虚，最后伤害到骨髓。

非常次紧、紧、或弦空心全形溢脉并数脉　当这样的组合脉出现在左寸和左关部（参考第8章），或是整体脉时，同时脉搏速率非常快，中风为期不远。如果这类脉质只出现在一侧，则该侧近期内发生中风的危险性很高。

脉质不稳定　整体脉脉质不稳定，代表严重的“气乱”并有阴阳分离，在六个月到两年内会有严重的疾病。脉质不稳定发生在单一脉位时，它表示在该脉位相应的阴脏有阴阳分离并且功能损坏，可能在数月到一年内发病（参考第6章）。

无阻力空心全形溢脉并数脉　本脉与突然停止长期剧烈的运动、近期快速发展的焦虑、去人格化和人格解离、重度的疲劳、游走性关节痛，以及其他严重的、导致身体衰弱的疾病有关（参考第6和8章）。

涩脉　左寸涩脉（参考第11章）代表有症状或无症状的冠状动脉狭窄，是一个会有早发性心脏病的预警指标。

肝的门脉系统向心脏回流的阻滞，伴有潜在致命性出血的可能性，会在左关部出现涩脉。在当今社会，因为环境毒素的严重泛滥，涩脉也变多了。

骨盆腔下身脉位，过去曾经是最容易发现涩脉的地方，在女性，它和潜在的子宫内膜异位、子宫肌瘤及卵巢囊肿有关；在男性，它与前列腺肥大及前列腺肿瘤有关。

胆囊脉位的涩脉，代表有大的胆结石及胆囊坏死，可能并发腹膜炎。

转动如豆脉　一旦有转动如豆脉，就不可能没有症状。在此特别点出，只是希望提醒读者，它可能与严重的紧急状况有关，最常见的是极端的恐惧与疼痛（参考第11章）。

不稳定脉　本脉质（参考第6章）表示在与其发现脉位相应的阴脏，即将发生极端严重的疾病。在左寸，我们可预期随时可能发生冠状动脉闭锁或是心脏衰竭。

规则或不规则不整脉　当不规则不整脉的心跳速率始终无法测量时，或是规则不整脉每不到五次心跳就有一次歇止脉时，都是严重心脏病的征兆，病人的寿命也可能会缩短（参考第6章）。

无阻力空心并规则或不规则不整脉 这可能代表最严重的心脏病，心功能极度紊乱，以及有“气乱”的情况，同时也可以预测病人寿命很短（参考第6章）。

死脉 本脉质的指感（参考第8章）好像触摸一个尸体，都没有脉动。其诊断通常是恶性肿瘤，而预后是会提早死亡。

脉位（POSITIONS）

左关部（LEFT MIDDLE POSITION）

本脉位脏层深度的滑脉，或是在更常见的脏之血和脏之物质这两个分部的滑脉，表示残余的致病因素，例如慢性感染、寄生虫或是肝炎（参考第12章）。

右关部和胃幽门延伸区脉位
（RIGHT MIDDLE POSITION AND STOMACH-PYLORUS EXTENSION POSITION）

紧空心脉和滑脉的组合，出现在这些脉位表示胃炎和溃疡发作（参考第12章）。

食道脉位（ESOPHAGUS POSITION）

粗糙气球脉或滑脉在此可能伴有短期的胃食道反流，以及长期的巴特食道症和食道癌（参考第12章）。

矛盾现象（PARADOX）

当病征与症状在虚实强弱方面相符合，病情相对不严重。但是当情况改变，其中一种是虚弱无力，另外一种却是不相称的强而有力，这种疾病比较严重。在急性病，脉搏应该是强有力而且有冲击脉，在慢性病，脉搏应该是减弱的[1]（在第3章和第17章有较详细的讨论）。

在年轻人出现绳索脉、减弱的脉质（沉脉、软弱消失脉，以及所有的空脉类），和功能紊乱的脉质（不规则或规则不整脉、脉质不稳定、不稳定脉），

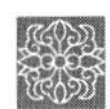

比同样的脉质出现在老年人时，来得严重。

同理，在年轻人出现较硬的脉质（紧脉、粗震动脉、涩脉、弦脉、革硬脉），或是非常强而有力的脉质（空心全形溢脉、洪实脉）时，也是不适当的。

在任何年龄，运动时脉搏速率保持不变、增加小于八次，甚至是减少，我们可以预期很快会发生心脏病（心气阳虚）。

男生脉细，女生脉粗，通常表示当下或一定会发生的严重疾病。

特别是在六经分期的最后一期（厥阴），出现非常高的体温，脉搏速率却很慢；或是很低的体温，脉搏速率却很快，这些都是生理功能极端紊乱（"气乱"）以及死之将至的征兆。

极限（LIMITATIONS）

要精确地判断肿瘤、感染（湿热）或内分泌疾病的位置和类型，若没有其他的病征和症状，以及生物医学的协助，是非常困难的事。我们尚无法确认尺部出现洪实脉和有力冲击脉的实热状态，其正确位置是在膀胱、肾脏，还是大、小肠。同样的困扰发生在脏层深度的脏之血和脏之物质这两个分部，出现滑脉、涩脉和有力冲击脉的时候。

好的预后指标（SIGNS OF A POSITIVE PROGNOSIS）

我们关于预后的讨论，很不幸的主要偏重在病情恶化的部分。脉诊记录确实是一个人从生到死这个连续的演变中，某一个特殊点的剖面说明，作为医师我们主要关切的是诊断和治疗脉诊所揭露的病症。因为我们最后都会死，脉诊记录总是显示我们将怎么死，这条路还有多远，这些不令人欣赏的事。

然而，就像第 3 章中讨论过的，脉诊记录也能显示我们的强项。良好的尺脉（下焦脉）说明我们有根，在这个根基上我们可以挺立于世上并且从疾病中恢复健康。良好的关脉（中焦脉）说明我们能够修补和净化我们自己。良好的寸脉（上焦脉）说明我们能够觉知自己生命的本体，并向外延伸与世界接壤，同时有能力与这个本体沟通并保护它；虽然需要不断地面对生命中从天而降的"命运矢石无情的挑战"，仍然可以保持心智和情绪的稳定性。

即使出现心脏的病征，一个正常的脉搏节奏说明病人有恢复的能力。一个符合病人年纪的正常脉搏速率，显示在受到压力时，仍然有能力维持心血管系统的稳定性。

另外一个重要的指标就是右手脉的完整性，特别是右关部。它说明在生命体受到压力时，其消化系统和脾胃之气（参考第5章）有能力回复气与血。另一件很清楚的事是，当一个过强或过弱的脉，朝向第5章描述的正常脉所具有的种种特征转变时，它正迈向复原之路。

整体脉次紧脉并中度有力冲击脉，说明该生命体处在不良环境时，有足够的真气（正气），或是代谢热来维护生命。主要脉位有病理变化，但其相关的辅助脉位正常，说明情况不像乍看之下那么严重，病人有很高的机会回复健康。生病时在气层深度出现正常脉般的正弦波，是另一个很正面的征兆。

病人的脉象出现很大的不稳定性，但最近的病历显示正的生长，可能是符合一个通则的征兆；这个通则是：生理上的不稳定，不见得都代表出现病症，它可能是一个产生好的改变和生长的机会。

在三焦的同一位置的脉质，彼此越相似而不是相异，和各个脉位的脉质差异很大的情况相比，我们是看到了一个较不紊乱的状态。脉象中很少脉质和脉搏振幅不稳定，以及空脉类的脉质，则该生命体是比较稳定的。若脉质和其他的病征与症状相符合而不相矛盾，则病人处于更稳定的状态。这也适用于脉质与年龄、性别、身高和体重相符合不悖的情况。相对而言比较没有代表虚或实的脉质，也是另外一个好兆头[2]。

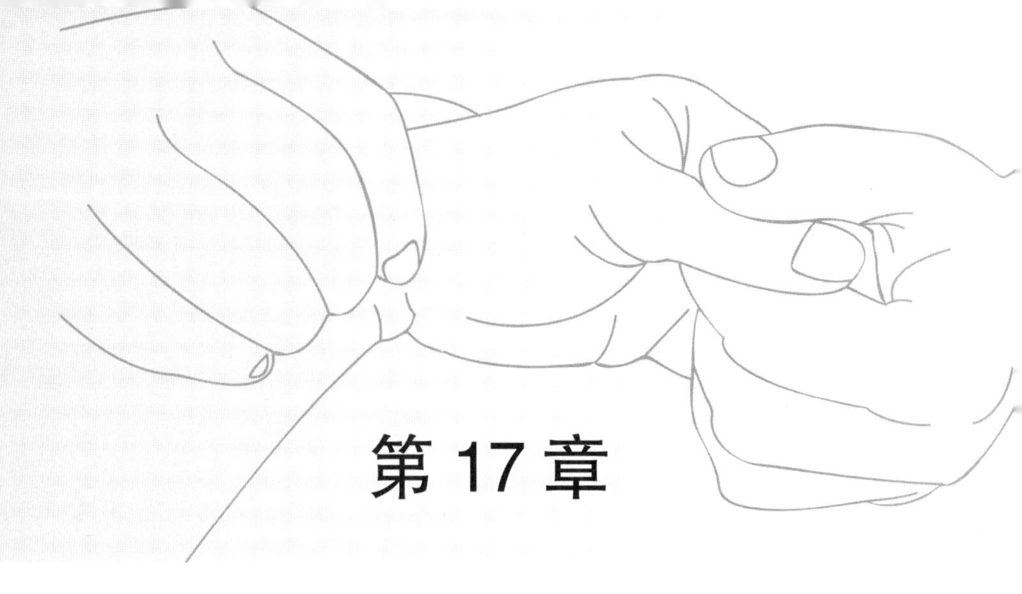

第 17 章

脉诊解析
Interpretation

杰明·尼克尔 *Jamin Nichols, A.P.*

导论（INTRODUCTION）

本章提供一个解析脉诊的方法。第 18 章的病例分析，是学习这个程序的最佳辅助工具。本章内容分成三个主要部分：

· **巨观**：包括脉搏速率、节奏、波形、诊脉者对整体脉第一印象所得的共同脉质。某些心理的状况像是心的打击与震惊（粗震动），以及心气不宁（静态时脉搏速率不稳定）都在此处表现。

· **近观**：包括深度，左、右手侧，区域以及“系统”，例如，“消化系统虚弱”（右手侧沉脉或软弱脉）。

· **微观**：检查各主要脉位和辅助脉位，以及它们之间的相互关系（一般性的考虑、特别考虑、急性和慢性的情况）。这些脉质同时也有心理层面的涵义（见表 15-1）。

以上三部分的每一部分，都会对稳定性、物质和活动性等方面做进一步的分析。

我们一定要应用其他的诊断工具来确认脉诊的结果。提醒大家一件非常重要的事，如果想要精确的辨认这些脉质，读者必须跟随一位合格的教师学习本脉诊系统。

读者要知道，所谓巨观、近观和微观的概念，最早是应用在脉诊的指下感觉和脉诊记录，而非脉诊的解释。当我们诊察 / 记录脉象时，首先应该聚焦在整体脉的共同脉质，包括：脉搏的速率、节奏和波形。接下来你要注意大区段的脉质，譬如说：深度、左右侧和区域（例如，三焦）。最后，你专注在个别脉位的脉质。然而当我们以脉诊记录表来做脉诊解析时，其格式会稍异于巨观、近观和微观的组合模式。举例来说，如果气层深度是细紧脉，它代表一个“神经系统紧张”的证型，病人所表现出相关的过度警觉状态以及适者生存的本能，代表他们整体的本质；这绝对不会因为它是一个源自“脉搏深度”的脉质，而成为“近观”。另一个可能的例子是，如果病人整个上焦脉是软弱—消失脉（这是近年来常见的现象），其意涵是她 / 他与外界的互动和沟通有问题。虽然它是属于“区域”的脉象，却应该被视为病人整体状态的一环。本章其他的部分，所有关于巨观、近观和微观这些项目的讨论，都是在“脉诊解析”的层面里。

架构原则（ORGANIZING PRINCIPLES）

症状对证型（SYMPTOMS VS. CONDITIONS）

在下文中隐含的指导思想是我们对病人生活中面临的种种因素，意即在生活压力与潜在的领域间，在变幻莫测的交互作用下详审其虚实。中医是当今世界中，少数可以改变基础领域的医学之一，因此可以减轻一个人对压力的易感致病性。

那些比较注重压力反应的治疗者，也会把治疗重心放在解除压力上，而不是在压力背后所隐含的中医证型。再重复说一次，重点是以压力（症状）还是领域（证型）为努力方向。纵观本书内容，我们对压力的关切不言而喻，但是我们主要考虑的是领域问题[1]。

疾病形成的过程和预防（THE PROCESS OF DISEASE AND PREVENTION）

脉诊是能够从疾病的源头，辨认疾病演变过程的工具。这种辨认疾病的

 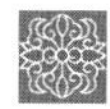

方法，提供我们非常精致的预防医学之道。

脉搏有如生命的记事本（THE PULSE AS A LIFE RECORD）

最重要的是，请记得：一个正确的脉诊记录，所提供信息可以详细地告诉我们，病人的过去、现在，以及可能的未来。这不仅是早期诊断与预防的关键，它也告诉我们具有建设性的处理与治疗所需的信息。

脉诊解析的方法学（METHODOLOGY FOR PULSE INTERPRETATION）

资料（DATA）

我们从搜集病人的脉诊所有关于物质、稳定性、活动性、身体区域，以及系统的数据着手。请参考第 4 章，复习一下诊脉的方法。

脉诊分析的终极目标，是帮助处理和治疗病人的各种情况。我们考虑并记录病人的年龄、性别、体重和职业，以分辨什么是合适的或是矛盾的。

脉质会随着它在脉博振幅的最高点还是最低点被把到而有所不同。我们选择脉搏振幅最高点的脉质，作为脉诊分析的正确资料。更进一步地说，我们衡量一个脉质，是在最大脉动的地方。在该脉动两侧的脉质，与其主要脉动所表现的脉质是不同的。上述衡量脉动的最高和最强处的脉质，这两个脉诊方法学上的核心原则，可以确保不同的诊察者之间，能够正确地掌握对方所感觉到的脉象在什么位置把到，以及它的意义。

注明每个脉质表现的程度，用 1 — 5 的刻度来表示，是很重要的事。一个脉质被评估为（5）的等级，比同样的脉质被评为（1）的等级要严重多了。在我们临床病例的记载中，应用在描述中医证型的时候，（1-2）代表轻度，（3）代表中度，而（4-5）代表重度。因此，细脉（2）代表轻度血虚，细脉（3）是中度的，而细脉（4-5）则是更严重的血虚。

一个脉质所反映的严重度也要视它的位置而定。涩脉如果出现在左寸脉位是非常严重的情况，它代表冠状动脉的问题。相较于出现在大肠脉位，在此它可能只是微量出血和发炎。

我们也要考虑同一个脉质出现在单一脉位，或出现在多个脉位与它同时出现在整体脉的关系。我们依照它的相对强度（等级），以及出现脉位的数目做判断。譬如说，如果在整体脉的第一印象有脉搏振幅不稳定（3），如果在其他脉位也发现此脉质时，其重要性取决于它的强度等级和脉位数目。如果脉搏振幅不稳定也发生在其他多数的脉位，其强度等级和整体脉的第一印象也没有明显的差异，则对各个单一脉位而言，本脉质没有诊断上的特殊意义。反之，如果脉搏振幅不稳定只出现在单一或少数脉位，或是强度等级为（4-5），则其在单一脉位上也具有重要的诊断价值。如果某脉质只出现在某单一脉位上，它当然需要另外特别的考虑。

整合脉诊的数据，可以比较整体脉的第一印象和各个主要脉位及辅助脉位的脉质，让我们得知一般性的和个别的虚实、瘀滞和循环的状况。

前文已强调过，我们要整合和组织脉诊与其他来自于“望诊”（例如舌诊），“问诊”和“闻诊”的资料。融合各种信息后，在诊断上分门别类，再依此推衍出处置的计划和执行的方式。这些种种会被归纳于当前立即的问题（立即处置），根本的问题（基本致病因素，包括体质因素），继发和衍生的问题，以及可能的预后。以此为基准，我们可以建议病人改变生活方式，以及必要时转诊西医或其他的治疗师。

程序（PROCEDURE）

表 17-1 提供一个脉诊解析的简明大纲。图 17-1 是一个脉诊记录表，告诉我们在每个脉位上，我们常遇到的脉质。图 17-2 是一张对脉诊记录中的辅助脉位的临床解析，很实用的清单。表 17-2 对评估物质与活动性的状态，很有帮助；表 17-3 说明功能紊乱的状态。

初学者：列出物质和活动性（BEGINNER：LIST SUBSTANCES AND ACTIVITY）

初学者应该首先列出身体的物质的状态（气、血、阴、阳和精）以及活动性（寒、热），还有脉搏速率和稳定性。单凭这些资料，就可以提供我们拟定治疗计划很有价值的参考，特别是使用中药方面，它可以避免许多处方上严重的错误。例如，对有气滞的病人补气，或是对有实热的病人补阳，或

表 17-1 脉诊解析的方法学

I. 整体脉的快速检视

性别和年龄和体重与脉质相符合或是矛盾
不寻常的脉质
互相矛盾的诊察结果

II. 巨观和近观

深入的评估
A. 观察
1. 节奏和速率：明显的异常
2. 共同脉质
3. 异常波形
4. 深度：浮脉层、棉花脉层、气层深度、血层深度、脏之气（O-Q）、脏之血（O-B）、脏之物质（O-S）
5. 区域
神经心理脉位
三焦：双侧上、中、下焦类似的脉质
横膈膜脉位
骨盆腔下身脉位
6. 左、右侧
7. 系统
"神经系统"
"循环系统"
"消化系统"
"器官系统"
8. 稳定性
阴阳分离
"气乱"
血液失控（出血）
9. 心理：认知、情绪和心灵
B. 诊断印象

III. 微观

深入的评估
A. 物质
1. 气
2. 血
3. 阴
4. 阳
5. 湿
6. 风
7. 食
8. 精
9. 脏腑实质
B. 活动性
1. 热
实
虚
2. 寒
实
虚

表 17-1（续）

C. 脏腑（主要脉位和辅助脉位）

1. 心－循环	6. 胃
2. 肺	7. 小肠
3. 肝	8. 大肠
4. 胆	9. 肾
5. 脾	10. 膀胱

D. 诊断印象

IV. 临床解析：开始的构思不是最后坚不可破的定论，它只是作为一个起点，整个处置流程充满弹性，其精确度随着治疗策略在实践过程的成败而增加。始终要考虑多重病因

A. 个别诊断分类总结

B. 构思

1. 目前主要问题
2. 病证的根本问题和病因
3. 衍生问题
   a. 原始的衍生问题
   b. 继发的衍生问题
4. 分析和综合明显的证型以及整体的诊断概念

V. 处置

A. 生活形态的策略

B. 转诊

C. 针灸、中药，以及其他疗愈策略

为了讨论的方便，这些策略被分割成不同时期，在现实中，我们必须保持弹性，随着临床状况逐渐明朗，诊断更清楚时，要毫不迟疑的融入各个时期：

1. 立即的介入
   ——如果治疗成功，进入下一阶段：
2. 中期的介入
   ——如果治疗成功，进入下一阶段：
3. 远期的次要和主要介入

VI. 病人的病历及其与脉诊的整合

A. 病人的病历——年龄、性别、体重、职业

1. 主诉
2. 西医的疾病史
   a. 全身系统回顾
   b. 习惯
   c. 出生史
   d. 儿童时期
   e. 家族史

B. 症状与脉象整合

1. 以脉诊分析症状
2. 分析和综合明显的证型以及诊断概念的补充说明

图17-1 个别脉位最常见、次常见和少见的脉质

节奏：
正常脉，静态时脉搏速率不稳定，*不规则歇止脉，规则歇止脉*

脉搏速率/分：　开始：　结束：　运动：　改变：
检查时其他脉搏速率变化：

共同脉质的第一印象
次紧脉，紧脉，有力冲击脉，脉搏振幅不稳定，细震动脉，粗震动脉，涩脉，细脉，物质减少脉，*隐遁脉，弥漫脉，滑脉，革硬脉，绳索脉*

左手	右手

脉搏振幅不稳定，在左、右手之间轮替

深度
浮脉层：细震动脉，*次紧并迟脉，无阻力并数脉，紧脉*
棉花脉层：常见
气：减弱消失脉，细脉，紧脉，次紧脉，细震动脉，*有力冲击脉，革硬脉*
血：血热脉，血浓脉，物质减少脉，*滑脉，粗震动脉，涩*脉
脏：有力冲击脉，次紧脉，*紧脉，滑脉，涩脉*
脏之血/脏之物质：有力冲击脉，次紧脉，涩脉，滑脉，*紧脉*
脉搏波形：竖立脉，洪虚脉，全形溢脉，*洪实脉，正常脉，压抑脉*

主要脉位

左：　寸部　右：

左	右
细脉，紧脉，次紧脉，细震动脉，粗震动脉，隐遁脉，软弱消失脉，滑脉，脉质不稳定，有力冲击脉，*涩脉，脉搏振幅不稳定，扁平脉，气球脉* 心包： （紧脉）	次紧脉，紧脉，细脉，软弱消失脉，脉质不稳定，粗震动脉，*隐遁脉，涩脉，滑脉，有力冲击脉，气球脉*

左：　关部　右：

左	右
次紧脉，紧脉，细脉，有力冲击脉，物质减少脉，弥漫脉，隐遁脉，脏层分开脉，脉质不稳定，粗震动脉，涩脉，全形溢脉，*革硬脉，滑脉，气层减弱/消失脉，洪实脉，脉搏振幅不稳定*	次紧脉，有力冲击脉，物质减少脉，弥漫脉，隐遁脉，紧脉，细脉，脏层分开脉，脉质不稳定，*粗震动脉，涩脉，气层减弱/消失脉，洪实脉，全形溢脉，脉搏振幅不稳定、革硬脉*

左：　尺部　右：

气层减弱/消失脉，紧脉，细脉，次紧脉，隐遁脉，脉质不稳定向软弱消失脉变化，涩脉，有力冲击脉，沉脉，粗震动脉，*脏层分开脉，弦脉，洪实脉，全形溢脉并减弱冲击脉*

辅助脉位

左：　神经-心理　右：

面团脉，细震动脉，隐遁脉，*紧脉，粗震动脉*

左：　特殊肺　右：

次紧脉，紧脉，滑脉，隐遁脉，窄脉，涩脉，粗震动脉，脉质不稳定向软弱消失脉变化，有力冲击脉，脉搏振幅不稳定，*限制脉*
胸膜：（*气球脉，粗震动脉，紧脉*）

心
二尖瓣：细震动脉，粗震动脉，滑脉，*脉搏振幅不稳定，隐遁脉*
心脏扩大：（*气球脉，粗震动脉，紧脉*）
大血管：（*次紧气球脉*）

左：　横膈膜　右：

左	右
气球脉	气球脉

肝
肝瘀阻
远心：*气球脉*，（*粗震动脉，紧脉*）尺侧：（*气球脉*）
胆囊：次紧脉，紧脉，有力冲击脉，涩脉，滑脉，隐遁脉，*粗震动脉，气球脉*

脾-胃
食道：*粗震动脉，气球脉*（*紧脉*）脾：（*气球脉*）
胃-幽门区：次紧脉，紧脉，有力冲击脉，隐遁脉，涩脉，滑脉，粗震动脉，*脉质不稳定向软弱消失脉变化，脉搏振幅不稳定*
腹膜腔/胰脏：（*气球脉*）
十二指肠：（*小肠及胃幽门延伸区脉质相同*）

大肠：　肠　小肠：

次紧脉，紧脉，隐遁脉，有力冲击脉，涩脉，粗震动脉，脉质不稳定向软弱消失脉变化，滑脉，紧咬脉，*脉搏振幅不稳定*

左：　骨盆腔-下身　右：

紧脉，次紧脉，细脉，涩脉，滑脉，有力冲击脉，隐遁脉，脉质不稳定向软弱消失脉变化，粗震动脉，*脉搏振幅不稳定*

格式说明
较常见　*次常见*　（*少见*）*
* 若相关的脉质在脉位上有出现，则本脉质可能会出现

评注：

反关脉，*三阴脉*

注释1：较常见以及次常见的脉质，其排列顺序是根据汉默医师的经验，由多到少排列
注释2：虽然这些脉质如图所示，由较常见到次常见，重要的是我们要保持一个开放的心胸来把脉，并且忠实的记录指下的感觉

图 17–2 辅助脉位的脉质解析

说明：（#）= 本脉位的脉质依照较常见至较少见的顺序排列
（*）= 物质减少脉，弥漫脉，沉脉，软弱消失脉等。

神经心理

面团脉	肾阳 – 精虚
细震动脉	担心烦恼，心气不宁
隐遁脉	使用迷幻药
紧脉（非常）	中枢神经系统实质损伤
粗震动脉	顽固性头痛
滑脉	过敏 / 污染物
有力冲击脉	头部外伤，癫痫
涩脉	头部外伤
脉搏振幅不稳定	头晕
脉质不稳定	严重的功能障碍
气球脉	气滞
扁平脉	气滞

特殊肺脉位

次紧脉	轻度 – 中度气滞并轻度实热
紧脉	发炎
滑脉	湿或痰
隐遁脉	肿瘤形成
窄脉（细脉）	气滞
涩脉	吸入的毒素
粗震动脉	实质损伤
减弱类的脉质 *	功能障碍
有力冲击脉	实热
脉搏振幅不稳定	功能障碍
脉质不稳定	较严重的功能障碍
细震动脉	功能障碍；心气不宁
限制脉	严重气滞，可能有严重的上焦病变
弦脉	极严重的发炎
气球脉	气困于内
空脉	最近的悲伤
浮脉	表证

大血管

气球脉	动脉瘤（最常在主动脉弓，较少在脑血管）；可能出现在许多种神经病变（曾见于两例阿诺 – 柴拉利脑血管畸形）

图 17-2（续）

次紧空心全形溢脉	高血压

心包

紧脉	实热
滑脉	痰热
脉质集中	防御

二尖瓣

滑脉	较严重的心气不足以及功能不良的二尖瓣，可能已脱垂
细震动脉	
粗震动脉	功能不良的二尖瓣，以及严重程度渐增的心气不足
脉搏振幅不稳定 以及（少见）其他脉质	

心脏扩大

气球脉	
粗脉	能量层面的心脏扩大，心气阳虚
紧脉	

横膈膜

气球脉，单侧或双侧	气困于横膈膜，可能是食道裂孔疝气
气球脉，左侧较多	愤怒取代了被压抑的爱意
气球脉，右侧较多	搬重物，上半身过度使用
很少或没有气球脉	没有亲密关系或是完美的亲密关系

远心肝瘀阻（肝叶）

紧脉	
粗脉	肝血瘀
气球脉	

尺侧肝瘀阻（肝叶）

气球脉	肝血瘀

胸膜

紧脉	
粗脉	过去或现在肺脏的发炎性疾病
气球脉	

食道脉位

粗脉	

图 17-2 （续）

紧脉	
滑脉	
气球脉	脏腑实质损伤，功能障碍（胃食道逆流；可能有巴特食道症）

辅助性的脾

气球脉	因肾气阳虚所致的脾气

胆囊脉位 #

次紧脉	轻度－中度气滞并轻度实热
紧脉	发炎和组织受刺激（因长期的热）
有力冲击脉	实热
涩脉	结石，微量出血并更严重的发炎和坏死
滑脉	湿
隐遁脉	肿瘤形成；结石
脉搏振幅不稳定	功能障碍
减弱类的脉质 *	功能障碍
粗震动脉	脏腑实质损伤
脉质不稳定	严重的功能障碍
细脉	功能障碍
细震动脉	功能障碍；心气不宁
弦脉	极度的发炎和组织受刺激（因长期的热）
气球脉	气休困于胆囊（与感染有关）
洪实脉	感染（实热）

胃幽门延伸区 #

次紧脉	轻度－中度气滞并轻度实热
紧脉	发炎及／或疼痛（因长期的热）
有力冲击脉	实热
隐遁脉	肿瘤形成
涩脉	微量出血并更严重的发炎
滑脉	湿；可能有寄生虫
脉搏振幅不稳定	功能障碍
减弱类的脉质 *	功能障碍
脉质不稳定	严重的功能障碍
粗震动脉	脏腑实质损伤
细震动脉	功能障碍；心气不宁
细脉	功能障碍
弦脉	极度的发炎及／或疼痛（因长期的热）
气球脉（整个脉位）	气体；气滞／食积

图 17-2（续）

气球脉（脉位的近心部分）	因脾气虚而脱垂

大肠 #

次紧脉	轻度 – 中度气滞并轻度实热
紧脉	发炎（因长期的热）；疼痛
隐遁脉	肿瘤形成；宿屎阻塞
有力冲击脉	实热
涩脉	微量出血并更严重的发炎
粗震动脉	脏腑实质损伤
减弱类的脉质 *	功能损坏
脉搏振幅不稳定	功能损坏
脉质不稳定	较严重的功能损坏
滑脉	湿；可能有寄生虫
气球脉	气体，气滞 / 食积
紧咬脉	腹部疼痛
细震动脉	功能障碍；心气不宁
弦脉	极度的发炎（因长期的热）；疼痛

小肠脉位 #

次紧脉	轻度 – 中度气滞并轻度实热
紧脉	发炎（因长期的热）；大便溏
隐遁脉	所有物质的阻滞，肿瘤形成
有力冲击脉	实热
涩脉	微量出血并更严重的发炎
粗震动脉	脏腑实质损伤
减弱类的脉质 *	功能损坏
脉搏振幅不稳定	功能损坏
脉质不稳定	较严重的功能障碍
滑脉	湿；可能有寄生虫
紧咬脉	疼痛
细震动脉	功能障碍；心气不宁
弦脉	极度的发炎（因长期的热）；疼痛
气球脉	气体；气滞 / 食积

骨盆腔下身脉位 #

紧脉	疼痛；发炎
次紧脉	轻度 – 中度气滞并轻度实热
涩脉	血瘀
滑脉	湿
有力冲击脉	实热

图 17-2 （续）

细脉	功能障碍
隐遁脉	肿瘤形成
脉搏振幅不稳定	功能障碍
减弱类的脉质 *	功能障碍
脉质不稳定	较严重的功能障碍
弦脉	极度的发炎；疼痛
粗震动脉	脏腑实质损伤
细震动脉	功能障碍；心气不宁
洪实脉	感染，严重的实热

表 17-2 物质与活动性

物质			
气	实（阻滞）	表	棉花脉
		里	略紧、次紧、隐遁脉、气球脉、短实脉
	虚	气层深度	无阻力、减弱或消失脉
		血层深度	分开脉、消失脉
		波形	洪虚脉
		其他深度	减弱冲击脉、弥漫脉、物质减少脉、沉脉、软弱消失脉、扁平脉、短虚脉
	不宁	心气	细震动脉、静态时脉搏速率不稳定
血	实	组织	涩脉、隐遁脉、肝脏瘀阻脉、非常次紧气球脉
		血管	血热、血浓、次紧到紧的空心全形溢脉、血层深度的滑脉、次紧绳索脉
	虚		细脉、无阻力部分空心脉、分开脉、革硬脉、革空脉
	出血（严重）	立即将要（突然）	革空心脉，数脉
		最近已经	革空心脉，迟脉
	出血（轻微）	慢慢的	部分空心脉
阴	实（阻滞）	痰湿	滑脉，隐遁脉
	虚		紧脉、弦脉、竖立脉（心阴虚）
		阴虚所致功能紊乱	革空脉

表 17-2 物质与活动性（续前页）

阳	虚		沉脉、软弱消失脉、伏虚脉
		气阳虚所致功能紊乱	空脉类（无阻力空线状脉、微脉、散脉）、脉质不稳定脉、无阻力空心全形溢脉、无阻力空心全形溢脉并不规则或规则不整脉（最严重的气乱）
精	实（阻滞）		尺脉为非常的略紧到次紧脉（佛祖脉）
	虚	阳精	沉脉、尺脉软弱到消失脉、神经心理脉位面团脉
		阴精	弦脉、整体脉第一印象革硬脉，特别是在尺部脉位
风	表风	寒	浮次紧脉并迟脉
		热	浮无阻力脉并数脉
		湿	浮滑脉
	内风		浮紧脉
食	任何在肠道的气及（或）水液的阻滞都代表同时有某种程度的食积	右关部，胃幽门延伸脉位，小肠及大肠脉位	略紧脉、次紧脉、隐遁脉（可能是大肠脉位宿屎阻塞）、气球脉、短实脉、滑脉
		食道脉位	粗脉、紧脉、滑脉、气球脉
脏腑实质	损伤		个别脉位的粗震动脉
		活动性	
热	实	表	浮无阻力脉并轻微数脉
		里	次紧脉（若属此症，非常轻微）、有力冲击脉、洪实脉（感染所致）、长脉、中度次紧气球脉
		血热	“血热”“血浓”、次紧绳索脉、次紧到紧的空心全形溢脉
	虚（里）	阴虚	紧脉，弦脉
寒	实	表	浮紧脉并迟脉
		里	次紧脉或紧脉（少见且通常在单一脉位），伏实脉（失温）
	虚（里）	阳虚	沉脉，软弱消失脉，伏虚脉，空脉，无阻力空心全形溢脉，空线状脉，微脉，散脉

表 17-3 功能紊乱的征兆

气	阴阳分离（主要脉位）	空脉类（脏层分开脉、革脉、无阻力空线状脉、微脉、散脉）、脉质不稳定、脉搏振幅不稳定（证属轻微）、无阻力空心全形溢脉、不稳定脉、不均匀脉、死脉、隐遁脉 *
	“气乱”（整个机体的阴阳分离）	多数的主要脉位都出现阴阳分离；第一印象的脉质：脉质不稳定，空脉类（见前文），崩解脉，无阻力空心全形溢脉（不规则或规则不整脉代表最严重的“气乱”，脉搏速率快表示突然停止心血管的运动，脉搏速率慢表示自儿童时期以来身体过度工作或运动）；脉质不稳定，在左右手间变换轮替；左右手/三焦脉质差异大
血（血液失控）		革空心脉、非常次紧到紧空心全形溢脉
循环（“循环不稳定”）		不规则或规则不整脉（特别是脉搏速率无法测量）；整体脉脉搏振幅不稳定；脉搏速率在左右手、三焦之间、脉位之间不同
其他隐含严重情况的脉质		弦脉、涩脉、革硬脉、限制脉、转动如豆脉、绳索脉、浮紧脉、不均匀脉、不稳定脉、运动时脉搏速率降低、心脏扩大脉位和大血管脉位存在、有力冲击脉（4–5度）、洪实脉（4–5 度）、压抑脉、空心全形溢脉、不定形脉（血管异常）、体温高而脉搏速率慢及体温低而脉搏速率快（红色警戒的问题）
常见与次常见的脉质及预防	预后显示即将生病，或与疾病早期同时出现的脉质	洪虚脉波形、沉脉、软弱消失脉（气虚）、紧脉（阴虚）、细脉（血虚）
	与阻滞有关的脉质，若持续一段长时间，可能导致癌症	扁平脉、气球脉、隐遁脉、棉花脉

* 隐遁脉多出现在相关的气机功能，在细胞—分子层次，因为生理功能紊乱所导致的相当于阴阳分离的功能损伤。把到较轻程度（1–2）的隐遁脉时，虽然不需大惊小怪，我们通常也不把它视为阴阳分离，但还是要监控其后续的发展。

是对已经阴虚的病人祛湿，这些都会火上加油，使病情更严重。

请注意，下面的图表并没有尝试要列举所有的变化情况。某些脉质可以有许多种不同的解释，它们可能依其所在的深度及脉位的不同，而有不同的解释；其他的一些脉质则可能视其合并的脉质不同，而有不同的解释，以此类推。请参考前面相关的章节，对这些脉质有更详细的描述和解析。

关于细震动与粗震动脉的说明：沈医师根据出现细震动脉的脉位多寡，来评估心气不宁的程度。如果他发现病人在许多脉位都有细震动脉，那么相关的忧虑和焦虑可能就是该患者的特质，而非暂时现象。在我学习当代中医脉诊的期间（1998 年），左寸和神经心理脉位的细震动脉主要与心气不宁有关。然而，在所有其他单一脉位出现的细震动脉，特别是没有其他代表心气不宁的脉质佐证时，我们一般会把它视为功能损伤的征兆。概念上，我们可以看到功能损伤到脏腑实质损伤的连续性，再回过头来假设细震动与粗震动脉遵循相同的变化规则。脉诊经常出现细——粗震动脉，也可以支持这种看法；但是我们必须注意，临床上还没有证据来确认这个观点。此外，当我们把到细——粗震动脉时，脏腑实质损伤也可能是长期心气不宁所致。

进阶：快速检视（ADVANCED：QUICK OVERVIEW）

我们扫瞄脉诊记录，找出可能反映严重症候的脉质。

物质（包括巨观，近观与微观）和活动性 [SUBSTANCES（INCLUDES BROAD，CLOSERAND CLOSEST FOCUS）AND ACTIVITY]

参考表 5-3，表 17-2，以及相关的章节。

稳定性（活动和改变）[STABILITY（ACTIVITY AND CHANGE）]

在此，我们着重生理功能紊乱的征兆，它代表生命体可能出现的最严重的病理状态，并且可能引发威胁生命的症候，包括癌症和自体免疫疾病。参考表 5-3 及表 17-3，第 6 章以及其他相关的章节。

三焦：初步的检查（BURNERS：PRELIMINARY EXAMINATION）

我们检视寸、关、尺三部以决定病人三焦的状态（参考第 14 章）。上焦（寸部）让我们知道，病人与外在世界互动或退缩的程度。从中焦（关部）我们可以得知病人生活的重心、自我与外在的界线、对生活耗损每日的恢复能力（肝），以及长期的恢复能力（脾）。下焦（尺部），告诉我们病人根基的好坏。它显示病人所仰赖的先天体质，以及他们对于这份先天赐礼的应用的状态。

矛盾的脉质（PARADOXICAL QUALITIES）

如果某些脉质在正常情况下需要很久的时间才会形成，但却出现在一个年轻人身上，这就是一种矛盾的脉质，可以视为比较严重的状况，它可能代表体质或是先天的缺陷。下面是一些实例：

·任何脉质显示出严重的虚证（沉脉、软弱消失脉）或是功能紊乱（各种空脉类、脉质不稳定、无阻力空心全形溢脉、严重的不整脉）。

·任何脉质显示出严重的热证［有力冲击脉（4-5）、洪实脉（3-5）、次紧到紧空心全形溢脉、绳索脉］，或是严重的阴精虚（紧脉、弦脉、革硬脉）。

·运动时脉搏速率增加 >35 次 / 分，代表严重的心血虚。

·运动时脉搏速率不变或减少，或经常出现歇止脉，代表严重的心血管功能损坏（心气阳虚）。

·年轻人（40 岁以下）出现绳索脉，或任何上述反映不稳定的脉质，严重的气、血、阴、阳的亏虚，以及严重的实热（次紧到紧空心全形溢脉、洪实脉）都是必须非常注意的脉质。

·典型的男女性别差异：如女性的脉应该比较细，男性的脉通常比较宽，应该反映在一般脉象中。如果出现的是相反的状况，则代表疾病状态。男性出现细脉，临床上有严重的潜在危险性。

·非常高的体温，脉搏速率却很慢，或是相反的状况，都是最严重生理功能紊乱（“气乱”）的征兆，经常发生在所有疾病的厥阴期。

·急性病脉搏应该强而有力且具有冲击性，慢性病则脉搏应该会减弱。

·脉搏的深度在某种程度上取决于体表和血管之间，结缔组织的多寡。肥胖的人脉较沉（视肥胖的程度而定），瘦的人脉搏比较表浅。

列出初步诊断印象（LIST PRELIMINARY DIAGNOSTIC IMPRESSIONS）

包括强而有力（实）、减弱（虚），以及不稳定（生理功能紊乱）的状态。

系统性分析：所有程度的检查者
（SYSTEMATIC APPROACH： ALL LEVELS OF EXPERIENCE）

下面介绍的方法，是脉诊记录解析最透彻而完整的方法。从前文叙述的初步检查开始，依序由巨观（整体脉“第一印象”速率、节奏，以及“脉搏波形”），到近观（在不同深度和左右手不同侧的脉质），再到微观（检视单一的主要脉位和辅助脉位）。

· 巨观和近观：初步印象

脉诊的巨观和近观包括整体脉的共同脉质，速率、节奏、脉搏波形、深度、左右侧、区域、器官系统和心理状态。当我们在拟定一个治疗计划的时候，一定要先检视巨观的信息，否则这个治疗的效果可能不会持久。

关于各种脉质更详细的讨论，请参考相关章节。

节奏的异常（参考第 6 章）包括静态时脉搏速率不稳定，不规则或规则不整脉。

脉搏速率的异常（参考第 7 章）包括脉搏速率慢、快，以及罕见的左右手、三焦，以及不同脉位间的脉搏速率不同，整个脉诊检查过程中出现不同的脉搏速率，还有运动时脉搏速率大幅度或小幅度的改变（参考第 6 章）。

如果脉搏的速率与节奏有异常，我们应该先检视其他与心的病症有关的脉质和脉位，特别是左寸和心的辅助脉位（参考第 12 章）。

脉搏波形（WAVE FROMS）

我们是从较广义的观点来关心脉搏波形的问题（参考相关章节）。我们可发现的脉搏波形有正常脉、洪虚脉、洪实脉、空心全形溢脉、竖立脉或压抑脉。

共同脉质（UNIFORM QUALITIES）

整体脉常见的共同脉质（参考第 13 和 14 章）有：次紧脉、紧脉、细脉、细震动脉、有力冲击脉、物质减少脉或弥漫脉、静态时脉搏速率不稳定、浮脉、棉花脉、洪虚脉、竖立脉、脉搏振幅不稳定。

整体脉常见的可反映出较严重情况的共同脉质有：有涩脉（现在更常见）、弦脉、革硬脉（现在更常见）、隐遁脉、粗震动脉、速率与节奏的不稳定（见上文）、空脉、无阻力空心全形溢脉，或是脉质不稳定、血浊、血热、血浓、非常次紧到非常紧空心全形溢脉、绳索脉、滑脉、洪实脉、以及前文说明的矛盾的脉质。

脏层深度的共同脉质（脏之气、血和物质），特别是后二者，提供我们体内残余的致病因素存在的证据及其性质有关的讯息。身体认为这些残余病理因素对重要脏腑的功能是有害的，所以将它们透过经别和络脉，排到不会立即威胁重要脏腑功能的地方去。关节、皮肤和身体的空腔中，是大家熟悉的残余致病因素的去处。长时间下来，它们会造成严重的损害。它们也剥夺了身体能量的储备，让能量虚耗在那些地方，而无法投入在原本用来生长、发展、疗愈和维持功能的作用上。

深度（DEPTHS）

关于脉搏深度更详细的讨论，请参考第13章。

气层之上可以把到与表证的外邪有关的脉质（浮紧脉并迟脉，或无阻力浮脉并轻微数脉）或里证的病因（浮次紧脉、棉花脉、空心全形溢脉、洪实脉）。

气层深度可以发现的脉质有无阻力脉、减弱消失脉、细脉、紧脉、无阻力细脉、略紧脉、次紧脉、弦脉、革硬脉、有力冲击脉、滑脉及细震动脉。存在于气层深度，其脏层深度以及可能包括血层深度，是分开或消失的是空脉。

血层深度可以发现的脉质有：从表面往下加压开始，我们可以把到分开脉、部分空心脉、革空心脉；从脏层深度逐渐往上释放压力，我们可以把到血浊脉、血热脉、血浓脉，有时候还有滑脉、粗震动脉和涩脉。

脏层深度再分为脏之气、脏之血和脏之物质三层深度。

脏之气深度可发现的脉质有：略紧脉、次紧脉、紧脉、细脉、弦脉、滑脉、有力冲击脉、减弱冲击脉、压抑冲击脉、震动脉、涩脉、革硬脉、隐遁脉（如果气层与血层都消失），以及分开脉、物质减少脉、弥漫脉、沉脉和软弱消失脉。

所有出现在脏之血和脏之物质深度的脉质都代表残余致病因素。常见的残余致病因素的脉质有：滑脉、有力冲击脉、次紧脉、紧脉、涩脉、粗震动脉和革硬脉。近年来，我们不断地发现许多物质减少脉和弥漫脉也出现在这些深度，它代表病人的身体已经无法再限制住残余的致病因素。

仅见于单侧的共同脉质（详细内容请参考第14章），通常与沈医师所谓的“系统”有关（见下文及名词解释）。

沈鹤峰医师的系统模式

沈医师发展出系统模式（参考第14和15章）[2]，用以解释相对轻微又变来变去的主诉，病人没有中医或西医诊断的具体病征的状况。他的四大系统是“神经系统”“消化系统”“循环系统”和“器官系统”。它们在名词解

 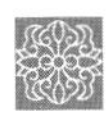

释中都有说明。

“消化系统”和“器官系统”在下文右手脉、左手脉中，将会依序说明。

“神经系统”可能表现出次紧脉，导因于终其一生的或是体质性的过度警觉（脉搏速率慢），或是现在与压力有关的过度警觉（脉搏速率快）。它也可能是衰弱的，如果没有明显可辨认的西医方面的病因，而表现得体质脆弱易感，一辈子会不断地有身体或情绪的问题。

“循环系统”问题的特点是游走性的关节痛（特别是遇劳易发）、易怒、脉搏速率慢，又没有其他的病征。

左手整体脉（“器官系统”）可能呈现物质减少脉、弥漫脉、沉脉、软弱消失脉或是空脉，突显出“器官系统”的状态。在老人，这可能是因为老化现象。如果病人年纪小于 50 岁，其原因可能是体质因素且合并有“神经系统衰弱”，精虚或生活形态的重大偏差，包括儿童时期严重的营养不良，以及身体或房事过劳。

如果左手整体脉在表面有一条细紧的线，它代表“神经系统”影响了“器官系统”。

如果右手整体脉（“消化系统”）是物质减少脉、弥漫脉、沉脉、软弱消失脉或空脉，它代表“消化系统”的虚证。通常是因为吃饭不定时，饮食过度，或是吃不易消化的食物。

如果右手整体脉在表面有一条细紧的线，它代表“神经系统”影响了“消化系统”——通常是因为吃饭太快。

心理的范畴（参考表 15-1 和第 15 章）包括所有心智上的，情绪以及心灵的问题，它们是从脉诊所得的脉质推衍出来的。

左、右手脉（SIDES）

如果脉搏振幅不稳定是在左、右手之间变换轮替——先只在一侧出现这种不稳定，然后只有在另一侧有这种不稳定——这种脉象通常是因为现在的、强烈的人际关系的冲突造成。比较少见的原因，则是为期不久（数周）的超过个人体能的活动。

如果是脉质不稳定，在左、右手之间变换轮替，这是少见但是却很严重的“气乱”的征兆。

如果一侧是不定形脉，其形状无法归类于任何脉质，我们要先确定没有任何血管异常的状况（即反关脉或三阴脉），因为这种变异会影响该侧脉搏的诊断价值。

在神经心理脉位，特殊肺脉位、可能也包括骨盆腔下身脉位，这些地方出现的脉质，代表对侧身体的情况。

神经心理脉位（NEURO-PSYCHOLOGICAL POSITIONS）

“神经心理脉位”相关脉质的解释尚需进一步研究，目前没有非常肯定的资料。

区域和三焦（AREAS AND BURNERS）

所谓的“区域”是指可能包含较广的身体空间的脉位；譬如说，特殊肺脉位或横膈膜脉位都可能包含乳房。所谓代表“区域”的脉质，包括三焦、横膈膜脉位、腹膜腔脉位和骨盆腔下身脉位的脉质。

出现在三焦部位双侧的脉质，通常有特别含意。例如，出现在双侧关部的弦脉，可能表示胰脏炎，而非肝或脾胃的病症。

· 微观

一般性的考虑已在前文快速检视中讨论。

个别的考虑则包括了主要脉位和辅助脉位的脉质解析，并进一步分析它们彼此间的关系。某脏的病变同时又出现其辅助脉位的病理现象，和没有相关辅助脉位的病理现象比较，显示该脏的疾病发展变得更严重了。

参考第12章，有主要脉位和辅助脉位更详细的说明。时下许多的诊脉者都观察到一个趋势，那就是某些过去少见的脉质现在变得越来越常见，特别是代表阴阳分离的脉质（空脉、脉质不稳定），脏腑实质损伤的脉质（粗震动脉），以及毒素的脉质（涩脉、革硬脉）。

我们也会考虑单一脉位（参考第12章）彼此之间与西医常见病症的关系，举例来说：左寸的脉质和右寸以及特殊肺脉位的脉质，可以显示心肺的疾病，左寸与左、右尺的脉质和心肾不交有关。

代表气阳虚的脉质，通常是在指下比较没有阻力的脉质，譬如说物质减少脉、弥漫脉、软弱消失脉和分开脉。代表阴精虚的脉质，譬如说紧脉、弦脉、革硬脉，则会显现较强的阻力，也因此可能掩盖了比较没有阻力的脉质，如果二者同时存在的话，我们可能容易忽略掉气阳虚的问题。

巨观 / 近观 / 微观的回顾（REVISITING BROAD/CLOSER/CLOSEST FOCUS）

最后，我们要再次回到巨观的初步印象，并且再一次寻找各个单一脉位，以及脉质彼此间的关联性。譬如说右手脉沉，右关部也有明显病理脉，它表示消化方面病证其影响已经超出脾胃，而扩展到肾与肺。

脉诊解析（INTERPRETATION）

为了对本段内容达到最好的理解，强烈建议读者同时参照第 18 章的临床案例的病历记录。

发现总结（SUMMARY OF FINDINGS）

在此，我们要做出确定的、有组织条理的、关于病人整体和个别情况的陈述，以及造成这些问题的因素。我们要整合病人的病历、症状与病征（脉），并对于病人的健康与生存最核心的问题，提出看法。根据所有发现的总结，我们对于立即的介入，根本问题，继发问题，以及下述的衍生问题决定出一个处置的构思，或是分析与整合。

目前主要问题或病症（CURRENT PREVAILING ISSUES OR PATTERNS）

这些是指诊断的分类中，有需要立即介入的，包括急症（红色警戒的问题）和急迫的问题，像是即将出血、急性病、严重的急性心脏病。“阻滞”[3]的问题像是不稳定（功能紊乱）、创伤以及震惊打击、各种身体或情绪两方面难以忍受的痛。有些根本问题、继发问题，以及衍生问题视情况而定是否在此介入处理。我们遵循通用原则，随着架构的展开而逐步说明。

根本问题，通常也是病症的致病因素
（ROOT ISSUES，AND OFTEN THE ETIOLOGY OF THE DISHARMONIES）

这是病人病症背后的基本证型与身体的弱点，通常和子宫内的胚胎期、生产过程及孩提时代的致病因素有关。若是没有脉诊的协助，它们往往也是最不容易被察觉的病因。当今社会，这些根本问题最主要的是肾与心，它们也最容易在子宫内及生产时受伤。随着使用寒性物质像是大麻的人数暴增，肝成为根本问题的机会，也逐渐增加。

继发问题（SECONDARY ISSUES）

这些是指对病人短期与长期的功能，不是非常急迫而需要立即介入的问题，也不像根本问题那般，是决定病人最后能否复原的根基。

衍生问题（DERIVATIVE ISSUES）

这些是指因为根本问题和继发问题的作用所造成的结果，譬如说血瘀、血热、肿瘤以及毒素。

处置（MANAGEMENT）

下文是先根据脉诊结果所模拟的处置，最终的治疗计划，必须将脉诊结果与病人的病历，以及其他的征兆与病症全部加以整合。

生活形态的策略（LIFESTYLE STRATEGIES）

这是针对生活形态因素，导致以及维持病人目前心智、情绪、心灵和身体的异常状态，所应做的改变的建议。有些常见的做法，例如：当食物的摄取和消化是主要考虑时，可以记录饮食日志（再据此适当调整食物和进食习惯）；在疾病的康复期或过劳时，要有充分的休息；或是练习气功来帮助能量重建。

转诊（REFERRALS）

其日的是为了诊断或治疗，用以补强诊疗者在自己的专业领域内已掌握的资料。例如你发现病人的左寸出现涩脉（4），脉搏速率慢并有心律不整，应该考虑转诊心脏专科医师。为了避免引起病人恐慌，你可以用“排除”潜在的并发症，以达到对他最好的治疗效果这类的措辞，来进行转诊。

针灸、中药，以及其他的治疗策略
（ACUPUNCTURE，HERBAL，AND OTHER HEALING STRATEGIES）

大家要记得，这些处置方式只是指导原则，读者需要依照个人情况不同，做必要的修改。治疗是诊断的一部分。

立即介入是一种着重在解除“阻滞”和处理最紧急的问题的治疗策略。同样的依个别情况不同，某些根本问题、继发问题以及衍生问题可以在此介入处理。汉默医师个人偏好，在可能的情况下，在本阶段也同时处理“消化”功能（脾胃等）的问题，以提高病人参与自己身体疗愈的程度。

到了中期介入的阶段，治疗重点转移到根本问题，同时继续改善在立即介入阶段尚未处理好的问题，还有适合在现阶段处理的继发问题，以及衍生问题。

远期的主要介入转向某些继发问题，同时治疗策略仍然包括继续处理较难愈的根本问题，和尚未处理好须要立即介入的问题。

远期的次要介入处理衍生问题，以及在其他阶段留下来的问题。虽然这类病症并不是病人的主要致病因素，但是把它们处理好是非常重要的事。唯有如此，将来这些衍生问题才不至于发展成更为严重的病症。

针灸与脉诊（ACUPUNCTURE AND PULSE DIAGNOSIS）

根据沈医师及汉默医师的临床经验（以及我自己的）体会得很清楚，想要用这套脉诊系统在治疗后立即评估脉象的改变，是错误而且徒劳无功的。因为针灸和中药治疗启动的持续改变，需要作用好几天之后才能显出差异来。

结论（CONCLUSION）

本章着重在如何分析解释脉诊所获得的数据。这个程序在下一章的临床病例解说中，会实际说明。

经由文字的传授和学习本脉诊，无可避免是非常复杂的，而且内容不断重复。学习本脉法的过程，是一个本书各章节的教材内容与在脉诊训练课程中，直接、实际的上手经验之间，交互激荡的过程。

想要对本脉法得心应手，是一个逐步的吸收与整合经验与认知的过程。在努力的过程中，你会经历许多启示和顿悟，它们会加深和修正你对本脉诊系统的理解。对于那些真心投入本脉诊的治疗者，他们所获得的回报，是一个充满惊奇的世界，以及超越一般常规检查的非常实用的知识。

最重要的是，这是一个活的、会不断演化的脉诊系统。有一个很好的例子，它发生在某一次汉默医师教授的进阶脉诊训练课程。课堂上有一位自愿者，她是波斯湾战争的退伍军人，曾经暴露在大量的化学武器中。她的脉拥有我们把过最强的涩脉，这个脉象最终也启发我们对涩脉认知的提升，了解涩脉还要进一步考虑毒素的可能性。另外一个例子是关于革硬脉的发生，不久之前，它还是一个罕见的脉质。曾几何时，它似乎随着无线网络、手机，以及其他相关产品的在近年来的使用快速增加，革硬脉已经变成一个越来越常见的脉质[4]。

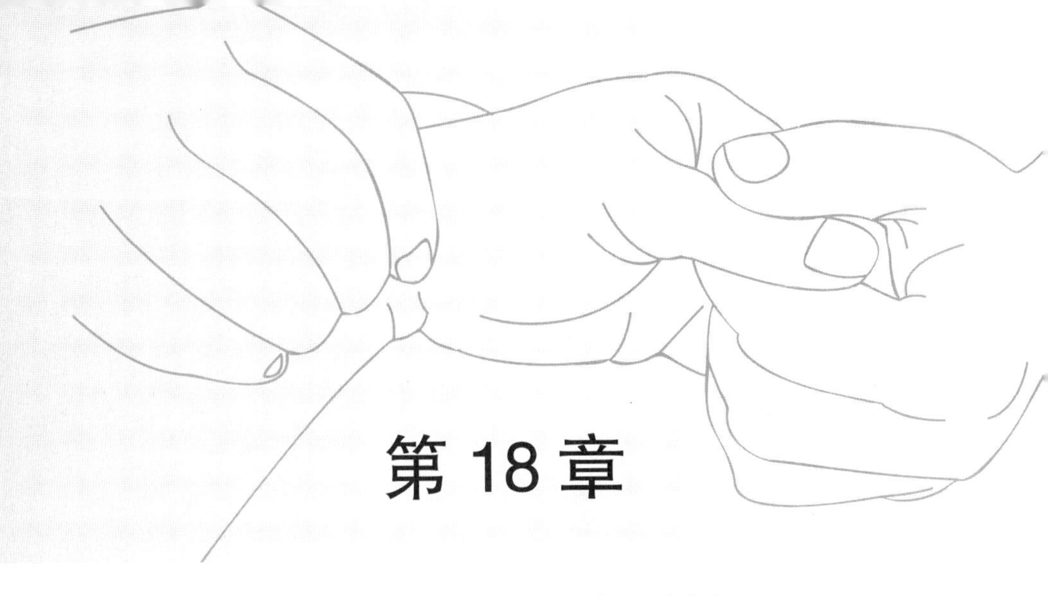

第 18 章

临床病例解说
Case Illustrations

里昂 · 汉默 *Leon Hammer, M.D.*

导论（INTRODUCTION）

本章介绍三则临床病例作为脉诊解析的实际演练。其内容就是我在正式的脉诊课程中，教导中医医疗从业人员的分析步骤。

我建议读者按照第 17 章介绍的思路，并参考图 17-1，试着从病人的脉诊记录（表格）分析到治疗处置那部分，但先不要看病人的过去病史。然后将你的分析结果和拟定的治疗处置计划，与本书的分析相比较，并藉此找出你可能忽略的层面（当然你也可能注意到我遗漏的问题，这时如果能够发个讯息到我的网站，我会非常感激）。

接下来，请看病人的过去病史以及它和脉诊的相关性。在我的教学课堂上，这个阶段的主要目标是根据病人的脉诊结果，解释病人的问题，以便提供转诊医师更新的观点，说明病人在他们的门诊时，问题没有解决的可能原因。现在，再一次比较你的分析和我书上的说明。更多的病例分析将来可能会陆续放在我的网站上，读者可以看见我们最新的发展，网址：www.dragonrises.org。

图 18-1 已经更新过，以配合我们如图 4-1 的新的脉诊记录的格式。请特

别注意脏层深度现在已经再细分为脏之气、脏之血和脏之物质三层。这些是很重要的改变，因为脏之血和脏之物质这两层深度，是表现残余致病因素的位置，特别是余热未尽（有力冲击脉）、残余毒素（涩脉）、湿邪缠绵（滑脉），以及残余的辐射（革硬脉）（参考第17章近观和深度的相关章节）。不过，图18-2和18-3中的脉质，是在本手册的完整版《中医脉诊：当代观点》于2001年出版前所做的记录及分析，当时没有脏之血和脏之物质的记录。

这两个病例，只是用以说明本脉诊系统脉诊解析的方法。和初版比起来，内容做了些重大调整。从二十年前开始有写书的计划，至今我们又学习到非常多东西。病人的过去病史放在书中，只是为了保持病历的完整性，以及和脉诊所见互相印证。关于主诉和症状的讨论，以及用脉质来解释它们，也都包含在内，但是和主要的内容无关。

“构思－处置”这部分的架构，和我所属的[1]飞龙东方医学院课堂所教授及使用的略有不同。针灸或中药的治疗，只在病例一中详细说明，其他的病例则不赘述，主要是因为空间的考虑。一旦诊断成立，有上百本书告诉我们如何治疗一个病证，但是玄奥之处是在如何正确地诊断病证。

虽然所有的中医诊断方法，我们都应一视同仁地予以重视，但是请注意在此我们是针对当代中医脉诊，它所具有能够提供大量实际而深入的诊断数据，进而促成临床上更好的处置与治疗的潜力，加以演练说明。

当我们按部就班地介绍脉诊分析时，免不了会有些重复的内容，但是在最终评估时，所有信息会交织成一幅整合的印象。这是为了教学必经的繁琐过程，随着经验的累积，整个脉诊检查，若是不需要详细的笔记，可以在十五分钟完成，并且在诊脉的同时，能够很快地过滤出重要的发现。

提醒：在图18-2和18-3中的脉诊记录，以及本章的病例说明，都是将近二十年前的资料。在图18-1，是我加上的第三份脉诊记录，它是最近的数据，从这儿读者可以看出来，和过去相比，现在我们已经可以从脉诊中攫取到更多的信息。

1 飞龙东方医学院（DRCOM）以及丹麦飞龙中医学院，是全世界唯一将当代中医脉诊做为主要教学课程（165小时）的学校，这个教学制度已经施行十年。更进一步的资料，请上网 www.dragonrises.edu 查询。

病例 1：女性，44 岁（CLIENT 1 FEMALE，AGE 44）

图 18–1 病例 1 脉诊记录表

姓名：#84 受检者	**性别**：女	**年龄**：44

节奏：正常

脉搏速率／分：开始：64 结束：62 运动：72 改变：10
检查时其他脉搏速率变化：

共同脉质的第一印象
细脉（4）；
紧脉⟷次紧脉；隐遁脉（2）有力冲击脉（2）；
细震动脉（3+）↕ 粗震动脉；

左手：	右手：
空脉 脉搏振幅 △（3）	减弱脉（4） 脉搏振幅△（3） ~ 隐遁脉（2）空脉

深度
浮脉层：细震动脉（3+）
气：紧脉；减弱脉（左）；细脉
血：血浓
脏：次紧脉；有力冲击脉（1–3）；隐遁脉
脏之血：次紧脉；有力冲击脉（1–3）↕
脏之物质：次紧脉；有力冲击脉（1–3）；空脉
脉搏波形：竖立脉

主要脉位

寸部

左：	右：
细脉（4）紧脉 细震动脉⟷粗震动脉（3+） 脉搏振幅 △（3） 滑脉（3） **心包**：	隐遁脉（3） ↕ 细脉（4+） 紧脉 脉搏振幅 △（4+） ↕ 软弱消失脉

关部

左：	右：
隐遁脉（3） 次紧脉 有力冲击脉（3） 脉搏振幅△（3） ↕ 空脉 （脏层深度）	隐遁脉（2+） 次紧脉 有力冲击脉（3） 脉搏振幅△（3） ↕ 软弱消失脉

尺部

左：	右：
沉脉 隐遁脉（3） 脉搏振幅△（2+）	隐遁脉 气层深度↓ 次紧⟷紧脉（细脉） ↓冲击脉 ↕ 软弱消失脉

三焦
上焦：
中焦：
下焦：

辅助脉位

神经 – 心理

左：	右：
面团脉；隐遁脉 有力冲击脉（3） 脉搏振幅△（3）	面团脉 隐遁脉（3） 脉搏振幅△（3） 细震动脉

特殊肺

左：	右：
窄脉（4） 紧脉 粗震动脉（3+） ~ 滑脉（2）	次紧脉 粗震动脉（3+） 脉搏振幅△（2+） ~ 滑脉（2） **胸膜**：

心
二尖瓣：隐遁脉；~ 细震动脉；脉搏振幅△（2）⟷ 软弱消失脉
心脏扩大：______ **血管**：______

横膈膜

左：	右：
气球脉（1/2）	气球脉（2+）

肝
肝瘀阻：
远心：______ **尺侧**：1/3
胆囊：隐遁脉（3）；细脉；紧—次紧脉；~ 滑脉；~ 气球脉

脾 – 胃
食道：气球脉；减弱冲击脉（3） 脾：
胃 – 幽门延伸区：隐遁脉（3）；次紧脉；有力冲击脉（3）
↕ 软弱消失脉
腹膜腔／胰脏：
十二指肠：

肠

大肠：	小肠：
隐遁脉（3）；次紧脉； 脉搏振幅△（2+）	隐遁脉（2）；次紧—紧脉； 脉搏振幅△（3）；有力冲击脉（3）

骨盆腔 – 下身

左：	右：
细脉；涩脉 脉搏振幅△（4） ↕ 软弱／消失脉	细脉；脉搏振幅△（3） ↕ 软弱／消失脉

评注：

△ = 改变（1）→（5）= 低→高 程度
↓

脉诊是全方位诊断程序的一部分

I. 病例 1 简介

第 18 章增补的这部分，说明脉诊是如何与病人最后的诊断方式整合；包括问诊、望诊和闻诊，它们都会在下文的诊断类别中详细介绍。

脉诊在最初的诊察、与病人建立和谐的关系上，其价值无与伦比。关于病人的许多问题，在他们还未开口说出一个字之前，已经透过脉诊让我有个轮廓。

在本病例中，细震动脉（3+）位于浮脉层、整体脉第一印象，以及二尖瓣脉位；左寸的滑脉（痰迷心窍）；这样的脉质组合，已经告诉我，也足以让我告知病人，她的问题很大一部分是恐慌、焦虑。竖立脉（心阴虚）说明对于这样的缺陷，她一部分的调适方法是强迫性的心理状态；而气层深度的细紧脉，则揭露她另一部分的调适方法（神经系统紧张）。心血虚〔细脉（4）〕让我们知道，终其一生，她有集中精神、记忆力及注意力方面的问题。同时，当她表现出软弱时，会觉得很不自在，此外她也缺乏自知之明。

左尺的沉脉及右尺的软弱消失脉反映肾阳精虚。肾阳精提供心君之火以驱散心中的湿滞（痰迷心窍）。肾阳也在心气不宁的状态下，支持心气的稳定。一个年轻的病人（44 岁）出现如此明显的肾阳虚，表示病人已进入“精”虚的范畴。早发的精虚，通常与病人的生命早期，没有“存在于世”的权力有关。这个“权力”是他们一辈子要说服自己的功课，它同时也和内生性的忧郁有关[2]。深植在她的内心深处，有一个源自幼年的义务，那就是她必须用“服侍”来换取生存的资格。

II. 脉诊评估

A. 整体一般性

1. 血虚（重度）

   细脉：（共同脉质）第一印象（4）；左寸（4）；右寸（4）

   左手脉；右尺。右尺和左手脉并非细脉

2. 气虚（重度）

   软弱消失脉：二尖瓣；右寸；右关；右尺；胃幽门延伸区；骨盆腔下身

沉脉：左尺

3. 阴阳分离（中度）

脉搏振幅不稳定：左寸（3）；右寸（4+）；左手脉；左关（3）；右关（3+）；左尺（2+）；神经心理（3）

4. 气乱（重度）

脉质不稳定：脏层；右寸；右关；右尺；胃幽门延伸区；骨盆腔下身

空脉：第一印象；脏之物质；左关

隐遁脉：第一印象；右寸；左、右关；左、右尺

5. 心气不宁（非常严重）

细震动：气层之上；第一印象（3+）；左寸（3+）

左寸滑脉（3）；神经心理脉位

6. 实热（中度）

有力冲击脉：第一印象（2）；神经心理脉位（3）；左关（3）；右关（3）；小肠（3）；胃幽门延伸区（3）

7. 阴虚（中到重度）

紧脉：第一印象；气层；左寸；右寸

8. 发炎：特殊肺；胆囊；小肠

9. 肿瘤生成过程（中到重度）

隐遁脉：第一印象（2）；神经心理脉位（3）；脏层；右寸（3）；二尖瓣；左关；右关（3，2+）；胆囊（3）胃幽门延伸区（3）；左、右尺（3）；大肠、小肠（3，2）；神经心理脉位（3）

B. 脏腑

1. 心（左寸，二尖瓣）

a. 血虚（重度）：细脉（4）

b. 阴虚： 紧脉（中度）；竖立脉

c. 心气不宁（中度）：细震动（3+）

d. 痰迷心窍：滑脉；（3）（中度）

e. 实质损伤（中到重度）：粗震动（3+）

f. 阴阳分离（轻度）：脉搏振幅不稳定（3）

2. 肺

a. 肿瘤生成过程（中度）：隐遁脉（3）

b. 血虚（重度）：细脉（4+）

c. 阴虚：右寸，左特殊肺：紧脉

d. 阴阳分离（轻度）：脉质不稳定；脉搏振幅不稳定（4+）

e. 气滞（重度）：左特殊肺：窄脉（4）；右特殊肺：次紧脉

f. 湿热（轻度）：特殊肺：~滑脉（2）；次紧脉

g. 实质损伤（中到重度）：特殊肺：〔粗震动（3+）〕

3. 肝胆

a. 肝

i. 肿瘤生成过程（中度）：隐遁脉（3）

ii. 热（中度）：有力冲击脉（3）；次紧脉

iii. 阴阳分离：空脉（第1期-轻度）；脉搏振幅不稳定（3）

iv. 血瘀1/3（尺侧）（轻度）

b. 胆

i. 湿热：紧—次紧脉，滑脉

ii. 气滞：气球脉（重度）

iii. 肿瘤生成过程：隐遁脉（3）（中度）

iv. 功能障碍：细脉

4. 脾—胃—食道—肠道

a. 脾

i. 阴阳分离：右关-脉质不稳定（重度）；脉搏振幅不稳定（3）

ii. 气虚：右关：软弱消失脉（重度）

b. 胃

i. 实热：右关，胃幽门延伸区：有力冲击脉（3）（重度）；次紧脉

ii. 肿瘤生成过程：右关，胃幽门延伸区：隐遁脉（3）（中度）

iii. 功能障碍：胃幽门延伸区：软弱消失脉（重度）

c. 食道

气滞（热）：气球脉，有力冲击脉（3）（中度）

d. 大，小肠

i. 肿瘤生成过程：隐遁脉（3，2）（中度）

ii. 实热：小肠：有力冲击脉（3）（中度）

iii. 功能障碍：脉搏振幅不稳定（2+，3）（中度）

5. 肾

a. 气阳虚：左尺：沉脉；右尺：软弱消失脉；气层减弱；减弱冲击脉（重度）

b. 肿瘤生成过程：左尺 / 右尺：隐遁脉（3）（中度）

c. 阴虚：右尺：次紧－紧脉（轻度）

d. 阴阳分离：右尺：脉质不稳定；左尺（重度）；脉搏振幅不稳定（2+）

6. 骨盆腔下身

a. 功能障碍：软弱消失脉；脉质不稳定；细脉；脉搏振幅不稳定（4，3）（重度）

b. 血瘀：涩脉（中度）

7. 神经心理脉位

目前脉质解析尚未确立

面团脉暂定与精虚或伤精有关

III. 问诊、闻诊所知的问题（大纲）

A. 恐慌症

B. 疼痛

右髋部

右肩－滑囊炎

C. 疲倦

IV. 问诊、闻诊所知的问题（详细）

A. 恐慌症

1. 症状：13年

· 清晨2：00点左右（最近清晨4：00点左右）。

· 感觉前途黯淡并醒来。

· 心跳非常快。

· 恐惧（一般状态与出现症状）。

· 容易受到惊吓。

· 一直清醒到 6 点才睡着，睡到早上 10 点 - 其后感觉麻木。

· 频尿：

  —因压力而增加：情绪的、身体的（疲倦）和化学性的。

· 害怕过桥：

  —与母亲喝醉时曾酒驾在危险的山路上行驶有关。

  —可经由圣经、急救花精、心理和呼吸法得到控制。

2. 疾病史

从 13 年前到 31 岁。

· 连续 3 晚没睡。

· 纠结纷扰的念头（疯狂的想法）：

  —人们都与她作对而且监视着她。

  —婆婆阴谋要杀害她。

· 失去正常功能 - 给予小孩最少的照顾；关上窗帘；无法正常穿着。

· 处方：苯巴比妥（镇静安眠剂），心理控制。

· 母亲 48 岁去世（艰苦的偏远地区生活）。

· 酗酒、暴力倾向、恐慌、好哭。

· 在病例 1 出生之前，父亲有外遇。

· 父亲制止了她自杀的念头；拳打脚踢。

· 母亲：常说病例 1 有如“好花不长开”。

· 担心子女。

· 父亲很快再婚，卖掉童年住的房子，与婆婆易起冲突；父亲现已年老。

3. 眼前持续的压力：

a. 结婚 25 年的先生：

i. 对“任何事”都生气，小孩很害怕。

例如：鞋子不在定位上、后门没关、或是内门不小心锁上。

她威胁要离婚后，先生稍微收敛一点。

当先生发怒时，她会带小孩离开，暂避风头。

ii. 现在举债过日—放弃了她与女儿共同经营得不错的生意。

iii. 6 年前因婚姻危机症状加剧；先生浑然不知。

iv. 她无法向先生说不（金钱方面的索求）

v. 先生的父亲（公公），一个黑手党杀手，消失了并威胁要杀掉他们夫妻，因为父亲（公公）认为病例 1 使得她先生不加入黑手党。

vi. 抚养外甥女 - 现在已染上海洛英毒瘾 。

vii. 照顾年老的爸爸。

viii. 女儿 17 岁，嫁给一个癫痫患者，她不同意女儿那么年轻就结婚，以及嫁给这个男人。

B. 疼痛

1. 右髋部

症状：

右髋部躺下和走路时疼痛。

行走 3 英里后，坐骨神经痛发作，沿着腿部前侧向下放射，并向上痛至背部 1/2 处。

疾病史：

2006 年 11 月—最亲近的叔叔过世，但是无法开车去参加葬礼。

2. 右肩（滑囊炎）

症状：

受压疼痛。

疾病史：

在家中打扫清洁，需要旋转手臂（25 年），以及油漆房子（12 年）。

自从某次用单手转动轮胎后开始。

3. 肘到肩

症状：

手臂上抬时。

疾病史：

10年前开始。

在家中打扫清洁、割草以及整修房子长达25年。

C. 疲倦

症状：

大约下午3点感觉疲倦。

过去两周来早晨就感到疲倦。

伴有恐慌症－“被彻底击败的感觉”。

眼皮沉重想睡觉。

疾病史：

自14岁就负担家计－母亲患有类风湿性关节炎，并抚养被兄弟遗弃的染有海洛因毒瘾的外甥女。

先生破坏了家中的墙壁，把家里弄得一蹋胡涂，看起来没有想要修复的迹象。

没有余力整理花园和游泳池。

关于女儿的婚礼，害怕他们幼时的朋友，在很小的时候分开，又再次相聚。

V. 全身系统回顾

A. 皮肤科

1. 右鼠蹊部红色斑块

   症状：

   逐渐变大

   没有瘙痒或灼热感

   疾病史：

   自从溢出毒性物质

   自从将父亲从精神病院接出来之后

2. 蜘蛛痣
3. 容易瘀青

疾病史：

幼时好几次腺痂症

B. 头部

1. 头痛

a. 从风池穴起（后脑到前额）

症状：

钝的刺痛

因以下因素而加重：

动作

光线

过劳或过多活动

因以下因素而缓和：

一夜好眠

压力调适

早晨发作，持续一天

疾病史：

文化冲击：

从 17 岁开始，转到一个新的小学校，位于巴尔的摩港市，学校充满各色人种。

b. 头的中部

症状：

严重而持续

对光敏感

发作一整天

疾病史：

从年轻开始，吃任何烧烤食物时。

c. 月经前

症状：唠叨，迟钝

疾病史：持续两年

C. 泌尿系统：压住膀胱会停止排尿。

D. 感染：26 岁患莱姆病－处方：TETRACYLINE（四环霉素）

E. 存在的意义：

无法学到生命的功课。

无法满足家庭中所有的需求。

难于启齿说“不”。

想要活出自我。

F. 妇产科

月经周期每 22-25 天；经行 4 天；紫色血块；经血暗；量多；↑经痛；热潮红－1 次 / 周。

产科史：2 胎足月顺产；26 岁生女儿；28 岁生儿子：每个孩子各哺乳两年。

G. 毒素：体味（腋下）

Ⅵ. 症状与病证

症状	病证
・恐慌症 ・症状：13 年 母亲过世 – 儿子出生后变得孤立	・心理易受创，病例 1 仍是个孩子时，母亲常说“好花开不长久” ・被抛弃的感觉（肾气精虚）
・约在清晨 2:00 点（最近在清晨 4:00 点左右） ・感觉前途黯淡并醒来 心跳非常快 恐惧（一般状态与出现症状）	肝血虚（不藏血） ・心（神）肾不交 ・心气虚 ・肾气精虚（神经系统衰弱）
・容易受到惊吓	・心胆气虚夹痰
・一直清醒到 6:00 点才睡着，睡到早上 10:00 点 – 其后感觉麻木 ・频尿在压力大时更严重 ・情绪的、身体的（疲倦）和化学性的压力	・心血瘀阻 ・肝气郁结→肝气虚
・害怕过桥（与母亲喝醉时曾在危险的山路上行驶有关）。 ・可经由圣经、急救花精、心理和呼吸法得到控制。 ・疾病史：无法对先生和家人说“不”	・（“龙飞凤舞” – 肾气过实 – 代偿肾气精↓所致）武断，狂热 ・生存的权力是基于“服侍” – 肾气精↓ ・从 14 岁开始负担家计 – 母亲 – 先生。 ・害怕被抛弃：母亲酗酒
髋部 症状：右髋部在躺下和走路时疼痛 行走 3 英里后，坐骨神经痛发作，沿着腿部前侧向下放射，并向上痛至背部 1/2 2006 年 11 月 – 最亲近的叔叔过世，但无法开车去参加葬礼（另一种失去 – 被抛弃）	身体劳动 – 整修房子。 情绪的痛苦转移为身体的疼痛（胆、胃经经别）
疲劳 症状：下午 3 点左右疲倦 过去 2 周以来，早晨就觉得疲倦，伴有恐慌 – 被彻底击败的感觉。 眼皮沉重想睡觉 疾病史：自 14 岁就负担家计；母亲 – 丈夫是重担	毒素 肝气虚→（↓解毒能力） 心肾气虚 身体劳动 – 整修房子 过去 2 周似乎已放弃了

症状	病证
皮肤问题	
1. 毒素	
症状：右鼠蹊部红色斑块，逐渐↑大小；没有瘙痒或灼热感	身体试图排毒
体味－腋下	
疾病史：自从溢出毒性物质	
情绪压力（父亲、先生等）	
2. 蜘蛛痣	血瘀
3. 容易瘀青	血瘀；脾气虚
4. 幼时好几次脓痂症	照护者的疏忽
感染： 26 岁患莱姆病－处方：Tetracyline	小心后续的神经学症状
存在的意义：无法学习生命的功课 －无法满足家庭中所有的需求。 难于启齿说“不” 想要活出自我	《龙飞凤舞》：肾气精实（轻度） 生存的权力赖于服侍，未曾超越”我有权力存在吗”这个层次
头痛（20 岁时后脑外伤）	
1. 症状：	
从风池穴起（后脑到前额）	
钝的刺痛	• 肝阳上亢（阴阳分离）
因以下因素而加重：	
■ 动作	• 肝的阴阳分离
■对光敏感	• 系统性－（肝）血虚
■过劳或过多活动	• 肝的阴阳分离（肝气虚）
因以下因素而缓和：	
■一夜好眠	• 肝气虚
■压力调适	• 肝气郁结和肝气虚
早晨发作，持续一天	
疾病史：“文化冲击”	• 压力（情绪）影响肝
	• 毒素－油漆和清洁溶剂
抱着头刷油漆，打扫	• 身体的压力
2. 症状：	
头顶和前额	• 肝毒性；胃胆湿热
严重而持续一整天	• 肝血虚
对光敏感	
疾病史：	
从年轻开始	
任何烧烤食物	• 毒素（对肝的压力）
3. 月经前	
症状：唠叨；迟钝	• 肝气郁结－血虚，头部血行不足
疾病史：过去 2 年	• 肝气无法推动血
4. 两种型态的头痛都随着年龄－停经而变严重	

症状	病证
妇产科（停经） 每 22–25 天； 4 天 暗紫色血块和经血；量较多；↑痛经 热潮红 –1 次 / 周	 肝肾阴虚 血瘀（肝） 阴阳分离（肝肾） 因月经排血不畅所致症状 血瘀 因年纪增长等因素导致气减弱，无法推动血 下焦气血分离 气上升→热象 – 热潮红 阴随阳动，热汗随之
泌尿系统：压住膀胱会停止排尿	物理性的改变尿道

VII. 诊断类别

病证	症状	病史	病征
肝胆 气滞 影响心 肝气虚	恐慌—心悸 午夜休息时 肝经循行时间 毒素无法清除	感到挫折 – 生气于： 先生 女儿 – 婚姻 父亲与继母 收养的女儿 – 海洛因	脉诊：左关 – 次紧；隐遁（3） 脉诊：左关脉质 空脉
阴阳分离 阳亢 气虚	原发性头痛 刺痛：疲倦，压力 疲劳：下午 4 点	无法说“不” 工作过劳 家中打扫清洁 整修房屋 照顾娘家 家庭 – 选择	脉搏振幅不稳定（3） 〃
气↓→↓解毒力	头痛：头顶。烧烤	毒素 – 溶剂	
心胆 胆胃 经别	容易受惊吓 右肩 右髋部	现在的决定 离开先生 独自新生活 – 生意	脉诊：左寸 滑脉（3） 胆囊 – ~ 滑脉

（续表）

病证	症状	病史	病征
肾 气精 虚 ↓ “神经衰弱” （害怕变成） 阴虚 阴阳分离	偏执狂；过桥 恐惧的倾向 半夜醒来并深深感觉前途黯淡 没办法说“不” “希望能为自己而活” 害怕－被抛弃 月经周期：22–25 天 热潮红；阳亢型头痛	用信仰控制恐惧 父母年纪 37 岁 母—3 次分娩、3 次流产 过去 父母饮酒 特别是母亲 父母抽烟 “好花不长开” 齿列不正（儿童期）	（年仅 44 岁） 脉诊：左尺－沉脉 右尺－软弱消失脉 减弱冲击脉 右尺：紧脉 脉诊：右尺－脉质
心（震惊打击） 气虚 痰迷心窍 血虚 阴虚	心悸 早晨疲倦已达 2 周 恐慌发作 干燥	父母年纪 37 岁 母—3 次分娩、3 次流产 父母饮酒 特别是母亲 父母抽烟 母亲自杀	脉诊：第一印象－粗震动脉 脉迟（2） 左寸：滑脉（3） 细脉（4） 竖立脉；紧脉
毒素	疲倦；皮肤红疹 头痛：头顶－（烧烤）	清洁剂－25 年 油漆溶剂－12 年	
血瘀 肝血瘀 肝血瘀 血中有热	蜘蛛痣 容易瘀青 现在的生理期： 血块，色暗，量多	停经（提早） 暴露于： 清洁剂－25 年 油漆溶剂－12 年 挫折感	脉诊：迟脉，骨盆腔下身－涩脉 肝瘀阳－尺侧 血层深度－血浓
气乱及真气↓	疲倦 “神经系统衰弱”		见上述脉质
肿瘤生成过程	感觉陷入泥沼	压抑的情绪	见上述脉质
肺 气虚 阴阳分离 血虚 阴虚 肿瘤生成过程 气滞 湿热 功能障碍		父母吸烟 毒素 溶剂 清洁剂－25 年 油漆－12 年 搬重物	脉诊：右寸－软弱消失脉 脉质不稳定［脉搏振幅不稳定（4+）］ 细脉（4+） 紧脉（特殊肺） 隐遁脉（3） 右横膈膜：气球脉（2+） 特殊肺－窄脉（4） ~ 滑脉 次紧脉 脉搏振幅不稳定（2+） 粗震动（3+）

（续表）

病证	症状	病史	病征
脾–胃–肠 气虚 阴阳分离		营养状态有问题	脉诊：右关：软弱消失 隐遁脉（胃幽门延伸区） 脉质、脉脉搏振幅不稳定（3） 有力冲击脉（3）
实热	矢气臭	吃饭时仍烦恼事情	（胃幽门延伸区，小肠） 次紧脉 隐遁脉（2+） 胃幽门延伸区（3）
肿瘤生成过程 〃 功能障碍 大肠，小肠			大肠（3） 小肠（2） 肠道脉位 脉搏振幅不稳定 大肠（2+），小肠（3）
食道 气滞 实热	考虑： 巴特食道症		食道脉位： 气球脉 有力冲击脉（3）
生命力量 1. 包容 2. 升华恐惧 3. 用爱服侍，同时脱离被抛弃的恐惧 4. 内省、顿悟 5. 接受帮助	详细内容参考回馈讨论–正向层面 肝经强	团体治疗 控制恐惧–信仰 自助	脉搏节奏正常

VIII. 总结

目前主要的致病因素一部分源自于她的先生，更主要是源自于她自己的被压抑的情绪、原发性挫折感和愤怒，以及终其一生都是为别人而活，而不是为自己而活的无奈感。表现出来的症状是肝气郁滞，在她处于最低警戒状态时（睡觉），造成的身心崩溃；以及静态时肝气“攻”心造成的心悸，在活动时减轻。

现阶段她的肝气虚脱，恐慌症加剧，是因为她害怕无法控制她所经历的会威胁她的生命的、造成挫折感以及无奈的、愤怒的事。肝气因为终其一生她都为别人而过劳，以及暴露在毒素中而虚脱。每当午夜梦回时，她都有“前途黯淡”的凄怆。她正失去控制。

开车过桥会感到恐惧，是由几个因素造成。包括母亲喝醉酒时在危险的山路上开车的实际恐怖经验，经由因为肾气虚以及心的震惊打击所形成的根深蒂固的害怕，转化而成的永久性的恐惧。

压抑恰好说明了她的生存能力，从幼年开始，限制住她的情绪，再经由宗教信仰的基础，来支持她这么做。她的信仰，强化了她的肾气精（参考：《龙飞凤舞》），以及它支持肝气的作用，包括其限制的作用，以达到生存的目的。

脉诊揭露了其他的问题：严重的血虚，特别是在心和肺；中到重度的肿瘤生成过程，广泛地在许多脏腑进行着；气乱和真气虚。舌诊显示反复地、暂时性地在舌尖附近失去红润（心气虚），以及舌体深处苍白的质感（真气虚），还伴有细微的震颤（肝风）。

髋部的问题暂时和她叔叔过世有关，情绪上的痛苦经由胃、胆经的经别转化为身体的疼痛。她的肩膀和手臂也很容易出问题，很明显和她长年身体上的劳苦有关。

有三个深植于内的病根。

1. 其一是她的“神经系统衰弱”（肾气精虚）
    a. 这点决定了一个事实，那就是对她而言，压力对情绪的影响大于对身体的影响。以及，
    b. 特别与她那脆弱而容易受伤的心有关，所表现的症状（见下文，肝是她力量的来源）
2. 其二（参考：龙飞凤舞）是她认为：
    a. 她必须服侍才能换取“生存的权力”
    b. 内心最深层的恐惧是如果她说“不”，而不再服侍他人，转而服侍她自己，她将会被抛弃而死亡
    c. 她把自己变成不可或缺的人物
    d. 此刻她觉得自己已经死亡，并且她是被信仰支撑着〔肾气过实以代偿肾精虚（好花不长开）〕
3. 第三，她的心很脆弱，容易受到伤害

a. 在子宫内受到的打击：母亲饮酒，父母 37 岁

b. 母亲自杀：当时她 28 岁

正向层面：

1. 焦虑

我将慢性焦虑定义为一个明显的不愉悦的感觉经验，发生在当一个人下意识的感受到他或她的生命本体的进化过成中，其“蜕变”遭受到某种威胁时。

她的恐慌状态表示她仍然在“蜕变”中。

然而，焦虑不仅只是什么都不对劲的讯息（她的蜕变受到威胁），它也说明了这个生命体仍然有能力反应。毕竟，焦虑是一种生命的指征，反映该个体仍然有力量与疾病抗争（“实”在中医的概念里，是一种“有力的确认”，以及一个有力的或过度的疾病）。忧郁则表示抗争已经结束，生命体已经无法再继续处于这种矛盾下，迈向生命的新里程。

因此，她的恐慌可以理解源自于两个方向：

她可能不会蜕变

当她果真蜕变时，对于她的存在状态所产生的效应

2. 正常心律节奏

3. 内省

4. 寻求并接受帮助

IX. 处置构思计划

A. 立即介入

1. 疼痛

2. 肝

· 解肝毒

阴阳分离

气虚

气滞

3. 心的震惊打击

心气不宁

心血虚

心气虚

心阴虚

心胆虚（痰）

4. 脾—胃—肠

气虚

阴阳分离

实热

肿瘤生成过程

功能障碍

B. 根本问题与病因

1. 肾

a. 气阳虚

b. 肿瘤生成过程

c. 阴虚

d. 阴阳分离

2. 心

见前文

C. 继发问题

1. 肺

a. 肿瘤生成过程

b. 血虚

c. 阴虚

d. 阴阳分离

e. 气滞

f. 湿热

g. 实质损伤

2. 脾

见前文

D. 衍生问题

1. 毒素
2. 肿瘤生成过程
3. 血瘀
   组织
   血（热）

X. 处置辅助计划（视需要弹性使用）

A. 生活形态的策略

a. 饮食日志
b. 午睡
c. 走 1 英里
d. 停止暴露于毒素中
e. 停止身体的过劳

B. 转诊

a. 西医记录：特别是髋部和肩部
b. 气功
c. 妇产科
d. 肝胆和妇科超音波扫瞄
e. 大肠镜检查
f. 足疗师

C. 中药，以及其他疗愈策略

1. 立即介入
   a. 中药
      i. 髋关节退化及疼痛，肩关节滑囊炎 每日 3 次，每次 1 ~ 3 gm

汉防己	15 gm
天南星	9 gm
滑石	15 gm
栀子	9 gm
半夏	9 gm

赤小豆　9 gm
* 杏仁　15 gm
连翘　9 gm
薏苡仁　15 gm
蚕砂　9 gm
桂枝　3 gm
姜黄　6 gm
海桐皮　6 gm
延胡索　6 gm
赤芍　6 gm
独活　9 gm
豨莶草　6 gm
苍术　6 gm
萆薢　9 gm
牛膝　9 gm

2. 肝胆

a. 解毒

*i. 皂土

ii. 北美黄莲（白毛茛）：甘草 =4 ：1

iii. 利胆片

iv. 见下文

b. 肝胆湿热（脾湿）1 ~ 3 gm，每餐中服用

人参　6 gm
白术　6 gm
茯神　9 gm
黄芪　15 gm
山药　9 gm
薏苡仁　9 gm
白豆蔻　2 gm

桔梗　　3 gm
木香　　3 gm
黄莲　　2 gm
香附　　6 gm
丹参　　6 gm
茵陈蒿　　9 gm
竹茹　　6 gm
陈皮　　3 gm
半夏　　6.0 gm
甘草　　1.0 gm

3. 心阴、血及气虚—心的震惊打击　每日4次，三餐及睡前，每次1~3gm

生地黄　　9 gm
天门冬　　6 gm
麦门冬　　6 gm
当归　　6 gm
西洋参　　9 gm
高丽参　　4.5 g
五味子　　6 gm
柏子仁　　9 gm
酸枣仁　　6 gm
远志　　6 gm
郁金　　6 gm
合欢皮　　9 gm
石菖蒲　　9 gm
黄芩　　6 gm
龙眼肉　　9 gm
百合　　9 gm
甘草　　5 gm

浮小麦　　20 ~ 50 gm

大枣　　10 gm

珍珠　　2 分（0.6 gm）

紫河车　　4.5 gm

D. 针灸

1. 任脉

a. 涉及关于生命和死亡的压抑

比肝对于日常生活压力的压抑更深层

b. 与下列功能的过度或不足有关：

i. 连结

与主要照顾者有基本的接触

ii. 界线

依赖和独立于照顾者

c. 结果

i. 连结

· 过度

—“自我”的进化受到抑制

— 过度保护

· 不足

—“自我”的进化在伴侣关系中适应不良

—自尊心低

ii. 界线

· 过度

—“自我”的进化受限

—被过度控制着

· 不足

—倾向于异常的社会行为

—侵犯他人的领域

2. 疼痛（髋部）

长腿与背部调整 + 带脉

阿是穴

耳针

3. 心阴、血、气虚并痰阻—心的震惊打击

君

血虚：通里、神门

（通里 = 心智与心神）

（神门 = 心之神—神的门户）

阴虚：少海（五输水穴）

与神相连结：极泉、神门

臣

气虚：通里、少府；心俞，魄户（灸）

痰：间使，丰隆

佐

心肾不交：

步廊，天泉，肓俞

幽门：深层的恐惧

神藏

· 认同感和有目标的感觉正逐渐产生，但对他们而言尚未稳固

· 认同感—渡过困难的时期，鼓舞精神

· 给予精神力量

使

心肝不和：

肝胆经经别

生命中的停滞不前

阴维（与任脉相对）

冲脉并大钟（恐惧与忧虑烦恼）

冲脉 + 阴跻

你如何面对自己

忧郁

冲脉 + 阳跻

你如何立足于世上

易受惊吓：环跳

印堂

4. 解毒

毒素

君

血海（灸）

合谷

丘墟

行间

臣

日月，阳陵泉，外丘（心的震惊打击）

推动二便：液门、中渚

佐

清肝：大敦（下焦），太冲，中封

卫气：风门

使

带脉

脾之大络：大包

血中毒素，精

未曾释怀的情绪

耳针

湿热

日月，阳陵泉

太冲（安神）

5. 肝气虚—阴阳分离

君

肝俞，魂门（禁灸）

足三里（灸），五里（灸）

三阴交（灸）

臣

脊中（灸）

章门、期门—募穴补法

关元、气海、神阙、中脘—灸

佐

五输火穴：行间、然谷

八针法

曲泉（灸），阴谷（灸）

经渠，蠡沟泻法

光明—肝血

使

冲脉；

冲为血海

大杼，膈俞；上巨虚，下巨虚，悬钟（髓—血）

6. 停经

阴跻

a. 留针 55 分

入针顺序：照海（右侧），右侧肓俞或石关；睛明（双侧入与出），列缺（左侧）

出针顺序：列缺，肓俞或石关，照海

b. 留针 5 分

入针顺序：列缺（右侧），照海（左侧）

出针顺序：照海，列缺

7. 未曾释怀的情绪

背负世间的重担：

肩井（化痰开窍）

愤怒

照海

· 很强的心理穴道，对治偏执狂样的愤怒

· 这可能是损坏病人健康的一部分原因

光明

个性的力量—决断：

丘墟（恐惧，失眠）

恐惧与害羞：阳陵泉，然谷

易受惊吓：环跳

决断：日月（克服矛盾），

丘墟（环顾全局做出好决定）

后溪：明朗、心中雪亮

支正：为犹豫不决的人做决定和计划

不容易原谅自己：中封

XI. 回馈讨论

I. 主要的考虑

a. 问题开始于（恐慌症）

13 年前因（母亲过世—儿子出生而变得孤立）

清晨 2 点左右（最近约在 4 点）：

· 感觉前途黯淡并醒来

· 心跳非常快

· 恐惧（广泛性的以及有症状的）

· 容易受到惊吓

· 早晨 6 点醒来，再睡到 10 点—之后觉得麻木

· 频尿：

随着压力增加而加剧：情绪性的、身体的（疲倦）和化学的。

· 害怕过桥：（与母亲喝醉时在山路开车有关）

b. “所以我们如何解释这些？”（解释）

1. 问你“你对你自己而言是什么样的问题？”
2. 回答：

“无法学会生命的功课－无法提供家庭所需要的一切”

难于启齿说“不”

“我要为自己而活”

3. 问题是“为什么你不能说‘不’，以及为什么你无法‘为自己而活’”
   a. 我们认为

   你相信 你必须服侍，才有“生存的权力”。这通常和酗酒的母亲有关，她无法给小孩一种可依赖的、被照顾的，亲密连结的生命体的感觉。

   b. 另一方面，你被告知“好花不长开”，这暗示着：
      - 你进入了 一个没有强烈自我感的世界。
      - 没有“我有权力存在”的认知。

   c. 虽然你证明自己很有能力，然而幼年的经验使得你的内心深处相信，如果你说“不”而停止服侍别人，转而服侍自己，你将会被抛弃和死亡。

      i. 这一点，我认为是你最主要的恐惧

      ii. 所以你把自己变成一个不可或缺的人

      iii. 以及无法说“不”

      iv. 和无法为自己而活

4. 你的慢性焦虑是因为：
   a. 你可能不会蜕变

   当你下意识的感受到你的生命本体的进化过成中，“蜕变”遭受到某种威胁时

   b. 若你真的蜕变时，对于你的存在状态所产生的效应是：

   被抛弃

5. 你有意地控制住想要说“不”的欲望，以免被抛弃；你用下列的方式达成这个目标：
   a. 压抑住你的挫折感和愤怒

b. 这有赖于你与生俱来的强有力的肝

c. 在肝经循行时间，释放累积的挫折感，这是因为：

晚上这么做比较安全

攻击自己的心比较安全

比攻击先生安全，那样做他可能会抛弃你

比为自己而活更安全

d. 依靠你的信仰（肾气实以代偿肾精虚－“好花不长开”）

e. 经由本能保护你，它透过经别将你情绪上的痛苦，转变成肌肉骨骼的疼痛，表现在饱经风霜过度劳动，而变得脆弱的部位。

6. 现在，你午夜梦回醒来时，觉得前途黯淡

a. 身体的保护机制，特别是你的肝正在崩坏，这是因为你的

i. 肝（你的救星）因过劳而耗竭虚脱

25 年家中的清洁工作

12 年房屋修缮工作

ii. 肝因毒素而损伤

25 年使用清洁剂

12 年使用油漆溶剂

7. 正向层面

你仍然在“蜕变”中。

有焦虑表示你尚未放弃。

你的肝是强的－限制的效果很好。

你的信仰坚定。

你的天性是建设性的（而非报复性的）。

能够升华恐惧。

以爱来服侍，同时也害怕被抛弃。

内省、顿悟发展很快。

开放的胸，怀接受帮助－也接受要自助的责任。

II. 我们要做什么？

a. 清除并强化肝（清胆），以便目前它能够继续正常运作，保护你的

安全，直到：

b. 我们能强化你的

i. 心（控制心智）

ii. 肾（控制神经系统）

c. 这些在子宫内就已受到伤害，因为

i. 母亲饮酒

ii. 母亲多次流产

iii. 父母的年纪

d. 我们必须帮助你的肝，让它能够保护你的安全。万一它不能正常运作，这时你那些被压抑的情绪，一旦溃决，会攻击你最脆弱的区域（心）。

III. 我们如何做到呢?

a. 身体的疼痛

· 运用针灸和中药，尽快的解除你的疼痛。

· 建议你马上停止那些会伤害你的身体的各种劳动。

b. 毒素

· 用中药及针灸为你排毒。

· 建议你避免使用任何毒性物质。

c. 焦虑

· 强化你的心并克服过去的震惊打击的影响。
直接使用中药及针灸
并透过改善你的营养

· 应用针灸及中药，直接影响你的心灵，并强化你“为自己而活”的能力。

· 补你的肾，这样能够强化你的身体，增加储备的能量，让你更有勇气“为自己而活”。
应用针灸、中药和气功。

d. 辅导咨商

主要集中在（不要有压力）你“为自己而活”的目标。

2008 年 11 月

上述病人致本校 2008 年毕业班（她是该班的临床教学病人）的一封信：

我到贵班的那一天，改变了我的生命。我很忠实地去执行你们告诉我的事，从那之后，我甚至已经达成了我终生的理想：全职教圣经。谢谢大家在门诊那天给我的关爱，它深具启发性。我不晓得我的脉象现在是怎么样，但是我的心非常清楚地告诉我，现在的我比过去好多了，从前的种种负担都已放下。我每天都很乐意起床。汉默医师，我特别要向您致上最深的谢意

我不知道您是否可以将这个讯息转达给全班，但是此刻当我坐在这儿，眼中含着泪水，回想甚至班上同学给我的爱，以及我到贵中医学院治疗的那一天，真真实实地对我的人生有莫大的帮助。我爱他们，希望大家都平安喜乐。

病例 2：女性，27 岁（CLIENT 2 FEMALE，AGE 27）

图 18-2 病例 2 脉诊记录表

日期： 年 月 日

姓名：病例 2	**性别：**女	**年龄：**27	**身高：**179cm	**体重：**73kg	**职业：**家庭主妇

节奏： 不规则不整脉【约 5 次 / 分】	**脉搏速率 / 分：**开始：60 结束：66 运动：72 改变：6 检查时其他脉搏速率变化：
共同脉质的第一印象 细脉；次紧 – 紧脉；有力冲击脉（2）； 所有深度粗震动脉；脉搏振幅不稳定（2） 左手： 右手： ——————（左） ——————（右）	**深度** **浮脉层：**—— **棉花脉层：**（3–4） **气：**次紧 – 紧脉 **血：**血浓 **脏：**次紧脉 **脏之血：**未评估 **脏之物质：**未评估 **脉搏波形：**正常脉→洪虚脉

主要脉位		辅助脉位	
左： 寸部	右：	左： 神经 – 心理	右：
次紧脉 滑脉（4–5） 心包：	紧脉 粗震动脉 滑脉	细震动脉 面团脉	细震动脉 面团脉
		左： 特殊肺	右：
		紧脉 粗震动脉 滑脉	紧脉 滑脉 粗震动脉 **胸膜：**————
		心 **二尖瓣：**滑脉 **心脏扩大：**存在 有表现 **大血管：**————	
左： 关部	右：	左： 横膈膜	右：
物质减少脉→细脉 气层深度：次紧 – 紧脉 血层深度：血浓脉 滑脉 粗震动脉（2） 脏层深度：次紧 – 紧脉	次紧脉 有力冲击脉（4）	气球脉（1–2）	气球脉（1–2）
		肝 **肝瘀阻：** **远心：**———— **尺侧：**存在 有表现 **胆囊：**紧脉；滑脉	
		脾 – 胃 **食道：**———— **脾：**———— **胃 – 幽门延伸区：**———— **腹膜腔 / 胰脏：**———— **十二指肠：**————	
左： 尺部	右：	大肠： 肠	小肠：
气层深度：减弱脉 紧脉 消失脉	气层深度：减弱脉 紧脉 脉搏振幅不稳定（2）	次紧脉 滑脉	紧 – 紧咬脉 滑脉
		左： 骨盆腔 – 下身	右：
		隐遁脉 脉搏振幅不稳定（5）	涩脉 脉搏振幅不稳定（5）
三焦 **上焦：**滑脉 **中焦：**———— **下焦：**紧脉		评注： △ = 改变（1）→（5）= 低→高 程度	

巨观：大区段的初步印象和共同脉质

（BROAD FOCUS：INITIAL IMPRESSION OF LARGE SEGMENTS AND UNIFORM QUALITIES）

节奏（RHYTHM）

脉搏的节奏不规则不整脉，每分钟大约五次，不规律地出现不整脉。通常代表严重的心气虚，但是因为脉搏速率是可测量的，情况稍轻。它也是严重心气不宁的征兆。

脉搏速率（RATE）

脉诊开始时脉搏速率只有 60 次 / 分，结束时是 66。运动时脉搏速率增加六下变成 72。在一个 27 岁的女性，脉搏速率慢表示心气虚，剧烈运动时脉搏速率仅仅增加六次，代表中度到重度的心气——阳虚。

波形（WAVE）

洪虚脉波形本身表示轻度到中度的一般性气虚。至于本病例，她的脉有时候是正常波形，洪虚脉波形并不持续；这会使得病人较倾向于轻度气虚。在脉诊记录中寻找支持这个临床印象的其他证据，我们可以发现只有在左尺部也有虽然明显但不连续的气虚脉象。

整体脉的共同脉质（UNIFORM QUALITIES OVER THE ENTIRE PULSE）

常见的脉质（COMMON QUALITIES）

次紧——紧脉是从气滞加上轻度的实热（次紧脉）发展为阴虚（紧脉）。

有力冲击脉（2）代表身体经由正常管道，例如排便、排尿和排汗，仍然无法完全清除的轻度实热。

细脉代表血虚。

紧脉在本病例是常见的脉质。虽然它只出现于四个主要脉位，但是对于一个 27 岁的女性来说，仍然很不寻常。我们当然也要考虑疼痛所致的可能性，或许是关节炎造成的（过度的外寒内侵是另一种原因，但是在室内暖气很发达的时代，它的可能性很低）。

次常见的脉质（LESS COMMON QUALITIES）

整体脉所有深度的粗震动脉，代表心的震惊打击，可能也造成心气虚；

同时也隐射了恐惧和罪恶感。

整体脉脉搏振幅不稳定，是轻度（2）心气虚的另一个征兆。

不寻常的脉质（UNUSUAL QUALITIES）

见前文节奏段。

矛盾的脉质（PARADOXICAL QUALITIES）

“血浓”是一种血热和血管郁血的状态，在年轻女性很少见。

运动时脉搏速率增加 6 次 / 分，发生在一个 27 岁的年轻女性，很不寻常。

逐渐形成的洪虚脉代表慢慢加重的真气虚。同样，发生在 27 岁的年轻女性，很不寻常。

不规则不整脉这样的节奏是心 / 循环系统很不稳定的明证，很少见于这么年轻的人，表示有显著的病因和严重的预后。

近观（CLOSER FOCUS）

深度（DEPTHS）

棉花脉（COTTON QUALITY）

棉花脉表示气滞，它与病人因为对生活不甚满意，觉得被现实所困，所产生的无奈感有关。另一个可能的原因，是身体重大的伤害。

气层深度（QI DEPTH）

在此，次紧——紧脉同样又是从气滞加上轻度的实热（次紧脉）发展为阴虚（紧脉）。

血层深度（BLOOD DEPTH）

血浓代表血管发炎，以及血液黏稠度增加，它会因血流速度变慢而加剧。

脏层深度（ORGAN DEPTH）

次紧脉代表轻度到中度的气滞，以及轻微的实热。

左、右侧（SIDES）

没有重要发现。

三焦（THREE BURNERS）

上焦双侧滑脉（在左寸 4-5）并脉迟，表示痰迷心窍，且肺中甚至包括胸中有痰（双侧特殊肺脉位滑脉）。

巨观和近观初步诊断印象总结
（SUMMARY OF INITIAL IMPRESSIONS OF BROAD AND CLOSER FOCUS）

这部分主要的发现是明显心气虚、心的震惊打击、和心气不宁，包括脉搏的不规则节奏、速率慢、所有深度的粗震动脉，和整体脉振幅不稳定。

痰迷心窍，上焦有湿，是另一个重要的发现。早年的实热（有力冲击脉）逐渐转变成阴虚（次紧到紧脉）。细脉表示还有血虚存在。

明显的气滞（棉花脉），表示被现实生活所困，普遍的中度气虚（洪虚脉波形），以及“血浓”（血浓脉），代表发炎和血液黏稠度高。

微观（单一脉位和脏腑）
[CLOSEST FOCUS（INDIVIDUAL POSITIONS AND ORGANS）]

快速检视（QUICK OVERVIEW）

所有的主要脉位都是次紧脉（气滞并实热）或紧脉（阴虚），或是二者之间的脉（次紧—紧脉或紧—次紧脉），表示实热与阴虚同时存在。

不寻常的脉质（UNUSUAL QUALITIES）

心脏扩大脉位存在，可能是最不寻常和有潜在严重问题的征兆，特别是合并有前文已述的心气——阳虚的脉证以及二尖瓣脉位的滑脉。骨盆腔下身脉位的隐遁脉，出现在 27 岁的女性，表示肿瘤形成的发展过程，需要小心的追踪，特别是同一个脉位也出现极重度的脉搏振幅不稳定和涩脉（血瘀）。

不稳定：最活跃和改变最大之所在
（INSTABILITY：WHERE THERE IS THE MOST ACTIVITY AND CHANGE）

脉搏振幅不稳定（5）在骨盆腔下身脉位最强，表示下焦的脏腑生理功能可能受到严重的干扰。最大的脉质不稳定（紧脉←→消失脉）出现在左尺部，表示肾的阴阳分离——这是肾阴虚和肾气——阳虚综合的结果。一位 27 岁的女性，出现这种脉象，提示问题的根源开始于生命的早期，在子宫内或出生时。左关部脉质不稳定，表示肝中正在形成比较不严重的阴阳分离。

其他比较严重的脉质（OTHER MORE SERIOUS QUALITIES）

左寸滑脉（4-5）表示痰迷心窍。右寸和双侧特殊肺脉位的滑脉，表示肺中甚至胸中严重的痰湿，可能和左寸的滑脉有关。右寸粗震动脉可能是肺泡损伤和肺气虚。

左关部血层深度的粗震动脉和滑脉，显示血管内膜损伤，它和出现在整体脉血层深度的血浓脉遥相呼应。

矛盾的脉质（PARADOXICAL QUALITIES）

以上所述，在一位27岁的女性，都算是矛盾的脉质，特别是心脏扩大脉位，它的出现代表能量上或实质的心脏扩大。

单一脉位（主要的和辅助的）

[INDIVIDUAL POSITIONS（PRINCIPAL & COMPLEMENTARY）]

心 / 循环（HEART/CIRCULATION）

左寸滑脉是痰迷 / 扰心窍，反映出可能有严重的情绪不稳定的讯号。心脏扩大脉位的存在，以及二尖瓣脉位的滑脉，都代表心气虚。神经心理脉位的细震动脉，显示心气不宁。

肺（LUNGS）

右寸紧脉是肺阴虚的征兆，在特殊肺脉位则代表发炎。此二脉位滑脉，表示肺中湿阻。粗震动脉，则反映肺的实质损伤，并含有肺气虚的成份。

肝胆（LIVER-GALLBLADDER）

左关部是物质减少脉又转变成细脉，这代表逐渐形成的肝气和肝血虚。这种脉质不稳定，则是朝向肝的阴阳分离发展。出现一个肝瘀阻脉位，显示肝中轻微血瘀。胆囊脉位反映湿热和发炎（滑脉、紧脉），在此脉位的紧脉，通常是中度发炎的征兆。

脾 / 胃 / 肠（SPLEEN/STOMACH/INTESTINES）

右关有力冲击脉（4），以及肠的脉位的紧咬脉和滑脉，都代表有可观的实热（激躁或发炎），以及胃肠道代偿性的湿象，并有些许腹部不适（小肠脉位紧咬脉）。

肾 / 膀胱（KIDNEYS/BLADDER）

此处出现肾阴虚（紧脉）和肾气——阳虚（消失脉）的病征。左尺部脉质不稳定，从紧脉变成消失脉，表示肾的阴阳分离。

单一脉位病证总结（微观）
[SUMMARY OF CONDITIONS AT INDIVIDUAL POSITIONS（CLOSEST FOCUS）]

不规则不整脉、脉搏振幅不稳定、整体脉粗震动脉、脉搏速率慢、心脏扩大、运动时脉搏速率无法增加 12 次 / 分以上（运动时增加 6），以及左寸和二尖瓣脉位的滑脉，都是心气——阳虚的征兆。一位 27 岁的女性，出现这种程度的不平衡，提示是体质或先天缺陷，或是风湿性心脏病所致。心肾不交是不可忽略的重要因素。

其他的问题有肺中湿热、血管内膜的湿热和损伤、胃肠系统实热和发炎、肝气和肝血虚、肾和肝的气机紊乱，以及骨盆区域肿瘤形成的可能。

物质（包括巨观、近观、和微观）
[SUBSTANCES（INCLUDES BROAD， CLOSER， AND CLOSEST FOCUS）]

气滞（QI STAGNATION）

棉花脉 棉花脉（3-4）代表气滞，前文以及后面都有讨论。

次紧脉 遍布在整体脉中的次紧脉，表示中度气滞和轻微实热。

隐遁脉 只见于骨盆腔下身脉位，是肿瘤形成的征兆。

气虚（QI DEFICIENCY）

洪虚脉代表一般性的气虚。整体脉脉搏振幅不稳定、脉搏速率慢、二尖瓣脉位的滑脉、不规则不整脉的节奏、运动时脉搏速率增加在 6 ~ 11 次 / 分，以及心脏扩大脉位存在，都是心气—阳虚的征兆。其他气虚的征兆见于肺（粗震动）、肝（物质减少脉）和肾（消失脉）。

血瘀（BLOOD STAGNATION）

骨盆腔下身脉位涩脉，是骨盆区血瘀的征兆，出现远心肝瘀阻脉位，显示肝中轻微血瘀。血浓脉则是一般循环中有明显的血瘀和乱流（血层深度滑脉）的征兆。

血虚（BLOOD DEFICIENCY）

整体脉第一印象和左关的细脉，表示血虚。

阴实（湿）[YIN EXCESS（DAMPNESS）]

滑脉显示在心、肺、胆、和肠中，有可观的湿阻。血层深度滑脉，则为血中乱流。

阴虚（YIN DEFICIENCY）

紧脉，特别是见于肺和肾中的，代表阴虚。整体脉以及在某些脉位的次紧—紧脉，表示朝着阴虚演变的倾向。

阳实（YANG EXCESS）

无。

阳虚（YANG DEFICIENCY）

出现不规则不整脉、运动时脉搏速率略增 6 次 / 分，以及心脏扩大脉位，都是发展为心气——阳虚的有力证据。左尺的消失脉和脉质不稳定，则是朝着肾阳虚和心肾不交而演变。

精虚（ESSENCE DEFICIENCY）

左尺的脉质不稳定，从紧脉转变为消失脉，是肾阳——精虚的征兆。

脏腑实质（PARENCHYMA）

右寸和特殊肺脉位的粗震动脉，表示肺泡的实质损伤。

活动性（ACTIVITY）

实热（EXCESS HEAT）

普遍存在的次紧脉，以及有力冲击脉和血浓脉，代表实热。

阴虚发热（COMBINED EXCESS HEAT AND YIN DEFICIENCY）

此处的过热来自代谢热，它是身体企图克服瘀阻失败，累积而成。为了保持平衡状态，身体引液（阴）救热，久而久之阴液就被耗竭了。

寒实（COLD EXCESS）

文献上说，紧脉是外邪寒实入侵。但是，在今日中央空调的环境下，它已成为罕见病因。

虚寒（阳虚）[DEFICIENT COLD（YANG DEFICIENCY）]

虚寒就是阳虚，从左尺偶见的消失脉和脉质不稳定，可见一斑。出现心脏扩大脉位、不规则不整脉、运动时脉搏速率增加小于 6 次 / 分，都是发展成为心气——阳虚的征兆。

区域（AREAS）

三焦：双侧上、中、下焦类似的脉质
[BURNERS：SIMILAR QUALITIES BILATERALLY AT SAME BURNER）

上焦（UPPER BURNER）

双寸部滑脉，显示湿阻胸中。在情绪方面，它也说明正常情况下，一个人展开双臂，敞开心怀，迎接世界的动机，受到某种程度的压抑。

中焦（MIDDLE BURNER）

无。

下焦（LOWER BURNER）

气层深度同时出现紧脉和减弱脉，反映出下焦肾阴虚和肾气虚并存的状态。

横膈膜（DIAPHRAGM）

双侧横膈膜脉位轻微的气球脉（1-2），表示当下没有因分离，或强忍的爱怨情愁伴随的压力。它也可以代表没有特别重要的伴侣关系。

骨盆腔下身（PELVIS/LOWER BODY）

双侧强烈的脉搏振幅不稳定（5），以及隐遁脉和涩脉，都是女性骨盆腔器官的极端气滞与血瘀，以及生理功能紊乱的表征。

左右侧（SIDES）

无。

器官系统（SYSTEMS）

“循环系统”（CIRCULATORY SYSTEM）

脉搏速率慢表示“循环系统”功能障碍，可能是因为心的震惊打击（可见于整体脉第一印象，所有深度的粗震动脉）。

临床解析（INTERPRETATION）

个别病证总结（SUMMARY OF SPECIFIC CONDITIONS）

病证严重的程度，用括号标示。

· 心气 / 阳虚并二尖瓣脱垂及心脏扩大（重度）

· 心气不宁（重度）

· 痰阻心窍和湿困胸中（重度）

· “循环系统”虚（重度）

· “血浓”、血中乱流，及血管壁损伤（中度到重度）

· 下焦气滞血瘀（骨盆腔下身脉位）（重度）

· 血虚（轻度到中度）

· 一般性的气滞（轻度）和气虚（中度）

· 肺阴虚和肺气虚，以及痰湿阻肺（中度）

· 肝血虚和肝气虚，以及肝血瘀阻（中度）

· 湿蕴于胆和胆囊发炎（中度）

· 胃肠道发炎、实热，及湿气壅遏（激躁和发炎）（中度）

· 肾阴、肾精及肾气 / 阳虚；肾阴阳分离（中度）

脉诊的构思（PULSE DIAGNOSTIC FORMULATION）

在开始讨论诊断之前，我们必须说清楚，关于初步诊断的构思，并非硬如顽石般不可改变。它们主要用以形成一个充满弹性诊断过程的出发点，随着治疗的反应，会变得越来越精确。而治疗的本身，也是诊断的一个历程。

脉诊的分析和整合（PULSE ANALYSIS AND SYNTHESIS）

本例病人主要的弱点是心气和心阳虚。心的震惊打击（粗震动脉）、心气不宁，以及痰迷心窍。

心、肺与胸中的湿痰，和心、肺气虚互相关联。上焦双侧滑脉，反映她内心的感觉。在正常情况下，原本应该展开双臂迎接这个世界，但是现在她有某种程度的退缩了。

湿蕴于胆和胆囊以及肠的发炎，还有胃热，导致“血浓”，它会消耗心气。“血浓”以及心 / 循环的虚证，造成下焦及肝血瘀。为了代偿这种过热的状况，肾阴被耗竭。肝气和肝血也被过度消耗。

除此之外，肝的阴阳分离（脉质不稳定），提示曾有药物滥用及（或）感染史（脉中没有证据），因为她还太年轻了，不至于会进展到这么严重的病变。

看起来稍嫌早发的严重心气不足，以及左尺脉质不稳定演变成消失脉，显示这个问题提早发生并伴有肾气虚。对于二尖瓣脱垂合并心的不稳定以及心的虚证，我们还要想到风湿性心脏病，是另一个可能的病因。

要决定什么问题应该立即介入处理，我们要考虑当下威胁病人的健康和生存最迫切的问题。我们也要处理那些会影响治疗效果的阻塞状态，包括疼痛、不稳定、残余致病因素，还有创伤。我通常会在可能的情况下，在整个疗程中自始至终，增强脾胃功能，以确保我们尽可能有效获取足够的、维持生命不可或缺的气与血。

对于本病例，大家可以看出来，在立即介入的阶段，我们就必须处理根本的问题，因为它们对于病人的生存，构成立即的威胁。她还这么年轻，病症就进展到这么严重，显示问题应该源自子宫内或生命的早期。

处置构思（MANAGEMENT FORMULATION）

A. 立即介入（IMMEDIATE INTERVENTIONS）

1. 心肾不交

a. 心

气——阳虚

心的震惊打击

严重的循环不稳定

痰迷心窍、痰湿阻肺，以及痰蕴于胸

二尖瓣脱垂

b. 肾

气——阳——精虚

肾阴精——阳精分离

2. 下焦

气滞血瘀

功能障碍

3. 肝胆

湿热蕴胆

肝的阴阳分离

胃热及湿热壅遏于肠

B. 根本问题与病因（ROOT ISSUES AND ETIOLOGY）

1. 心

如上述

2. 肾

气——阳虚

阴——精虚

肾阴精——阳精分离

C. 继发问题（SECONDARY ISSUES）

1. 肝胆

血虚、气虚

湿热蕴胆、发炎

2. 脾——胃——肠

胃肠湿热

3. 肺

阴和气虚

湿阻

实质损伤

D. 衍生问题（DERIVATIVE ISSUES）

1. 气虚（心——肾）
2. 血虚
3. 下焦气滞血瘀
4. 组织与血中实热
5. 湿滞

辅助处置（MANAGEMENT IMPLEMENTATION）

生活形态的策略（LIFESTYLE STRATEGIES）

过劳、怀孕和避孕（OVERWORK，PREGNANCY，AND BIRTH CONTROL）

考虑病人在好几个脏腑的气血虚证，特别是心和下焦血瘀的状况，她必须要多休息，避免怀孕对身体造成的压力，以及避孕药导致血瘀的副作用。

习惯（HABITS）

避免饮酒、抽烟和休闲性毒品，以及要求她摄取适量的脂肪，少糖，口味必须保持清淡，因为她的血中湿热、胆及肠中湿热、胃热、肺阴虚及湿热蕴肺。

情绪压力（EMOTIONAL STRESS）

见下文转诊段（咨询）。

转诊（REFERRALS）

· 下焦明显的气滞血瘀，需要定期妇科检查。

· 中到重度的棉花脉（3-4），和严重的心气不宁，二者提示有必要推荐心理咨商。

· 严重的湿热蕴胆可能是发炎和结石，应做超音波扫瞄。

针灸，中药，以及其他疗愈策略
（ACUPUNCTURE， HERBS， AND OTHER STRATEGIES）

立即介入（IMMEDIATE INTERVENTIONS）

1. 心——循环和肾气——阳精虚

   心的震惊打击

   气——阳虚

   严重的循环不稳定

   痰迷心窍，痰湿阻肺，以及痰蕴胸中

   二尖瓣脱垂

2. 肾气——阳虚

3. 脾——胃——肠——肝——胆

胃热、湿热蕴胆，及湿热壅遏于肠，处理上需要同时增强消化功能，并辅以其他的方式滋养身心。特别是对中草药的消化吸收有问题时，以上的策略更需用尽各种方法来实践。

中期（本）介入[INTERMEDIATE（ROOT） INTERVENTIONS）

假如立即介入发挥治疗效果，就要开始考虑下列问题：心气——阳虚（包括痰蕴于心、二尖瓣和肺，以及心气不宁）和循环；下焦（和肝）血瘀，以及“血浓”的情况，都是这个阶段要处理的问题。同时治疗心、肝、肾虚（气、血、阴、精）的问题，是很好的方法。

长期介入（LONG-RANGE INTERVENTIONS）

假如中期介入发挥治疗效果，针对几个病证，包括心、肺、肾、循环、“血浓”、血瘀、湿阻，以及肝血虚的治疗必须持续下去。

棉花脉及其所隐射的“坎陷”的状态，藉由改善肾阳——精虚，往往可以获得进步，可以让病人更有意志和勇气在生命之流中继续勇敢向前行。

病历和治疗史（HISTORY AND PREVIOUS TREATMENT）

主诉（COMPLAINTS）

■ 疲倦（TIREDNESS）

症状：

·百分之五十的时间：即使睡眠充足也无法起床。

·可以睡一整天，但她不会这样做，否则晚上就睡不着了。

·没有原因的，所有的活动包括性，“一片空白”。

·身体行动缓慢，好像背负重担。

·无法集中精神，组织整理，感觉所有计划都会被打乱，心烦意乱。

·无法完成一个计划。

·双手无力。

·最近很没有耐性。

·好的时候（50%）：状况好的时候，只有在活动后或是一天结束后，感到疲倦，晚上 10 点就寝。

·月经前状况会差一点，先生说她会比较激躁不安。

·因为压力而感觉到疲倦，心中背负太多，好想要“闭起眼睛，沉睡和躲藏起来”。过去，她应付压力的方法是不断找事做，而不是说出来。

疾病史：

·症状从三年前开始，在怀最小的孩子之前，现在他已经 2 岁了

·例行体检发现血小板不足，少于 100000

·她的青春期很叛逆；辍学且参加各种聚会，那些场合会使用大量的毒品（古柯碱、大麻、烟、酒），有一次甚至昏睡五天。跑去和已经再婚，有了新的家庭的父亲同住。

·避孕方法：16 ~ 20 岁使用 ORTHO-NOVA 避孕。恶心、头痛、体重增加且懒得活动；22 岁改用 DEPO-PREVARA 避孕，产生同样的症状，有些问题严重点，有一些轻微点；23 ~ 25 岁以及现在，使用子宫内避孕器。

·压力：在 20 岁的时候怀孕并生产，增胖 27 公斤，因为背部受伤而活动受限。小孩八个月大时，因为语言和身体的暴力与孩子的父亲分手，接下

来是一连串恶质的监护权争夺战。不久之后，她自己的父亲过世了。

临床解析

疲倦，特别是一觉好眠后的疲倦，与心气虚有关，这一点在脉诊中有许多的证据。无法组织整理和集中精神，感觉凡事都被打乱，心情烦躁，这是心气虚和心血虚，以及痰迷心窍的现象。缺乏耐性一部分是因为心气不宁；另一部分是因为肝气虚，无法控制她的情绪。

出生时产伤的病史（参考后文母亲怀孕和生产史），揭示病人在麻醉下经历漫长的产程，并有脐带绕颈数圈。她本人在明显心气虚的状态下多次怀孕，是非常消耗真元的。身体沉重且“动作迟缓”和湿有关，我们看到湿蕴于胆、肠、心、肺。至于循环减弱，一部分责之于心气虚，另一部分则归因于“血浓”的状态。

大麻的滥用，可能是造成肝气和肝血虚以及肝血瘀的重要原因，影响所及，还包括她的疲倦感以及无法恢复能量。

当她感觉情况最糟，以及最焦躁不安的那百分之五十的时间，是在月经前或是承受压力时，这又是因为肝气虚无法限制情绪。这些情况开始发生的背景，是在争夺她第一个小孩的监护权的时候。当时她承受了巨大的压力，也自行使用某些“物质”来纾压，这个做法造成她的身体领域进一步的亏空，特别是更加损害了肝的限制功能。

肾精虚，及其对骨髓的作用（血小板减少），加上肺气虚，以及表气滞，都是影响因素。

■ 容易瘀青（EASILY BRUISES）

症状：

- 自发性的，与外伤无关。
- 有时痛，有时不痛。
- 血小板最近正常，较少瘀青。

疾病史：

- 很容易瘀青，她总以为是自己动作笨拙的缘故。
- 现在瘀青的程度，是从三年前血小板减少开始。
- 骨髓检查正常，没有蜘蛛痣或静脉炎。

临床解析

自发性的瘀青，传统上一部分归因于脾气虚，但是脉诊没有出现明显的证据，另一部分归因于血瘀，这方面则有大量的脉诊和疾病史的支持（子宫内避孕器、避孕药）。我的临床经验发现，血小板数目减少与肾精虚的关系密切，因为肾主骨髓，而血小板就是在那儿制造的。

■ 身体疼痛（BODY ACHES）

症状：

- 好几个关节同时发作。
- 几乎是持续的。
- 膝关节、髋关节，肘、肩及手关节钝痛。
- 活动时，这种钝痛转变为较深沉的痛。
- 不活动则僵硬。
- 遇冷、压力和疲劳则加剧。
- 遇冷则持续。
- 泡热水则缓解，也能使她放松。

疾病史：

- 双手调冷则疼痛。
- 这方面的症状从一年前开始，并且逐渐恶化。

临床解析

严重的心气——阳虚所致的循环缓慢，是形成这些症状的基础（不活动时僵硬），更由于肾气——阳虚造成里寒，因此对外寒更加敏感（双手遇冷则疼痛），也使得肢体僵硬更难解。这里寒证已经跟了她一辈子（参考母亲生产史）。僵硬的问题，又因心、胆、肠、肺的湿蕴而加重。热能够改善循环，同时温暖她的四肢。

活动后疼痛加剧可能是因为气虚。气为血之帅，气行则血行，身体活动会耗气，反过头来会使血液循环变差。里寒及湿蕴所造成的阻滞，除了会使四肢行动不便之外，还伴有疼痛。

压力在关节疼痛的表现，可能和肝气虚以致无法推动气血有关。另外一个原因是，关节被用来作为盛纳残余致病因素的场所；在本病例中，情绪和药物的影响，再一次说明了单一症状背后有多样性致病因素的这个原则。

■ **晕眩（DIZZINESS）**

症状：

- 好像一阵热波浪扫过；头刺刺的，感觉潮热自胸中升起。
- 发作时必须扶着什么东西，脑中模模糊糊且不稳定。

疾病史：

- 三个月前开始。
- 三种情况下会发作：坐在厨房中、坐在餐桌上和先生说话时。

临床解析

“好像一阵热浪扫过我”的发作形式，符合下焦血瘀的状态，它会加重气血分离，因为气欲动而血不欲离。气轻浮向上窜升至胸与头，这时会出现热浪的感觉。

全身系统回顾（REVIEW OF SYSTEMS）

头（HEAD）

- 前额头痛，持续着且会干扰身体功能；按压以及坐起来可稍舒缓。
- 前额头痛与消化系统湿热有关（湿热蕴于胆与肠）。

眼（EYES）

- 对亮光敏感（肝血虚）；阅读困难、需戴眼镜

耳（EARS）

- 容易塞住（湿热蕴阻于肺与胆）。

鼻和吸入性过敏（NOSE AND INHALANT ALLERGIES）

- 对猫、动物毛发，灰尘和羽毛过敏（肾与肺气，和卫气虚）。

口腔（MOUTH）

- 偶尔牙龈溃疡（湿热蕴于消化系统：胆与肠）。
- 牙科手术后，舌头溃疡。
- 在下腭后方内侧有肿块，会疼痛，持续数天，上个月发生四次（颞颌关节）。

上呼吸道（UPPER RESPIRATORY）

- 一年头部受寒一到两次（不是咽喉），会进展到胸部，通常会持续一

段长时间（肾气以及肺气和卫气虚。肾制造卫气，肝藏之，肺分配卫气）。

肺（LUNGS）

·过去数月来，发生两次呼吸短促，有一次伴有头晕，而且是发生在没做什么事的时候（心肺气虚，及肾阳虚）。

消化系统（DIGESTION）

·没有主诉

泌尿系统（URINARY）

·膀胱感染两次，念珠菌以抗生素治疗导致小便疼痛（消化功能不良以致湿热下注；右关部有力冲击脉；胆囊和肠的脉位滑脉）。

皮肤(SKIN)

·冬天湿疹；上臂干燥（很少发生在脸部）、痒、有时形成圆形斑块，保湿剂有帮助。现在青春痘发于脸部和肩上，比青春期还要多（血瘀和血虚、湿气蕴胆和胃肠实热）。

创伤（TRAUMA）

·15岁时发生意外，从挡风玻璃飞出去（棉花脉、粗震动脉，以及循环变差、心的震惊打击）。

·外科手术包括：

5岁：扁桃腺

14岁：腕隧道

23岁：背部（和车祸有关）

27岁：智齿

肝（LIVER）

没有单核白血球过多症或肝炎病史，药物滥用（见下文）。

体温（TEMPERATURE）

下列症状主要是因肾气——阳虚，以及心气 / 循环减弱，其次是因为肝气虚引起的血瘀，所导致的手脚冰冷：

·别人觉得温暖时，她觉得从骨子里冷出来。

·手、手指、脚、脚趾，经常是冷的。

·冬天觉得特别冷，好像身体都僵硬了。

· 喜欢温暖的天气。

· 从来不会过度暴露在寒冷中。

汗（PERSPIRATION）

· 很容易出汗（正常情况下）。

口渴（THIRST）

· 经常喝很多水，视身体的活动而定（可能是因为实热，特别是在胃—肠—胆的热）。

运动（EXERCISE）

· 过去：健身房器材和走路。

· 现在：仰卧起坐 100 多下 / 周（更进一步的摧残了她已经极端虚弱的整体的气和血，特别是心的），和小孩玩以及走路。

饮食（DIET）

· 因为先生的缘故，吃许多乳制品、奶酪、优格和红肉（湿热蕴于胆和肠）。

习惯（HABITS）

· 现在没有药物滥用、抽烟，或饮酒。

· 过去：大麻每周数次（23 支）；吸古柯碱每周 4 到 5 次；14 到 25 岁抽烟，每天从几支到一包；14 到 20 岁喝各式各样的酒，曾因波本酒造成短暂的麻痹，20 岁因为怀孕戒酒（这些说明了她为什么会有肝气虚）。

妇产科（OBSTETRICAL AND GYNECOLOGICAL）

月经：

· 初经 12 岁，持续了几天没有困扰。

· 周期：31—33 天，有两天月经量很大（肾气虚），行经至少一周，前三天经色暗红，然后转咖啡色。

· 因为避孕造成骨盆腔 / 下焦血瘀：23 ~ 25 岁以及现在使用子宫内避孕器；经痛渐增，挟大小血块，以及月经量大而颜色暗。16-20 岁使用 ORTHONOVA 避孕；恶心，头痛，体重增加，身沉重；22 岁使用 DEPO-PREVARA 避孕一年，产生同样的副作用，有些症状较严重，有些症状轻微点〔气滞血瘀（涩脉，隐遁脉），以及骨盆腔 / 下焦功能障碍（脉搏振幅不稳定：5）〕。

妊娠史：

两胎足月生产：

- 女儿，6岁，超过预产期3周；引产；怀孕体重增加27公斤，压力很大。
- 儿子，2岁，出生时未自行呼吸，脐带绕颈，保温箱照护。

感染史：

- 念珠菌感染，使用抗生素治疗；无性病史。

性能量：

- 性能量低（肾、心、肝气虚）。

母亲怀孕和生产史（OWN GESTATIONAL AND BIRTH HISTORY）

- 母亲有妊娠呕吐，支气管炎和扁桃腺炎。
- 服用妊娠呕吐药物，没有使用毒品或饮酒。
- 破水后，在麻醉下产程12小时。
- 脐带绕颈数圈（心的震惊打击——所有深度的粗震动脉，肾气——阳虚）。

童年时期（CHILDHOOD）

- 吃母乳，扁桃腺炎

家族史（FAMILY HISTORY）

- 母亲：游走性关节痛、鼻窦炎、慢性疲劳综合征。
- 父亲：酗酒，37岁死于肝炎所致的肝衰竭。
- 祖父：颗粒性白血球缺乏症、脑瘤、77岁死于心脏病。
- 外祖母：乳癌，44岁过世。

生物医学的药物与治疗（BIOMEDICAL MEDICATIONS AND TREATMENTS）

- 前文所述的外科手术和避孕药

另类疗法（ALTERNATIVE TREATMENTS）

无

症状与脉象整合（SYNTHESIS OF SYMPTOMS AND PULSE）

脉诊初步印象怀疑病人的心血管系统，早年曾遭受震惊打击，可以从病人在麻醉状态下的漫长出生过程中，有脐带绕颈的病史得到印证。这种早期的伤害，与其肾气——阳虚相称。

脉象所见的血浓与湿热蕴于胆和肠的状况，可以用病人饮食含有大量乳制品，动性蛋白质和脂肪来说明部份原因；肝气虚与长期使用休闲性毒品有关。

脉诊所见的肾气——阳虚，与自幼畏寒及产伤的病史相符。脉象呈现的下焦血瘀，可以用她装置子宫内避孕器、曾使用避孕药，以及严重外伤，包括车祸的意外及下背手术，以及前文所述的其他原因（心、肾、肝气虚，和“血浓”），来稍加解释。

病例 3：女性，42 岁（CLIENT 3 FEMALE，AGE 42）

巨观：大区段的初步印象和共同脉质

（BROAD FOCUS：INITIAL IMPRESSION OF LARGE SEGMENTS AND UNIFORM QUALITIES）

节奏（RHYTHM）

正常

脉搏速率（RATE）

脉诊开始时脉搏速率是 75 次 / 分，静态下结束时是 60 次 / 分，显示可能有心气不稳定，是心气虚的征兆。运动时脉搏速率增加六下变成 72。我们一定要考虑到，脉诊开始时，病人可能会对于要与一个陌生人，经历一段陌生的过程这档事，产生焦虑而使脉搏速率增加。

运动时脉搏速率由 60 变为 68，增加了 8 次 / 分，比正常运动后脉搏速率增加 12 ~ 20 次 / 分略少，还是在可接受范围。这样的数据，表示有轻微的心气虚。

波形（WAVE）

竖立脉表示心阴虚，以及强迫症的倾向。

空心全形溢脉开始时只出现在左关部，表示血中有热，在此出现是因为肝藏血。

病例 3：女性，42 岁（CLIENT 3 FEMALE，AGE 42）

图 18–3 病例 3 脉诊记录表

日期： 年 月 日

姓名：病例 3	**性别：**女	**年龄：**42	**身高：**	**体重：**	**职业：**家庭主妇

节奏：
正常

脉搏速率／分：开始：75 结束：60 运动：68 改变：8
检查时其他脉搏速率变化：

共同脉质的第一印象
次紧－紧脉；有力冲击脉；空心全形溢脉（2）；空脉【左侧较多】；脉搏振幅不稳定（3）

左手：	右手：
较偏于空脉	减弱脉

深度
浮脉层：——
棉花脉层：（1）
气：次紧－紧脉
血：空脉；血浓（当次紧脉且脉搏振幅高时）
脏：次紧脉→空脉
脏之血：——
脏之物质：——
脉搏波形：竖立脉→空心全形溢脉

主要脉位

左：	寸部 右：
次紧脉 脉搏振幅不稳定（3） 心包：	软弱脉

左：	关部 右：
脉质不稳定 脉搏振幅不稳定（3） 次紧－紧脉 ↕ 空心全形溢脉 ↕ 空脉	脉搏振幅不稳定（3） 脉质不稳定 细脉，紧－弦脉 ↕ 次紧脉 ↕ 空脉

左：	尺部 右：
沉脉 细脉 紧脉	沉脉 细脉 软弱脉

三焦
上焦：
中焦：紧脉→空脉
下焦：沉脉；细脉

辅助脉位

左：	神经－心理 右：
细震动脉【暂时性】	——————

左：	特殊肺 右：
次紧脉 有力冲击脉	次紧脉 有力冲击脉 胸膜：————

心
二尖瓣：细震动脉【暂时性】
心脏扩大：————
大血管：————

左：	横膈膜 右：
气球脉（3）	气球脉（3）

肝
肝瘀阻：
远心：———— **尺侧：**存在 有表现
胆囊：次紧脉

脾－胃
食道：———— **脾：**气球脉
胃－幽门延伸区：————
腹膜腔／胰脏：存在 有表现
十二指肠：————

大肠：	肠 小肠：
紧脉	次紧脉（5）

左：	骨盆腔－下身 右：
次紧脉（5）	次紧脉（5）

评注：

△＝改变（1）→（5）＝低→高 程度

整体脉的共同脉质（UNIFORM QUALITIES OVER THE ENTIRE PULSE）

常见的脉质（COMMON QUALITIES）

有力冲击脉是实热的征兆，它表示身体对热的排除有困难。

次紧—紧脉代表气滞加上实热（次紧脉），以及阴虚的出现（紧脉）。

空心全形溢脉是实热的另一个征兆，这里是指血中的热身体无法有效清除。

次常见的脉质（UNUSUAL QUALITIES）

左手脉较倾向于空脉，在最严重的情况下，它代表“器官系统”的虚证，在本病例中，再仔细地观察发现它只出现在中焦。其重要性，后文讨论。

如果这个空脉更普遍存在于不同的脉位，当它是持续出现的，我们会考虑“气乱”的情况，如果只是暂时性的，则代表情绪的打击。

腹膜 / 胰脏脉位的存在是值得注意的，因为它与胰脏功能失调、肿瘤、淋巴瘤，以及腹膜脓疡有关。

矛盾的脉质（PARADOXICAL FINDINGS）

下列的脉质对年轻女性而言是不寻常的：次紧空心全形溢脉、左侧较偏于空脉（与右侧相比）、肾阳虚的征兆（尺脉沉，软弱）、肾阴虚的征兆（尺脉紧），以及血虚（尺脉细），通常这些脉象见于老人。

稳定性（STABILITY）

整体脉脉搏振幅不稳定（3），如果是固定的，代表心气虚；如果是偶尔的，代表肝气郁结。

不寻常的波形（UNUSUAL WAVE FORM）

当脉搏振幅强而有力，波形是空心全形溢脉，当波形是减弱的，则为竖立脉。

近观（CLOSER FOCUS）

深度（DEPTHS）

棉花脉（2）通常是表气滞并有无奈感，及有自觉的压抑自我，身体创伤是另一种较少见的原因。

气层深度（QI DEPTH）

次紧—紧脉表示从气滞有热演变为阴虚。同样，实热是身体为了尝试克服阻滞失败而累积的代谢热。为了保持平衡，身体用水液来抵消热，久而久之造成阴液耗竭。

血层深度（BLOOD DEPTH）

脉搏振幅高又有血浓，代表血管发炎，并且在血管发炎、损伤的区域有硬化组织形成。

脏层深度（ORGAN DEPTH）

消失脉。脏层深度消失，是空脉的一种形式，提示“气乱”的可能性（其后的脉诊没有出现在整体脉，仅限于中焦）。

左右侧和系统（SIDES AND SYSTEMS）

左手侧比右手侧较具空脉之象。左手的空脉如果在往后的脉诊又出现，而且是持续的，这是“器官系统”阴阳分离的征兆，如果只是短暂地出现几周，可能代表仍在作用中的情绪打击（后续的单一脉位的脉诊显示，此例的空脉只出现在中焦）。

右手脉减弱，表示“消化系统的虚证”（在空脉限于中焦的前提下，这个诊断是正确的）。

巨观和近观初步诊断印象总结（SUMMARY OF INITIAL IMPRESSIONS AT BROAD）

心与循环（HEART AND CIRCULATION）

气虚（QI DEFICIENCY）

在四个小时的脉诊检查中，脉搏速率从 75 减为 60。在 42 岁的女性，脉搏速率慢表示心气虚。

整体脉第一印象以及左寸部脉搏振幅不稳定，代表心气虚。

运动后，脉搏速率只增加了 8 次 / 分——接近心气虚的边缘。

轻度心阴虚伴有强迫症

（MILD HEART YIN DEFICIENCY WITH OBSESSIVE ACTIVITY）

竖立脉

血管（BLOOD VESSELS）

血热和血浓，以及空心全形溢脉并左尺部紧脉，可能是早期高血压的征兆。

肾阳虚和肾阴虚（KIDNEY YANG AND YIN DEFICIENCY）

双侧尺部的沉脉，以及右尺一的软弱脉，强烈的显示肾气——阳虚的状况。

左尺紧脉代表肾阴虚（或）肾结石引发的疼痛。细脉表示肾血——精虚（骨髓）。

微观（单一脉位和脏腑）[CLOSEST FOCUS（INDIVIDUAL POSITIONS AND ORGANS）]

检视（OVERVIEW）

不寻常的脉质（UNUSUAL QUALITIES）

右关弦脉可能是腹部疼痛，或者在少数的情况下，可能是糖尿病的早期征兆。

不稳定：最活跃和改变最大之所在
[INSTABILITY（WHERE THERE IS THE MOST ACTIVITY AND CHANGE）]

双侧关部脉质不稳定，代表中焦的阴阳分离和气虚，与个体的集中整合状态有关。

其他比较严重的脉质（OTHER MORE SERIOUS QUALITIES）

双侧关部空脉，是中焦的阴阳分离和严重气虚的另一个征兆。它出现在中焦的两侧，也隐射可能有腹膜（胰脏）的问题。此处会引起我们的关注是因为它与胰脏功能衰竭、肿瘤、淋巴瘤，以及腹膜脓疡有关。

矛盾的脉质（PARADOXICAL QUALITIES）

左关部的空心全形溢脉转变为空脉，是血中有热，与肝（还有中焦，因为右关部有时候也是空脉）的阴阳分离以及肝气——阳虚的混合病征。此处脉象（生命体）所要传达的讯息是，肝已经有一个以上的严重病证。

单一脉位（主要的和辅助的）
[INDIVIDUAL POSITIONS（PRINCIPAL AND COMPLEMENTARY）]

左寸，大血管，心脏扩大，神经心理，二尖瓣（心循环）脉位
[LEFT DISTAL，LARGE VESSEL，ENLARGED，NEURO-PSYCHOLOGICAL，MITRAL VALVE（HEART CIRCULATION）POSITIONS]

脉诊开始时脉搏速率 75 次 / 分，结束时 60 次 / 分，这是很大的改变，这可能是轻度心气虚的征兆。整体脉脉搏振幅不稳定，特别是左寸亦然，如果是持续的，加上循环慢（60次/分），也是心气虚的征兆。竖立脉表示心阴虚并有强迫性思想。心的部位有气滞和实热，左寸的次紧脉可资证明。神经心理脉位和二尖瓣脉位的暂时性的细震动脉，都显示有轻度的心气不宁。

右寸和特殊肺脉位（肺）

[RIGHT DISTAL AND SPECIAL LUNG POSITIONS（LUNGS）]

右寸软弱脉表示肺气虚。特殊肺脉位的次紧有力冲击脉则代表肺中实热。

左关，胆囊，和肝瘀阻脉位（肝胆）

[LEFT MIDDLE，GALLBLADDER，AND LIVER ENGORGEMENT POSITIONS（LIVER-GALLBLADDER）]

左关部脉搏振幅不稳定（3）和脉质不稳定，特别是空脉，凸显出肝的阴阳分离，可能的原因是肝气——阳虚。空脉也同时出现在右关，表示肝与脾的气——阳虚。左关次紧脉，代表轻度肝气郁结和肝中实热。

肝中实热并轻度血瘀，可见于左关的空心全形溢脉。它也暗示有“血热”或“血浓的状态”，同时也要考虑早期高血压的可能性。

右关、肠、食道、脾、胃幽门延伸区、腹膜（脾胃脉位）

[RIGHT MIDDLE，INTESTINES，ESOPHAGUS，SPLEEN，STOMACH PYLORUS EXTENSION，PERITONEUM（SPLEEN-STOMACH POSITIONS）]

右关空脉以及脾的脉位气球脉，显示脾气虚和脾的阴阳分离。左关也同时出现空脉，表示气虚以及整个中焦阴阳分离，还特别合并有脾气和肝气虚的状况。它也是“集中”的能力有问题的征兆，这种能力使我们可以藉由去除不必要的旁骛，而专注于工作目标的执行上。它也和自我价值感有关。

右关的细紧—弦脉，以及肠的脉位的紧张性，显示肠道激躁/发炎的状态，可能会出现血中有热，以及肠道疼痛、胃炎，又因为有弦脉，就可能是胃溃疡。致病的原因可能是不好的饮食习惯和消化不良，这点反映在“消化系统”和脾气的虚证。

以中焦双侧同时出现空脉为基础，表示腹膜/胰脏脉位的存在，可能代表胰脏功能障碍、肿瘤、淋巴瘤和腹膜脓疡，值得我们多加留意。

尺部（肾）[PROXIMAL POSITIONS（KIDNEYS）]

左尺沉脉，右尺软弱脉，强烈显示肾气——阳虚。左尺细紧脉代表肾阴虚。

单一脉位病证总结（微观）
[SUMMARY OF CONDITIONS AT INDIVIDUAL POSITIONS（CLOSEST FOCUS）]

“消化系统”虚证以及中焦阴阳分离。

脾虚和肝气——阳虚。

心气和心阴虚以及心气不宁。

肾气——阳虚和肾阴虚。

可能有糖尿病先兆。

胃炎（可能有胃溃疡）以及肠道激躁。

肺气虚和肺中实热。

血中有热同时可能有高血压。

物质（包括巨观、近观和微观）
[SUBSTANCES（INCLUDES BROAD， CLOSER， AND CLOSEST FOCUS）]

气虚（QI DEFICIENCY）

如前文所述，病人有心气、肺、肝、脾、肾气虚的征兆。

探索这些虚证的根源，我们看到肾气——阳虚和肾阴虚，有尺部沉脉和紧脉可资证明。在 42 岁的女性出现尺部沉脉，显示有体质上或先天的气——阳虚，或是可追溯到很早期的疾病或外伤所致的伤害。日常生活的压力和冲击，对其他脏腑所造成的消耗，也无法从肾得到足够的补充，以避免产生虚证。

气滞（QI STAGNATION）

棉花脉　轻度的棉花脉（1）代表轻微的气虚，这和情绪上稍感无奈有关，可能的原因是目前她的生活中，有些事情必须迁就现实。

次紧—紧脉　病人脉象中很普遍的次紧脉，还有位于左寸左关和胆囊脉位的次紧脉，以及在骨盆腔下身非常强的次紧脉，都显示在这些脏腑或区域的气滞。

横膈膜脉区的气球脉（2）　在此处非常轻微的气滞状态，和因为与人分离所致而稍受压抑的感情，以及被放大的愤怒有关。

血中实热和血瘀（BLOOD EXCESS HEAT AND STAGNATION）

空心全形溢脉和有力冲击脉(仅见于初步印象)，显示“血热—浓”的状态。

血虚（BLOOD DEFICIENCY）

尺部细脉是肾血虚（骨髓），传统中医没有这个观念。

阴实（YIN EXCESS）

没有阴实的证据（没有滑脉），这点在 42 岁的女性颇不寻常，除非她正在服用治疗糖尿病的药物。

阴虚（YIN DEFICIENCY）

尺部紧脉，以及关部的次紧—紧脉，代表阴虚。这可能是用脑过度（竖立脉与强迫症），以及“神经系统”过劳（酗酒的父亲），以上二者都会使阴耗竭，而这些阴是由肾所供应，特别是对心阴和肝阴的滋养。

阳实（YANG EXCESS）

没有反映阳实的脉。

阳虚（YANG DEFICIENCY）

尺部沉脉、中焦空脉、脾的脉位存在、右寸软弱脉，依序是肾、肝、脾、肺气——阳虚的征兆。畏寒的主诉，是决定它们是气虚还是阳虚的主要关键。

运动后脉搏速率增加 8 次 / 分（是心气虚的边缘值），在长达四小时的脉诊中，脉搏速率慢（60 次 / 分），以及整体脉脉搏振幅不稳定（3）（如果它是持续的），都是心气虚的证据。

精虚（ESSENCE DEFICIENCY）

右关弦脉，可能是腹痛，但它也是一个和精虚有关的脉质。

风（WIND）

没有内、外风的脉象。

饮食（FOOD）

没有食积的脉象。

活动性（ACTIVITY）

实热（EXCESS HEAT）

出现在许多脉位的次紧脉，是实热及其所牵连的气滞的征兆（因为实或虚所致，在后文有更多的讨论）。空心全形溢脉和血浓脉，都是血中有热的征兆，而有力冲击脉则代表组织中有实热。

在三个脉位出现紧脉，特别是在肾，表示阴虚，也显示肾用以提供必要的水液来平衡实热的能力变差了。实热可能是最初造成肾阴耗损的重要因素。

阳亢（RISING YANG）

中焦阴阳分离使得阳气散逸，干扰最脆弱的脏腑或区域的功能。从病人脉诊记录看来，似乎肺、消化系统，及（或）下焦成了受害者。

寒实（COLD EXCESS）

无。左尺紧脉在有中央空调的时代之前，曾经代表可能是寒凝实邪。但是今天因为这个病因造成的紧脉，已是罕见，即便果真是寒实所致，也通常是出现双尺侧紧脉。

虚寒（DEFICIENT COLD）

见前述“阳虚”段。

不宁（AGITATION）

神经心理脉位以及二尖瓣脉位短暂的细震动脉，表示轻度的心气不宁。

区域（AREAS）

中焦（MIDDLE BURNER）

左、右关部同时出现空脉，表示气虚以及整个中焦阴阳分离，同时还有前文所述与“集中”能力有关的问题。

横膈膜（DIAPHRAGM）

横膈膜脉位轻度的气球脉（2），代表有少量的气困在横膈膜区，它的含意前面已经讨论过。

腹膜 / 胰脏脉位（PERITONEAL/PANCREAS POSITION）

腹膜 / 胰脏脉位存在，与其相关的胰脏功能障碍、肿瘤、淋巴瘤和腹膜脓疡等问题，值得我们注意。

骨盆腔下身（PELVIS/LOWER BODY）

骨盆腔下身脉位出现非常强的次紧脉（5），是生殖器官严重气滞的征兆。

系统（SYSTEMS）

“消化系统”（DIGESTIVE SYSTEM）

右手侧的脉质，也就是属于“消化系统”的脉质，是一片虚象（软弱脉和空脉）。

“器官系统”（ORGAN SYSTEM）

大多数左手侧的脉质，也就是属于“器官系统”的脉质，也是一片虚象。（运动后脉搏速率只增加了 8 次 / 分、软弱脉和空脉）。

临床解析（INTERPRETATION）

个别病证总结（SUMMARY OF SPECIFIC CONDITIONS）

- “消化系统”虚证和中焦阴阳分离（重度）
- 血热、血浓（中度）
- 轻度肝郁血
- 心气虚（中度）
- 心阴虚伴有强迫行为（以及轻度心气不宁）
- 肺气虚（重度）
- 肺中实热（中度）
- 肝气郁结（轻度）

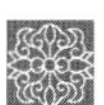

· 肝阳虚（重度））
· 脾气阳虚（重度）
· 胃炎（或胃溃疡），以及肠道激躁并腹痛（中度）
· 胃阴虚
· 肾阴虚（中度）
· 肾气——阳虚（重度）
· 心肾不交，阴虚和阳虚型
· 骨盆腔下身气滞（非常严重）
· 可能有非常早期的糖尿病、高血压的征兆（中度）
· 可能有胰脏或腹膜病变
· 实热（中度）
· 气困于横膈膜区（轻度）
· 胆中气滞和实热（轻度）
· 腹膜 / 胰脏病变

处置构思（MANAGEMENT FORMULATION）

A. 立即介入（IMMEDIATE INTERVENTIONS）

1. 中焦气陷和疼痛

   肝脾不和

   腹痛

   胃阴虚

2. 血

   严重的血中实热

3. 心与循环

   气虚

   心气不宁

   阴虚

B. 根本问题与病因（ROOT ISSUES AND ETIOLOGY）

1. 肾

气——阳虚

阴虚

2. 肝

阴阳分离

3. 心

如上述

C. 继发问题（SECONDARY ISSUES）

1. 肺

气虚

实热

2. 脾——胃——肠

脾气——阳虚

胃阴虚

D. 衍生问题（DERIVATIVE ISSUES）

1. 血中实热

2. 下焦气滞

3. 气困于横膈膜区

辅助处置（MANAGEMENT IMPLEMENTATION）

生活形态的策略（LIFESTYLE STRATEGIES）

饮食日志（FOOD DIARY）

探讨能量的消耗，包括饮食习惯，它造成“消化系统”虚证，中焦阴阳分离，以及肠道激躁——发炎，和可能的疼痛［右关弦脉，表示可能是胃炎及（或）胃溃疡伴有腹部不适］。提供营养咨询，如果有出血的危险，要立即介入。

运动与工作（EXERCISE AND WORK）

探讨造成循环缓慢的生活形态方面的原因（过度运动、工作过劳、药物），或是外伤。

药物滥用（SUBSTANCE ABUSE）

列出完整的用药史，以及肝的疾病史，来解释左关的空脉和脉质不稳定的情况。

转诊（REFERRALS）

- 血清生化检验，探查肝、肾的状态和脂肪代谢功能，以及葡萄糖耐受性（糖尿病），其他如完整的血小板计数检查、甲状腺功能检查都很有帮助。排除肝炎或其他导致肝的阴阳分离的原因（药物、毒素），也是很重要的事。
- 做完整的西医理学检查，排除高血压的可能性。
- 妇科检查，用以探查下焦瘀阻，以及其他月经相关问题所蕴涵的肾、脾、肝，以及心 / 循环的虚证的问题。
- 胸腔 X 线拍片及肺功能检查，以解释右寸的软弱脉和特殊肺脉位的有力冲击脉。
- 胃肠道检查，是否有胃炎、溃疡以及肠道息肉。
- 强迫性思想的心理治疗（竖立脉）。

针灸，中药，以及其他疗愈策略

（ACUPUNCTURE，HERBS，AND OTHER STRATEGIES）

立即介入（IMMEDIATE INTERVENTIONS）

1. 中焦气陷和疼痛
   a. 要处理脾气虚和“消化系统”的虚证、肠热以及肝气——阳虚的状况，我们首先要治疗胃炎和肠激躁的问题，以便改善她的消化功能，身体气血的状态。其次，还能对后续的中药治疗有较好的耐受力。
   b. 脾胃之气的巩固加强始终不断，因为它是能量的来源，所有的生理功能和疾病复元能力都依靠它。
   c. 我们要重建肝的气与阳，因为肝的主要功能就是推动胃肠系统的气机运行，以及缓和肝阳干扰身体脆弱易病地区（胸），和脏腑（肺）的负面效应。

2. 血（严重的实热）

血中的热，“血浓”和空心全形溢脉，都是血瘀的征兆，且会导致严重的后果（高血压）。它们需要稍微紧急的处置，而且这个治疗，兼具预防的目的，在短期内而非长期性的，必须持续不断地进行。

以肝负责胃肠之气向下推动的功能，来解释血中实热，它也是一个虚弱的肝努力执行这项功能的结果。就好比一部引擎，被要求超过负载的工作，来排除阻塞。肝藏血，左关部是首当其冲的脉位，最能够明显地表现出血中的问题，譬如毒素、热，以及增加的浓浊度和密度（“血浓”）。在本病例中，左关的空心全形溢脉可资证明。

胆的气滞属于轻度的（次紧脉），可能与胆负责移除肝中过多的热，这项功能有关。此处的次紧脉，并未合并滑脉、有力冲击脉，或涩脉，倒是减少了胆中气滞的严重度。

3. 心（气和阴虚、气不宁）

a. 循环慢应该要评估其病因。如果它一部分是因为创伤造成的，对治的中药就应该要立即投予，以平复创伤的影响。

b. 心气和心阴虚以及心气不宁，我们的处置要在增强心气的同时，缓和强迫性思想的进行，因为它会影响心与肾，造成心气不宁，而病人的恢复有赖于内心的平静。

c. 可以加入补肾和补肺的药。

中期（本）介入 [INTERMEDIATE（ROOT）INTERVENTIONS]

1. 肾气——阳虚是长期介入中最重要的处置目标，同时也是本病例原发的体质问题，它导致并且影响所有其他的病理变化。治疗计划内应该要包含补充肾阴，以便平衡病人因为思虑过度，对全身功能特别是心，所造成阴的耗竭。

2. 要持续治疗心气虚、循环慢、心阴虚，以及心气不宁是非常重要的事，它也是治疗心肾不交的一环。因为心是“君主之官”，它的福祉会对所有其他“臣民”（脏腑功能）造成影响。

继发问题的介入（SECONDARY INTERVENTIONS）

1. “消化系统”中焦的紊乱，包括脾和肝的气——阳虚，以及肠激躁症（进行中）。

a. 左关空脉与淋巴瘤，以及腹膜 / 胰脏的病变，包括胰脏功能失调、肿瘤，和腹膜脓疡。在我们的时代，药物滥用是一定要考虑到的病因。其他与中焦双侧空脉有关的因素是：肝炎、单核白血球增多症、工作时弯腰的坐姿（例如秘书）、饭后过快恢复体力劳动、寄生虫以及外伤。当我们在双关部有类似的脉质时，一定要考虑到可能有胰脏方面的问题。

b. 因为血中有热的征兆，肝郁血，以及“血浓”的情况，都可能会导致严重的后果（例如高血压、冠状动脉闭锁），在预防疾病的前提下，要将之视为进行中的病变，加以治疗。

c. 右手侧减弱的脉质，右寸软弱脉（肺）、右尺沉脉，以及右关和左关的空脉，还有脾的脉位的气球脉，都显示“消化系统”的虚证以及脾气虚。

d. 病人相对年轻，暗示脾虚的原因是体质上的肾气——阳虚。

e. 因为病例 3 的全身系统回顾数据不全，我们会怀疑是否饮食习惯不良也是很重要的致病因素：吃饭时间不规律、吃得太快、过度节食，甚至到达厌食和暴食的极端状态，以及吃饭时脑中充满不能自已的强烈负面思想。

2. 肺气虚应该在治疗“消化系统”虚证（肺、脾和肾）时，就已经被涵盖。右寸软弱脉，显示严重的肺气虚。特殊肺脉位的有力冲击脉，表示可能是肺中实热，或者是因为功能代偿所产生的热。

衍生问题（DERIVATIVE ISSUES）

虽然对于上述这些病证的致病原因的治疗，会自动矫正这些病证，但是对于如何减少血热，促使下焦之气和困于胸中的气运行流畅，则须配合脾、肝、心、肾和肺的治疗来处理。

主诉和全身系统回顾（COMPLAINTS AND REVIEW OF SYSTEMS）

妇科（GYNECOLGICAL）

· 月经好几个月不来（经过中药和针灸治疗后变正常）。易热潮红及多汗。

产科（OBSTERTICS）

- 不孕，月经周期不规则，易热潮红及多汗。
- 八年前曾患一侧卵巢囊肿，她的双侧输卵管曾堵塞，其中一边已通。月经周期不规则。

胃肠（GASTROINTESTINAL）

- 腹胀

心身症（PSYCHOSOMATIC）

她经常有严重的情绪危机，出现鼻窦感染和胸闷这些类似气喘的症状，而这些症状随着情绪问题的消失也跟着好了。

人际关系（RELATIONSHIPS）

在学校与一位主管起冲突，她的学生都支持她，但结果是她被开除了。她争取复职好多年，但是都失败了，最后虽然很困难，她还是决定试着把这件事情抛诸脑后。一个新的令人满意的感情关系，对于做此决定也有帮助。

肿瘤和手术（ONCOLOGY AND OPERATIONS）

十年前体侧切除皮肤黑色素瘤。

家族史（FAMILY HISTORY）

父亲酗酒，父母在她小时候离婚。

过去治疗史（PRIOR TREATMENTS）

先前的转诊医师对她的治疗，主要集中在肝气郁结、血虚和阴虚，以及肝阳上亢的问题。下焦则是治疗血瘀，但是现在没有证据显示该处有血瘀，倒是在骨盆腔下身有特别严重的气滞。脉搏速率慢和循环不畅，也会导致该相关区域的阻滞。

症状与脉象整合（SYNTHESIS OF SYMPTOMS AND THE PULSE）

无月经和不孕（AMENORRHEA AND INFERTILITY）

短期无月经但很容易恢复正常，通常是因为某些压力造成肝功能失常，以致无法将血分配到子宫。这些压力通常是情绪性的，需要肝把它限制住，因而减少了能够推动血液的肝气的可使用率。位于左关的肝的脉象，是本病例“阴阳分离”的脉象之一，同时有严重的肝气——阳虚。

较持续的无月经，则和肾精虚有关，它也是不孕症的常见原因，在本病例尺脉沉可以佐证这个观点。

月经周期不规则的原因，须视其证型而定，在此未详细探讨。偶尔月经不来和肝功能失调有关，左关的脉象可见端倪。月经来来停停和下焦血瘀有关，在本例中唯一可见的脉证是骨盆腔下身极度气滞。后者可能与输卵管阻塞的病史及卵巢囊肿有关。月经周期短，通常是因为阴——精虚，关于这点我们有左尺部的紧脉，作为强有力的证据。月经周期长，通常是因为肾阳——精虚，尺部的沉脉和软弱脉可以证明。

热潮红和多汗是“阴阳分离”病理作用的结果，在我们所处的时代，很少因为阴虚造成，较常是因为阳虚而成。对治此证的建议方剂二仙汤，其组成就是补阳的药比补阴的药多。如果阴不能涵阳，阳会脱逸而有热的感觉（热潮红），其后阴会随之（多汗），因为阴不欲与阳分离。更何况，自然的法则会运用寒凉的阴，去平衡温暖的阳。

腹胀（ABDOMINAL DISTENTION）

肝气负责周身气机的运行，特别是肠的蠕动有助于胃气将食物降下。中焦的阴阳分离、“消化系统”气虚、脾气虚和肝气——阳虚都是会造成消化道阻滞和激躁的因素，结果导致气滞和腹胀。脾的脉位存在，表示病人脾胃的功能不良，很早就表现出脾胃脆弱易病的问题，显然这又是因为在子宫内的胚胎期，就已经很明显的肾气——阳虚造成的。

严重的情绪危机（参考前文人际关系的部分）

[INTENSE EMOTIONAL CRISES（SEE RELATIONSHIPS ABOVE）]

肝是最容易受到挫折、紧张压力与内在情绪冲突影响的脏腑。病例 3 有严重的肝功能失调（“阴阳分离”），以致肝对于压力性情绪的限制功能与“解毒”功能都无法正常运作。因为酗酒的父亲以及父母离异，使得她处于过度紧张的状态，我们可以预期她的肝气不断被消耗，情绪也不容易控制。

肝的一部分“解毒”功能是用以化解被限制的情绪，如果生命体天生的本能智慧认为完全表达这些情绪（心的功能），并不符合该生命体的最大利益。另外一个解决的方法，是透过经别和络脉的管道，将这些具有潜在破坏力的情绪，输送至某处成为残余致病因素，在那儿它就无法伤害重要器官了。

特别是对病例 3 而言，副鼻窦就是这么一个地方，因为她的肺气虚和肺热，使得她的上焦脆弱而易病。另外一个地方就是胸部（胸闷），以及在过去常常会发生严重问题的下焦。胸闷同时也是肝阳与肝阴分离的征兆，也就是本病例发生的状况，肝阳向上窜升到脆弱的胸和肺（右寸软弱脉）。

心中始终无法放下在学校被开除的不愉快事件，可能是五行中金的问题，在《龙飞凤舞》这本书中，将之定义为金阳虚（大肠）所致的功能失调。

黑色素瘤（MELANOMA）

黑色素瘤是最恶性的癌症之一，我发现在年轻人中有增加的趋势。传统上认为癌症是物质的阻滞，我只能部分同意这种看法。

我的观察是它更常见于某器官或区域的阴阳分离的状况，或是影响整个生命体的“气乱”状态。尽管经过了六年的治疗，本病例仍然持续出现中焦阴阳分离的现象。她也曾一度在脉诊的初步印象中，整个左手脉是空脉，这可能是在“器官系统”中，也就是与根本有关的心、肾、肝这些脏腑的阴阳分离。

另外一个重要的层面是，她的癌症可以视为情绪［及（或）药物］等致病因素残留在皮肤上的结果。我个人关于年轻人的这种形式的癌症的经验是，病人有大量使用休闲性毒品的过往史，造成中焦的功能紊乱（“阴阳分离”），这点在她简短的病历中没有提到。

评注（COMMENT）

因为本病例脉象呈现极端的不稳定性和虚证，表示此刻仍然存在着其他形式的功能紊乱——譬如说癌症、自身免疫疾病，或是神经系统的退化性疾病——如果不就现有脉诊所见，对症治疗，这些疾病将会在未来的五到十年内发生。

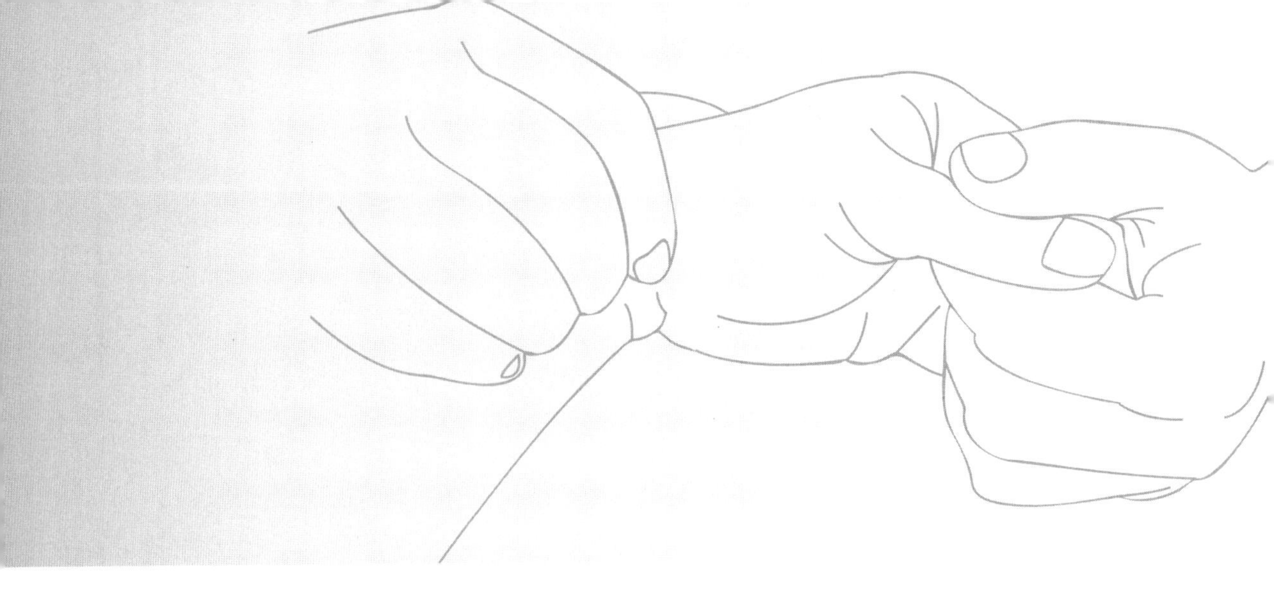

后记
Epilogue

索里·迪·莫伦很传神地描述了脉诊的意义，他写到：

对于从事真正的针灸医疗，也就是以治本为主的治疗，脉诊的知识是不可或缺的。如果只是套用一些治疗的成方，处理表面看得见的问题，这算不上真正的针灸[1]。

我生命中重要的使命之一，就是重新唤起大家对脉诊重要性的体认，而这原本是自古以来在不同的文化中都被认同的，想要深入了解一个人的必备知识。但是，传统知识也必须不断演进，和我们的时代保持密切的关系。

近代以降，中医脉诊的知识逐渐式微。部分原因，可以归咎于脉诊使用古文的描述方式，对 21 世纪的使用者而言，难以理解。雪上加霜的是，它们的背景观念和措词是以农业时代为基础，这些讯息和现代社会差异极大，也和今日临床问题渐行渐远。因此，中医对于疾病预测和预防的能力也逐渐衰退。

今日社会，工业、信息、核子，以及“太空”的革命性发展，导致我们在生理上的各个层面，特别是神经和免疫系统，有着不同于过去的挑战，这些状况在过去都算是突发和灾难性的问题。这种现象发生在地球的一个物种：

1 George Soulie de Morant，中国针灸学，trans.Lawrence Grinnell et al.（Brookline，MA: Paradigm Publications，1994）56.

人类，这个物种在过去一万年以来一直处于相对稳定，缓慢变迁的文化环境。虽然人类的构造多多少少是固定的，但他们所面对的压力在近代却充满着巨大的改变。有证据显示人类已经改变了：现代人的血液中，比五十年前的人，多了 50 到 150 种化学物质。在《自然的回归自然》[2] 这本书里，作者指出基因的表现开开关关，甚至随着经验而改变。

唯一不变的真理是永恒的改变。脉诊亦然，它要能够反映当今社会。人的身体只有非常有限的符号数据库，用以表达内在的苦难，我们称为症状。每个症状的背后都有众多原因，很少有病人能告诉你，他得的是溃疡还是肿瘤，更别说它们的原因了。这种先天的限制，造就了脉诊这样的诊断艺术与科学。

同样的，脉质的本身也受到感官的限制，这个道理是不变的；会改变的是：造成这些脉质的原因、我们区别这些脉质的能力，以及说明这些脉质所使用的语言。过去用以描述脉象的图形、比喻和解释，已经无法让现代人产生共鸣。

即使是最好的传承，也必须随着时代而演进，以免和社会脱节。虽然本书表面上摆脱了过去的束缚，但实际上它的目标是回归中医诊断的本质。当代中医脉诊虽然也从古典文献中汲取精华，但更重要的是根据丁氏孟河一脉相承的口传心授，在实证中学习成长，以及沈鹤峰医师和他的门徒不懈努力的成果。其目标是将脉诊带入 21 世纪，符合感官上的要求，用浅显易懂的语言来描述专有名词，解释脉象，真实反映从古代到今日各种层面的重大的变化。

我的学生向我反映：某些他们杰出的中医老师告诉他们，不要钻研脉诊，原因是“它实在不是很重要”。对于不懂脉诊的人，它确实不太重要。此外，需要投注大量时间和耐心才能够真正掌握的中医脉诊，也和我们西方习惯上将人的优点发挥在短视近利上的文化不搭调。但是在传统中医望、闻、问、切四诊中，脉诊是对于病人的身体、情绪，以及心智状态，能够提供最多、最有价值的讯息之诊断工具。

正常脉是最敏锐的健康状态指标。

在所有诊断工具中，正常脉是一个可靠的预防医学的基准，作为任何细

2 Matt Ridely，自然的回归自然（暂译）（London: Fourth Estate，2003）.

微的或复杂的、偏离常态的最精确的指标。此外，脉诊可以告诉我们偏离常态的根本原因，让我们的病人有机会去改变生活习惯，或是适应自己体质的弱点，朝向健康平衡而努力。我们的诊断越精准，就越能够为病人设计更有效的治疗计划。脉诊记录是病人自出生到死亡的人生旅程，在脉诊当下的实时景象，让我们能够从人本的角度，而非局限于疾病的角度，来诊断和治疗病人。

当我们经由全心投入、坚忍不拔、持之以恒地练习而熟悉各种脉质，这个过程好似静坐冥想的锻炼，它是发展我们的知觉和大爱的平台。最后，脉诊对诊脉者而言，也是获致对于与病人互动、对于自我、对于诊疗的过程，以及或许对于造化之力透过脉搏的表现，所成就的无上圆满感觉的一个好机会。

沈鹤峰医师曾经问过一个问题，“老天为什么要让人的眼睛长在前面而不是后面？”他的答案是：“我们应该向前看而不是回头看。”与此类似的想法，马丁·普力奇德曾长期居住在危地马拉，他向一位马雅的萨满大师学习，引用他老师的话：

神赐予我们生命，我们依此而活，有一天当我化为一堆灰烬，余烟缭绕的气味，是你对这些日子仅存的记忆，这时候你会看出前所未见的景象和疾病。我不晓得它们会是什么样子；我没有办法用我所熟知的古老的方法和传统的根源去辨认。你才是新的世代，有责任去发现治疗这些疾病的新药；而不是只会抱残守缺使用老方法，因为它们已经过时了。你必须去寻找新的方法，来解决旧的问题，以及开发具有传统根源的新药，来治疗随着新事物而来的时代问题[3]。

3 Martin Prechtel，花豹传达的秘密：揭开当代马雅世界的神秘面纱（New York: Penguin-Putnam，1998）.

注解
Notes

第 1 章 初步的省思

1. 王叔和，脉经，trans. Yang Shou-Zhong（Boulder，CO: Blue Poppy Press）.
2. 李时珍，濒湖脉学，trans. Hoe Ku Huynh（Brookline，MA: Paradigm Publications，1981）70; Ted Kaptchuk，浑然天成的网（New York: Congdon and Weed，1983）309; Wu Shui-Wan，中医脉诊（San Francisco: Writers Guild of America，1973）20; 邓铁涛，实用中医诊断学，trans. Marnae Ergil（Edinburgh: Churchill Livingstone，1999）119-21.
3. Lu Yubin，脉诊（Jinan: Shandong Science and Technology Press，1996）70-71.
4. Wu，34.
5. R.B. Amber，东西方脉诊学：在印度、中国、伊朗和西方的思路与实践（New York: Santa Barbara Press，1966）v-vi.
6. 里昂・汉默，东西方的科学 Medical Acupuncture 2010;22（2）.
7. Ilza Veith，trans，黄帝内经素问（Berkeley: The University of California Press，1972）151.

第 2 章 脉位的历史沿革

1. 王叔和，脉经，trans. Yang Shou-Zhong（Boulder，CO: Blue Poppy Press，1997）.
2. 丁甘仁，脉学辑要（Summary of Pulse Study）（Shanghai: Shanghai zhongyi zhuanmen xuexiao 上海中医专门学校，1917）.

3. See Volker Scheid，中医流派：1626–2006 年（Seattle: Eastland Press，2007）393–395，and 466，n. 16.
4. 沈鹤峰，中医学（New York: Educational Solutions，1980）43，45.
5. George Soulie de Morant，中国针灸学，trans. Lawrence Grinnell et al.（Brookline，MA: Paradigm Publications，1994）61–63.
6. Paul Unschuld，trans.，难经（Berkeley: University of California Press，1986）258.
7. 王叔和，23.
8. 邓铁涛，实用中医诊断学，trans. Marnae Ergil（Edinburgh: Churchill Livingstone，1999）90.

第 3 章 基本原则与其他注意事项

1. 邓铁涛，实用中医诊断学，trans. Marnae Ergil（Edinburgh:Churchill Livingstone，1999）85.
2. 里昂・汉默，脉与人 The American Acupuncturist Spring 2008;43.
3. 里昂・汉默，东西方的科学 Medical Acupuncture 2010;22（2）.
4. Jiang Jing，韩国的东汉脉诊系统简括 Oriental Medicine 1993;2（1）:19，21.
5. 里昂・汉默与罗斯 罗森，脉象，电子时代与幅射：早期诊断 The American Acupuncturist Spring 2009:47.
6. 本节是根据，中医的肾的统合性与双相性的矛盾 American Journal of Acupuncture 1999;27（3&4）:179.
7. 里昂・汉默，龙飞凤舞（修订版）（Seattle: Eastland Press，2005）第 14 章 .
8. 里昂・汉默，中医生态学，第一部 Chinese Medicine Times，Vol. 5，Issue 2，Summer 2010.—中医生态学，第二部 Chinese Medicine Times，Vol. 5，Issue 3，Winter 2010.

第 4 章 上手诊脉：方法学

1. 邓铁涛推荐的平均 3 分钟的脉诊时间，无法提供诊察的医师对于使用这套精致的艺术–科学足够的，以及它所应得的时间。实用中医诊断学，trans. Marnae Ergil（Edinburgh: Churchill Livingstone，1999）89.
2. 里昂・汉默，慢性病的统合理论：关于阴阳分离与“气乱”Oriental Medicine，1998: 6“2&3”:15.
3. 出处同上。
4. 在本脉位所发现的心脏扩大，或在任何脉位发现与此有关的事项，通常都与西医定的“实质”问题有关。脉诊发现这样的脉质时，要从整体脉来评估，再配合症状和病征。但是，汉默医师通常会建议详细的理学检查，再加上各种必要的检查，以便确立这个脉证是能量方面的，还是脏腑的“实质”问题。

第 6 章：节奏与稳定性

1. R.B. Amber，东西方脉诊学：在印度、中国、伊朗和西方的思路与实践（New York: Santa Barbara Press，1966）115.
2. 里昂・汉默，龙飞凤舞，（Barrytown，NY: Station Hill，1990）347.
3. 这个问题特别容易发生在两眉相连的病人；这种眉毛是体质上就会不断改变心意的指征。沈医师与汉默医师在临床实践中都确认这点。
4. 沈鹤峰，中医学（New York: Educational Solutions，1980）64.
5. 里昂·汉默,慢性病的统合理论: 关于阴阳分离与“气乱“Oriental Medicine 1998;6(2&3) :15.
6. 里昂・汉默，脉与人 *American Acupuncturist*，Spring 2008，Vol 43.
7. 脉诊，trans. Hoe Ku Huynh（Brookline，MA: Paradigm Publications，1981）88.
8. Russell Jaffe，在与汉默医师的私人通信中表示，吸气时脉搏的强度/振幅增加，则转变的方向是正面的，如果脉搏的力量减弱，则转变的方向是负面的。
9. 在 1990 年代的早期，汉默医师开始在加州的柏克莱举办脉诊教学。在使用当代中医脉诊系统二十年之后，在那儿他首次发现到他以前没注意到的，那就是“气乱“无所不在。在加州虽然不如其他地方，譬如说美国东部、欧洲、中国、日本或澳洲那么盛行。
10. 汉默医师没有在其他的文献中看到有关这类脉质的描述。最接近“痈”的说明是 Amber（164）的文章：“一个会抖动的，快速的且跳跃的；它搏动的范围不超过一粒豆子的大小。”令人惊讶的是，这个描述和汉默医师自己的看法不谋而合，特别是在看到 Amber 的文章之前，他刚写完关于不稳定脉的说明。在与一位五行针灸师的私人通信中，他告诉汉默医师不稳定脉可见于赤羽检测不平衡的状况，它代表身体两侧的五行不平衡。因此本脉质曾经被误植在结、促脉中，造成这三种脉质的混淆。因为不稳定脉还算是常见而且重要的，因此在脉质的分类中，应该有自己的一席之地。
11. Amber（164）说痛脉是“反映内热、大汗和出血所致的疼痛”。

第 7 章 脉搏速率

1. 邓铁涛，实用中医诊断学，trans. Marnae Ergil（Edinburgh:Churchill Livingstone，1999）84.
2. 邓铁涛（112）只有一次提到心与数脉的关联性，它是白喉、风湿性心脏病，或心肌炎的后遗症。
3. 沈鹤峰，中医学（New York: Educational Solutions，1980）50，57.
4. 李时珍认为数脉是“实证或阴液受损所致。临床上会出现不安、神识不清与谵妄”。他也认为数脉和“阳气”过盛有关，譬如说有源于“虚或实证”的“心火或肾火”。

他说特别是在秋季，数脉代表“内火灼肺阴”，李氏认为是难治之证。脉诊 Hoe Ku Huynh 翻译（Brookline，MA: Paradigm Publications，1981）66，67. Elsewhere（22），他指出数脉出现于阴脏热证，特别是脉有力时。数脉无力则是血中余热未尽，譬如说脓出之后。此外，李氏也略为提及单一脉位或是三焦对等脉位的数脉，汉默医师没有这方面的经验。因此我们在正文中没有提到，只有请读者参考原始数据。

Ted Kaptchuk 认为数脉反映“血因热而运行变快”，“数而有力是实热；数而无力是虚热或虚火”。例外的情况是虚寒证时，“数脉是虚极以致阳浮越于外的病征”。浑然天成的网（New York: Congdon and Weed，1983）162，304。

第 8 章 体积

1. 虽然并没有和此处讨论的体积有直接的关系，有兴趣读者可以参考 R.B. Amber 的书中，从西方的角度评注体积的问题。东西方脉诊学：在印度、中国、伊朗和西方的思路与实践（New York: Santa Barbara Press，1966）114.
2. 里昂・汉默，龙飞凤舞（Barrytown，NY: Station Hill Press，1990）313.
3. 李时珍认为本脉在夏季是正常脉，除此之外则代表火或实热。此热可能伴随发烧的疾病，以致耗损津液，或者“血虚造成心火上炎”。李时珍，濒湖脉学，Hoe Ku Huynh 翻译（Brookline，MA: Paradigm Publications，1981），77. 汉默医师认为，在虚火的情况下，本脉会落下得更快。

   Ted Kaptchuk 的主要论点是“热伤津及阴”。Ted Kaptchuk，浑然天成的网（New York: Congdon and Weed，1983），168. 虽然它可伴随实热，这也是出现本脉时我们通常会考虑到的状态，根据我们的经验，阴虚并非洪脉主要的病理。

   根据 Kaptchuk（314），在热病时洪脉会出现“口渴、焦躁不安”以及“皮肤红肿溃疡”等症状和“吐血”的病征。他说“心的病证”以及“寒包火”是本脉质另外的病因。他也描述洪脉“其来盛而去衰。如果本脉伴随腹泻，它的解释是本脉的盛大之势，正突显其虚（如同空脉），此时本脉被视为虚证的征兆”。这里指的可能是沈医师观察到的洪虚脉“硬撑脉”，它的特征是一个人硬逼自己，超过体能的过度工作或运动。（本脉在体积减少的脉质中讨论）。

   Manfred Porkert，他一般情况下会将本脉视为“大热”，也提到本脉是虚证的征兆而且“非常危险”，如果本脉出现在重病恢复期的病人，而且“持续了一段时间”。在此他害怕变成“活动之气与结构之气解离”的情况，这也正是沈医师所说的“气乱”。Manfred Porkert，中医脉诊精华（Zurich: Chinese Medicine Publications，1983），214.

   J.R. Worsley 称此为“大”脉，会出现便秘、狂躁、焦虑、头痛、口渴、咽干等代表性的症状。针灸医师袖珍治疗手册：小黑皮书（Columbia，MD: Center forTraditional Acupunture，1975），D–8.
4. 根据 Kaptchuk（315）的说法，洪大脉反映热往上升，浮脉表示阴虚的表热。洪紧脉出现在实热持续一段时间后，耗伤阴液，造成阴虚和阴阻滞的发热。洪沉脉为“内热或寒包火”，以洪滑脉表示“热/痰饮”。

第9章 深度

1. Ted Kaptchuk 将浮脉放在深度的分类下属于“阳”类，主要是因为它的“外因性”（Ted Kaptchuk，浑然天成的网“New York: Congdon and Weed，1983”，161.），其他关于浮脉的描述有“浮脉如木浮水上”［Paul Unschuld，trans，难经（Berkeley: University of California Press，1986）245］；“像一条木棍浮在水面上”［C.S. Cheung 与 Jenny Belluomini，“传统中医诊断的脉象综观”（Journal of the American College of Traditional Chinese Medicine 1982;1:14）］；以及“像鸟的羽毛被风吹皱”（李时珍，61）。除了这些特征之外，李氏还观察到浮脉是“如微风徐徐吹在鸟背上的羽毛”。
2. 关于空脉与气虚，李时珍的观察是：“空脉出现在卫气不实导致汗出后真气受伤，心血虚所致的心悸之后，或是心神不足所致的惊恐之后”。李时珍，濒湖脉学，Hoe Ku Huynh 翻译（Brookline，MA: Paradigm Publications，1981），72.
   有些文献隐约指出血虚也会造成空脉，譬如下列 Ted Kaptchuk 所言：
   一般而言，如果空脉特别的表浅，它突显血虚的状况（意即有阴虚的层面）；如果空脉不是很表浅，则它显示气虚（意即有阳虚的层面）。与细脉相较，空脉有更多的气虚；与弱脉比较，空脉有更多血虚的成分。
   Ted Kaptchuk，浑然天成的网（New York: Congdon and Weed，1983），306.
   Wu Shui-Wan 提到两种空脉：“软空脉显示血虚，而真空脉表示病人非常虚，或因久病而致虚”。中医脉诊（San Francisco: Writers Guild of America，1973），22. Manfred Porkert，他将本脉视为散脉，并且认为“先天气（与生俱来的能量的根源，储存于肾命门中）的刚烈成分分散开来，变成一片弥漫状态”Manfred Porkert，中医脉诊精华（Zurich: Chinese Medicine Publications，1983），220. 此外，Wu，Li，与 Kaptchuk 也提到本脉与夏季热有关。
3. Kaptchuk（169）称它为濡脉，并将之列为十个较不重要的脉象之一。李时珍（188）视之为软脉。Cheung 和 Belluomini 用与“浮软”同义的词称之。中医诊断 Journal of the American College of Traditional Chinese Medicine 1982;1:21. Wu Shui-Wan（32）与 Mann 认为此脉是“浮弱脉”，Felix Mann，针灸：古老的中国疗愈术与其科学原理（New York: Vintage Books，1971），169。吴氏进一步的说，它也可以称为“软脉”。她将之归类于“空脉类”。虽然没有特别提到它的英文名称，R. B. Amber 在 Wade-Giles 音译法翻译为 ju，这和拼音法的 ru（濡）是一样的。R.B. Amber，东西方脉诊学：在印度、中国、伊朗和西方的思路与实践（New York: Santa Barbara Press，1966），164.
4. Amber（164）形容本脉为“一个软脉，很细—像一条线浮在水面上”所谓的“线浮在水面上”这个描述与汉默医师自己的经验最接近。Kaptchuk（169）形容濡脉为细脉空脉和浮脉的组合。它非常软，没细脉那清晰，只有在表浅层把得到。轻轻一压它就消失了。濡脉感觉上好像气泡浮在水面上。李时珍（88）和 Wu Shui-Wan（32）的看法与上述的说法一致。李氏（61）对于本脉另外还说“好像气泡，压力稍微增加就破掉了”。在浮脉的条文下他说“浮脉软弱细，称为濡脉”。Worsley（D-12）称此脉为濡脉，并解释说本脉“不足，弱而软；它没有力量，就好像一团棉花浸在水中”。虽然他并未直接提到本脉具有空脉方面的特性，但他说的“无力”可以解释为有此含意。对于初学者，本脉质相对不清楚。下文比较本脉与其他类似的表浅虚弱脉，或许能够有所帮助。它们是从李时珍和 Wu Shui-Wan 的数据得来的。空脉“比较大”（Wu，32），微脉“偶尔分不清楚”（Li，89），“弱脉”（软弱消失脉）较沉（Li，89），以及细脉“在深的位置可以清楚地感觉到”（Li，89）。

5. Kaptchuk（317，169）坚信本脉是严重的血虚和精虚，并有轻微的阳虚。这主要是因为重病之后，生产或流产之后（包括堕胎），或是手术后，病人没有得到充分的休息和调养，所造成的伤津和失血。李时珍（89）则将这种虚归因于“伤及营血和阴精不足”和“髓海空虚和丹田虚”。即使没有生病，本脉“被认为是因脾肾虚衰所致的无根之脉”，应立即加以治疗。李氏（89）也注意到本脉有“脾虚不能运化湿气”的问题。Kaptchuk（317）补充说，濡脉可伴有“湿证，因为湿‘无所不在’阻碍气血运行……这种情况下，濡脉可能会有紧，被遮蔽的感觉”。这种证型，会干扰气血运行的流畅，并且在表面会有水蓄，表现为结缔组织非凹陷性的水肿。如此一来，病人看起来不会像因为津液和血耗竭时，所形成的濡脉那么衰弱。最后，Worsley（D-12）形容濡脉有“贫血、出血，以及湿痰所致的内伤”。Wu Shui-Wan（32）总是认为本脉是“危险的征兆”，无论是新病还是久病。
6. 李时珍（12）将本脉归类于浮脉。Kaptchuk（172）将之列于“其他脉”，属于前十八种主要脉以外，再细分的次要脉。Porkert（220）称之为散脉。
7. Ilza Veith，trans.，黄帝内经素问（Berkeley: The University of California，1972）164.
8. Kaptchuk（315）指出本脉质可以出现在气阳虚的最后阶段，或是在“阴尽”和“阳脱”的最后阶段。它是阴尽阳生，阳尽阴生这个大原则的一个实例。其原因是阴阳相生，一方的耗竭，会导致另一方的功能完全失调。这时会出现阴阳分离，而无法再互相协同来维持和增进生命功能。这种状况以会出现寒症为特征，譬如说：极端的虚弱、汗出如油、大便稀溏、畏寒、呼吸短浅，或是 Kaptchuk 所谓的“阳脱”。

   李时珍（24，79）认为微脉属“男子五劳七伤”。Wu Shui-Wan（27）提到“身体的代谢非常虚弱……它可能导致死亡。”她也提到如果本脉质突然出现在急性病，其预后比它出现在“久病之人”来得好。Cheung 和 Belluomini（23）说“因血液容积减少的休克或将休克”是本脉的原因。根据沈鹤峰医师的看法，他同意李时珍，认为原因之一是非常年轻时月经量过大，以致气血在身体能量发展未臻成熟时，严重受损。李氏说（24，79）“气血皆空”。因此，病人对疾病的抵抗力较差，恢复的能力也较差，导致身体不断的耗损，在这种斲伤生机的恶性循环下，寿命也变得较短。

9. Porkert（218）同意我的空心脉的意象，在血层完全或部分消失。他说“这是一个表浅而长的脉，在受到指下压力时很容易就崩塌消失，只有在继续施压到更深层时，又会再出现”。Mann（175）形容“这感觉‘好像’洋葱茎；只有浅层和深层，中间是空的”。在李时珍（83）或 Kaptchuk（172）他们的图示或说明中，没有一个人说本脉有底层。这与 Porkert，Mann，以及汉默医师的经验不同。Cheung 和 Belluomini（28）比喻本脉为“葱管”并认为它是“中空的脉质”。然而在他们的图标中，却没有显示脏层深度。这点颇令人困惑，因为李氏，Kaptchuk，Cheung 和 Belluomini 他们都用“葱”“青葱”“洋葱茎”和“青葱管”来形容空心脉（芤脉）；这些词语都含有中空的意义。

10. Kaptchuk’（319）对各种空心脉（芤脉）的组合的看法如下：

空心、空与软脉：精虚，失血。

空心数脉：阴虚。

空心并结脉：血瘀。

Jiang Jing（21）指出空心脉和弦脉“表示气血不平衡，通常是极端的血虚”。

11. Wu，31.

12. Wu(出处同上)写到，“内寒造成血液循环不良以及脏腑功能变差，导致内在的积滞”。她与其他认为是寒的人，不了解“内寒”的病机。譬如说李时珍（88）认为这种脉质属实证，并将之归于没有明确定义的“过盛证的邪气”造成“里实寒并出现心区以及腹部寒痛”。此外“像是腹部的疝气或肿块。”后者可以理解为肿瘤形成，但翻译得不清楚。他说本脉可与存在于实证，如上所述，不是严重的病变，因为这个脉象是“逐波而行”（意即与里实寒的病因相符合），或是存在于虚证，这时情况就比较严重，因为这种情况下，脉象是“逆流而上”。

Kaptchuk（171）相信牢脉反映因寒所致的阻滞，以阳入于阴为特色。Porkert（219）提到“腹部痛苦的阻滞”并指出若是出现在虚证，“作为一般‘衰竭’诊断的一部份，有立即死亡的危险”。

本脉质是否与虚有关并不确定。似乎没有一个文献很清楚的将寒与虚分开，譬如说慢性的脾阳或肾阳虚，虽然在李时珍（88）和 Kaptchuk（318）的著作中暗示本脉可能和虚证有关，包括“奔豚证”。

13. Worsley（D-11）是唯一有提到单一脉位及其相关症状的人，其资料如下：

左寸：“口干，焦苔，舌裂纹”

右寸：“窒息感，糖尿病”

左关：“腹痛”

右关：“纳差，心悸”

左尺：“内脏破裂（例如：阑尾）、肿瘤”

右尺：“腰膝酸痛，便秘，和小便不利”

第 10 章 大小：宽度和长度

1. 李时珍在他的二十七的分类中，并没有列出“宽”或“大”脉，但是他的确在脉学著作中经常用到“大”字。脉诊，Hoe Ku Huynh 翻译（Brookline，MA: Paradigm Publications，1981）.
2. Ted Kaptchuk 指出，“大脉通常有力，使得它很像实脉，或是无力，使得它很像空脉”。但是他又说“临床上，实脉也可能是虚证的一部分，如果所有其他的诊断指针都显示虚症。这种脉象容易造成误导，通常也代表预后不良。”。浑然天成的网 Ted Kaptchuk（New York: Congdon and Weed，1983），305，307. 我相信 Kaptchuk 所谓的虚性实脉和虚性大脉，相当于本手册中的宽（大）的无阻力空心脉（虚），以及全形溢脉（实）。
3. 组合脉

长空心全形溢脉：这种组合脉显示血中实热，可见于像高血压这类的疾病。它也可能是糖尿病的征兆，特别是出现在左侧，尤其是较偏弦脉时。

长次紧脉：当它出现在整体脉时，这种组合脉显示“神经系统紧张”（详见第 7 章）。

长次紧脉并脉搏速率正常：这是“神经系统紧张”，通常源于体质因素。

长次紧脉并脉搏速率快：这是另一个“神经系统紧张”，通常是日常生活压力所致。

长滑脉

长滑脉并脉搏速率快：这种组合脉显示和亚急性的感染有关的血中实热，譬如说肝炎。（急性的感染则为洪实脉）

长滑脉并脉搏速率慢：这种组合脉显示慢性的感染，譬如说寄生虫或是念珠菌感染，会在一个虚性的病人，存在缠绵难愈的实热。

长紧脉：这种组合脉显示肝气郁结，并有实热或虚热。

长次紧（弦）脉并脉搏速率快：Kaptchuk（313）认为这种组合脉显示“肺热咳血”，汉默医师未曾看过。在他的经验中，出血通常见于革空心脉。Kaptchuk 报导本脉也和“寒实并疼痛与气喘”有关。

长浮脉：这种组合脉显示外邪流连，譬如受寒或感冒，这个外邪有部分内化成为一些实热。

长洪脉：这种组合脉显示阳明腑实证，胃或大肠有实热，譬如说阑尾炎、痢疾、和腹膜炎。Kaptchuk（314）提到“阳越或癫痫”。他也说到下列的组合脉，这些汉默医师没有经验：长濡脉，显示“酒精中毒或寒”，长沉细脉，这种组合 Kaptchuk 认为它表示“硬块或肿瘤”，还有长滑脉，他认为是“痰热”。

脉位

双侧对等脉位：根据定义，长脉不会被限制在单一脉位或三焦之一。

左右手侧：当一侧比另一侧长，显示某些疾病状态。左：如果左侧比右侧长，脉搏速率和其它特质都正常，显示“器官系统”强，而“消化系统”弱。如果脉搏速率快而脉质紧，则表示阴脏中有实热和虚热，通常是因为过劳的“神经系统”。右：如果右侧长，脉搏速率和其它特质都正常，代表“消化系统”气足。如果左侧短，我们可以说“器官系统”虚，而“消化系统”支持着它。如果脉搏速率快而右侧脉紧，则表示“消化系统”中有实热和虚热，通常是因为吃得太快。

单一脉位

根据定义，在任一时间点，长脉不会被限制在某个单一脉位。

第 11 章 形状

1. C.S. Cheung 与 Jenny Belluomini 也认为滑脉与血有关。他们说：“素问形容滑脉是阴气实，血液的体积因此增加”。其它的学者认为滑脉是血实并气滞。“传统中医鉴别诊断的脉象综观” *Journal of the American College of Traditional Chinese* Medicine 1982;1:20。Wu Shui-Wan 指出，如果正常人有滑脉，表示血液充沛，他又说：“如果一个病人有滑脉，它通常表示痰饮为病”中医脉诊（San Francisco: Writers Guild of America，1973）19.

   李时珍（69，22）说“滑脉通常是阳气盛的时候形成 ... 当阳气无法局限肝火或肾火时，造成血分的热”。它也源于“体内风痰过盛上涌，或食积上逆，造成呕吐，或停滞体内，造成瘀阻”，以及怀孕所致。

   李时珍又指出，滑脉也出现在体内邪气过盛时。这些情况包括痰阻壅滞，消化不良所致气滞，离经之血，以及呕吐上逆所致的气滞。

   Kaptchuk（308）也提到，湿热下注膀胱，以及湿热移于小肠。Giovanni Maciocia 认为，一般而言，滑脉性属实，但是某些情况下它也是虚的，表示在气虚的前提下又兼有痰湿。中医基础学（London: Churchill Livingstone，1989）168.
2. 里昂 · 汉默，龙飞凤舞，修订版（Seattle: Eastland Press，2003）312.
3. 出处同上，168.
4. 这是我们在当代中医脉诊，当代东方医学，以及对于病人的生活形态和其他因素的病历记载，集体经验的整合得到的发现和关联。过去已曾发表。
5. 李时珍（80）对紧脉的形容是“有如绷紧的绳索并有扭转的感觉”以及“左右摇摆”。在逐渐失去弹性的变化过程中，紧脉比“拉紧的绳子”感觉上更细且更硬，像拉紧的绳子般的脉汉默医师称之为次紧脉，它没有“扭转”的感觉。我们要知道，在极端的例子中，像那些会威胁生命的寒冷状态，譬如说体温过低，汉默医师发现此时在靠近骨的深度会出现伏实脉（次紧脉），并且与李氏的描述相符。“左右摇摆”的现象在极度寒冷时下沉为粗震动脉，在我们的脉诊系统中，它代表脏腑实质损伤，或者是沈鹤峰医师所谓的“脏亡”。与粗震动脉相近的是涩脉，它与血瘀有关，在伏脉的深度，代表血管中血液凝结，离死不远。
6. Kaptchuk，309.
7. 引用数据包括：① Berg，David E.，Hannan，K. L. et al.“在海湾战争疾病的凝

血机制的活化：与慢性疲劳综合征可能有潜在的生理病理关联" in *A Laboratory Approach to Diagnosis*（Philadelphia: Lippincott，Williams & Wilkins Inc.，2000）673–678; ② Bhatnagagar，A.，环境心脏学，Department of Medicine，University of Louisville; ③ Bhakdi，S. et al;"葡萄球菌 a 毒素经由攻击人类血小板促进凝血" *Journal of Experimental Medicine* 1988: 527–542; ④ Yamazaki，Y. and Morita，T.，"蛇毒成份影响凝血和血管系统：构造的相似性和多样的差异性" *Current Pharmaceutical Design* 2007; 13（8）: 2872–86.

8. 李时珍，88.
9. 出处同上，92.
10. 出处同上，93.
11. 邓铁涛简单的形容这种情况为"在腕背上的脉（反关脉）"实用中医脉诊，Marnae Ergil 翻译（Edinburgh: Churchill Livingstone，1999）91.

第 12 章 单一脉位

1. 里昂·汉默，论中医的肝 Medical Acupuncture 2009,21（3）:173–8. 更详细的讨论，请上网 www.dragonrises.org.（译者按：张文淮医师已将原文翻译为：由脉诊重新诠释中医的"肝"：一位脉诊宗师三十年经验谈，刊载于新医药周刊，第 2337 — 2341 期，请参考网址 http://www.sunten.com.tw）
2. 里昂·汉默，"中医的肾的统合性与双相性的矛盾" *The American Journal of Acupuncture*.1999，27：3–4.
3. Manfred Porkert，中医脉诊精华（Zurich: Chinese Medicine Publications，1983）244.
4. 里昂·汉默，龙飞凤舞，修订版。（Seattle: Eastland Press，2005），第 14 章 .

第 13 章 深度与整体脉常见的脉质

1. Anton Jayasuria，针灸科学（Dehiwala，Sri Lanka: Chandrakanthi Industrial Press，1981）517：

   深浅脉的区别，需要触觉的分辨能力以及诊脉者指下压力的精细调控……毫无疑问的，许多西医在小试几下之后，甚至完全没有尝试之下，就把中医脉诊归于不实用的艺术，认为它是非常主观的，完全是诊脉者指下压力的影响，因此不值得为它费心。
2. 里昂·汉默与罗斯·罗森，脉象，电子时代与幅射：早期诊断 *The American Acupuncturist Spring* 2009.
3. 沈鹤峰，中医学（New York: Educational Solutions，1980）115.
4. 里昂·汉默，龙飞凤舞（Barrytown，NY: Station Hill Press，1990）324.
5. R.B. Amber，东西方脉诊学：在印度、中国、伊朗和西方的思路与实践 New York: Santa Barbara Press，1966）164.
6. 李时珍，濒湖脉学，trans Hoe Ku Huynh（Brookline，MA: Paradigm Publications，

1981）95.

第 14 章 脉诊中其他大区段的共同脉质

1. 私人通信，1973，1995.
2. 李时珍，濒湖脉学，Hoe Ku Huynh 翻译（Brookline，MA: Paradigm Publications，1981）4.
3. Jiang Jing 提出下列看法：
二者中更常用的方法是比较左侧的人迎与右侧的寸口。这种方法阴阳的平衡状态是经由比较左右手而来：左属阳，右属阴。如果纳入神门，则在每一侧都各有两个观察点，可以区别四种能量型态：阳中之阳、阳中之阴、阴中之阳、阴中之阴。
Jiang Jing，韩国的东汉脉诊系统简括 *Oriental Medicine* 22（1993）:18.
4. R.B. Amber，东西方脉诊学：在印度、中国、伊朗和西方的思路与实践（New York: Santa Barbara Press，1966）102.
5. 里昂·汉默，龙飞凤舞（Barrytown，NY: Station Hill）311.
6. 里昂·汉默，龙飞凤舞，修订版 .（Seattle: Eastland Press，2005），第 14 章 .

第 15 章 心理病征的脉质

1. 里昂·汉默，龙飞凤舞，修订版。（Seattle: Eastland Press，2003）187–205.
2. 里昂·汉默，“论中医的肝”*Medical Acupuncture* September 2009，Vol. 21，No. 3: 173–178.（译者按：张文淮医师已将原文翻译为：“由脉诊重新诠释中医的‘肝’：一位脉诊宗师三十年经验谈”，刊载于新医药周刊，第 2337–2341 期，请参考网址 http://www.sunten.com.tw）
3. 里昂·汉默，龙飞凤舞，300.
4. 出处同上，302.
5. 里昂·汉默，“个案报告——突然停止长期剧烈的运动：以中药治疗这种流行的问题”Chinese Medicine Times，April 2011.
6. 里昂·汉默，龙飞凤舞，Ch. 8.
7. 出处同上，Ch. 14.
8. 出处同上，291–92.
9. 出处同上，Ch. 13.
10. 出处同上，326.
11. 出处同上，324.
12. 请参考本章附注 1，2，和 3；亦请参考里昂·汉默，“脉与人”*The American Acupuncturist Spring* 2008，v. 43.
13. 出处同上。

第 16 章 预防和预后

1. 邓铁涛，实用中医诊断学，trans. Marnae Ergil（Edinburgh:Churchill Livingstone，1999）85.
2. 出处同上，140。另一个预后指标是呼吸对脉搏强度和振幅的影响。根据 Russell Jaffe 的说法，如果深呼吸时，脉搏的强度和振幅增加，则预后佳；反之如果二者变小，则预后不良。我们无法确认这种看法。

第 17 章 脉诊解析

1. 里昂·汉默，“论中医的身体领域、压力、根，与疾病易感性”*Chinese Medicine Times*，Vol. 5，Issue 1，Spring 2010.
2. 里昂·汉默，龙飞凤舞（Seattle: Eastland Press，2003），第 14 章 .
3. 里昂·汉默，“‘阻滞’的概念”*The American Acupuncturist* Winter 2006，vol. 38.
4. 里昂·汉默与罗斯·罗森，“脉象，电子时代与幅射：早期诊断”*The American Acupuncturist* Spring 2009:47.

名词解释
Glossary

说明：此处解释的专有名词是沈鹤峰医师惯用的，对于其他传统中医的学生而言，可能比较陌生。

“血热”（Blood heat）

这是一种病证，传统中医形容它为血中有热，这种情况下，脉诊时血层深度的厚度比平常更容易把到。当我们的手指从脏层深度往上升的时候，血层深度膨胀得比“血浊”时还要多。这是血中有实热的征兆，通常血层深度也有滑脉（根据沈医师的说法“血热”而无滑脉，是因为神经系统过劳，“血热”而伴有滑脉，则与脂肪代谢和消化有关）。

沈医师把本证型比作杯子中装着热水，而把“血浊”比喻为杯子中装着污浊的水。

能造成血热脉的，有两种证型。第一种是因为过食膏粱厚味、饮酒、甲壳类海鲜、咖啡、巧克力，以及其他热性食物，所导致的实热。这种情况，容易影响的脏腑有肝、胃、心和肺。第二种证型属于虚热的一种，通常和极端的神经系统紧张有关；从中医的角度来看，该系统已经过劳。通常也伴有肾阴虚。

“血浓”（Blood thick）

出现本证型及其相应的脉质（血浓），评估脉搏时在血层深度会表现出极端宽的脉，滑脉（有时是粗震动脉），类似“血热”和“血浊”的膨胀感。然而“血浓”脉往气层深度上升时，会继续变宽。其后，它通常会发展成次紧空心全形溢脉，代表进入“血浓”变化的晚期，这时血中实热已经满溢到气层深度，因而形成一个脉质非常明显的特征。根据沈医师的说法，本证型的早期征兆之一，就是青春期后持续不断地长青春痘。其晚期征兆通常是在心血管方面，譬如说高血压。

“血浓”有几种不同的原因和病程。其一是由血热发展而来，属于一种湿热证，涉及肝源性的热和脾源性的湿。其病因主要是过度摄取脂肪和糖，造成血中葡萄糖、胆固醇和甘油三酯升高。这种脉质亦多滑脉，特别是湿重之处；非常次紧空心全形溢脉较少伴有滑脉，它是后期高血压的特征，与下述的原因有关。这样的病机变化，会因为造成周边血管和冠状动脉阻力增加而逐渐影响到心，而它反过来又会导致血压更高，特别是舒张压。

另一个可能的原因，是神经系统紧张，导致肝气郁结，干扰脂肪在消化系统中正常的消化与吸收功能（肝侮脾胃），以及这类物质在肝的完整代谢。随着“血浓”的进展，肝火随之增加，继而是肝肾阴虚。这两种病因病机最后都会导致绳索脉，是动脉硬化和动脉粥状硬化征兆。

“血浊”（Blood unclear）

这是沈医师使用的词汇，描述当我们的手指由脏层深度向气层深度上升时，在血层深度稍稍膨胀（而不是变窄）的状况。通常也伴有轻微的滑脉。在传统中医里，并没有相应于这个证型的词汇。

本脉最常见的原因是环境毒素。我第一次遇到这个问题是在一位使用毒性很高的溶剂的艺术家的身上，多数在通气不良的室内工作，使用在艺术上和工业上（焊接工）都应用的乙炔喷枪。

皮肤的症状（湿疹、牛皮癣），很明显是身体试图排除毒素。另外一个常见症状是疲劳。沈医师将这种情况比喻为，一杯清水中悬浮着杂质：血液的品质不好。

与这个证型有关的病因是一个无法正常解毒的瘀阻或虚弱的肝。肝除了藏血之外，也贮存了它解不掉的血中毒素。这些毒素会污染血液，又因为血液滋养全身，所以最终整个身体都受到污染。

本证型的另一原因是脾气虚，使得食物特别是蛋白质的消化和吸收不良，以致身体无法正常造血。蛋白质被不完全地消化成像病毒般大小的多 H 链，而无法完全分解为氨基酸。这些小段的多 H 链被吸收后，身体把它们当作病毒，因而错误地启动免疫反应。最后形成自体免疫疾病[1]。

“循环系统”（Circulatory system）

所有的系统都和气有关，唯独“循环系统”特别，是和血在经络中的流动或是沉重的能量有关。没有已知的文献指出沈医师所谓的“循环系统”和六经中的少阳之间的关系，或许可能有数据说明“神经系统”和太阳的关系，以及其是位于身体最表面快速移动的能量的特性，以及“消化系统”很自然地与阳明，这个最里层的阳气有关。

如果在能量的层面，“循环系统”是介于太阳和阳明之间运作，那么这个中间层的能量就和少阳吻合（半表半里）。就我所知，沈医师也把这层能量和肌肉联想。

因为循环系统和血有关，所以特别和心的功能唇齿相依。它很容易受到创伤的打击，造成循环功能减弱。长期的过度运动或是突然停止长期大量运动，都可能导致血管的阴阳分离，造成血液失控，再回头造成气机紊乱（“气乱”），因为血涵养着气。循环系统较轻微的症状有：时好时坏的容易疲倦感、四肢冰冷、关节游走性疼痛、易怒。较严重的症状是严重的焦虑和去人格化。

传统中医没有很清楚的相当于“循环系统”的病证。因风所致的行痹，其症状说明了本系统的疾病游走不定的特性；肝气郁结和其暂时性的特性类似；但以上二者没有一个能说明心 / 循环方面证候。

“消化系统”（Digestive system）

“消化系统”（阳明）包括肺、脾胃及膀胱—肾。根据沈医师的说法：肺消化黏液，脾胃消化食物，肾消化水。右手脉整体脉的脉质类似时，可以用来评估“消化系统”。

小肠和大肠都与本系统有关。小肠反映在右尺部，而大肠反映在左尺部。

1 William Philpott and Dwight Kalita，*Brain Allergies*：*Psychosomatic Connection*(New Cannan，CT:Keats，1980)71−72

这两个脉位也代表肾，在传统中医的观念里，肾主下焦，也是这些脏腑所居之地。

“消化系统”异常的症状有食欲不稳定、排便不规则（便秘转为腹泻）。传统中医没有与此相等的名词或证型。

“心闭锁”（Heart closed）

从传统中医的观点来看，最接近“心闭锁”的对应症是心气阻滞。中度的扁平脉在本证反应在心包有轻微的气滞血瘀，以致气血无法自由地进入心脏。原因是气的循环及部分血的循环被阻挡而无法进入心脏，通常是因为震惊打击。最终会导致心气虚，以及周边循环减弱。在“心神紧张”的情况，受到震惊打击会影响到分布在心脏的神经，而在“心闭锁”的情况下，心脏的物质（实质器官）受到了轻度的影响，虽然比起“心小”或“心满”的情况要轻微多了。

这个震惊打击通常是情绪方面的，发生在孩提时期的经验，当时身体的气尚未成熟，而且往往和丧失了非常亲近的人有关，譬如说父母。然而，这个事件也可以发生在生命的稍后期，由重大的情绪打击造成，譬如说突然接获的噩耗，或是突然破裂的亲密关系，当事人被迫收回他的“真心”。其他的原因包括长期心气不宁的“心神紧张”，甚至也有可能是胸部的撞击外伤。心闭锁出现扁平脉，通常发生在本来就已气虚，或是气尚未成熟的时候。

这种类型的病人，似乎永远都有一些情绪的困扰。他们似乎天生就有报复心，且内心充满仇恨。眼神略带退缩或忿怒。病人可能有点胸痛，这和气机循环闭锁有关。

“心病”（Heart disease）

沈医师所谓的“心病”就我个人所能理解的，是指心阳虚。这是心气和心血因为本名词解释介绍的其他心的病证，逐渐耗尽的最后结果，特别是“心弱”“心满”“心大”和“心小”这些情况。

通常脉搏速率快，有不整脉（不管是规则或者是不规则的歇止脉），最严重的“心病”还会出现空心脉。左寸沉脉，会有脉搏振幅不稳定及脉质不稳定，持续的沉脉并粗震动脉及（或）不稳定脉（非常严重），也可能有滑脉。双尺部脉位，几乎都是软弱到消失脉。

病因方面以体质因素为主，先天缺陷、儿童时期工作过劳、风湿热、极端的药物滥用、烟酒过度、缠绵日久的慢性病，以及生命早期时，严重的情绪方面的震惊打击，影响心与循环。压抑的愤怒也一直都会有影响。以上种种病因，逐渐导向最终的心气和心阳虚，直到心再也无法控制循环。

症状和“心大”及“心满”大致雷同，再加上胸痛比较厉害，比较疲劳和动辄气短，白天稍动则冷汗直流或是汗出如珠，身体特别是四肢寒冷，坠积性的凹陷性水肿，以及需要坐着睡觉。

其他的症状还有不容易专心而且善忘、动辄心悸、上肢易麻、胸中窒满。如果病因是体质性的或是先天的，病人终其一生都易焦虑紧张而且脆弱易病。

“心满”（气困于心而不出）[Heart full（trapped qi in the Heart）]

本证型气无法离开心脏，我称之为气困于心而不出。传统中医没有相对等的状况，但是在准生物医学的词汇中，它是心脏在能量方面轻度地扩大，用 X 线尚无法检查出来，也可能伴有早期高血压。

本证表现在脉象上，是左寸次紧气球脉。在病证尚轻时，左寸是轻度的无阻力气球脉，脉搏速率正常或稍快。根据沈医师的说法，本病严重时，左寸是沉、细、紧脉，且整体脉搏速率变快。我个人无此经验。

一个较轻微的病因是当一个人在非常活跃的状态下，所产生突发且强烈被压抑的愤怒。比较严重的病因则是胎头朝内的产程过长（臀位生产），因为它发生在生命的这么早期。其他的病因还有胸部外伤、长久的悲伤，或是突然在超过自己能量所能负荷的条件下，举物过重之后，其严重性视不同事件而定。如果不加矫治，“心满”的情况可能会发展成心脏扩大（“心大”，见后文），或高血压，或是二者兼具。

这种病人终生都感觉疲倦，没什么能量，可能很抑郁，也很易怒。症状与心血虚（“心弱”）类似，但严重多了。好像整个身体都不对劲。呼气比吸气困难，左侧躺会有点不舒服。发展到更严重的时期，病人可能会咳血，这是由于心功能减弱，造成心肺功能不足，容易导致肺的继发性瘀阻而成。

“心大”（Heart large）

本证相当于传统中医的心气虚，或是西医的心脏扩大，可透过 X 线证明。一些会出现的脉质有：脉搏振幅不稳定或脉质不稳定，及左寸粗震动脉。在左寸和左关之间的心脏扩大脉位可能会存在，当我们把手指由远心往近心滚动，再比较由近心往远心滚动，前者会出现非常强的气球脉 / 或粗糙的脉。

“心大”的另一种脉象是左寸为沉、细、软弱脉，脉搏速率超过每分钟100次。沈医师认为这种情况是体质属于心气虚的病人，又长时间过劳造成的。也可能有规则或不规则的不整脉，二尖瓣脉位是滑脉。左寸次紧空心全形溢脉，且脉搏速率超过每分钟100次，又是“心大”的另一种脉象组合。沈医师认为这一型和长期受压抑的情绪有关。规则或不规则的不整脉、二尖瓣脉位滑脉，也都可以在本段所叙述的这两种证型出现。运动或有压力时，脉搏速率会大幅度增加，我们也可以注意到，在整个脉诊过程的不同时间点，脉搏速率的差别很大。

潜在的病因有体质性的心气虚、任何其他心的病证，特别是气困于心而不出（“心满”），以及心血瘀（“心小”）长期伴有冠状动脉阻塞，还有风湿性心脏病。所有以上诸多致病因素，都会因长期被压抑的、强烈的，特别是当病人很活跃时发生的愤怒而加重。同样的，在儿童保护法实行之前很普遍的，目前在未开发的第三世界仍然盛行的，在很小就从事过度体力劳动，又加上营养不良的童工更常见。这种病因通常会出现规则或不规则的不整脉，而且是无阻力空心脉。

症状包括呼吸极短促，特别是在活动时；如果躺平或左侧躺，就会呼吸困难；长期胸中不适，以及严重的疲倦感。通常会有高血压。

“心震动”（Heart Vibration）

整体脉或单一脉位的震动脉，还要视其是暂时的还是持续的，在浅层还是深层的、粗或细的，而有所不同。左寸甚至整体脉暂时的、浅层的细震动脉，代表相对无害的、暂时性的烦恼忧虑，或是有烦恼忧虑的倾向，我把这种情况定义为轻度的心气不宁（非常轻微的心阴虚）。这种病症通常是由很轻微的情绪打击所引发，病人往往原本就有非常轻度的心气虚。

整体脉持续的细震动脉，表示病人很容易陷入烦恼忧虑，即使天下太平也会找到事情来烦恼。

整体脉持续的，较沉、较粗的震动脉，代表震惊打击、罪恶感，或恐惧感；若是出现在单一脉位，则为脏腑实质损伤的征兆。

“心神紧张”（Heart nervous）

这个词既代表一个证型，也代表其相应脉象（心神紧张），它是心阴虚的状态，心气也因此而不宁、乖僻，并带有心气虚。我将此证型归于心气不宁。病人通常先有体质性的心气虚。

“心神紧张”分为两型。比较不严重的那一型，是因为长期的烦恼忧虑，不管是因为“心震动”或是“心紧”，脉搏速率都比较快，约在每分钟80 ~ 84次。这种证型的病人，会说自己感到紧张。

第二型，是比较严重的证型，主要是因为情绪方面的震惊打击，身体创伤（通常在出生时，有时是在子宫内）所致，会出现偶尔的脉搏速率不稳定，没有歇止脉。如果脉搏速率变化很大，可能会有恐慌的倾向。如果是因为创伤造成，则下眼睑内会出现水平横线，舌上有小紫斑，以及在下巴和口周有青绿色的色泽。大的脉搏速率变化通常伴有恐慌的倾向。在病因方面，小的脉搏速率变化，其原因发生在子宫内的时期；大的脉搏速率变化，其原因则是发生在出生后。

“心弱”的情况（后文说明）也会造成较严重的“心神紧张”，这时的脉象多是沉脉和细脉，运动时的脉搏速率的增幅超过每分钟8 ~ 12次。反过来说，“心神紧张”这个病证，也可能导致“心弱”的情况。此外，神经心理脉位的细震动脉，是伴有“心神紧张”的另一个指标。

“心神紧张”的病人，会抱怨容易疲倦，特别是在早晨醒来时。睡眠很不安稳，常常醒来是其特色，所以病人整晚在睡眠不宁的状态下进进出出。偶尔会心悸。病人会说常有令人困扰的情绪波动，对别人以及自己生命所选择的路，都会改变心意，好像在坐“云霄飞车”，也会有轻微的失控感。激躁不安感也会增加，但是本质上相对不严重。

“心小”（Heart small）

在传统中医里，和“心小”最接近的概念是心血瘀，在西医方面，最接近对等情况是冠状动脉痉挛和心绞痛。本证型又可以分成轻微而短暂的和严重且持续的两种状况。

轻微而短暂的这型通常是在心脏收缩时突然遭受震惊打击所致，造成心脏的血管收缩。因震惊打击导致的心血管收缩，使得心脏的气血供应减少，造成冠状动脉及微血管的暂时性血瘀，心肌无法得到充分的氧气供应，出现心肌紧张、冠状动脉痉挛、呼吸困难。沈医师形容为心脏“窒息”，左寸可能是极端的扁平脉。

在严重且持续的这型脉质是非常沉的脉、细脉和软弱脉。脉搏速率正常、稍快，或稍慢。少数情况下，本证型会出现涩脉。“心小”如果没有治疗，是会永远存在的，这相当于沈医师所谓的“真心病”，也就是冠状动脉疾病。

较严重的“心小”病的病因，可以追溯到出生时产程过长，胎头已在产道外，但是身体却被某物卡住而出不来，像是脐带绕颈，所造成的重大打击。长期的恐惧以及被压抑的怒气也会造成本病，虽然这些情绪也可能是本病所造成的结果，因为我们的确可以看到“心小”的病人，终生都有不知名的恐惧和一些愤怒与紧张。病人经常抱怨晚上做恶梦和容易受到惊吓；呼吸短促，呼气容易但吸入困难；可能有胸痛，在定点像是针扎或刺痛感，左肩 / 或沿着左臂也会痛；其他的症状有心悸和四肢冰冷。

“心紧”（Heart tight）

这个词既代表一个证型（“心紧”），也代表相应的脉质（心紧脉）。它相当于轻度到中度的心气不宁，刚开始时是因为心中实热（心火上炎），其后变成心阴虚。在心中实热的状态下，在左寸的心包脉位先出现紧脉，我们的感觉好像是一个有力的尖锐点，随着每次心跳会顶到我们的手指中央。如果这个热象变得太重了，整个左寸部感觉会是次紧脉并有力冲击脉。这些热通常源自于肝、胆、和胃。

如果是虚热，整个左寸感觉会是紧脉。假如是因为情绪的震惊打击引起，而这个状况已经持续了一小段时间，通常脉搏速率较快，在每分钟84 ~ 90次。如果病证持续了更久，脉搏速率会变慢，这是因为此病证会减弱心气而影响到整体的循环。左寸偶尔也会伴随出现暂时性的细震动脉，反映出烦恼忧虑的间歇性发作。

心紧的脉质也可能和阴虚发热有关，源自于心脏过劳，这是因为心脏试图平衡来自于下列问题所产生的实热：因烦恼忧虑、震惊打击影响肝、胆及胃，格雷病（突眼性甲状腺肿）以及双极性疾病的躁症发作，还有使用刺激性药物以及草药，例如古柯碱或麻黄等。

实热型的“心紧”，会出现激躁不安、紧张，以及不易入眠等症状。而阴虚型的，病人显得静不下来，持续的烦恼忧虑，一个“奔驰多变的心”，还有以眠浅易醒为主的睡眠型态。上述两种证型都有轻度到中度的焦虑。左胸大片的区域，偶尔会有不适。这种不舒服可能是早期心绞痛的征兆，它是因为实热或是气滞，由肝、胆或胃转移到心包，并引发冠状动脉轻微的痉挛。焦虑发作时，也会出现呼吸气短的问题。

“心弱”（Heart weak）

本证型及其相应的脉质（心弱脉）是心血虚的表现，并导致部分的心气虚，此二者会造成心功能不足。如果心血虚很严重，脉象表现是运动时脉搏速率大幅度增加，超过每分钟 20 次以上；如果心血虚较轻微，则脉搏速率增加较少（12 ~ 20 次）。脉搏速率可能是稍快、正常或慢，视病程长短而定：病程持续越久，脉搏速率越慢。当血虚够严重时，左寸通常是细脉，如果同时有心气虚，则伴随有物质减少脉。

虽然体质性的心气虚，有时候会是一个事先存在容易导致心血虚的因素，但心血虚最常见的原因还是长期的心气不宁（参考前文“心神紧张”）。如果“心神紧张”状态持续，脉象一般会更趋向于紧脉，下眼睑内的血管则是正常的。但是心血虚也可能是下列某个原因或其组合所致：肾精虚、脾气虚、长期慢性出血。如果是血虚造成的，整体脉是细脉并稍为软弱，下眼睑内的血管会是苍白的。

病人可能整个白天都觉得心悸，特别是活动时，这是因为心中没有足够的血。同时也会有一般性的虚弱感，忧郁、不易专心和健忘。睡眠的型态是在经过五小时稳定的睡眠后，会醒过来一小段时间无法入睡，过了一阵子之后又可以再睡着；有时候是浅眠，有时又很沉。病人在早晨会觉得疲倦，虽然没有心气虚的病人那么严重。长期的“心弱”会造成严重的“心病”，表现出譬如说是郁血性心衰竭的病症。

“神经系统”（Nervous system）

沈医师将“神经系统”与身体中最轻的、移动最快的能量相联结，它最接近体表，所以归属于太阳；特别是膀胱经的背部外侧支，被用来治疗心理疾病。和内分泌或循环系统比较，“神经系统”讯息的传导速度是目前已知最快的。

传统中医里与神经系统相当的，是奇恒之腑中的髓海，它是由肾精所生及维护；它包括西医学中的脑实质、脊髓等神经系统。

“神经系统紧张”（Nervous system tense）

神经系统紧张主要且必然出现的脉象，是气层深度的紧和细脉。其他的情况则是当整体脉、第一印象，以及所有或大多数的主要脉位都是次紧脉时，也属于神经系统紧张的范畴。我称这种现象为“警觉”脉，因为这是某些种族数个世纪以来，为了生存而必须保持高度警觉性，因其体质特性产生的脉质。类似的脉质在今天，存在于几乎任何一个生活在大都市的人，或是生活中随时要保持警戒的人。因此，对于“神经系统紧张”是因为体质造成，还是长期生活压力所致，有必要做鉴别诊断。这样的区别是很重要的，因为对于来自生活中情势所迫造成的紧张，可以采取改变生活形态作为治疗的一部分，但是这套方法对于因体质因素致病的病人则行不通。

主要的症状是持续的紧张，可能与某种生活压力有关，也可能无关。这种紧张可能在一个家族中，延续了好几个世代。其他伴随的症状，则端视那个脏腑较容易受到长期持续的紧张所导致的实热状态，特别是瘀阻的影响而致病。

“神经系统衰弱”（Nervous system weak）

另一个在整体脉会出现这种紧张的脉象的情况，是沈医师所谓的“神经系统衰弱”。同样这又是因为体质因素导致一系列不同时期的变化，最终形成整体脉是软弱消失脉并有表浅层的紧脉，特别是在左手侧，有时伴有细震动脉。这样的脉象出现在一辈子都处于神经衰弱的病人，其症状变化不定、容易生病、不稳定、容易激躁不安或感到有压力，而且长期受到忽好忽坏的过敏病的困扰。这种脉质本身不代表特定疾病，它反映身体或心理状态不稳定，很容易罹患各种疾病。

传统中医最接近于这种状态（但不完美）的病证，是肾气/阳/精虚和心气/阳虚。

“器官系统”（Organ system）

“器官系统”（太阴、少阴、厥阴）包括实质的阴脏，特别是心、肝、肾，当左手脉所有的脉质大致类似时，可以用来评估此系统。

器官系统的病证主要是阳虚，但也包括阴虚的症状。表现的症状有自汗、容易疲倦、小便清长、恶寒喜暖、食谷不化的腹泻，或是便秘，非常容易罹患慢性病和被感染，而且恢复能力差。传统中医体系中，没有相等的病证。

“硬撑脉”（竖立脉和洪虚脉波形）

[Push pulse（Hesitant and Flooding Deficient Wave）]

竖立脉是沈医师所说的两种“硬撑脉”之一，这类的脉与个人把自己逼得太紧有关。竖立脉反映的是心理上的逼迫和硬撑。它出现在整体脉，有心阴虚和心气不宁。竖立脉失去了脉搏正常的正弦波形，脉波来去到波峰都是尖锐而突兀的，没有缓和圆融的升降。在英文版使用迟疑来形容本脉，是因为许多诊脉者觉得本脉的跳动好像有种迟疑不前或受阻的感觉，但没有歇止脉。

相对而言，洪虚脉这种“硬撑脉”，则是较偏于身体上的逼迫和硬撑。

竖立脉在传统中医里，最接近轻度到中度的心阴虚。我发现这种脉质会出现在倾向于不停思考着某个主题的病人身上。在最极端的例子中，这是对生活中某个特别的层面，通常是工作，产生单一性的、强迫性的狂热，病人的心思永远无法停止下来，即使在睡眠中亦然。这个状态需要和一般性的忧虑烦恼区别，无论是对真实或想象的事物，忧虑烦恼的脉象是整体脉所有深度表浅的细震动脉。

在最早期的时候，除了担心烦恼和不易入眠之外，没有其他的病征或症状。到了后期，病人会寻求医疗的帮助，因为他觉得很不舒服，也无法继续保持自己原有的生活步调。具有这种脉象的人，很容易突然崩溃，无论是身体上的或情绪上的。

“气乱”（Qi wild）

这是一个因为某些原因导致阴阳分离，彼此之间无法相生相克，极端的功能紊乱的状态。

阴，是宇宙中物质的能量，能够如地心引力般吸引住活跃的阳，使其遵守规则。当阴被耗竭时，就无法发挥这种作用。这时轻逸飘散的阳气，缺少阴的制约，就会在身体各处漫无目的的游荡，无法发挥正常的功能。其结果就是生理功能脱序，干扰原本在经络和脏腑间规律运行的阳气，破坏了它们维持身体正常运作的功能。

因此，所谓“气乱”就是以紊乱为特征的，严重的生理功能失调和破坏。一个人处在气乱的状态，很容易受到在短期内就会变得很严重的、快速扩散的，甚至威胁生命的疾病的侵袭。这些疾病包括癌症、自体免疫疾病和退化性的中枢神经系统疾病。精神疾病也是这种紊乱状态的另类表现。

与“气乱”有关的脉质有规则—不规则不整脉并空脉；无阻力空心规则—不规则不整脉；空脉；无阻力空心全形溢脉（脉搏速率快或慢）；革脉；空线状脉；散脉；微脉；和脉质不稳定。具有“气乱”的病理指标意义的脉质，必须是出现在整体脉的脉质。

“系统”（Systems）

沈医师对于某些病人主诉的症状，无法从传统中医的理论系统中，找到相对应的脉象、舌象和眼部望诊相关数据，于是他逐渐发展出所谓的系统模式。这些症状在现代生物医学中，也无法具体诊断。这类症状有点模糊、多变，而且不持续。沈医师发现，它们所反映的并不是某一个脏腑功能障碍，而是整个功能系统被干扰。他把这些归纳成四大主要系统，神经、循环、消化、器官，是按照张仲景《伤寒论》中由浅到深的能量层的概念制定的。

参考书目
Bibliography

Allport, Gordon. 蜕变 . New Haven, CT: Yale University Press, 1955.

Amber, R.B. 东西方脉诊学：在印度、中国、伊朗和西方的思路与实践 New York: Santa Barbara Press, 1966.

Beijing College of Traditional Chinese Medicine. 针灸精华 Beijing: Foreign Languages Press, 1980.

毕尔顿·凯伦 . 当代中医脉诊的信度研究 *Australian Journal of Acupuncture and Chinese* Medicine;2010;5(1).

Cheung, C.S. and Belluomini, J. 传统中医诊断的脉象综观 . Journal of the American College of Traditional Chinese Medicine 1982;1:1

Dale, Ralph Alan. 揭开中医脉诊的神秘面纱 . *American Journal of Acupuncture* 1993;21(1):63

de Morant and George Soulie. 中国针灸 trans. Lawrence Grinnell et al. Brookline, MA: ParadigmPublications, 1994.

邓铁涛，实用中医诊断学，trans. Marnae Ergil. Edinburgh: Churchill Livingstone, 1999.

Donden, Yeshi. 从根本治疗：藏医的科学与迷思 trans. B. Alan Wallace. Ithaca, NY: Snow Lion Publications, 2000.

Eckman, Peter. 韩国针灸 . *Traditional Acupuncture Society* Journal 1990;7:1

里昂·汉默，龙飞凤舞，Barrytown, NY: Station Hill Press, 1990.（修订版 Seattle: Eastland Press, 2005.）

——论中医的身体领域，压力，跟与疾病易感性 . *Chinese Medicine Times*, Vol. 5, Issue 1, Spring 2010

——个案报告——突然停止长期剧烈的运动：以中药治疗这种流行的问题 . *Chinese Medicine Times*,April 2011

——中医生态学 . *Chinese Medicine Times*, Vol. 5, Issues 2 & 3, Summer 2010

——东西方科学 . *Medical Acupuncture* 2010;22(2)

——“阻滞”的概念 *The American Acupuncturist* Winter 2006, vol.38

——论中医的肝 . *Medical Acupuncture* 2009;21(3):173–8（译者按：张文淮医师已将原文翻译为：由脉诊重新诠释中医的“肝”：一位脉诊宗师三十年经验谈，刊载于《新医药周刊》第 2337–2341，请参考网址 http://www.sunten.com.tw）

——中医的肾的统合性与双向性的矛盾 *American Journal of Acupuncture* 1999;27(3&4):179

——脉与人 . *The American Acupuncturist* Spring 2008;43

——慢性病的统合理论：关于阴阳分离与“气乱” *Oriental Medicine* 1998;6(2&3):15

——传统与创新 . *Oriental Medicine* 2001;8(3&4):27

里昂·汉默与罗斯·罗森，脉象，电子时代与辐射：早期诊断 *The American Acupuncturist* Spring 2009:47

Jayasuria, Anton. 针灸科学 . Dehiwala, Sri Lanka: Chandrakanthi Industrial Press, 1981.

Jiang Jing. 韩国的东汉脉诊系统简括 . *Oriental Medicine* 1993;2(1):8

Jones, Sandy. *Crying Baby, Sleepless Nights*. 婴儿夜啼，不宁的夜晚 New York: Warner Books, 1983.

Kaptchuk, Ted. 浑然天成的网 . New York: Congdon & Weed, 1983.

Larre, Claude and Rochat de la Vallee, Elisabeth. 肺 . Cambridge: Monkey Press, Ricci Institute, 1989.

Larre, Claude, Schatz, Jean and Rochat de la Vallee, Elisabeth. 传统中医评估 Paris: Institut Ricci and Columbia, MD: Traditional Acupuncture Foundation, 1986.

李时珍，濒湖脉诀， trans. Hoe Ku Huynh. Brookline, MA: Paradigm Publications, 1981.

Lowe, Royston. 针灸的次经络 . Northamptonshire: Thorsons Publishing Group, 1983.

Lu Yubin. 脉诊 . Jinan: Shandong Science and Technology Press, 1996.

马洽嘉，吉欧旺尼 . 中医基础学 . Edinburgh: Churchill Livingstone, 1989.

——中医舌诊 Seattle: Eastland Press, 1987.

Mann, Felix. 针灸：古老的中国疗愈术与其科学原理 New York: Vintage Books, 1971.

Matsumoto, Kiiko and Birch, Stephen. 五行与十天干 Brookline, MA: Paradigm Publications, 1983.

Nachman of Breslov. 犹太圣经教师，布莱斯洛的拉比·纳赫曼传 trans. Aryeh Kaplan. Brooklyn:Breslov Research Institute, 1983.

Needham, Joseph and Lu Gwei-Djen. 探索天际 . Cambridge: Cambridge University Press, 1980.

Nguyen, Quang Van and Privar, Margie. 山中的四叔 . New York, NY: St. Martin’s Press, 2004.

Philpott, William and Kalita, Dwight. *Brain Allergies*: 大脑过敏：心身的关联性 New Canaan, CT:Keats, 1980.

Porkert, Manfred. 中医脉诊精华 . Zurich: Chinese Medicine Publications, 1983.

Ramholz, James. 进阶脉诊简介 . *Oriental Medicine*, 2000;8(1&2):17

Veith, Ilza (trans.) 黄帝内经 . Berkeley: University of California Press, 1966.

Shanghai College of Traditional Medicine. 针灸：综合教材 trans. & ed. John O’Connor and Dan Bensky. Chicago: Eastland Press, 1981.

沈鹤峰，中医学 New York: Educational Solutions, 1980.

Townsend, Graham and DeDonna, Ysha. 脉搏与脉动 Northamptonshire: Thorsons Publishing Group,1990.

Unschuld, Paul. 失传的中医 . Brookline, MA: Paradigm Publications, 1990.

——（翻译）难经 . Berkeley: University of California Press, 1986.

王叔和，脉经 trans. Yang Shou-Zhong. Boulder, CO: Blue Poppy Press, 1997.

Worsley, J.R. 针灸医师袖珍治疗手册：小黑皮书 Columbia, MD: Center for Traditional Acupuncture,1975.

Wu Shui-Wan. 中医脉诊 . San Francisco: Writers Guild of America, 1973

附录一
脉质：指下感觉与临床解析

里昂·汉默 Leon Hammer, M.D.
杰明·尼克尔 Jamin Nichols, A.P.
许毅豪 译

脉质	指下感觉	临床解析－病证
正常（和缓）	规律而一致；脉搏速率符合年龄层；脉质、脉搏振幅稳定而一致；力量中等而有神；有弹性、可压缩；长而平顺、连续；无乱流；在气、血、脏层深度之间是平衡的，气层深度在最高，脏层深度有根也最致密；在寸、关、尺位之间是平衡的；正常的钟形波	健康

■ 节奏（整体脉）

Ⅰ. 心律不整

A. 静态时：脉搏速率可测量且没有歇止脉

1. 偶尔发生的脉搏速率不稳定

改变量小	脉搏速率中等程度的忽快忽慢，左寸（可能）：紧脉	轻度的心气不宁；内心恐惧病因：在15~20岁，发生轻微心的震惊打击（心的震惊消耗心阴）
改变量大	脉搏速率大幅度的忽快忽慢左寸（可能）：紧→软弱脉	中度的心气不宁，轻度的心气虚；非常恐惧，心情起伏大 病因：早期受到中度的震惊打击，或是在15~20岁发生的严重的震惊打击

脉质	指下感觉	临床解析－病证

2. 固定发生的脉搏速率不稳定

脉质	指下感觉	临床解析－病证
改变量小	脉搏速率中等程度的忽快忽慢左寸（可能）：紧脉 第一印象：粗震动脉 左寸：细震动脉病因：	严重的心气不宁，轻度到中度的心气虚；个性犹豫，不断地改变心意，不安、疲倦 强烈的震惊打击
改变量大	脉搏速率大幅度地忽快忽慢 左寸（可能）：消失脉←→紧脉 第一印象：粗震动脉 许多单一脉位：细震动脉	中度的心气虚，有时候是心血虚；疲倦 病因：体质，在10~15岁受到严重的震惊打击，长期心血虚；及／或严重的心气不宁

B. 静态时：脉搏速率可以测量，但是有歇止脉

脉质	指下感觉	临床解析－病证
规则的不整脉 常常出现 不常出现	固定规律的歇止脉 每2~20次心跳停一次 每21~60次心跳停一次	心气、血和阳虚 严重的心气、血和阳虚 轻度的心气、血和阳虚
不规则的不整脉	不规律出现的歇止脉 1. 偶尔出现的	 1. 中度的心气不宁和中度的心气阳虚
	2. 固定出现的	2. 严重的心气阳虚

C. 静态时：脉搏速率无法测量

1. 固定出现的：在5 ~ 10岁间受到震惊打击，过度工作、过度运动

脉质	指下感觉	临床解析－病证
不规则的不整脉	歇止脉太不规律，以致无法测量脉搏速率	严重的心气阳虚；心血瘀阻 病因：在5~10岁受到严重的震惊打击
无阻力空心全形溢脉并 不规则不整脉－ 规则不整脉	歇止脉太不规律以致于无法测量速率并空心脉	最严重的心气阳虚 病因：5岁前受到严重的震惊打击
文献上： 结脉	 不规则不整脉且脉搏速率慢	 气及（或）血，及（或）精，及（或）阳的循环因实寒或虚寒而阻滞；气、血、精和阳虚
促脉	不规则不整脉且脉搏速率快	因实证或（及）气滞、血瘀、食积、痰阻导致的火

脉质	指下感觉	临床解析－病证

2. 偶尔出现的：如同固定出现的不规则不整脉，但没那么严重，原因：

① 在10~15岁的震惊打击、过度工作或过度运动，及（或）

② 中度到重度的心气不宁

D. 运动时：脉搏速率大幅度增加

脉质	指下感觉	临床解析－病证
固定出现的	运动时脉搏速率增加超过20次／分	心血虚
	脉搏速率增加 > 30次／分	中度到重度心血虚
	脉搏速率增加小，在20~30次／分	轻度心血虚
偶尔出现的	运动时脉搏速率增加	解析如上列，但没那么严重

E. 运动时：脉搏速率增加（小于8次／分）、不变或脉搏速率减少

脉质	指下感觉	临床解析－病证
脉搏速率不变，或轻微增加	运动时脉搏速率没改变或轻微增加	略严重的心气虚
小幅度减少	减少1~5次／分	严重的心气阳虚
大幅度减少	减少 > 5次／分	非常严重的心气阳虚

II. 假性心律不整：脉质容易和心律不整混淆

脉质	指下感觉	临床解析－病证
竖立脉	脉来感觉畏怯犹豫，无歇止脉；没有钟形波：脉搏直上直下	过度执着在一件事情上不停地想；强迫性的个性；烦恼、失眠；轻度的心阴虚；（心理硬撑脉－太过劳心伤神）
整体脉脉搏振幅不稳定	1. 整体脉的振幅高度（力量）固定增加和减少	阳的力量，代谢热和精神在转移变化中 1. 持续发生：心气虚
	2. 整体脉的振幅高度（力量）偶尔增加和减少	2. 偶尔发生：肝气郁结
在单一脉位脉搏振幅不稳定	在单一脉位上指下脉冲持续改变	严重的脏腑实质损伤；阴阳分离

■ 稳定性

I. 脉搏振幅不稳定

脉质	指下感觉	临床解析－病证
1. 整体脉	1a 整体脉的振幅高度（力量）固定增加和减少	1a 因心气虚导致循环减弱、功能障碍
2. 单一脉位	1b 整体脉的振幅高度（力量）偶尔增加和减少	1b 气滞（通常是肝气郁结）
	2. 单一脉位的脉搏振幅高度（力量）固定增加和减少	2. 相应脉位的阴脏有轻度到中度的阴阳分离、功能障碍

脉质	指下感觉	临床解析－病证
在左右手之间变换的脉搏振幅不稳定	脉搏振幅不稳定先在一侧发生，然后再换到另一侧发生	激烈的人际关系冲突或近来过度运动
脉质不稳定（“气乱”整个生命体的阴阳分离）	1. 整体脉的脉质固定改变	1.“气乱”：早年工作及运动过劳，超过自己的能力，严重的功能障碍
	2. 单一脉位脉质改变	2. 阴阳分离：阴（实心）脏的气与血，极度的不足
	3. 脉质在左右手间变化	3.“气乱”：严重的夫妻不平衡
无阻力空心全形溢脉并规则不整脉——不规则不整脉（“气乱”）	规律或不规律出现歇止脉，并无阻力空心全形溢脉的脉质	最严重的“气乱”，并与严重的心脏病有关
不稳定脉	在单一脉位上，脉冲是不规律的，固定地冲击指下不同的地方	相应脉位阴（实心）脏或阳（空心）腑的阴阳分离；通常和细胞层次的脱序紊乱及肿瘤有关

脉质	临床解析－病证

■ 脉搏速率

Ⅰ. 快：循环加速

跳跃脉，脉冲稍纵即逝，好像比真正的速率还快	创伤，情绪的震惊打击，严重焦虑，发烧，疼痛

A. 外因

1. 外邪

轻微数脉并无阻力浮脉	风热
脉搏速率非常快并次紧全形溢脉或洪实脉；有力冲击脉	中暑

2. 身体的外伤

脉搏速率非常快，跳跃脉，及紧脉或弦脉	大范围的外伤（最近） 严重疼痛（弦脉＝更疼痛）
脉搏速率快，跳跃脉，及紧脉或弦脉	大范围的外伤 （过了一段短时间）疼痛（弦脉＝更疼痛）

脉质	临床解析 – 病证
脉搏速率没那么快，在单一脉位上是紧脉或弦脉	局部外伤；疼痛（弦脉 = 更疼痛）
脉搏速率快：寸部：气球脉及紧脉或弦脉	胸部外伤，受伤时身体是强壮的（弦脉 = 更疼痛）
脉搏速率快，扁平脉，紧脉	受伤时，身体是虚弱的

3. 季节因素：秋季的脉搏速率变快

因季节的变化导致脉搏速率的变化，自上个世纪以来已被其他致病因素遮蔽，例如：环境的毒素和现代生活快速的步调，而不断增加的情绪压力

4. 情绪伤害（心的震惊打击）

脉搏速率快非常快；整体脉很紧、粗震动脉	极度情绪伤害
心包脉位及左寸为紧脉，跳跃脉	极度焦虑和恐慌
脉搏速率稍快，心包脉位紧脉	轻度的情绪伤害

B. 内／外致病因素：例如，产伤所致的震惊（外）和情绪的反应（内）

II. 心的病证（所有脉质皆为数脉）

左寸的指下感觉

心包脉位紧脉	轻微的心的震惊打击并有担心烦恼，失眠和不安所致的轻度实热
细震动脉	非常轻微的心气不宁，暂时性的烦恼
静态时，“整体脉”脉搏速率不稳定	因为轻微的心的震惊打击，以及焦虑、疲倦，心情及生活如坐云霄飞车，所导致的中度到重度的心气不宁；若程度很严重，则包含有心气虚
寸部为扁平脉，特别是左寸	中度的震惊打击，特别是发生在儿童时期，造成心气阻滞，心怀怨恨、报复心、胸痛（心闭锁）
非常扁平脉，遍布于所有深度的粗震动脉	心血瘀阻（心小）、严重的心气虚，源自于未化解的心的震惊打击，并有恐惧与罪恶感
沉、细、软弱脉，脉搏速率轻微地快或慢	严重的心血瘀阻（心小），源自于陈旧但未化解的心的震惊，伴有持续的恐惧，胸痛，吸气困难
气球脉（早期）或沉脉、细脉、紧脉（后期）	气困于心（心满），源自中度的心的震惊打击，伴有慢性疲劳、易怒、呼气困难、身体不适、左侧卧不舒服

脉质	临床解析－病证
C. 内因	
1. 实热	
次紧空心全形溢脉 数脉、次紧脉、洪实脉、有力冲击脉、跳跃脉及脏层或所有深度的滑脉	血中实热（高血压） 脏腑有实热（高烧）
轻微数脉，血层中度的变宽并有滑脉	血中实热（发炎） 血中乱流（滑脉）
数脉，血层变很宽，并有滑脉到次紧—紧脉的空心全形溢脉，并有力冲击脉	血循环严重受损，因为血中严重的湿热（发炎）所致（血浓），过多的血脂肪（滑脉）或严重心气虚
气层深度细和紧脉 脉搏速率中度变快，并且整体脉有一致性的次紧脉	源于日常生活压力的“神经系统紧张”（影响心脏）
2. 阴虚	
脉搏速率稍快，细脉和轻微的紧脉	源自于长期日常生活压力的“神经系统紧张”
浮脉，略快，紧到弦脉	内风：轻微的（风入经络）
非常紧的空心全形溢脉	内风：严重的（中风）。在本脉出现之前，通常肾阴早已过度耗损，多见于老人且病证长期持续
脉搏速率稍快，非常紧到弦脉	慢性疾病的低烧（例：肺结核）
D. 其他病因	
革空心脉且脉数	即将出血
急性：紧咬脉，弦脉，跳跃脉且脉数 慢性：紧脉，紧咬脉，脉搏速率较不快	急性疼痛（弦脉＝更痛） 慢性疼痛
突然出现脉搏速率变快	暂时动员气来防卫，慢性病的急性恶化（如：慢性肠炎突发猛爆性肠炎） 慢性心气虚，出现与之互相矛盾的情绪的震惊打击
突然出现脉搏速率变快： 无阻力空心全形溢脉	突然停止持续已久、过度的运动及（或）工作
脉搏速率非常快（>120 次／分），沉脉、细脉并软弱脉，或沉脉、细脉并紧脉	六经辨证中的少阴期（出现与之互相矛盾的体温过低）

脉质	临床解析－病证

III. 脉搏速率慢

A. 循环减弱

1. 心与循环（心气虚）

迟脉并紧脉或粗震动脉	经过多年（20~30年）未释怀的震惊打击，身体上的（紧脉），或是情绪上的（粗震动脉）
迟脉并无阻力空心全形溢脉	早年（5~10岁）从事超过自己能力负担的工作或运动
迟脉并软弱脉（特别是左寸和尺部）	心气及（或）阳虚，循环不良；病因起自20岁之后
迟脉并中度的有力冲击脉	有氧运动（长期）
迟脉并非常紧空心全形溢脉	早期血管的阴虚。注：在迟脉并非常紧脉的阶段，阴虚主要存在于血管中而非一般性的，但仍二者兼具。紧脉代表体液耗竭而且无法再制造或补充，问题开始于某脏腑或区域，负责提供周边所需的阴，直到它被损耗殆尽
迟脉并次紧绳索脉 迟脉并紧绳索脉	血管有实热；“血浓”（动脉硬化中期） 影响到血管的更严重的阴虚（更严重的动脉硬化）

2. 外邪所致的阻滞

迟脉、浮脉、次紧脉	风寒外邪

3. 内因性的阻滞（气机循环损害）

迟脉、次紧脉（特别是在左关）	肝气郁结（长期）
略迟脉，整体脉次紧脉并轻度的有力冲击脉	体质性的“神经系统紧张”
脉搏速率非常慢，沉脉，次紧脉（牢脉）	严重的里实寒
次紧伏脉（非常少见）	非常严重的寒凝于内
迟脉并软弱脉或空脉	长期的里证、过劳、过度运动、纵欲超过能量负荷、长期情绪压抑导致气与阳虚；空脉表示病因起自15~20岁，软弱脉则是源于20岁之后
迟脉并滑脉	其意义依滑脉所在的深度而定（参考本附录其他部分），包括：寒、湿、痰；脾气虚；心肾气虚
脉搏速率非常慢并压抑脉	心脏用药：乙型阻断剂
脉搏速非常慢，非常沉，血浊	长期的中毒。在血浊脉中，当我们的手指由下往上升的时候，虽然脉很沉，仍然可以感觉到一股膨胀感

脉质	指下感觉	临床解析－病证

Ⅳ. 脉搏速率改变

脉质	指下感觉	临床解析－病证
左右手间脉搏速率固定的差异（问题开始于速率较慢的那一侧）	1. 脉搏速率在两侧持续的不同 2. 左手的寸部及尺部出现软弱脉 3. 软弱脉只出现在左寸 4. 软弱脉出现在过度使用的那一侧	1. 先天性的血管阻塞 2. 在子宫内受到震惊打击 3. 心气虚，外伤，举重物 4a. 习惯性过度使用的那一侧 4b. 消化和器官“系统”不平衡 4c. 夫妻不和脉
寸部的脉搏速率和中、下焦不同	上焦脉搏速率：90 次／分 中—下焦：42 次／分	药物： 钙离子通道阻断剂
神经心理脉位的速率，与其他脉位不同	举 2 例说明： 1. 神经心理脉位：对侧 300 次／分；其他脉位：150 次／分	1. 颅内出血：贾克森癫痫；手术引流，血块后发生的癫痫
	2. 神经心理脉位：100 次／分；其他脉位：50 次／分	2. 服用抗癫痫药物

■ 体积

Ⅰ. 有力的脉质

脉质	指下感觉	临床解析－病证
冲击脉： 有力的	脉搏有力的冲击指下	实热
有力的并压抑脉	只出现在脏层	药物所致的压抑波形 有意识地压抑情绪（较少见）
空心全形溢脉（通常在整体脉或单一脉位的组合，特别是在左手侧，或是在较轻微的情况下出现在左关）	从脏层深度很有力的升起，冲出气层深度之上，具备正常的正弦波形 1. 受压后变形，无阻力（整体脉）	1. “气乱”
	2. 表层次紧脉	2. 血中实热
	3. 表层非常紧脉率非常快	3. 实热消耗血管的阴
	4. 非常紧——弦脉且脉搏速	4. 即将中风
洪实脉（整体脉或单一脉位）	由很强的脏层深度稳定而有力地升起，超过气层深度之上，又突然坠落至脏层深度	五脏的实热，因感染所致（通常是急性），或因发烧所致（少见，阳气为寒邪内束）
冲击脉： 有力的	脉搏有力地冲击指下 只出现在脏层	实热 药物所致的压抑波形
有力的并压抑脉		有意识地压抑情绪（较少见）

脉质	指下感觉	临床解析 – 病证
表面有压抑脉波形（整体脉） 压抑冲击脉	好像把正弦波形切掉波峰或顶端变平，及（或） 脏层深度强而有力，但到了血层和气层深度力道锐减	• 药物的效应；有意识的压抑情绪（较少见） • 药物的效应；有意识的压抑情绪（较少见）
气球脉（不同程度的张力；单一脉位） 无阻力气球脉	非常次紧脉，圆如气球，受压也不变形 无阻力气球脉	气困于脏腑或某区域而出不来，气滞、食积、感染 • 说话、呼吸及（或）唱歌的方式错误（右寸） • 未化解的悲伤（右寸）、臀位生产（左寸）
次紧气球脉	次紧气球脉	肺气肿（右寸和特殊肺脉位）
次紧气球脉（横膈膜脉位）	次紧气球脉	• 突然、极度的生气和活动 • 某次举物过重超过自己的能力
非常次紧气球脉	非常次紧，圆如气球，受压不变形	• 上焦的外伤或手术 • 强壮的人受外伤后，瘀血困于脏腑或相关区域出不来 • 长期压抑的愤怒（左关或左手脉） • 某次举物过重，超过自己的能力（多在右横膈膜脉位）

II. 减弱的脉质

气层无阻力（整体脉或单一脉位）	在轻微指压下，气层深度稍变形	气虚第一期，因为超过个人体能负荷的过度工作、失眠及（或）轻微的疾病所致
气层渐弱或消失脉 （整体脉或单一脉位）	气层深度软弱或消失	气虚第二期（参考上列病因）
血层分开脉，气层消失脉（整体脉或单一脉位）	在压力下气层深度消失，血层深度分开到手指两侧	气虚第三期（参考上列病因）
血层深度部分空心脉	血层深度在逐渐加压下分开，在脏层深度又合在一起	血虚第一期
洪虚脉（整体脉）	脉搏从脏层深度无力地升起，几乎达到气层深度时，突然由指尖坠下至脏层深度	气虚第四期；生理“硬撑脉”（体能上不断地“强逼”自己）
虚性冲击脉（参考后文描述脉质的词汇）	指下脉来无力，没有能量或生机	气虚第五期：气血都缺乏，但身体仍努力代偿以维持正常功能
弥漫脉	主要脉动的两侧边缘不清，好像两旁是宽大无形的干酪包布，彼此混在一起	气虚第六期
物质减少脉	脉搏缺少实质感，其反弹力、弹性与可塑性都减少；好像香烟拿掉了一些烟草	气虚第七期

脉质	指下感觉	临床解析 – 病证
沉脉（整体脉或单一脉位）	只在脏层深度把到脉搏	气虚第八期
扁平脉（通常在寸部）	脉搏好像被挤扁，只有很小的甚至没有正弦波形，通常在脏层深度把到	气机阻滞无法进入某脏腑或区域，因情绪及（或）身体的伤害，发生事故时身体是虚弱的（例如：孩童时期），或是出生时脐带绕颈，以致循环无法进入该脏腑或区域（寸部，多位于左侧）
软弱消失脉（整体脉或单一脉位）	在脏层深度勉强把到或把不到脉搏	气虚第九期，“真气”虚且脏之气血虚；非常容易罹患重病
隐遁脉（整体脉或单一脉位）	指下有脉动，但感觉朦胧，所有深度都模糊不清，好像隔着毛巾把脉	气虚第十期，所有物质紊乱脱序且不足；细胞／分子层次的积极且协调的功能损
死脉(单一脉位）	没有感觉，完全缺乏生命力，脉中了无生气	通常是恶性肿瘤及和疾病末期

■ 深度

Ⅰ. 表浅的脉质

棉花脉	在气层深度之上，如海绵般对压力有不定形、无形的阻抗	因情绪压抑所生的无奈感，身体创伤（沈医师认为）
浮脉	在皮肤上轻置手指即可把到，其上没有压力，与脉搏主波分开	
外邪	1. 浮、次紧、脉迟 2. 浮、无阻力、脉数	1. 风寒 2. 风热
内外因	浮、滑	风湿
内因	浮、紧，并正常脉搏速率，或轻微数脉浮并细震动脉	肝风心气不宁（担忧）
空脉 1. 整体脉： a. 无阻力空脉	a. 气层深度无阻力，在血层和脏层深度分开或消失	a.“气乱”，全身性的阴阳分离
b. 次紧空脉	b. 气层深度次紧，在血层和脏层分开或消失	b. 试图动员气去应付突发的极度情绪压力（创伤后压力症候群）
c. 无阻力空线状脉 （整体脉）	c. 无阻力、表浅，很细，像一条线浮在水面上，在血层和脏层深度会分开或消失	c.“气乱”，因极度的阴虚或阳，由严重的疾病或疾病末期；难产所致

脉质	指下感觉	临床解析－病证
d. 革空脉	d. 气层如鼓皮般厚硬感，血层和脏层深度分开或消失	d.“气乱”，因极度的精、阴、血虚；失血过多所致
e. 微脉（整体脉）	e. 只在血层深度把到，当手指从寸部向尺部滚动时，脉不连续而成片断	e. 因严重的疾病，大量失去体液和气，导致极度的阴、阳虚衰；艾滋病患者出现的“屋漏脉”
f. 散脉（整体脉）	f. 只在气层深度把到，当手指从寸部向尺部滚动时，脉不连续而分裂成片断状	f.“气乱”，主要因阳气耗竭；艾滋病患者出现的“屋漏脉”
2. 单一脉位		2. 相应脉位脏腑之阴阳分离
空心脉（芤脉）整体脉	在血层减弱、分开、或消失：无阻力空心全形溢脉并：迟脉 数脉	“气乱” 自孩童时期由“过苦的”劳役／运动，逐渐发展而来 突然停止持续已久的运动／工作
整体脉	无阻力空心全形溢脉并不规则——规则不整脉	最严重的“气乱”
单一脉位	部分空心脉	轻微血虚
单一脉位	革空心脉并 ・数脉 ・迟脉	严重的急性出血 ・立即将出血 ・最近已出过血
整体脉，左手脉、左关及（或）寸——尺部	非常次紧空心全形溢脉	血中严重实热（整体脉）；高血压（左手脉）；可能会中风（左关部）
整体脉或单侧	非常紧空心全形溢脉	更严重的高血压，即将中风（通常是同侧），血中严重实热；血以及脉管中阴虚阳亢

II. 沉潜的脉质

沉脉（整体脉或单一脉位）	只在脏层深度把到	内部严重的慢性病，中度到重度的所有物质耗竭，特别是气与阳
文献（少见）：伏脉（整体脉或单一脉位）	要很用力把，就在骨上	严重的疾病
实证 次紧伏脉		阳气陷于内，因寒凝（低温）、食积、痰阻，血瘀和热化为风所致的痛阻
虚证无阻力伏脉		因阳气过虚，无法升举脉气；阴脏功能衰败；肿瘤
文献（少见）：牢脉（整体脉或单一脉位）	沉、弦、长介于沉脉与伏脉之间	因寒凝，肿瘤及（或）“奔豚证”的消耗所致的瘀阻

脉质	指下感觉	临床解析－病证

■ 大小

Ⅰ. 宽度

A. 宽的脉质

1. 血层

脉质	指下感觉	临床解析－病证
部分空心脉，无阻力部分空心脉	脉搏在气层与脏层深度间分开	血虚，但比细脉轻微；慢性出血（消化道溃疡）；慢性结肠炎，轻度到中度月经过多
革空心脉	血层深度完全变空心；气层深度厚且硬如鼓皮	突然严重出血；数脉：即将出血；迟脉：最近已出过血
血浊脉	手指由脏层深度往血层深度减压上移，脉搏稍为充盈些，至气层深度时宽度缩减	血中有来自环境的毒素，消化不良和肝功能不足
血热脉	手指由脏层深度往血层深度减压上移，脉的宽度明显增加，继续减压至气层深度时宽度缩减	过食辛辣、甜食、酒精、情绪冲突及肝气郁结，“神经系统紧张”
血浓脉	手指由脏层深度向上减压上移，脉搏宽度一路增加至气层深度	膏粱厚味、情绪冲突、肝气郁结
空心全形溢脉	血层深度膨胀超过气层之上，有完整的正弦波	血中实热

2. 气层

脉质	指下感觉	临床解析－病证
有力冲击脉	脉搏有力的冲击指下	实热
洪实脉	很强的正弦波由脏层升起，超过气层之上，又突然由指尖坠下至脏层	阴脏因感染而有实热（急性）或发烧（少见，阳气内陷于寒）
气层无阻力脉	在轻微指压下，气层轻微变形	气虚第一期
血层分开脉	气层消失，血层在压力下，于指下分两边	气虚第三期
弥漫脉	脉搏感觉宽，但边界不清楚	气虚第六期

脉质	指下感觉	临床解析 – 病证

B. 窄的脉质

脉质	指下感觉	临床解析 – 病证
细脉	主要是因为血虚	
紧 – 弦脉	在年轻男子出现非常细脉	严重的自体免疫疾病；气血俱虚 组织干燥或疼痛；出现在左关和左尺可能是早期糖尿病或高血压；阴——精虚
细紧脉	细而紧	血和阴虚
无阻力细脉	细而无阻力	气和血虚
无阻力空线状脉	无阻力，表浅，非常细，像一条线浮在水面上；血层和脏层深度分开或消失	“气乱”，由于极度的阴及（或）阳虚，严重的疾病或疾病末期；难产所致
细脉（单一脉位）	右寸	肺无法使血充满足够的氧气
	左寸	心无法提供足够的血循环
	左关	肝无法储藏足够的血
	右关	脾无法产生足够的血
	尺部	肾精“髓”无法制造足够的血
其他： 窄脉	特殊肺脉位	肺气滞
	宽度、长度皆有局限，用来形容特殊肺脉位	尚未定义清楚，但至少是带有虚证的严重瘀滞；胸部的癌症，肺或呼吸道阻塞性疾病

II. 长度

脉质	指下感觉	临床解析 – 病证
长脉 （整体脉）	有弹性而连续，比正常脉	健康无病症
	稍长	若合并有力冲击脉及症状，则表示有实热
短脉	脉搏在两个脉位间不连续，感觉是分开的	阴脏间的循环有阻塞
	（两个脉位间）	1. 血瘀、气滞、痰阻、食积
	无阻力（较少见）	2. 气虚
限制脉 （长度）	范围及空间在长度上受到限制；最常用来形容特殊肺脉位	尚未定义清楚，但本脉见于特殊肺脉位至少代表严重的瘀滞；胸部的癌症，肺或呼吸道阻塞性疾病

脉质	指下感觉	临床解析–病证

■ 形状

Ⅰ. 具有流体感的脉质

滑脉（整体脉或单一脉位）	由指下朝单一方向迅速滑过 “指下感觉如珠走盘”	怀孕的正常脉；依深度和位置而定；湿、痰 脏层深度：感染 气层深度：血糖过高（脉搏速率较快）或气虚（脉搏速率较慢） 血层深度：血中有乱流，因为湿、热、及血的黏稠度增高（糖、脂肪）；或因心瓣膜的问题导致血液逆流 脏之血层：湿滞 脏之物质层：湿滞

Ⅱ. 非流体感的脉质

A. 均匀的脉质

1. 略紧脉（整体脉或单一脉位）	好像一条很有韧性和弹性非常宽的弦，被中等程度的拉开	早期的气滞
2. 次紧脉（整体脉或单一脉位）	好像一条很有韧性和弹性中等宽的弦，被用力的拉开	晚期的气滞，有实热
3. 紧脉 （整体脉或单一脉位）	好像一条较无韧性和弹性较窄的弦，触感较硬	阴虚，并部分残余的气滞和实热
a. 像“铅笔心”	a. 心包脉位有一个尖锐突起，像“铅笔心”刺着手指	a. 心中有轻微实热在心包脉位
b. 非常紧且数脉 （突然，整体脉）	b. 突然在整体脉出现极端的紧脉	b. 严重情绪的震惊打击；严重疼痛、发炎
c. 浮紧脉	c. 气层之上紧脉但没有脉搏的波动	c. 髓（中枢神经病变）病（内“风”）
弦脉 （整体脉或单一脉位）	非常硬而有割手感，好像一条细而坚硬的金属弦	・极度的阴、精虚（早期糖尿病） ・早期高血压（较少见） ・严重疼痛／发炎（因外伤、实寒、血瘀所致）
革硬脉	气、血、脏层深度都很硬而没有弹性	暴露于电磁场中耗损免疫系统

脉质	指下感觉	临床解析 – 病证
绳索脉（整体脉）	血管像一条绳索，大、圆，通常带有扭曲，边缘很清楚，好像可以将脉管从周围组织中提起	慢性实热导致血管变厚失去弹性；动脉硬化
强阻抗（硬）	同上	
无阻力	脉如绳索，大而圆，但是无阻力且中空而不硬，比较像一条有弹	病因： 1. 较常见：长期超过自身能力负荷的运动性的软管而非一条硬索； 2. 较少见：创伤 病机：血管壁失去濡养 相关病证：？神经性疾病（帕金森病）

B. 不均匀的脉质

脉质	指下感觉	临床解析 – 病证
涩脉（单一脉位）	粗糙，不均匀而有磨擦感，但没有震动感	因实热；气、血或精虚及毒素所致的血瘀；胆（结石、坏死）、胃幽门*、大肠、小肠的微量出血 * 胃幽门延伸区
震动脉 1. 细震动脉	如蜂鸣般有快速震动感 1. 细致而表浅，轻微触电感	1. 见于部分脉位是当下短暂的忧虑；若见于大多数的脉位和深度，表示病人是烦恼家，功能障碍
2. 粗震动脉	2. 较粗糙（粗的蜂鸣感） a. 整体脉，所有深度	a. 严重的恐惧，罪恶感及（或）情绪（心）的震惊打击
	b. 单一脉位	b. 脏腑实质损伤
	c. 血层深度	c. 血管壁实质损伤

C. 其他的脉质

脉质	指下感觉	临床解析 – 病证
不均匀脉（单一脉位）	在同一个脉位的不同区域感觉到的脉质并不均匀，在该脉位的某一个部分比其他部分在物质上始终较多。因此感觉不均匀，且凹凸不平	有力的脉表示所有物质的瘀阻；弱的脉表示所有物质的虚少，功能严重损伤
转动如豆脉（单一脉位）	多发生一个脉位，虽然会跨越到相邻脉位，脉质多变异：非常硬，像一个梭子；非常紧 – 弦如闪电般；或者如气泡〔文献上（少见）：滑、震动、脉数〕	严重的急性生理紊乱，伴有阴阳分离所致的不平衡。与严重疼痛、过度惊吓、肠阻塞、严重的神经性疾病、癌症转移有关
面团脉（神经心理脉位）	像“一团”软趴趴的不定形的黏土，形状永远不一样，体积层面可能从很弱到中等有力	病因未定仍在研究当中；（可能是神经疾病、头痛，多属结构问题；也可能是多发性硬化症）

脉质	指下感觉	临床解析－病证
崩解脉	双手整体脉或单一，或一些脉位的脉质，在脉诊的某些时候，或所有剩余的时候突然消失	1. 单一脉位 “阴阳分离”；极虚；生理机能紊乱 2. 整体脉 先天异常（检查是否有三阴脉；反关脉）
不定形脉	没有一定形状；如探入云雾	1. “阴阳分离” 2. 先天异常：三阴脉、反关脉
电击脉	好似握着一条带电的电线	癫痫；传导支阻滞（心脏）
不稳定脉	在个别脉位上，每次脉搏冲击指下都打到不同的地方	相应的脏腑，阴阳分离
缓脉 （中度，缓和）	振幅及（或）力量改变～ 非常缓慢	正常；湿滞

D. 描述脉质的词汇（说明其他脉象的脉质及指下感觉）

粗糙（整体脉或单一脉位）	不平滑或不平坦；有隆起，突出感，不均匀	粗糙的脉质与平滑的脉质相比，表示病症较严重
平滑（整体脉或单一脉位）	相较于粗糙脉，感觉更细致；平滑的脉质有均匀或平坦的表面	平滑的比粗糙的脉质较不严重
模糊不清	感觉不明显	解析并不明确——可能是更虚的情况
有力的和减弱的脉质	力量由强度、能量、活力和力道来界定，特别是力道或动量强度 有力冲击脉：强而有力的指下搏击感 虚性冲击脉：指下搏击力量微弱	多用来描述冲击脉的脉质（整体脉或单一脉位） 身体试图除去过多的状态，通常是实热 虚弱的身体仍试图维持正常功能
充盈的物质	脉中充实的物质感；有活力而且健康	正常脉
物质减少	缺乏物质感，脉的阻抗、弹性、回复力皆减弱；好似香烟少了些烟草	气虚第七期
紧咬脉	脉质很紧，指下有受到捏、咬的感觉	疼痛，通常在肠的脉位，意味着腹部不舒服
暂时性（短暂）的脉质	感觉来来去去，特别是神经心理脉位和二尖瓣脉位	和较持久不变的脉质相比，暂时性脉所代表的病变较轻微
分开脉	脉搏受压时，向手指的近远心方向，同时分散开来	见于分开脉，和空脉及空心脉的早期，易和滑脉混淆，它是只朝着一个方向在指下滑过

脉质	指下感觉	临床解析 – 病证

E. 特异的脉质

脉质	指下感觉	临床解析 – 病证
三阴脉	整个左手脉隐藏或消失	先天异常，无临床意义
反关脉	脉动出现在前臂的背面，可在右手或双手发生	先天的动脉异常，无临床意义
结节	脉搏因黏液性的结缔组织而变得模糊	滑液囊肿或腱鞘囊肿
局部损伤	脉搏因瘢痕组织而模糊	因手术所造成的损伤，例如动脉内插管

F. 血管异常

脉质	指下感觉	临床解析 – 病证
分裂脉	一个脉位上有两条血管；通常在左、右关部，较少在尺部	在感觉个人或亲友即将面临死亡（致命性疾病）的情况下出现；通常有自杀的倾向
多条桡动脉	桡动脉在腕部，分成两条或数条	临床意义尚未建立

附录二
当代中医脉诊脉诊记录解析总结流程指导

莱莎·凯诺渥（Lasha Canner-Ward）

当代中医脉诊脉诊记录解析总结流程指导

步骤 1：遵循下列原则，有条有理的完成下页的“当代中医脉诊脉诊记录解析总结表”：

第 1 部分：每一个器官和区域都要列出相关的物质、活动性和稳定性的病理解析

** 每一项都要标示严重程度，例如轻度、中度、重度

器官 心 / 循环，包括心脏扩大、心包、二尖瓣以及大血管，肺、胸膜，肝和远心以及尺侧肝瘀阻、胆囊，脾—胃，大、小肠、食道、胃幽门延伸区、十二指肠，肾和膀胱

区域 神经心理、横膈膜、乳房 / 胸部、三焦、腹膜腔、和骨盆腔 / 下身

系统 [沈医师]“神经系统”“循环系统”“消化系统”和“器官系统”

心理 认知、情绪、和心灵

第 2 部分：下列的讯息，要尽可能的从第一部分衍生而来。此处，也同时包括“巨观”的发现。

本节反应了更广泛的生理—病理状态。

物质 气 / 阳、血、阴、精、湿、风、食、器官实质、残余致病因素和毒素

活动性 疼痛、热、寒、和肿瘤生成

稳定性 阴阳分离、“气乱”，和血液失控——出血

步骤 2：讨论所有不寻常的、矛盾的发现，并特别留心脉质本身、其严重程度、病人的年龄和性别等项目

步骤 3：表列出所有只有在巨观出现的病证。这些是想要达到长期稳定疗效，必须考虑的因素。

步骤 4：依照优先级，列出以上病证以强调须要立即处理的问题（目前普遍存在的问题、威胁生命的问题，和各种须要治疗的阻滞），以及与导致失衡的病因有关的根本问题。

步骤 5：根据你对病人所知，写一段口语式的叙述性总结

· 第一，以最广泛的中医术语，辨认病患个人的生命本质和病证的根基所在。他们是如何与周遭世界依存互动，他们的整体病证以及这个整体状态可能的病源 / 病根。应用在《龙飞凤舞》一书中，所教导的三焦理论来解析。

· 第二，辨认次重要的病证，按照其严重性或重要性，约略的依序列举我们必须处理的问题。包括我们必须考虑的非常重要的病证；其中有些是衍生的问题。例如：残余致病因素、毒素、血的病证、实热、各种生理通道所存在的湿、潜在的危重症和肿瘤的考虑。

· 第三，讨论各脏腑的状态，并将各种与之有关的病证加以联结。

· 最后，对该病人最重要的问题，做一个简短的总结。

步骤 6：包括转诊 / 生物医学的考虑

当代中医脉诊脉诊记录解析总结表

编号：　男／女：　年龄：　身高：　体重：　职业：　日期：	
巨观—包括节奏、速率、运动时心跳速率、整体脉第一印象共同脉质以及波形。这些都是会影响整个生命体的病证。将所有与心 有关的发现，填入后面微观中“心的病证”栏内	
气／阳虚—	阴虚—
血虚—	血瘀／毒素—
气滞—	精虚—
	辐射—
实热—	湿／感染—
	肿瘤生成—
近观—包括深度、左右侧、区域（神经心理、横膈膜、乳房／胸部、腹膜腔，和骨盆腔／下身）、三焦、四大系统	
深度—	
左右侧—	
区域—	
神经心理—	
乳房／胸部—	
横膈膜—	
腹膜腔—	
三焦整体状态—	
上焦—异或同，异同何在？	
中焦—异或同，异同何在？	
下焦—异或同，异同何在？	
骨盆腔下身—	发炎／疼痛—
功能障碍—	实热—
气滞—	湿阻—
血瘀—	肿瘤生成—
四大系统—	
微观—包括主要脉位和辅助脉位：所有的脏腑 心的病证—包括左寸、心包、二尖瓣、大血管、心脏扩大、以及（偶尔的）神经心理脉位，和在上述巨观栏中所见与心有关的病证 气／阳虚—	
血虚—	器官实质损伤—
循环障碍—	阴虚—
气滞—	痰—
实热—	血瘀—
阴阳分离—	其他—
认知／情绪的病证—包括脉象呈现的所有认知／情绪的病证（请参考本手册表 15–1）	
肺的病证—包括右寸、左右特殊肺以及胸膜脉位	
气／阳虚—	

学生姓名：＿＿＿＿＿

当代中医脉诊脉诊记录解析总结表

功能障碍—	器官实质损伤—
血虚／血氧不足—	阴虚—
气滞—	湿／痰—
毒素并血瘀—	阴阳分离—
实热—	肿瘤生成—
发炎—	其他—
肾的病证—实证归于下焦、膀胱和骨盆腔／下身 气／阳虚—	
阴虚—	血虚／髓不生血—
精虚—	阴阳分离—
膀胱—	肿瘤生成—
肝的病证—包括左关、尺侧肝瘀阻，和远心肝瘀阻脉位 气／阳虚—	
血虚／肝不藏血—	器官实质损伤—
气滞—	阴虚—
实热—	阴阳分离—
血热—	肿瘤生成—
化学毒素及／或血瘀—	
其他—	
胆囊 实热／发炎—	湿—
器官实质损伤—	气滞—
胆结石／坏死—	功能障碍—
肿瘤生成—	微量出血—
脾胃 气／阳虚—	
水谷之精不能荣血—	阴虚—
气滞／食积—	湿—
实热—	肿瘤生成—
发炎—	阴阳分离—
微量出血—	器官实质损伤—

	胃幽门延伸区	小肠	大肠
功能障碍			
气滞／食积			
实热／发炎			
发炎所致微量出血			
湿			
器官实质损伤			
肿瘤生成			
其他，如疼痛			

	存在（圈选）		解析（存在时）
食道	是	否	
脾的辅助脉位	是	否	
腹膜腔	是	否	
十二指肠	是	否	

学生姓名：_________

当代中医脉诊脉诊记录解析总结表

器官和区域（评估严重程度为轻度、中度、重度）

<table>
<tr><td>心（循环、心包、二尖瓣、心脏扩大）</td><td>肺（胸膜）</td><td>肾</td></tr>
<tr><td colspan="2" rowspan="3"></td><td></td></tr>
<tr><td>骨盆腔 / 下身</td></tr>
<tr><td></td></tr>
<tr><td>肝</td><td>脾胃</td><td>大肠</td></tr>
<tr><td></td><td></td><td></td></tr>
<tr><td>胆囊</td><td>胃幽门延伸区</td><td>小肠</td></tr>
<tr><td></td><td></td><td></td></tr>
<tr><td>横膈膜</td><td>三焦</td><td>存在与否：</td></tr>
<tr><td></td><td rowspan="3"></td><td>食道：
十二指肠：
腹膜腔：</td></tr>
<tr><td>胸部 / 乳房</td><td>膀胱</td></tr>
<tr><td></td><td></td></tr>
</table>

学生姓名：__________

当代中医脉诊脉诊记录解析总结表

其他病证	认知、情绪和心灵	沈医师的系统模式

物质与活动性（评估严重程度为轻度、中度、重度）

气阳虚和精虚	血虚	阴虚和精虚
	血不生化:	
功能障碍	血瘀	气滞
	毒素（说明类型）	食积
稳定性和异常	器官实质损伤	实热
肿瘤生成、结石、坏死	风和残余致病因素	发炎 / 微量出血
	湿	

物质与活动性（评估严重程度为轻度、中度、重度）

最不寻常的、矛盾的，和需要特殊考虑的发现:

学生姓名：________

当代中医脉诊脉诊记录解析总结表

巨观的考虑

需要立即处理的问题	根本问题和失衡的病因
其他评注	

叙述性总结

从个人化的角度，讨论病人的问题，和可能的病根、病源。包括认知—情绪的病证，以及他们如何与周遭世界依存互动。同时应用三焦理论，解析相关的问题

学生姓名：＿＿＿＿＿

当代中医脉诊脉诊记录解析总结表

在已涵盖其需要处理的立即问题之后，讨论病人的次重要病证
讨论各脏腑的状态，并列出各种与之有关的病证
关于病人最重要的问题之简短总结
转诊和生物医学的考虑

学生姓名：________

附录三
汉默医师登录常州孟河医派传承学会说明

亲爱的汉默医师，

我刚收到一封来自“常州孟河医派传承学会”秘书长的电子邮件，

您的入会申请已被核准，会员编号是266号。诚挚的恭喜您！

敬祝您有个快乐的假期和新年！

期待与您在纽约再相见

敬颂

业孟

陈业孟 博士

纽约中医学院校长
155 First Street
Mineola， NY 11501
Tel： 516-739-1545 x 208
Fax： 516-873-9622
E-mail： president@nyctcm.edu

索引
Index

粗体字页数表示该项目主要内容所在。
*斜体字*页数表示图或表。

D

I

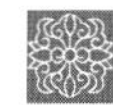

P

 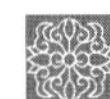

Q

U

V

 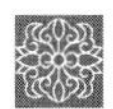